U0266754

中文翻译版

第 2 版

心律失常电生理学

Electrophysiology of Arrhythmias

著　者　〔美〕雷金纳德·何（Reginald T. Ho）

主　译　曾和松　王　炎

科学出版社

北　京

图字：01-2022-6572 号

内 容 简 介

本书基于各种心律失常的诊断和消融案例，通过全面收集心内电生理记录、彩色电解剖标测图，以及荧光透视图、心内超声心动图和心脏CT/MRI图像，直观、详细阐述了各种心律失常的发生机制。本书由图谱提出诊断依据，并结合机制给予解释和分析，系统介绍其独特表现、诊断标准、消融方法和注意事项；在第1版基础上增加了对特殊电生理现象的单独论述，涵盖几乎所有类型的心律失常，内容更加系统、全面。

本书注重实战、图文并茂，可供心血管电生理专业临床医生、心律失常介入相关医技人员阅读。

图书在版编目（CIP）数据

心律失常电生理学：原书第2版 /（美）雷金纳德·何（Reginald T. Ho）著；曾和松，王炎主译.—北京：科学出版社，2023.2

书名原文：Electrophysiology of Arrhythmias

ISBN 978-7-03-074175-2

Ⅰ．①心… Ⅱ．①雷… ②曾… ③王… Ⅲ．①心律失常–电生理学

Ⅳ．①R541.702

中国版本图书馆CIP数据核字（2022）第235894号

责任编辑：马晓伟　王先省 / 责任校对：郑金红
责任印制：肖　兴 / 封面设计：吴朝洪

本书提供了药物的准确的适应证、副作用和疗程剂量，但有可能发生改变。读者须阅读药商提供的外包装上的用药信息。作者、编辑、出版者或发行者对因使用本书信息所造成的错误、疏忽或任何后果不承担责任，对出版物的内容不做明示的或隐含的保证。作者、编辑、出版者或发行者对由本书引起的任何人身伤害或财产损害不承担任何责任。

科 学 出 版 社 出版
北京东黄城根北街16号
邮政编码：100717
http://www.sciencep.com

北京汇瑞嘉合文化发展有限公司　印刷
科学出版社发行　各地新华书店经销
*
2023年2月第　一　版　开本：787×1092　1/16
2023年2月第一次印刷　印张：36 1/4
字数：843 000

定价：258.00元
（如有印装质量问题，我社负责调换）

谨以此书献给我的家庭。特别献给我的妻子玛丽，我的儿子伊桑和杰里米，是你们给予我爱、鼓励和支持，使这本书得以完成；献给我的父母，感谢你们永远激励着我。

译者名单

主　　　译　　曾和松　王　炎

副　主　译　　吕家高　赵春霞　刘启功　陈光志

参译及审校者　（以姓氏汉语拼音为序）

白　杨　陈　静　陈光志　丁立刚

费宇杰　赖珩莉　林　立　刘　彤

刘启功　刘启明　龙德勇　吕家高

倪　黎　秦　瑾　邱　接　孙伊楠

汪璐芸　王　琳　王　炎　薛玉梅

杨晓云　姚　焰　叶兴东　喻荣辉

曾和松　张润花　赵春霞　周　宁

中文版前言

心律失常对人体的危害非常大，导管消融已成为心律失常最重要的根治方法。近年来，心律失常的标测技术和消融导管的研发均快速发展，从X线下的"二维导航"进入磁电场下的"三维导航"，从"点到点"的逐点标测进入"多点同时采样"的高密度标测。

然而，万变不离其宗！电生理基本知识和基础理论仍是无可动摇的基石，贯穿电生理术者诊断和治疗的全过程，并充分反映和体现了电生理术者的修养和治疗水平。

我们初接《心律失常电生理学》（第2版）翻译任务时，其实兴致不高，直觉认为只是修墙补漏！但拿到外版书后，我们信手翻阅，跳阅数章后渐渐深入，耳目为之一新。

本书第1版内容非常吸引人，但存在许多问题未予以阐述，留有些许遗憾。第2版中这些问题得以解决，并且更加系统、全面。

具体来说，第2版主要有如下特点。

（1）通俗易懂：沿袭第1版的特点，以图谱为主，由图说事，易于理解，可使读者体会更加深刻。

（2）系统完整：从心动过缓到心动过速，几乎涵盖所有类型的心律失常。

（3）动态更新：不仅将心腔内超声单独成章，各章节中既有传统的多导仪心电记录图和X线影像图，也有清晰的三维激动图和高密度标测图。

（4）注重实战：既由图谱提出诊断根据，并结合机制给予简单解释和分析，又提供鉴别方法、导管操作要点和消融放电的观察事项。

（5）深刻透彻：第2版中对特殊电生理现象进行单独论述，讨论超常传导、裂隙现象、4相阻滞和隐匿性传导，并对成组搏动的机制，如文氏现象、传出阻滞和纵向分离进行介绍。

总之，对于初学者，阅读本书必然收获巨大，而对于拥有多年经验的电生理术者，相信本书也有一定的参考和借鉴意义。

曾和松　王　炎
2022年5月于武汉

前　言

　　自从1960年首次用电极导管记录到人类希氏束电图、1981年开始实施消融手术以来，心内电生理学已经成为心律失常诊断和消融治疗的基石。心脏内电活动及其对电刺激反应的记录能够帮助人们更深入地理解心律失常的病因和发病机制。心律失常电生理学是一门诠释电激动模式、心电形态学及对程序起搏反应的科学，图谱演示会比文字描述更易于理解。因此，本书通过大量图例包括心腔内电图、彩色电解剖图、荧光透视图、心内超声图及心脏CT与磁共振影像图对心律失常的各个方面，包括诱导、终止、过渡区、诊断性程序起搏、典型表现、不常见表现、标测技术和成功消融靶点的定位标准等进行了详细诠释。本书选择有利于读者了解心律失常发生机制及原理的图例，通过一个概念性的框架将每个心电记录组织起来，用简单实用的讨论系统地阐明心律失常的诊断和消融标准。希望通过这些高质量的图例演示，读者能够愉快地学习并掌握心律失常电生理学相关知识。

REGINALD T. HO，MD，FACC，FHRS

医学教授

托马斯·杰斐逊大学医院心内科电生理学服务中心

宾夕法尼亚州　费城

目　　录

第1章
心动过缓

引言

电生理检查是一项评估窦房结功能与房室结-希氏束-浦肯野系统传导功能完整性的检查方法。

本章目的

1. 探讨评估窦房结、房室结和希氏束-浦肯野系统的电生理检查技术。
2. 通过12导联心电图和希氏束电图确定房室传导阻滞部位。
3. 通过起搏区分生理性与病理性希氏束下传导阻滞。
4. 识别希氏束-浦肯野系统中少见的房室传导阻滞现象。

一、窦房结功能

窦房结位于右心房上部，靠近右心房与上腔静脉交界处外侧界沟的心外膜下，呈半月形，是心脏冲动形成的部位，由丰富的胆碱能神经纤维和肾上腺素能神经纤维支配。窦房结周围的结周区连接着窦房结和右心房细胞。窦房结的功能主要与以下3个方面有关：①窦房结自律性；②窦房传导；③自主神经张力。窦房结功能的电生理检查包括评估窦房结自律性（窦房结恢复时间）、窦房传导（窦房传导时间）、窦房结自主性控制（固有心率和颈动脉窦按摩）。

（一）窦房结恢复时间

窦房结恢复时间（SNRT）是超速起搏抑制后窦房结的自发恢复时间。在邻近窦房结的高位右心房（HRA）以不同的起搏间期（如600ms、500ms和400ms）快速起搏30s，在不同起搏间期下，分别测量SNRT，即未校正的SNRT（从最后一次起搏刺激到高位右心房导管记录第1次出现自发性窦性P波的时间）（正常＜1400ms）[1]。未校正的SNRT：①逆行窦房传导时间；②窦房结自律性（窦性周长）；③顺行窦房传导时间。校正的SNRT（cSNRT）是SNRT减去窦性周长（cSNRT=SNRT-窦性周长，正常值cSNRT<550ms）[1]。起搏周长与SNRT呈反向关系，直至更短的起搏周长诱导结周区入口阻滞，从而导致SNRT反常缩短。峰值起搏周长是指诱导出最长SNRT的最短起搏周长，窦房结功能障碍者峰值起搏周长延长。起搏终止后出现较SNRT更长的窦性间期称为继发性窦性停搏（或称为继发性延长）[2]。总恢复时间是从最后一次起搏刺激到窦性心律恢复至基础心率所需的时间（正常<5s或4～6次心搏）。虽然SNRT异常是窦房结功能障碍的特有现象，但敏感性受结周区传导能力的影响。阿托品可以通过提高窦房结的自律性缩短SNRT，或通过促进结周传导使SNRT反常延长[3]。临床上房性心动过速突然终止时出现转律后间歇延长也提示SNRT异常（图1-1）。

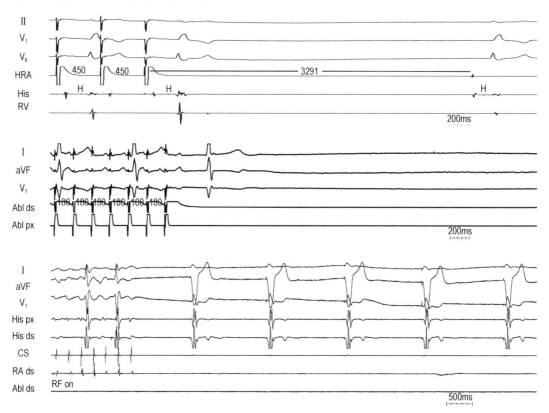

图1-1　窦房结功能障碍。窦房结恢复时间延长（上图）。通过超速起搏（中图）和射频消融（下图）终止心房扑动后出现窦性停搏

（二）窦房传导时间

窦房传导时间（SACT）是指通过起搏使窦房结周期重整（但未抑制）后所测得的结周传导时间[4, 5]。Narula方法是采用比窦性心率稍快的频率短阵快速起搏（≤10次/分）（S1S1方式）。Strauss方法是在舒张期采用心房程序期前刺激（S1S2方式）逐步缩短房性期前刺激的S1S2间期，期前刺激会落在以下四个区域之一：①碰撞区（代偿区）；②节律重整区；③插入区；④折返区。此处我们仅分析落入节律重整区中的期前刺激。不论使

用哪种方法，均可测量恢复间期（从最后1次心房期前刺激到高位右心房导管记录第1个自发窦性P波之间的时间），它是从起搏部位到窦房结的逆行传导时间、窦性周期、窦房结到起搏部位顺向传导时间的总和。

假设往返于窦房结的传导时间相等，则SACT=（恢复间期−窦性周期）/2（正常值为45～125ms）[1]。窦房传导不良或障碍可导致SACT延长，临床上常见于窦房传导阻滞（图1-2）。

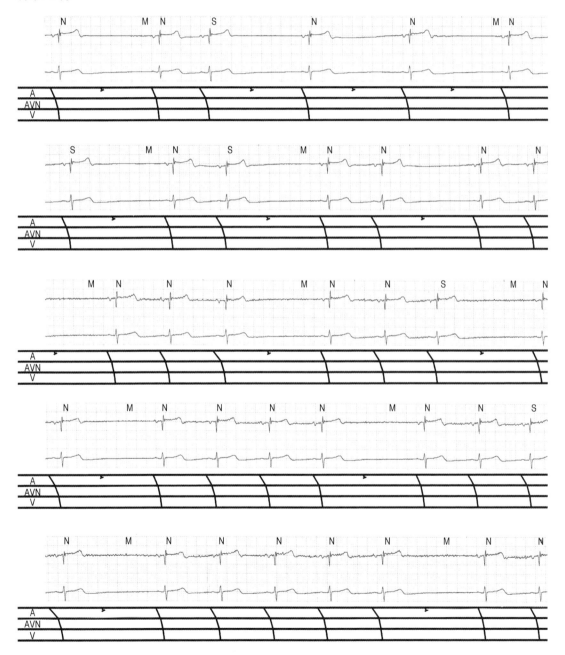

图1-2　窦房传导阻滞，文氏传导比例为6：5～2：1。A. 心房；V. 心室；AVN. 房室结

（三）固有心率

固有心率（IHR）是评估窦房结不受自主神经调控时自律性高低的一项指标。给予普萘洛尔（0.2mg/kg，1mg/min）（阻滞交感神经），10min后给予阿托品（0.04mg/kg，2min）（阻滞胆碱能神经），实现自主神经阻滞[6, 7]。自主神经阻滞后，测量窦性心率，并与固有心率预测值[固有心率预测值=118.1−（0.57×年龄）]进行比较[8]。若窦性心率测量值低于固有心率预测值，则提示窦房结病变；若其等于固有心率预测值，则表明窦房结本身无病变，提示窦房结功能障碍是由自主神经张力明显增强造成的。

（四）颈动脉窦按摩

颈动脉窦高敏（CSH）使颈动脉窦压力感受器受到刺激时产生过度的自主神经反射（图1-3）[9, 10]，这也与老化和器质性心脏病有关。轻度按压颈动脉窦（按摩、衣领过硬、领带过紧）会刺激位于颈动脉球部的压力感受器，产生神经冲动，该冲动通过压力感受器传入神经纤维，经过舌咽神经传至孤束核（大脑的血管减压髓质区域），该神经反射弧的传出支是迷走神经，其末端广泛分布于窦房结和房室结，从而引起窦性停搏和（或）房室传导阻滞。心脏抑制型或血管抑制型被分别定义为按压颈动脉窦出现心脏停搏超过3s或者收缩压下降超过50mmHg[9, 11]。由于窦房结和房室结均受胆碱能神经纤维支配，因此房室传导阻滞时，窦性心率减慢伴PR间期延长一般提示迷走神经张力过高（迷走神经性房室传导阻滞）。

右侧颈动脉窦按摩

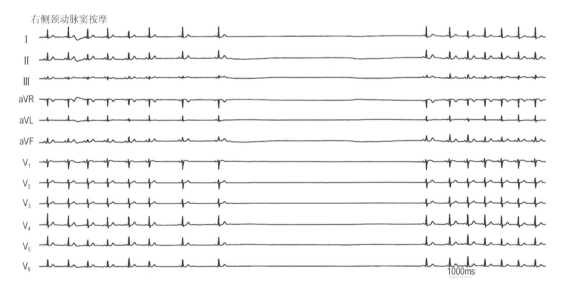

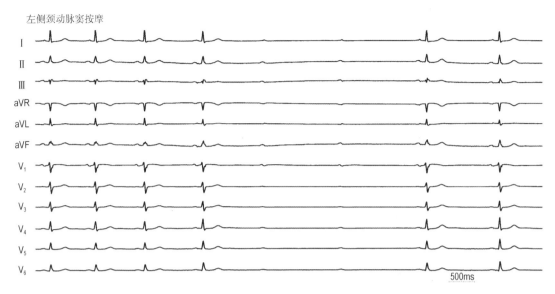

左侧颈动脉窦按摩

图1-3　颈动脉窦高敏反应。右侧颈动脉窦按摩导致窦性心率减慢甚至10.2s的窦性停搏。左侧颈动脉窦按摩诱发窦性心率减慢伴RR间期长达4.4s的房室传导阻滞

二、房室结-希氏束-浦肯野系统

体表心电图PR间期是心内顺序出现的PA间期、AH间期及HV间期3个间期的总和，其中任何一个间期异常都会导致PR间期延长（一度房室传导阻滞）。PA间期（从体表心电图最早的P波起点或心腔内心房激动起始到希氏束导管A波起点）代表了右心房或结间（窦房结到房室结）传导时间（正常值：20～60ms）[12]。AH（心房-希氏束）间期（希氏束导管上A波起点到希氏束H波起点）反映了整个房室结的传导时间（正常值：50～120ms）。HV（希氏束-心室）间期（希氏束电图H波起点到体表心电图最早QRS波群或到心腔内心室激动开始）代表了希氏束-浦肯野系统的传导时间（正常值：35～55ms）[12, 13]。希氏束电图的宽度代表了希氏束的总传导时间（正常值：15～25ms）。

（一）房室结功能

心房程序期前刺激和心房递减起搏可分别评估房室结前传不应期和文氏周期。

1. 房室结不应期　当心房A_1A_2程序期前刺激时，在A_1起搏序列后，A_2以10ms的联律间期递减。当联律间期长于相对不应期（RRP）时，AH间期保持恒定（$A_1H_1=A_2H_2$）。当联律间期达到房室结相对不应期时，由于房室结呈递减传导，AH间期延长。导致

$A_2H_2 > A_1H_1$ 的最长 A_1A_2 间期定义为房室结相对不应期。在一个关键的短联律间期时将达到房室结有效不应期（ERP），并出现房室结传导阻滞。诱发房室结传导阻滞的最长 A_1A_2 间期（A_2 不包括 H_2）也就是房室结有效不应期。诱发最短 H_1H_2 间期出现的 A_1A_2 刺激间期定义为房室结功能不应期（FRP）（房室结功能曲线描述了 A_1A_2 - A_2H_2 或 A_1A_2-H_1H_2）。

2. 文氏周期 由于房室结呈递减传导，采用S1S2程序递减刺激快速起搏心房可导致AH间期稳定延长。房室结传导阻滞点即为文氏周期。

（二）希氏束 - 浦肯野系统功能

快速心房起搏可以测试希氏束-浦肯野系统的完整性及其维持1：1传导的能力。

1. 生理性与病理性传导阻滞 起搏诱导的希氏束下传导阻滞可以是生理性（功能性）阻滞，也可以是病理性阻滞[14]。生理性起搏引起的希氏束下传导阻滞是由正常希氏束-浦肯野组织中的功能性不应期导致的，通常由快速心房起搏起始时的长短序列触发（正常的希氏束-浦肯野ERP ≤ 450ms）（图1-4）[15]。因为希氏束-浦肯野系统不应期与窦性周长直接相关，所以在缓慢窦性心率下突然开始快速心房起搏会导致希氏束下出现生理性传导阻滞。与其相反，病理性起搏引起的希氏束内传导阻滞和希氏束下传导阻滞是因为希氏束-浦肯野组织病变导致了不应期异常，并且可在递增或更长的起搏间期（＞450ms）中观察到（图1-5，图1-6）[15]。

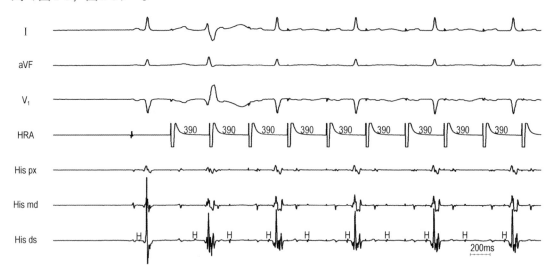

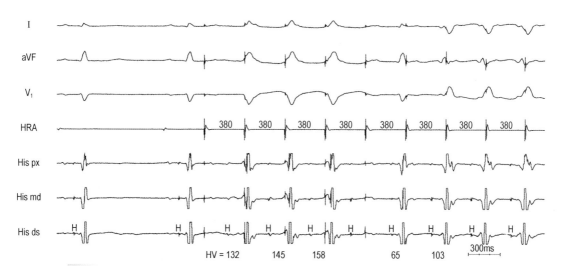

图1-4 生理性起搏诱发了希氏束下传导阻滞。基础心律时QRS波群正常。突然给予快速心房起搏使希氏束-浦肯野系统暴露于长短序列并诱发功能性差异性传导，出现HV间期延长和希氏束下房室传导阻滞

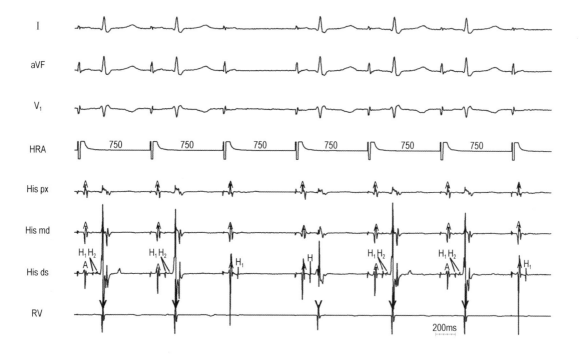

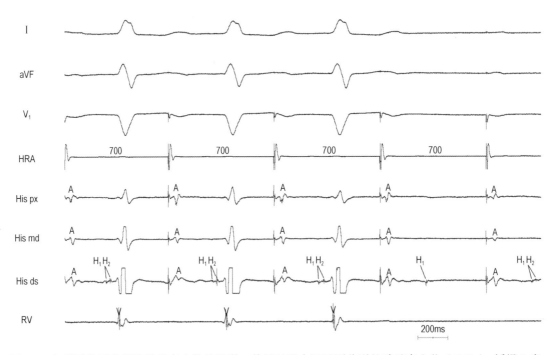

图1-5　起搏诱发了病理性希氏束内传导阻滞。传导过程中记录到分裂的希氏束电位（H_1H_2）。缓慢心房起搏诱发希氏束内传导阻滞。请注意，在上图的长间歇后，由于希氏束传导恢复，原本分裂的希氏束电位合二为一变为一个希氏束电位

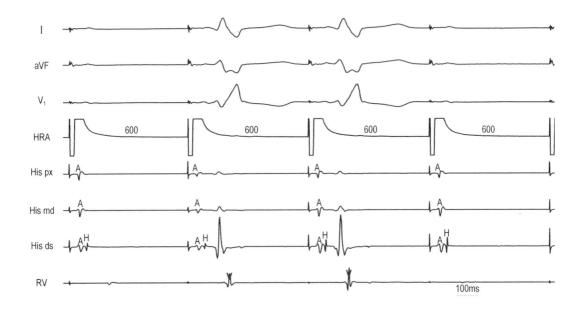

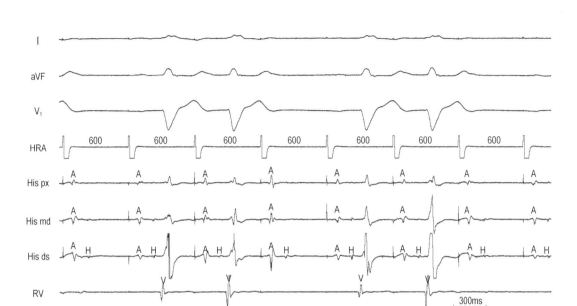

图 1-6　起搏诱发了病理性希氏束下传导阻滞。缓慢的心房起搏诱发了希氏束下的右束支传导阻滞（上图）与左束支传导阻滞（下图）

2.阿托品或异丙肾上腺素　房室结受肾上腺素能和胆碱能神经支配，而希氏束-浦肯野系统却不受上述两者支配，因而可通过调控自主神经传导系统确定其阻滞部位。快速心房起搏时，希氏束-浦肯野系统受房室结的保护，因而评估希氏束-浦肯野系统功能受到房室结不应期的限制。阿托品或异丙肾上腺素可缩短房室结不应期，使更多的心房激动到达希氏束-浦肯野系统。虽然阿托品、异丙肾上腺素改善了房室结内传导阻滞，但它却反常加重了希氏束-浦肯野系统的房室传导阻滞（**图 1-7**）[16]。相反，颈动脉窦按摩虽然会增加迷走神经张力并加重房室结内传导阻滞，但它会减慢窦性心率并改善希氏束-浦肯野系统房室传导阻滞。

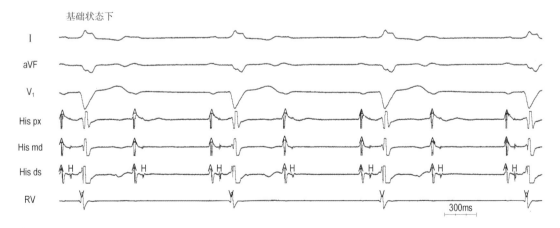

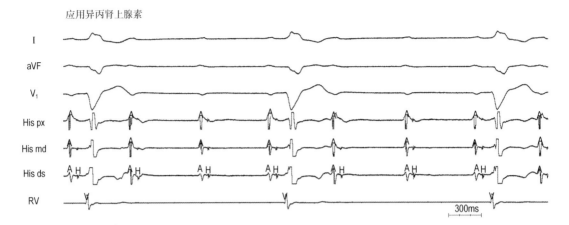

图1-7 异丙肾上腺素反常加重房室传导阻滞。上图：窦性心率为86次/分时，2∶1左束支传导阻滞发生于希氏束下，导致心室率为43次/分，HV间期为81ms；下图：应用异丙肾上腺素后，窦性心率加速至100次/分，传导阻滞恶化为3∶1，心室率减慢至33次/分

3.普鲁卡因胺 通过阻断钠通道并延迟其动作电位的上升支（0期）而延缓希氏束-浦肯野系统传导，因而其可用于希氏束-浦肯野系统功能激发试验[17]。普鲁卡因胺正常可使HV间期增加15%～20%，当出现以下表现则属异常：①HV间期增加100%；②HV间期＞100ms；③自发的希氏束下二度传导阻滞和三度传导阻滞；④基线状态下未观察到病理性起搏诱导希氏束下传导阻滞[15]。

三、房室传导阻滞部位

房室传导阻滞可以发生于房室结-希氏束-浦肯野系统中任何部位：房室结（结内）、希氏束（希氏束内）和分支（希氏束下）。因为阻滞的部位决定了逸搏部位，所以阻滞部位的高度对预后有重要影响。房室结内传导阻滞时交界性逸搏心律比室性逸搏心律更快、更安全。

（一）12导联心电图

预判房室传导阻滞部位的心电图线索：①PR间期；②QRS波群时限；③房室传导阻滞类型；④逸搏心律的波形。房室传导阻滞时，较长的PR间期（＞300ms）和窄QRS波群提示房室结内传导阻滞；而束支传导阻滞（BBB）伴正常或轻度延长的PR间期提示阻滞部位为希氏束下；正常或轻度延长的PR间期伴窄QRS波群增加了希氏束内传导阻滞的可能（图1-8，图1-9）。与正常传导QRS波群波形相同的逸搏QRS波群的起源点位于希氏束分叉以上，阻滞部位可在房室结或希氏束。房室结表现为递减传导，希氏束-浦肯野系统传导通常表现为"全或无"。因此，二度房室传导阻滞（莫氏Ⅰ型或文氏）提示阻滞发生于房室结水平，尤其当文氏周期的第一个与最后一个PR间期之差较大且QRS波群较窄时。然而，罕见情况下，病变的希氏束-浦肯野系统组织表现出递减传导，但阻滞前PR间期增量通常较小。文氏现象表现且PR间期的增量很小，同时QRS波群较窄，提示文氏现象发生于希氏束内（图1-9）。束支传导阻滞时出现文氏现象，特别是PR间期延长伴QRS波群形态改变，提示文氏现象发生于希氏束下，因为束支传导同时参与了PR间期和QRS波群形成（图1-10，图1-11）。相反，二度房室传导阻滞（莫氏Ⅱ型）提示阻滞部位在希氏束-浦肯野系统；虽然莫氏Ⅱ型房室传导阻滞通常发生于束支传导阻滞时，但若出现窄QRS波群则表明阻滞发生于希氏束内（图1-9）。

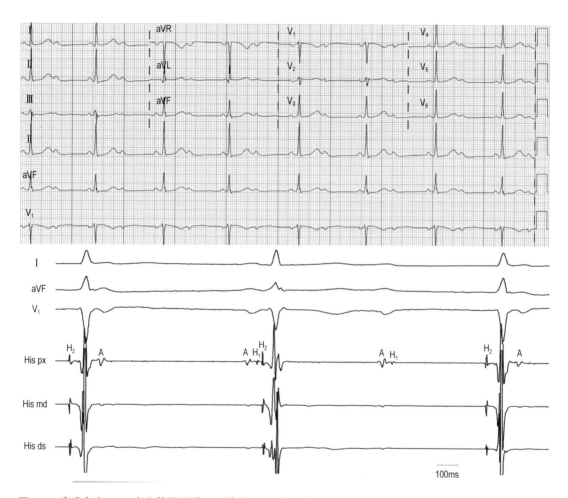

图1-8 希氏束内2：1房室传导阻滞。下传的PR间期正常和窄QRS波群提示阻滞发生于希氏束内，希氏束电图证实：希氏束电位传导分裂，随后H₁阻滞，H₂领先于窄的逸搏波。注意，由于希氏束远端的逸搏波逆传穿透至房室结，引起功能性不应，导致逸搏波后的窦性搏动阻滞于房室结

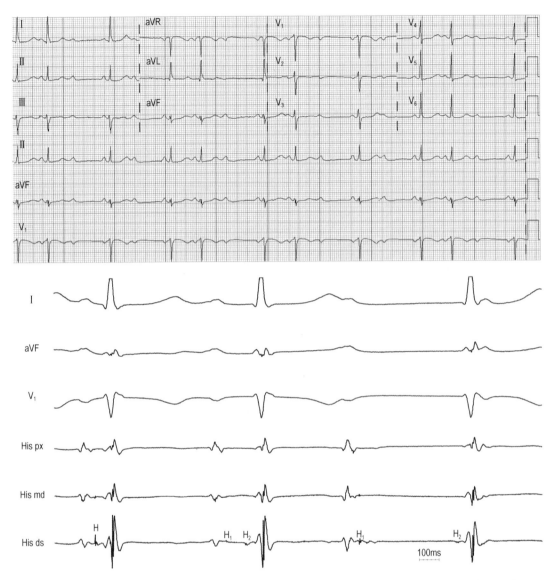

图 1-9 莫氏 I 型和 II 型希氏束内传导阻滞。12 导联心电图显示莫氏 II 型 3:2 和 2:1 房室传导阻滞，PR 间期正常且 QRS 波群较窄。心腔内电图显示希氏束内 3:2 文氏现象（莫氏 I 型）。在 PR 间期延长时，尖锐单一的希氏束电位分裂为 H_1、H_2 两个波（H_1H_2 =93ms），然后 H_2 在 H_1 之后阻滞，但出现在交界性逸搏波之前。请注意，由于传导缓慢，分裂会导致希氏束电位缩小

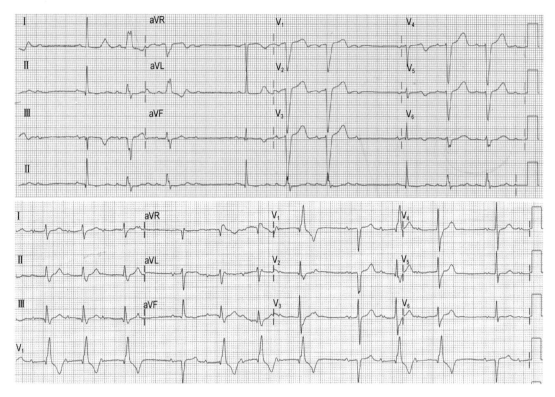

图1-10 希氏束下阻滞发生于左束支（上图）与右束支（下图）时出现的莫氏Ⅰ型异常心电图改变。房室传导阻滞后，由于希氏束-浦肯野系统传导恢复，PR间期缩短，QRS波群变窄。由于病变的希氏束-浦肯野系统受长短序列影响，随后PR间期延长，QRS波群异常，直至出现房室传导阻滞。PR间期延长伴QRS波群增宽表明传导延迟和阻滞部位在希氏束下

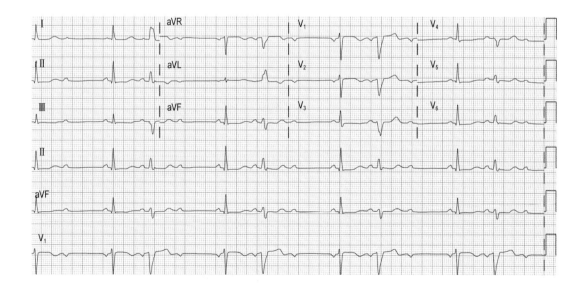

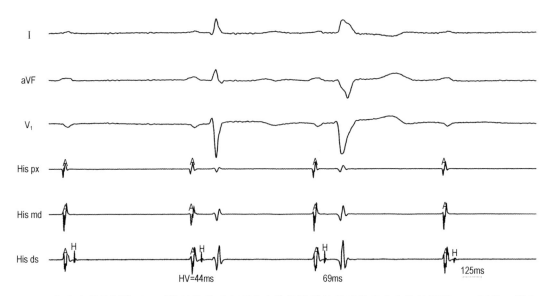

图1-11 左束支传导阻滞时，不常见的希氏束下房室传导阻滞呈莫氏 I 型房室传导阻滞3∶2下传。每个文氏周期都以正常的PR间期和窄的QRS波群开始。病变的希氏束-浦肯野系统由于之前的房室传导阻滞暴露于长短序列，引起HV间期延长和左束支传导阻滞，直至发生希氏束下房室传导阻滞。长间歇可使希氏束-浦肯野系统恢复传导，随后PR间期和QRS波群恢复正常。PR间期轻度延长伴QRS波群增宽提示传导延迟和阻滞部位在希氏束-浦肯野系统

（二）希氏束电图

希氏束电图可定位房室传导阻滞的部位。

1. 房室结内传导阻滞 房室结内传导阻滞的特征是在阻滞后不存在希氏束激动。二度房室传导阻滞（莫氏 I 型或文氏）表现为阻滞前AH间期进行性延长，而三度房室传导阻滞伴交界性逸搏心律则表现为房室结传导完全中断，交界性逸搏心律来源于希氏束激动（图1-12）。

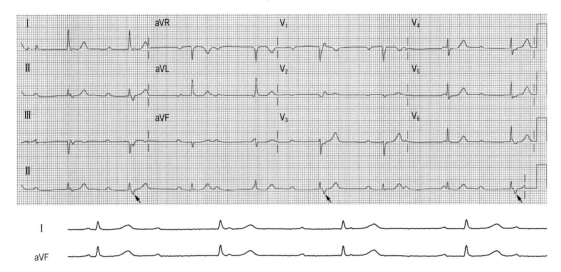

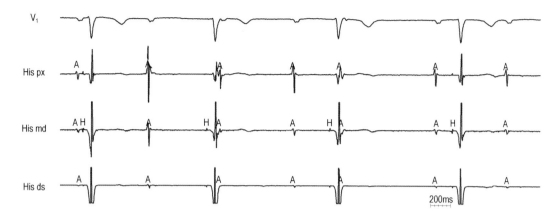

图 1-12　完全性房室结内传导阻滞。窦性心律伴完全性房室结内传导阻滞与交界性逸搏心律。逸搏波在心房舒张晚期（心房和房室结已经脱离不应期）可通过房室结逆向传导产生逆行P波（箭头）。希氏束电图显示，阻滞部位在房室结水平，希氏束电位与逸搏波相关（房室结逆向传导在房室结内阻滞时不常见，更常见于希氏束-浦肯野传导阻滞。另一种可能是希氏束内传导阻滞，心房波后的希氏束电位不可见）

2. 希氏束内传导阻滞　希氏束内传导阻滞的特征是传导过程中希氏束电图分离或分裂（H_1H_2），传导过程中两个希氏束电位之间的传导中断[18-20]。二度房室传导阻滞（莫氏 I 型或文氏型）表现为阻滞之前 H_1H_2 间期逐渐延长；而二度房室传导阻滞（莫氏 II 型）表现为阻滞之前 H_1H_2 间期恒定（图 1-13）[21]。三度房室传导阻滞伴交界性逸搏心律（远端希氏束）

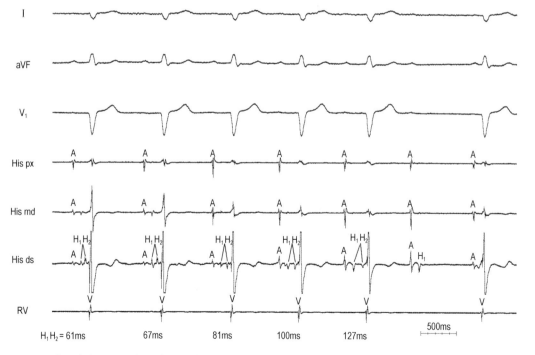

图 1-13　希氏束内文氏现象。窦性心律时，房室传导阻滞之前QRS波群窄，PR间期逐渐延长。请注意，第一个与最后一个传导的PR间期之间的总增量很小。希氏束分支记录显示希氏束电位（H_1H_2）逐渐分裂，随后希氏束内发生传导阻滞，远端希氏束波脱落

提示希氏束传导完全中断，因此两个希氏束电位彼此分离（H_1与心房相关，H_2与逸搏心律相关）（图1-14）。

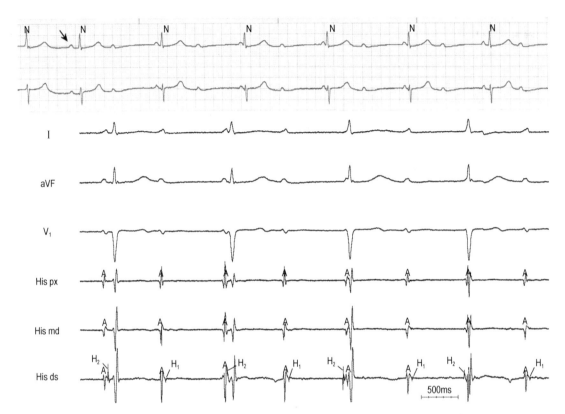

图1-14　希氏束内完全性房室传导阻滞。遥测心电图（II和V_1导联）显示窦性心律伴三度房室传导阻滞，逸搏QRS波群较窄，但单个P波（箭头所指）以正常PR间期传至心室。希氏束电图显示，阻滞部位在希氏束内，且希氏束电位分离。H_1与心房相关；H_2与心室相关

3. 希氏束下传导阻滞　希氏束下传导阻滞的特征是希氏束的激动不传至心室。二度房室传导阻滞（莫氏 I 型）表现为阻滞前HV间期进行性延长，而二度房室传导阻滞（莫氏 II 型）表现为阻滞前HV间期恒定（图1-15～图1-18）。三度房室传导阻滞伴室性逸搏心律提示完全性希氏束下传导阻滞，因此希氏束和心室彼此分离，前者与心房相连（图1-19～图1-21）。罕见情况下，心室波起源于间隔，使希氏束-浦肯野系统快速激活，同时激动左右心室，则心室波窄于束支传导阻滞时的QRS波群[22]。

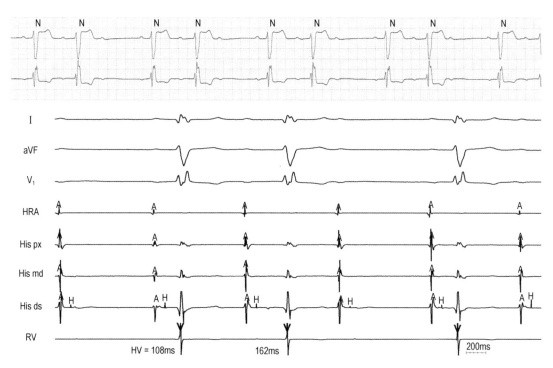

图 1-15 希氏束下文氏现象伴右束支传导阻滞。在右束支传导阻滞/左前分支传导阻滞时，遥测心电图（Ⅱ和V₁导联）显示窦性心律伴莫氏Ⅰ型（文氏型）房室传导阻滞。希氏束电图显示，HV间期明显延长，其发生在希氏束下传导阻滞之前。在右束支传导阻滞/左前分支传导阻滞时，文氏现象发生在病变的左后分支

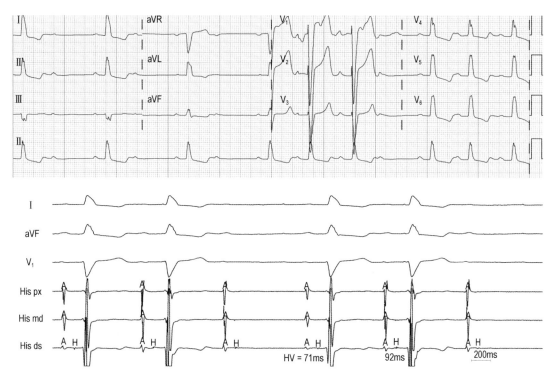

图 1-16 希氏束下文氏现象伴左束支传导阻滞。在左束支传导阻滞时，12导联心电图显示窦性心律伴莫氏Ⅰ型（文氏型）房室传导阻滞。希氏束电图显示，在希氏束下传导阻滞之前，HV间期延长缘于右束支的文氏传导

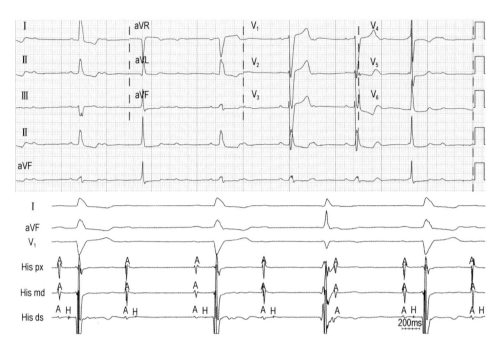

图 1-17　希氏束下房室传导阻滞伴左束支传导阻滞和间隔部室性早搏。12 导联心电图显示，在左束支传导阻滞时，窦性心律伴 2：1 房室传导阻滞。希氏束电图显示阻滞部位在希氏束下左束支。请注意，室性早搏波形反而比左束支传导阻滞传导的 QRS 波群窄，这是因为室性早搏来自前间隔部（希氏束上的心室激动提前），导致在希氏束-浦肯野系统出现快速穿透传导，同时激活右心室（RV）/左心室（LV）

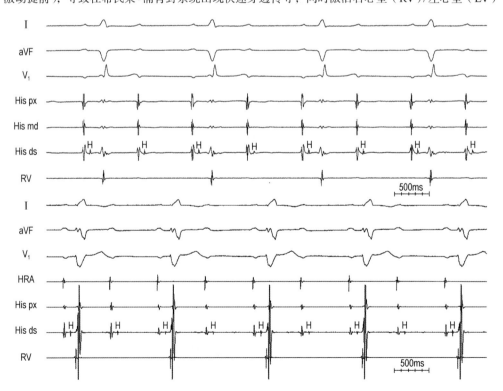

图 1-18　右束支传导阻滞/左前分支传导阻滞（上图）与左束支传导阻滞（下图）时出现的希氏束下房室传导阻滞。QRS 波群下传时，HV 间期分别为 125ms（上图）和 75ms（下图）

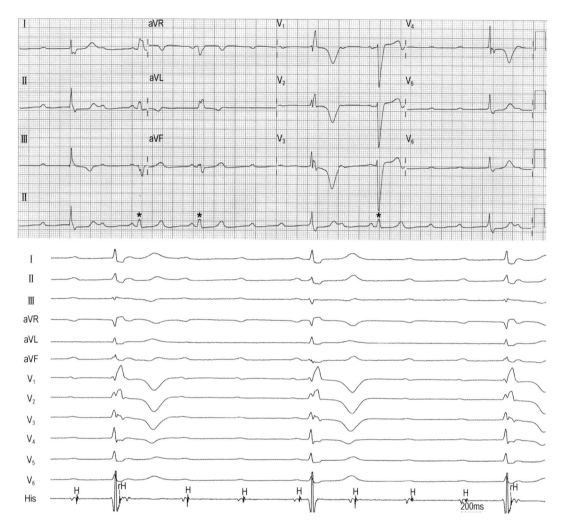

图1-19　左束支传导阻滞时，发生严重的希氏束下房室传导阻滞。12导联心电图显示窦性心律伴高度房室传导阻滞，间歇出现房室传导伴PR间期正常和左束支传导阻滞（*）。逸搏波呈右束支传导阻滞形态（左心室起源）。希氏束电图提示阻滞部位在希氏束下。请注意，室性逸搏波后出现希氏束（rH）逆向激活，引起房室结产生功能性不应期。因此，后面的P波被阻滞于房室结

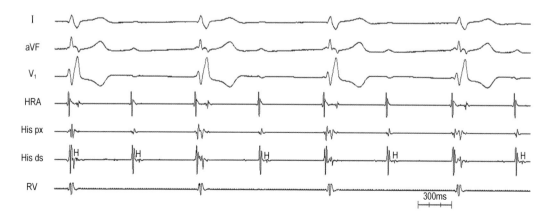

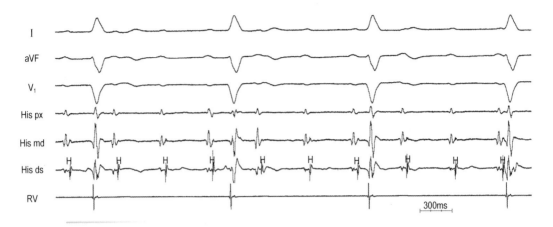

图1-20 希氏束下完全性房室传导阻滞伴右束支传导阻滞（上图）与左束支传导阻滞（下图）图形的逸搏心律

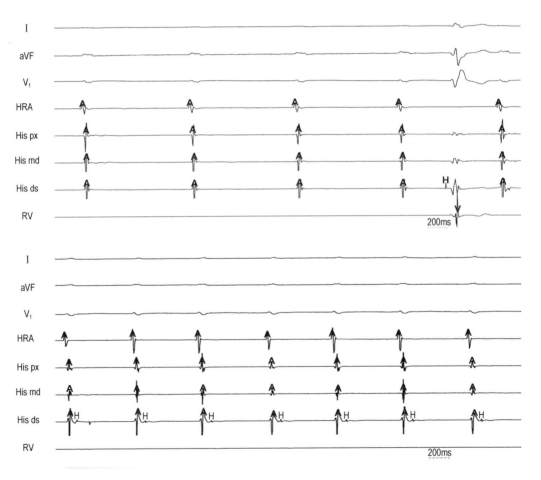

图1-21 结内（上图）和希氏束下（下图）房室传导阻滞引起的心脏停搏。上图中，单个呈右束支传导阻滞/左前分支传导阻滞图形的QRS波群可能是前面长AH间期形成的，也可能是交界性逸搏

四、异常电生理现象

(一)阵发性房室传导阻滞

阵发性房室传导阻滞(PAVB)是高度房室传导阻滞的一种特殊形式,可与心动过缓有关,或与心动过速有关,或与心率无关[23]。心动过缓依赖性阵发性房室传导阻滞(也称4相房室传导阻滞)是由病变的希氏束-浦肯野组织舒张期自发性去极化引起的[24-27]。一般情况下,它是由希氏束-浦肯野组织中的隐性病灶发放早搏冲动[如房性早搏(APC)、室性早搏(PVC)或交界性早搏(JPC)]触发的,从而使舒张间期延长超过窦性周期(表现为暂停)(图1-22~图1-25)。心脏起搏器故障也可引发这种疾病(图1-26)[28]。传导恢复时间通常可以预测且表现出与各种潜在机制(兴奋的总和、超常传导、韦金斯基现象)产生的逸搏波相关。心动过速依赖性阵发性房室传导阻滞在心房率加快时可对病变的希氏束-浦肯野组织反复造成隐匿性传导,且在复极后不应期延长。高度房室传导阻滞发生前,窦性心率变快和PR间期无延长,可将阵发性房室传导阻滞与迷走性房室传导阻滞区分开。部分病例的阵发性房室传导阻滞可自发产生,心房率无明显变化(与心率无关)。

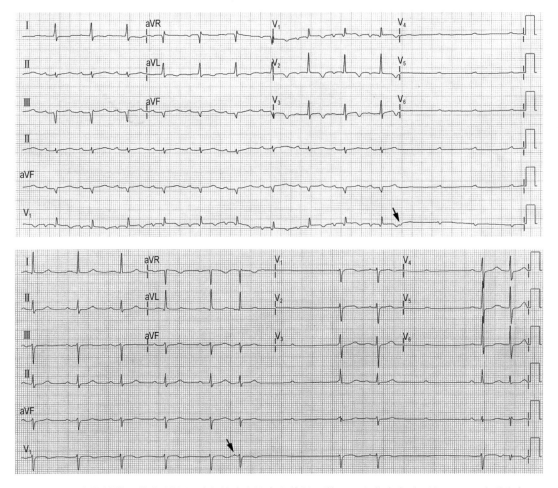

图1-22 房性早搏(箭头所指)诱发的阵发性房室传导阻滞。PR间期仅轻度延长,QRS波群狭窄

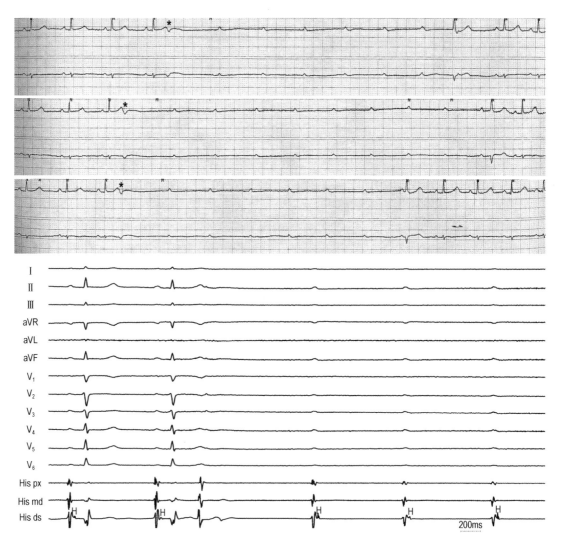

图1-23　房性早搏反复诱发阵发性房室传导阻滞（＊）。阻滞部位在房室结下：希氏束远端（希氏束电图显示）或同时在两束支中

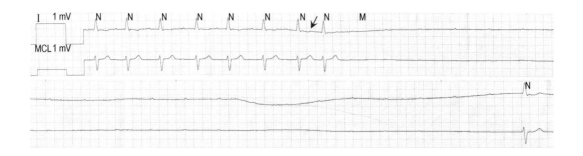

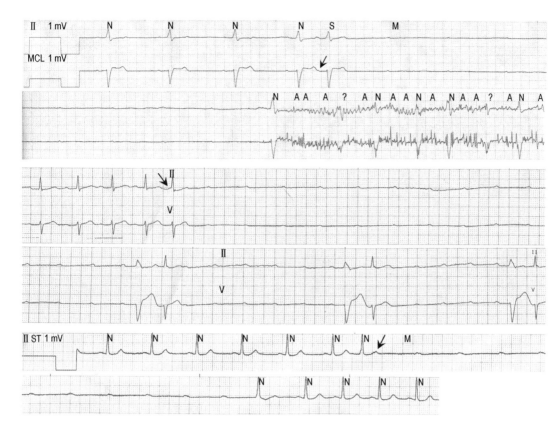

图1-24 房性早搏（第1张图和第2张图）和交界性早搏（第3张图和第4张图）诱发的阵发性房室传导阻滞。第1张图和第2张图：房性早搏（箭头所指）重整窦性心律，导致失代偿性心脏停搏并引起心动过缓依赖性房室传导阻滞。注意第2张图中患者晕厥抽搐时产生的肌电干扰。第3张图和第4张图：交界性早搏与窦性激动的波重叠（箭头所指）或在其之前，且未使窦性节律重整，这使希氏束-浦肯野系统表现出长代偿间歇并引起心动过缓依赖性房室传导阻滞。在第3张图中，4相左束支传导阻滞伴房室传导间歇性恢复

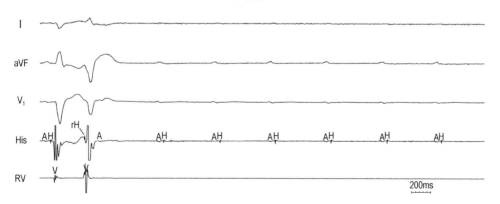

图1-25 室性早搏触发阵发性房室传导阻滞。左束支传导阻滞时，起源于右心室（RV）心尖部的自发性室性早搏逆行激活希氏束（rH），引起一次结内房室传导阻滞。希氏束-浦肯野系统期前激活，随后右束支表现为长代偿间歇诱发了4相高度房室传导阻滞

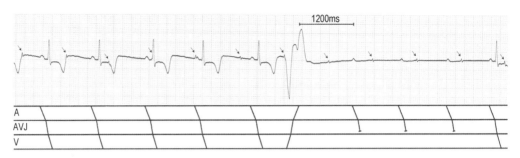

图1-26　阵发性房室传导阻滞由起搏器反常触发。除了一个刺激在T波后不久落入心室兴奋超常期起搏夺获心室（箭头），其余的起搏刺激均无法感知和夺获心室。心室提前夺获引起激动逆传心房，使希氏束-浦肯野系统表现为不完全代偿间歇（1200ms）并触发4相房室传导阻滞

（二）双侧束支传导阻滞

双侧束支传导阻滞心电图表现：①交替出现右束支传导阻滞（RBBB）/左束支传导阻滞（LBBB）；②右束支传导阻滞伴交替分支传导阻滞[左前分支传导阻滞（LAFB）/左后分支传导阻滞（LPFB）]；③伪装或隐匿性束支传导阻滞（图1-27～图1-32）[29-33]。伪装性束支传导阻滞是指V₁导联（胸前导联）呈现右束支传导阻滞形态，但是在Ⅰ导联（肢体导联）呈现无s波的左束支阻滞形态（图1-32）[34,35]。希氏束下房室传导阻滞是双束支传导阻滞的高危因素。

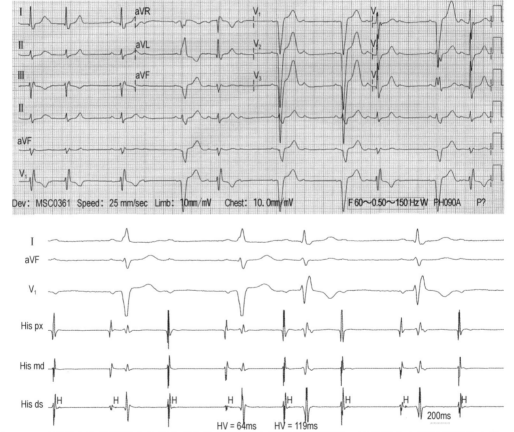

图1-27　双侧束支传导阻滞（交替右束支传导阻滞/左束支传导阻滞）。12导联心电图显示窦性心律，在房室传导阻滞中间段出现右束支传导阻滞与左束支传导阻滞的QRS波群。希氏束电图显示，PR（HV）间期随束支传导阻滞的变化而变化，伴希氏束下房室传导阻滞

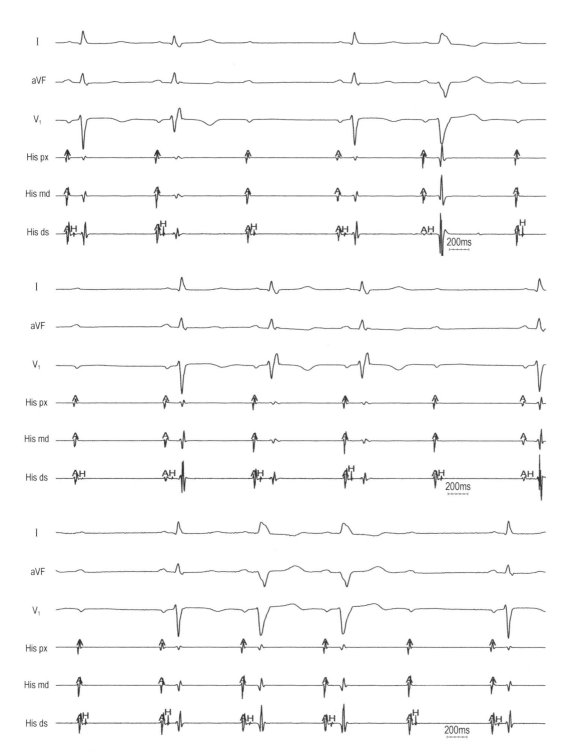

图1-28 双侧束支传导阻滞（交替右束支传导阻滞/左束支传导阻滞）。由于长间歇可使希氏束-浦肯野系统恢复传导，因此希氏束下传导阻滞发作后会出现窄QRS波群。随后病变的希氏束-浦肯野组织受长短序列影响，在房室传导阻滞之前引起右束支传导阻滞与左束支传导阻滞

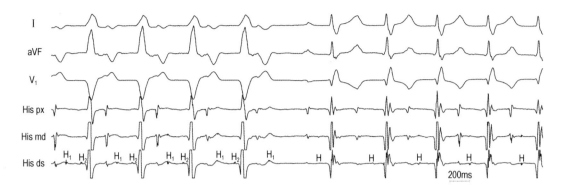

图 1-29　双侧束支传导阻滞（交替左束支传导阻滞/右束支传导阻滞）。图左半部分，分裂的希氏束电位（H_1H_2=142ms）早于左束支传导阻滞的 QRS 波群。希氏束内出现一次房室传导阻滞，然后是一次长间歇，使希氏束-浦肯野系统恢复部分传导。在延长的 HV 间期（HV=134ms）之后，出现的单个希氏束电位早于右束支传导阻滞的 QRS 波群

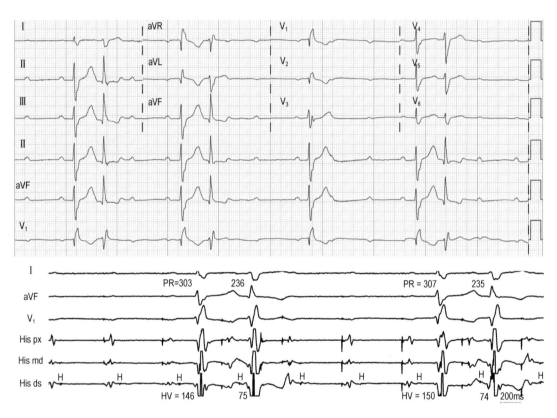

图 1-30　双侧束支传导阻滞（右束支传导阻滞伴交替左前分支传导阻滞/左后分支传导阻滞）。12 导联心电图显示窦性心律伴右束支传导阻滞，并在房室传导阻滞期间交替出现分支传导阻滞。希氏束电图显示阻滞部位在希氏束下方。由于左前分支超常传导，每当第 2 个 QRS 波群（右束支传导阻滞/左后分支传导阻滞）下传时其 PR（和 HV）间期反而缩短

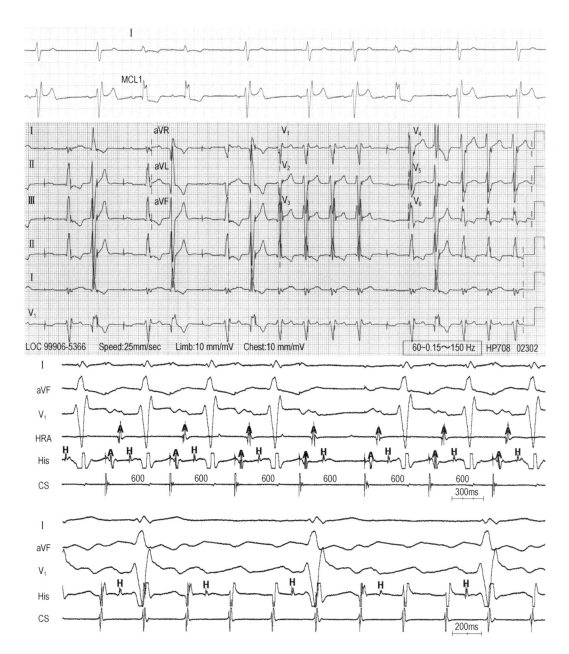

图1-31 双侧束支传导阻滞（右束支传导阻滞伴交替左前分支传导阻滞/左后分支传导阻滞）。遥测心电图（Ⅰ和V₁导联）显示窦性心律不齐，心率较快时出现PR间期延长及右束支传导阻滞/左前分支传导阻滞，而心率较慢时出现PR间期缩短及右束支传导阻滞/左后分支传导阻滞。心房起搏和心房扑动均引起病理性希氏束下房室传导阻滞。请注意，由于激动来自左心室不同部位，分支传导阻滞类型的转变可导致右束支传导阻滞形态改变

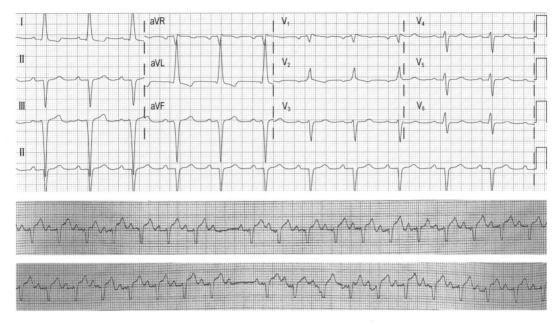

图1-32　伪装性束支传导阻滞伴房室传导阻滞。V_1导联呈rSr'（右束支传导阻滞），而Ⅰ导联R波高大，无s波（左束支传导阻滞）。额面QRS电轴左偏。遥测心电图显示莫氏Ⅱ型房室传导阻滞。伪装性束支传导阻滞为双束支传导阻滞的一种特殊形式

（三）超常传导

　　超常传导是指在复极末期有一短暂时期，原为阈下刺激，却发生预期之外的传导或兴奋[32, 36-39]。病变的希氏束-浦肯野组织发生希氏束下房室传导阻滞时，恰当的窦性激动进入希氏束-浦肯野系统的超常期，发生预期之外的心室传导（图1-30，图1-33，图22-9）。这也解释了希氏束下高度房室传导阻滞时少见3∶2、4∶2与5∶2下传（图1-34，图1-35）[40]。

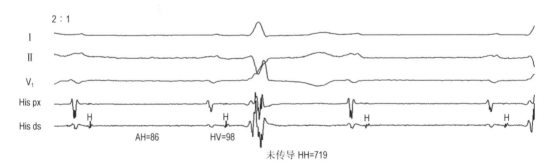

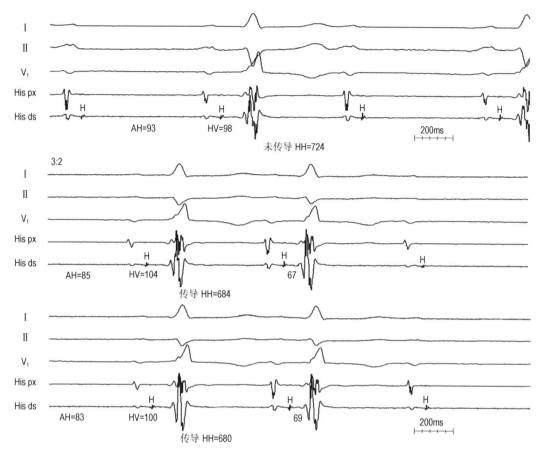

图1-33　希氏束下房室传导阻滞伴超常传导。基线为右束支传导阻滞/左前分支传导阻滞，窦性心率轻度加速导致房室传导从2∶1变为3∶2。房室呈3∶2下传时，第2个传导的P波落入左后分支（LPF）的超常期。左后分支的传导不仅"好于预期"，而且"快于预期"，导致HV间期反常缩短。左后分支的连续激动使超常期变窄并向左移动，导致第3个P波落入超常期外，并且无法传至心室

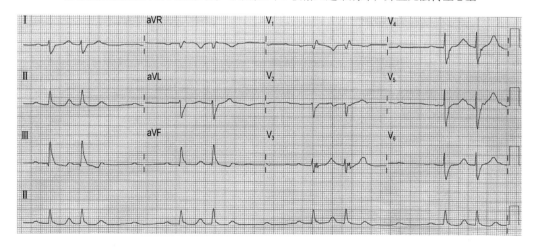

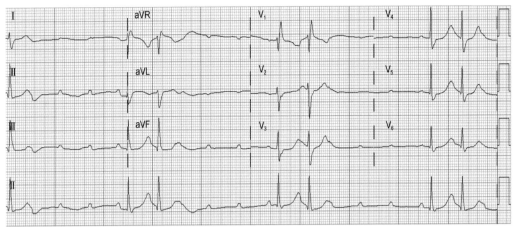

图1-34　右束支传导阻滞/左后分支传导阻滞时少见的4∶2和5∶2房室传导阻滞。每个周期的第2个P波落入左前分支超常期，导致反常传导。高度房室传导阻滞引起的长舒张期，导致左前分支超常窗口期右移并增宽。随着左前分支连续激动，其超常期变窄并向左移动，从而使每个周期的第3个P波均落在超常期之外，无法传至心室

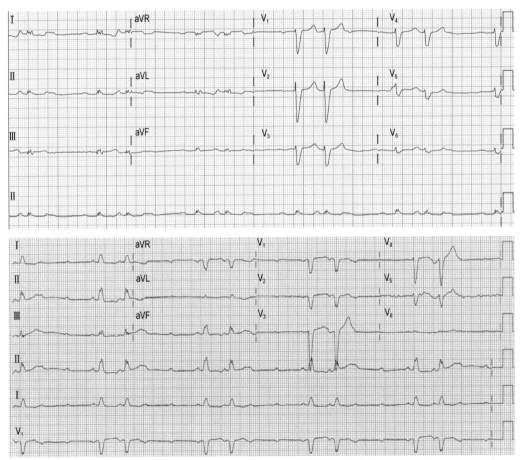

图1-35　左束支传导阻滞时少见的3∶2和4∶2房室传导阻滞。每个周期的第2个P波落入右束支的超常期，导致反常传导。由于高度房室传导阻滞导致舒张期延长，使右束支超常窗口期右移并增宽。在右束支连续激动之后，其超常期变窄并向左移动，从而使每个周期的第3个P波均落在超常期之外，且无法传至心室。请注意，在顶部心电图中，第2个PR间期比第1个PR间期短，反常的短，因为右束支上的超常传导不仅"比预期好"，而且"比预期快"

（四）疲劳现象

采用快速心室起搏，对病变的希氏束-浦肯野组织产生逆行渗透和超速抑制，在起搏停止时可引起短暂的高度或完全性房室传导阻滞（图1-36）。希氏束-浦肯野系统的疲劳程度与起搏的频率和持续时间直接相关[41]。

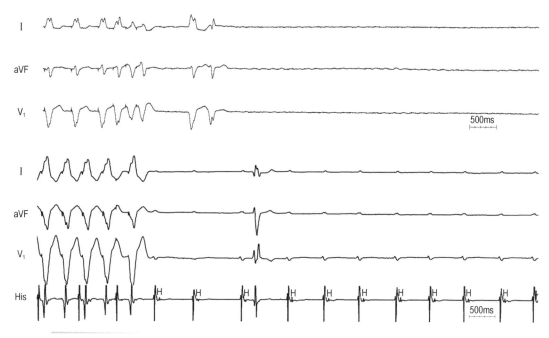

图1-36 疲劳现象。上图：在心房颤动伴左束支传导阻滞时，使用三重心室程序期前刺激逆行穿透病变的右束支，从而导致疲劳现象和心室收缩。下图：窦性心律伴右束支传导阻滞/左前分支传导阻滞时，使用双重心室程序期前刺激穿透病变的左后分支，从而引起疲劳现象和长时间的希氏束下房室传导阻滞

（五）心房颤动/扑动期间出现希氏束下房室传导阻滞

通常情况下，心房颤动与扑动会顺行性隐匿于房室结中。在少见严重的希氏束-浦肯野系统疾病的情况下，房室传导阻滞可发生在希氏束以下（图1-31，图1-37，图1-38，图22-5）。

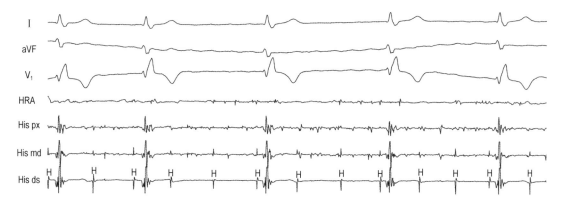

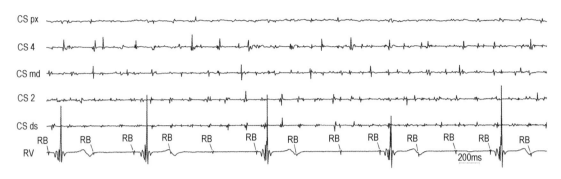

图1-37　右束支传导阻滞/左前分支传导阻滞时，心房颤动伴希氏束下传导阻滞

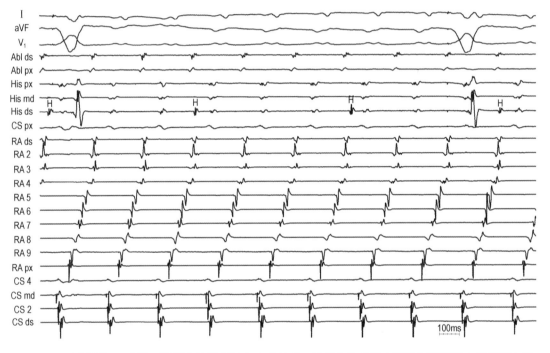

图1-38　下腔静脉-三尖瓣环峡部依赖的逆钟向心房扑动，伴完全性希氏束下传导阻滞和心室起搏心律

（六）假性房室传导阻滞

假性房室传导阻滞是指由隐匿性传导引起的功能性或生理性房室传导阻滞（通常发生于房室结），其心电图表现与病理性房室传导阻滞相似。

1. 隐匿性希氏束早搏　是引起间歇性房室传导阻滞的罕见原因（图1-39）[42, 43]。希氏束发放电活动通常可表现于体表心电图，因为它们逆行传至心房和（或）顺行传至心室。但是，未扩布的电活动既不能逆行传导，也不会顺行传导，并且在心电图上被隐藏（因此被称为"隐匿"）。适时的隐匿性希氏束早搏可以逆行穿透房室结并进入不应期，随后的窦性冲动无法传至心室（假性房室传导阻滞）。

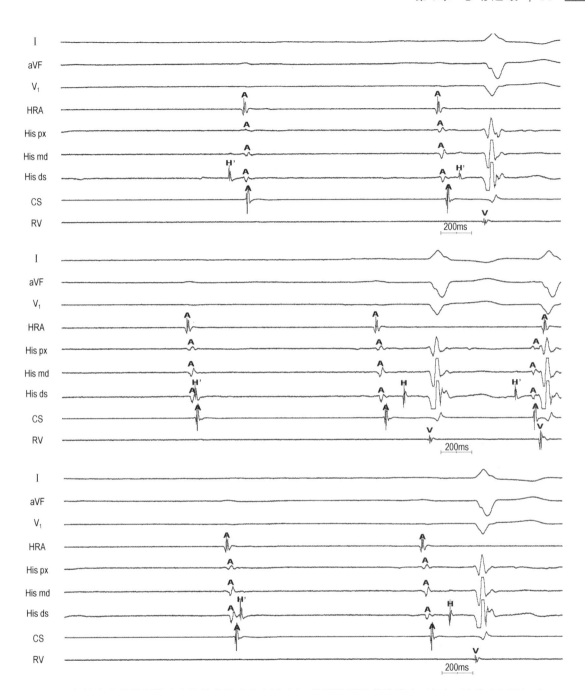

图1-39　假性房室传导阻滞（未传导的希氏束电活动）。隐匿性希氏束早搏（H'）在P波前（上图）、与P波同时（中图）及在P波后（下图）。每个早搏都可使房室结出现功能性不应性，从而导致房室传导阻滞（假性房室传导阻滞）。希氏束早搏也有展示，仅传至心室（上图）及同时传至心房和心室（中图）。在窦性激动下传呈左束支传导阻滞的QRS波群上，AH和HV间期分别为150ms和161ms

2. 结束/室旁道　结束（或心室）旁道（NFAP）是假性房室传导阻滞的另一种罕见原因。当存在隐匿性结束旁道时，激动可在房室结-希氏束-浦肯野系统顺向传导，而在结束旁道逆向传导。这种情况反复发生时，就会发生顺向型房室折返性心动过速。一旦发生这种情况，房室结会出现生理性不应性，因此随后的窦性搏动无法传至心室（假性房室传导阻滞）[44]。

3. 结内传导阻滞与4相束支传导阻滞自生循环 在病变的希氏束-浦肯野组织中，心率减慢可触发4相束支传导阻滞（心动过缓依赖性束支传导阻滞）。束支传导阻滞发生后，从"未阻滞"到"阻滞"伴随着希氏束的逆行传导，并在房室结产生隐匿性传导，形成功能性房室传导阻滞。结内房室传导阻滞引起的心率减慢会再次诱发4相束支传导阻滞，因而结内房室传导阻滞和4相束支传导阻滞不断循环往复（图1-40）[45]。

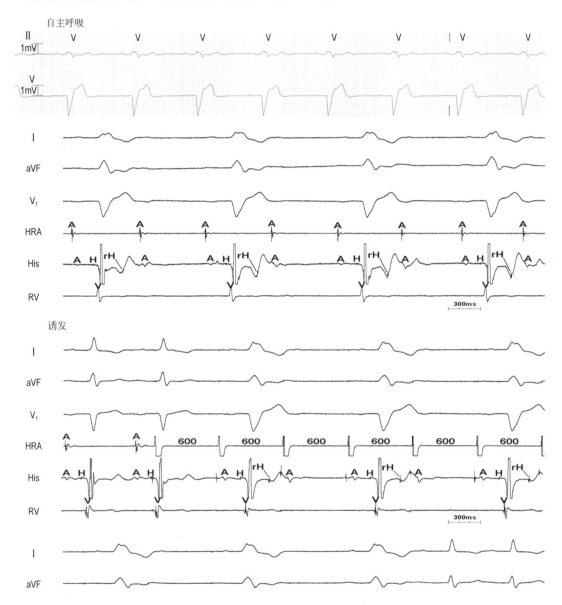

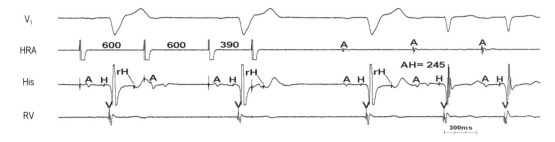

图1-40　自发折返性2∶1结内房室传导阻滞伴4相左束支传导阻滞。遥测心电图和希氏束电图显示自发的2∶1结内房室传导阻滞伴左束支传导阻滞。左束支传导阻滞发生后，希氏束随后逆行激活（rH）。归纳：第1个起搏刺激夺获心房，但不能经房室结传导，导致希氏束-浦肯野系统处于长舒张期。第2个起搏刺激经过房室结传导，但由于心动过缓依赖性左束支传导阻滞必须经过右束支，穿过室间隔然后逆向激动左束支、希氏束和房室结。第3个起搏刺激落入近期除极的房室结有效不应期，导致功能性房室传导阻滞，再次诱发4相左束支传导阻滞。这种循环一直持续到起搏停止。左束支传导阻滞和希氏束逆行激动伴随着第1个窦性搏动恢复。然而，第2次窦性搏动落入房室结的相对不应期（AH=245ms），传至心室并中断循环

（孙伊楠　杨晓云　译）

参 考 文 献

1. Josephson ME. Sinus node function. In: Josephson ME, ed. Clinical Cardiac Electrophysiology: Techniques and Interpretations. 2nd ed. Philadelphia, PA: Lea & Febiger, 1993: 71-95.

2. Benditt DG, Strauss HC, Scheinman MM, Behar VS, Wallace AG. Analysis of secondary pauses following termination of rapid atrial pacing in man. Circulation 1976; 54: 436-441.

3. Reiffel JA, Bigger JT, Giardina EV. "Paradoxical" prolongation of sinus nodal recovery time after atropine in the sick sinus syndrome. Am J Cardiol 1975; 36: 98-104.

4. Narula OS, Shantha N, Vasquez M, Towne WD, Linhart JW. A new method for measurement of sinoatrial conduction time. Circulation 1978; 58: 706-714.

5. Strauss HC, Saroff AL, Bigger JT, Giardinia EV. Premature atrial stimulation as a key to the understanding of sinoatrial conduction in man. Presentation of data and critical review of the literature. Circulation 1973; 47: 86-93.

6. Jose AD. Effect of combined sympathetic and parasympathetic blockade on heart rate and cardiac function in man. Am J Cardiol 1966; 18: 476-478.

7. Jose AD, Taylor RR. Autonomic blockade by propranolol and atropine to study intrinsic myocardial function in man. J Clin Invest 1969; 48: 2019-2031.

8. Jose AD, Collison D. The normal range and determinants of the intrinsic heart rate in man. Cardiovasc Res 1970; 4: 160-167.

9. Huang S, Ezri MD, Hauser RG, Denes P. Carotid sinus hypersensitivity in patients with unexplained syncope: clinical, electrophysiologic and long-term follow-up observations. Am Heart J 1988; 116: 989-996.

10. Heron JR, Anderson EG, Noble IM. Cardiac abnormalities associated with carotid sinus syndrome. Lancet 1965; 2: 214-216.

11. Weiss S, Baker JP. The carotid sinus reflex in health and disease. Its role in the causation of fainting and convulsions. Medicine 1933; 12: 297-354.

12. Zaim B, Zaim S, Garan H. Invasive cardiac electrophysiology studies in assessment and management of cardiac arrhythmias. In: Podrid PJ, Kowey PR, eds. Cardiac Arrhythmia: Mechanisms, Diagnosis, and Management. Baltimore, MD: Williams & Wilkins, 1995: 258-279.

13. Kupersmith J, Krongrad E, Waldo A. Conduction intervals and conduction velocity in the human cardiac system: studies during open-heart surgery. Circulation 1973; 47: 776-785.

14. Dhingra RC, Wyndham C, Bauernfeind R, et al. Significance of block distal to the His bundle induced by atrial pacing in patients with chronic bifascicular block. Circulation 1979; 60: 1455-1464.

15. Josephson ME. Clinical Cardiac Electrophysiology: Techniques and Interpretations. 2nd ed. Philadelphia, PA: Lea & Febiger, 1993: 117-149.

16. Akhtar M, Damato AN, Carcacta AR, Batsford WP, Josephson ME, Lau SH. Electrophysiologic effects of atropine on atrioventricular conduction studied by His bundle electrogram. Am J Cardiol 1974; 33: 333-343.

17. Tonkin AM, Heddle WF, Tornos P. Intermittent atrioventricular block: procainamide administration as a provocative test. Aust NZ J Med 1978; 8: 594-602.

18. Bharati S, Lev M, Wu D, Denes P, Dhingra R, Rosen KM. Pathophysiologic correlations in two cases of split His bundle potentials. Circulation 1974; 49: 615-623.

19. Amat-y-Leon F, Dhingra R, Denes P, et al. The clinical spectrum of chronic His bundle block. Chest 1976; 70: 747-754.

20. Gupta PK, Lichstein E, Chadda KD. Chronic His bundle block: clinical, electrocardiographic, electrophysiological, and follow-up studies in 16 patients. Br Heart J 1976; 38: 1343-1349.

21. Pasquié JL, Grolleau R. Intrahisian block with Wenckebach phenomenon. Heart Rhythm 2004; 1: 368.

22. Kenia A, Ho RT, Pavri BB. Narrowing with prematurity—what is the mechanism? Pacing Clin Electrophysiol 2014; 37: 1404-1407.

23. El-Sherif N, Jalife J. Paroxysmal atrioventricular block: are phase 3 and phase 4 block mechanisms or misnomers? Heart Rhythm 2009; 6: 1514-1521.

24. Sachs A, Traynor R. Paroxysmal complete auriculo-ventricular heart block. Am Heart J 1933; 9: 267-271.

25. Rosenbaum MB, Elizari MV, Levi RJ, Nau GJ. Paroxysmal atrioventricular block related to hypopolarization and spontaneous diastolic depolarization. Chest 1973; 63: 678-688.

26. Coumel P, Fabiato A, Waynberger M, Motte G, Salma R, Bouvrain Y. Bradycardia-dependent atrio-ventricular block. Report of two cases of A-V block elicited by premature beat. J Electrocardiology 1971; 4: 168-177.

27. Castellanos A, Khuddus SA, Sommer LS, Sung RJ, Myerburg RJ. His bundle recordings in bradycardia-dependent AV block induced by premature beats. British Heart J 1975; 37: 570-575.

28. Mallya R, Pavri BB, Greenspon AJ, Ho RT. Recurrent paroxysmal atrioventricular block triggered paradoxically by a pacemaker. Heart Rhythm 2005; 2: 185-187.

29. Wu D, Denes P, Dhingra RC, et al. Electrophysiological and clinical observations in patients with alternating bundle branch block. Circulation 1976; 53: 456-464.

30. Rosenbaum MB, Elizari MV, Lázzari JO, Halpern MS, Nau GJ. Bilateral bundle branch block: its recognition and significance. Cardiovasc Clin 1971; 2: 151-179.

31. Ho RT, Stopper M, Koka A. Alternating bundle branch block. Pacing Clin Electrophysiol 2012; 35: 223-226.

32. Ho RT. An uncommon manifestation of atrio-ventricular block: what is the mechanism? Pacing Clin Electrophysiol 2014; 37: 900-903.

33. Ho RT, DeCaro M. Atrio-ventricular block from metastatic lung cancer to the aortic root. Europace 2017; 19: 946.

34. Unger PN, Lesser ME, Kugel VH, Lev M. The concept of masquerading bundle-branch block. An electrocardiographic-pathologic correlation. Circulation 1958; 17: 397-409.

35. Richman JL, Wolff L. Left bundle branch block masquerading as right bundle branch block. Am Heart J 1954; 47: 383-393.

36. Adrian ED, Lucas K. On the summation of propagated disturbances in nerve and muscle. J Physiol 1912; 44: 68-124.

37. Lewis T, Master AM. Supernormal recovery phase, illustrated by two clinical cases of heart-block. Heart 1924; 11: 371-387.

38. Massumi RA, Amsterdam EZ, Mason DT. Phenomenon of supernormality in the human heart. Circulation 1972; 46: 264-275.

39. Ho RT, Rhim ES, Pavri BB, Greenspon AJ. An unusual pattern of atrioventricular block. J Cardiovasc Electrophysiol 2007; 18: 1000-1002.

40. Satullo G, Donato A, Busà G, Grassi R. 4: 2 Atrioventricular block: what is the mechanism? J Cardiovasc Electrophysiol 2003; 14: 1252-1253.

41. Wald RW, Waxman MB. Depression of distal AV conduction following ventricular pacing. Pacing Clin Electrophysiol 1981; 4: 84-91.

42. Rosen KM, Rahimtoola SH, Gunnar RM. Pseudo A-V block secondary to premature nonpropagated His bundle depolarizations. Documentation by His bundle electrocardiography. Circulation 1970; 42: 367-373.

43. Ho RT, Tecce M. Atrioventricular block: what is the mechanism? Heart Rhythm 2006; 3: 488-489.

44. Tuohy S, Saliba W, Pai M, Tchou P. Catheter ablation as a treatment of atrio-ventricular block. Heart Rhythm 2018; 15: 90-96.

45. Fedgchin B, Pavri BB, Greenspon AJ, Ho RT. A unique self-perpetuating cycle of intranodal atrio-ventricular block and phase IV LBBB in a patient with bundle branch reentrant tachycardia. Heart Rhythm 2004; 1: 493-496.

第2章
心动过速的发生机制

引言

　　心动过速的发生机制有下列3种：①折返；②自律性增高；③触发活动。心动过速的类型不同，心电图表现不同，其诱发、终止和对起搏的反应都有着机制上的特异性。因此，了解心动过速的发生机制对消融时制订特异性标测策略至关重要。

本章目的

　　1. 讨论心动过速的不同机制及其临床表现。

　　2. 根据心动过速的发生机制，讨论不同类型心动过速的标测策略。

一、心动过速发生机制

（一）折返

　　折返是病理性心动过速发生的主要机制。病理性心动过速包括心房颤动、心房扑动、心房内折返性心动过速、房室结内折返性心动过速、旁道介导的房室折返性心动过速（包括顺向型和逆向型房室折返性心动过速）、窦房结折返性心动过速、束支折返性心动过速、左心室特发性室性心动过速和瘢痕相关性室性心动过速。

　　1. 折返环　经典的折返环由两条功能上纵向分离又互补的传导径路组成（分别称为α径路和β径路）（图2-1）[1]。α径路传导速度慢，但不应期短，β径路传导速度快，但不应期长。每条径路的传导速度和不应期必须与另外一条径路互补，从而使一条径路的传导时间超过其对应径路的不应期。因而，除极的波峰总能传导至可兴奋组织，使折返激动能够持续。一个出口位点允许除极化的波峰离开折返环，激活其余的心脏组织。折返环的运行时间即心动过速的周长。心肌组织的不应期时限是动态的，并且呈恢复性或周长依赖性[动作电位（AP）时程和舒张前周期之间的双曲线关系]，不应期离散度增加有利于折返形成（特别是在恢复曲线的陡峭部分）。

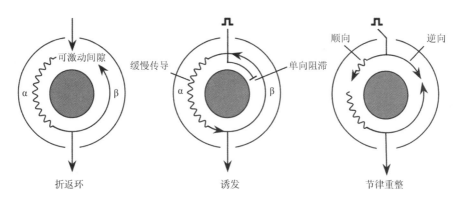

图 2-1 左图：功能性折返环；中图：折返起始的标准；右图：心动过速节律重整。所描述的折返环包括独立的入口和出口。α径路传导速度慢但不应期短，β径路传导速度快但不应期长。在除极的波峰头部与不应期的尾部之间，可被兴奋的区域称为可激动间隙。折返机制的形成条件：①功能性折返环；②一条径路发生单向阻滞（β径路）；③另一条径路传导延缓（α径路）。一个适时的期前刺激落入心动过速诱发窗口（两条传导径路不应期的差异），阻滞在β径路（单向阻滞），而只能经α径路（慢径路）传导。由于α径路传导足够缓慢，β径路有时间恢复兴奋性，诱发折返。在重整心动过速时，一个期前刺激进入折返环的可激动间隙，并同时形成顺向和逆向的波峰，逆向波峰与心动过速发生碰撞，而对应的顺向波峰前向加速折返环

　　根据发生机制的不同，折返环的运动分为以下两类：①固定的解剖屏障；②功能性阻滞[2, 3]。解剖决定性折返的折返环长度固定，折返环径路超过波长（波长＝传导速度×不应期）。折返环长度与波长之差即为可激动间隙。可激动间隙允许期前刺激侵入，引起心动过速节律重整或拖带。延长不应期的抗心律失常药物（如钾通道阻滞剂）可以增加心动过速波长，缩窄可激动间隙，使得心动过速波长增加超过折返环长度，进而终止或预防心动过速[4]。减慢传导速度的抗心律失常药物（如钠通道阻滞剂）可以引起传导阻滞，尤其心率增快时，心肌细胞对本类药物产生使用依赖性，进而终止心动过速发作。然而，降低心动过速波长可能使心动过速无休止发作。由于解剖决定性折返的折返环长度固定，因此心动过速周长（激动在折返环路上环行1周所需时间）与传导速度成反比。相反，功能决定性折返（主导环）由多个微小子折返环融合形成，围绕中心地带（核心）形成主导环折返。在折返环内传导的激动波峰和波尾之间首尾相连，因此没有完整的可激动间隙。功能决定性折返的周长与组织不应期相关，与传导速度无关。

　　折返的其他类型：①螺旋波折返；②2相折返；③激动的反折。在螺旋波理论中，螺旋波的波曲率与传导速度呈负相关[5, 6]。螺旋波围绕一个无法被激动的转子核心旋转运动，该处螺旋波的波曲率最大而传导速度最慢，因而不能扩布。螺旋波从近端到远端，波曲率逐渐减小，而传导速度反而会逐渐加快。位置固定（锚定的）或漂移的螺旋波，分别涉及单形性或多形性室性心动过速的形成。若螺旋波遇到处于不应期的心肌组织发生波碎裂，则分裂成多个子波导致心房或心室颤动发生。2相折返是Brugada综合征患者并发心室颤动的假定发生机制。与心内膜心肌细胞动作电位不同，正常的心外膜心肌细胞动作电位

呈尖峰和穹窿。瞬时外向钾电流（I_{to}）外流形成动作电位1相复极时的尖峰波或切迹，而钙离子内流形成2相复极的圆顶波。Brugada综合征时，形成巨大的尖峰（右心室心外膜显著的I_{to}）和动作电位的穹窿丢失，引起跨膜的复极电位差（心外膜与心内膜心肌之间），导致V_1导联出现巨大J波及ST段抬高。穹窿（内向钙电流）向附近穹窿丢失的区域扩布，在心外膜引起折返（因此被定义为2相折返）。在跨壁复极化梯度的环境中，复极化梯度足够大时，适时的早搏落入这个窗口形成连续折返，则会诱发心室颤动。激动的反折（反折性折返）是指激动沿一条功能性可激动径路往返扩布，可能促进缺血区心肌组织室性早搏。

2. 诱发 折返的形成需要3个基本条件：①单向阻滞；②缓慢传导；③功能性折返环（**图2-1**）[5-7]。绝对不应期及复极后不应期是促进单向阻滞的因素。相对不应期及心脏各向异性结构（不同方向心肌纤维传导速度差异）是促进缓慢传导的因素。早搏通过暴露两条纵行分离传导径路的不应期差异能有效促进折返的形成（因此，通常程序刺激后会跟随适时的早搏刺激）。当适时的早搏刺激落入心动过速的诱发窗口时（即α和β径路有效不应期之差），β径路不应期较长，出现单向阻滞，而只能通过α径路前传（缓慢传导），满足折返发生的两个基本要素。当α径路传导足够缓慢时，β径路已脱离不应期，激动再次通过β径路逆传，则形成折返的第1个除极波（功能性折返环）。

折返的起始表现为突然的发作，由于环路内的缓慢传导，诱发的刺激波与心动过速第1个搏动的联律间期呈反向关系。快速起搏刺激（引起缓慢传导）可促进诱发，尤其是当刺激的位置与心动过速折返环相近时。

3. 节律重整与拖带 可激动间隙的存在，允许折返性心动过速节律重整或拖带。心动过速发生节律重整时，一个适时的早搏刺激侵入折返环的可激动间隙，并沿顺向和逆向两个方向传导，分别产生顺向和逆向波峰（**图2-1**）。顺向波峰加速并重整心动过速，而相应的逆向波峰则与心动过速的波峰发生碰撞。心动过速的节律重整区（即能重整心动过速早搏的最长与最短的配对间期之差）也称可激动间隙。早搏刺激能重整心动过速依赖于：①可激动间隙的时限宽窄；②起搏部位与折返环间的距离；③干预组织的电生理特性（如传导速度）。大折返环性心动过速能被节律重整并产生融合波（节律重整＋融合波＝大折返），而自律性心动过速虽然也能发生节律重整，但却不能形成融合波。连续起搏时，心动过速被起搏脉冲连续重整，使原心动过速频率加速到起搏距离而不终止心动过速，形成拖带现象。拖带现象（符合暂时性拖带诊断标准4条中任何1条）的存在证实了可激动间隙的存在，也是折返性心动过速特有的电生理现象。

4. 确定暂时性拖带的诊断标准 ①体表心电图呈固定融合波（除了最后一次起搏夺获的除极波，虽不表现为融合波形，但仍以起搏周长出现）；②体表心电图呈进行性融合波；③局部传导阻滞导致心动过速终止，表现为该部位对起搏刺激存在局部传入阻滞，但可被心动过速其他方向的刺激激动，并伴传导时间缩短；④心腔内电图呈进行性融合表现[8-14]。尽管不是总能显现这4条标准，但若证实存在4条中的任何1条则提示拖带，证明心动过速为折返性质。固定和进行性融合波的出现，提示折返环存在分离的入口和出口（勿混淆于折返环内关键峡部或缓慢传导区的入口和出口）。暂时性拖带时，起搏刺激在折返环外与心动过速碰撞，在可激动间隙侵入折返环，产生顺向和逆向的波峰。第 1 个刺激波的逆向波峰（n）与心动过速碰撞，而其对应的顺向波峰使心动过速加快。每个顺向波峰（n）则与随后的逆向波峰（$n+1$）发生碰撞，心动过速频率被加速至起搏频率。起搏刺激终止后，最后一次起搏刺激的顺向波峰由于没有与逆向波峰发生碰撞，从而形成顺向激动波（未融合），但以起搏周长出现。当以固定起搏周长进行暂时性拖带时，顺向波峰（n）与逆向波峰（$n+1$）之间形成稳定的碰撞点，心电图及心腔内电图表现为固定不变的融合波（图 2-2～图 2-4）。当起搏频率加速时，碰撞部位距离起搏部位越远，起搏所占心电图复合波比例就越大（即心电图为进行性融合波形），且心腔内电图被起搏逆向夺获所占比例越大（心腔内电图进行性融合）（图 2-5～图 2-10）。若起搏刺激能使心动过速终止，说明某一个部位对起搏刺激的顺向激动存在局部传导阻滞，而随后有刺激位点不同方向的激动，并且传导时间更短。折返环内短暂性拖带（如室性心动过速标测时隐匿性拖带——全部为纯心动过速 QRS 波群）或虽在折返环外拖带，但到起搏的心腔至折返环只有相同的入口和出口（如房室结内折返性心动过速从心室起搏的隐匿性拖带——全部为纯的起搏 QRS 波群）时，引起顺向与逆向波峰只能在折返环内发生碰撞，所以在体表心电图上缺乏起搏的心电图融合（即为"隐匿性"）[15-17]。

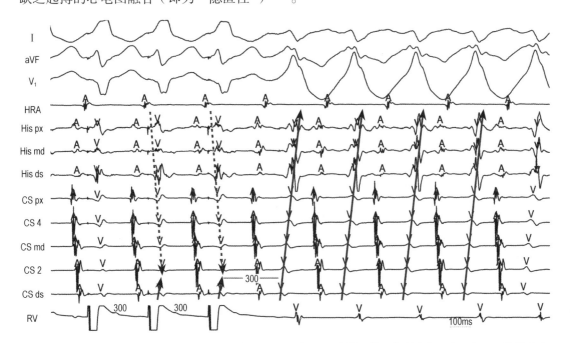

图 2-2 逆向性心动过速的心电图呈固定融合波表现（暂时性拖带的第 1 条判定标准）。右心室拖带产生固定融合波 [右心室拖带产生的逆向波峰（虚线箭头）与左侧旁道前传产生的左心室顺向波峰（实线箭头）在 CS 2-CS ds 电极之间发生恒定的碰撞]。最后一次拖带的心室波以起搏周长出现（最后拖带的心腔内电图 CS ds 电极呈顺向激动并且以 300ms 夺获），且不表现为融合波。值得注意的是，顺向激动时 CS ds 电极的波形，而不是逆向夺获的 CS px-CS2 心室腔内电图，与心动过速发作时相同

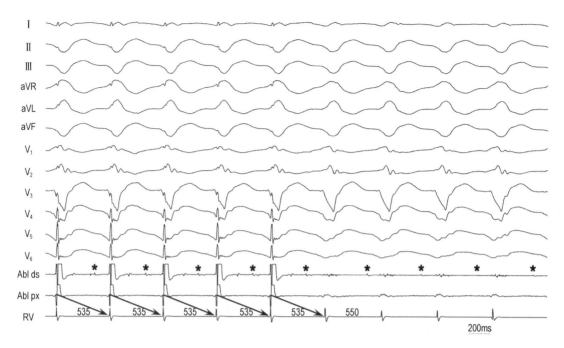

图 2-3 瘢痕相关性室性心动过速固定融合波心电图表现（暂时性拖带的第1条判定标准）。左心室拖带（Abl ds）产生固定融合波。最后一次拖带的心室波，伴有顺向夺获的右心室腔内电图以起搏周长535ms出现，且不出现融合波。值得注意的是，消融导管记录到低振幅的舒张电位（*），在拖带时并未直接夺获，而是被加速至起搏周长，因此为"远场的"

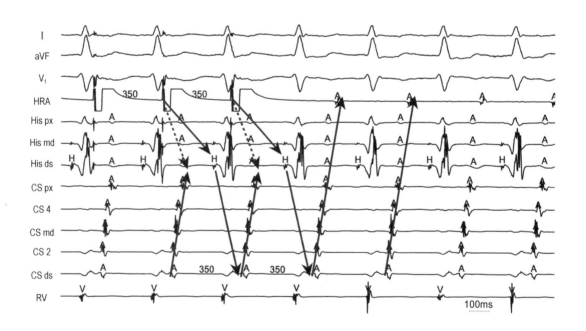

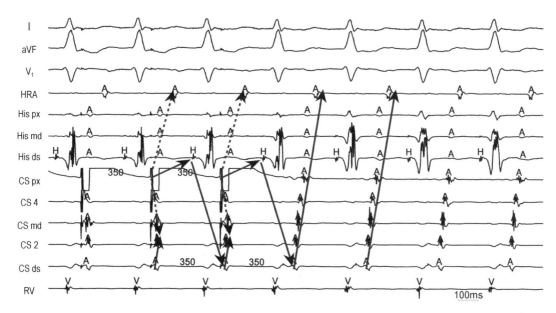

图 2-4　顺向型房室折返性心动过速心电图呈固定融合波（暂时性拖带的第 1 条判定标准）。上图：高位右心房起搏拖带产生固定的心房融合波 [右心房起搏的逆向波峰（虚线箭头）与左侧游离壁旁道逆传至左心房的顺向波峰（实线箭头），在希氏束远端至冠状窦近端（His ds 至 CS px）电极处发生固定的碰撞]。最后一次拖带夺获心房以起搏周长发生（CS ds 至 CS px 电极记录的心房腔内电图以 350ms 顺向夺获），且不表现为融合波。下图：CS px 电极起搏拖带产生固定的心房融合波，起搏刺激逆向波峰（虚线箭头）与顺向波峰（实线箭头）在 CS md 与 CS 2 电极处发生碰撞。最后一次拖带的心房波以起搏周长发生，产生拖带波（最后拖带的心房电图在 CS ds 至 CS 2 电极以 350ms 顺向夺获），且不出现融合波

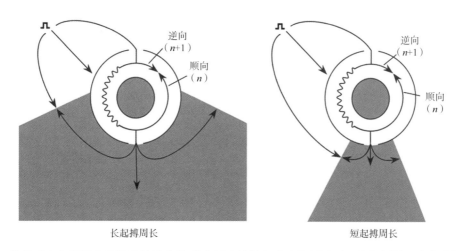

长起搏周长　　　　　　　　　　　短起搏周长

图 2-5　拖带时心电图固定和进行性融合的示意图（目标心腔内的折返环，在解剖学上存在分隔的出口和入口）。在折返环内，起搏刺激通过入口进入折返环，侵入可激动间隙，重整心动过速节律至起搏频率，起搏刺激的顺向波峰（n）与下一次起搏刺激的逆向波峰（n+1）固定碰撞。若起搏点位于折返环外，则起搏点与心动过速波峰的碰撞产生固定的心电图融合波。随着起搏频率增快，碰撞点逐渐远离起搏点（进行性融合）。阴影部分代表被心动过速激动的区域

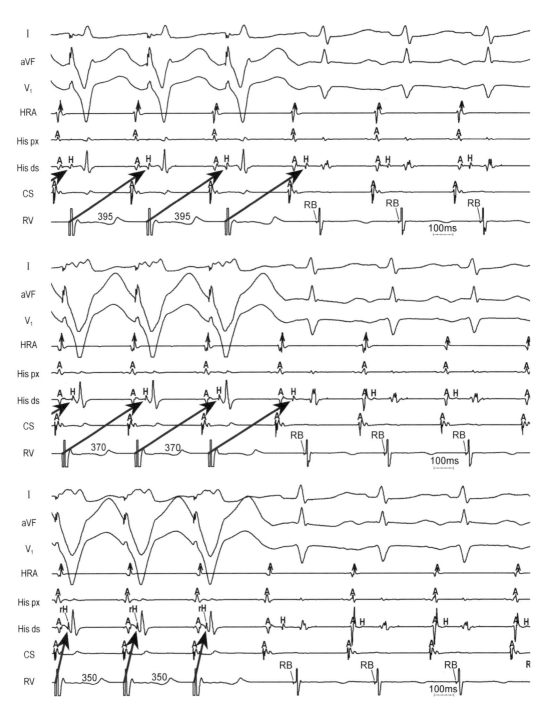

图 2-6 持续性交界性反复性心动过速发作时，体表心电图及心腔内电图呈固定和进行性融合表现（暂时性拖带的第1、2、4条判定标准）。持续性交界性反复性心动过速发作过程中，右心室心尖部拖带起搏，在每种起搏周长，心房率提高到起搏频率并呈恒定的QRS波群波形融合。当起搏周长为395ms和370ms时，希氏束电极呈顺向传导波激动，且起搏频率越快，QRS波群的起搏程度越大（进行性心电图融合）。当起搏周长为350ms时，希氏束电极呈逆向传导波激动，QRS波群最大程度起搏（进行性心腔内电图和心电图融合）。值得注意的是，希氏束电极的心腔内电图在顺向夺获而不是逆向夺获时与心动过速发作时相同

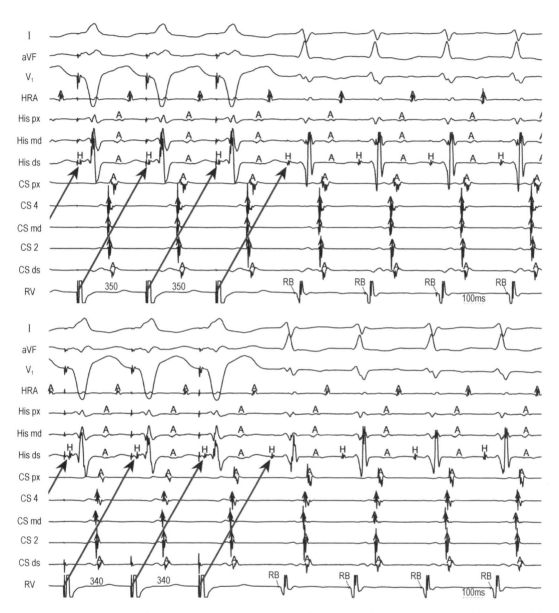

图2-7　顺向型房室折返性心动过速的心电图呈进行性融合表现（暂时性拖带的第2条判定标准）。上图：给予350ms右心室心尖部拖带起搏时，希氏束电极呈顺向传导波激动，QRS波群波形固定融合。下图：起搏周长（PCL，340ms）缩短10ms时，希氏束电极仍呈顺向传导波激动，但QRS波群起搏夺获更多。最后一次拖带的QRS波群在每个病例均以起搏周长出现（最后1个拖带的希氏束分别以350ms和340ms顺向夺获），且无融合波表现。值得注意的是，顺向夺获的希氏束电图，与心动过速发作时相同

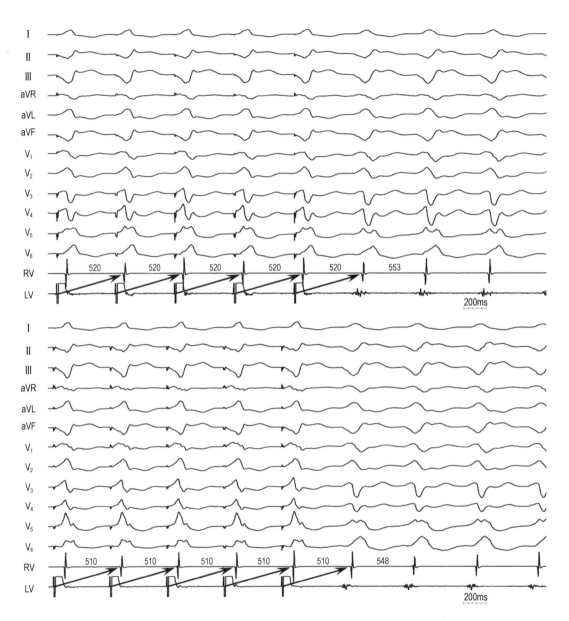

图2-8　瘢痕相关性室性心动过速的心电图呈进行性融合表现（暂时性拖带的第2条判定标准）。上图：左心室起搏拖带，可见固定的QRS融合波。下图：当起搏周长缩短10ms时，起搏夺获的QRS波群更多。在两个示例，最后一个拖带的心室波伴有右心室（RV）电图的顺向夺获，以起搏周长出现（分别为520ms和510ms），且无融合波

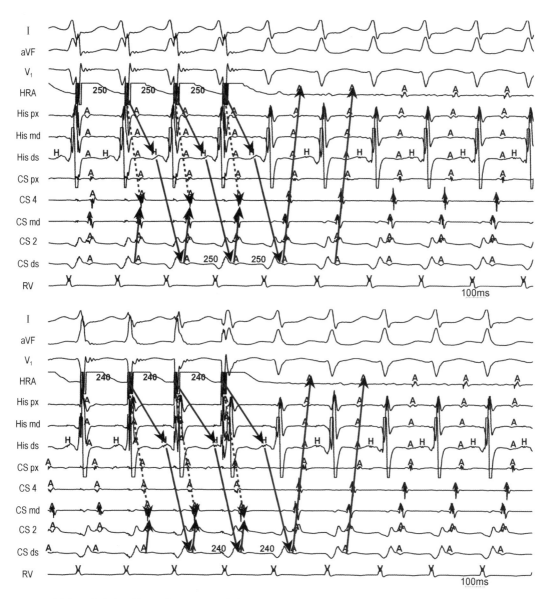

图 2-9　顺向型房室折返性心动过速的心腔内电图呈进行性融合表现（暂时性拖带的第 4 条判定标准）。
上图：起搏周长 250ms，高位右心房起搏，产生固定的心房融合和在 CS 4-CS md 发生位置固定的碰撞，
碰撞位于起搏刺激的逆向波峰（虚线箭头）与左侧旁道逆传的顺向波峰（实线箭头）之间。最后一个拖
带的心房波以起搏器周长出现（在 CS ds-CS md 电极记录的最后一搏心房电图以 250ms 顺向夺获），并且
不表现为融合波。下图：当起搏周长缩短 10ms（240ms）时，碰撞点进一步远离高位右心房，移至 CS md
电极和 CS 2 电极处。最后一次拖带的心房波以起搏周长出现（在 CS ds-CS 2 上，最后一搏拖带的心房电
图以 240ms 顺向夺获），并且无融合波。值得注意的是，顺向夺获而不是逆向夺获的心房电图与心动过速
发作时相同

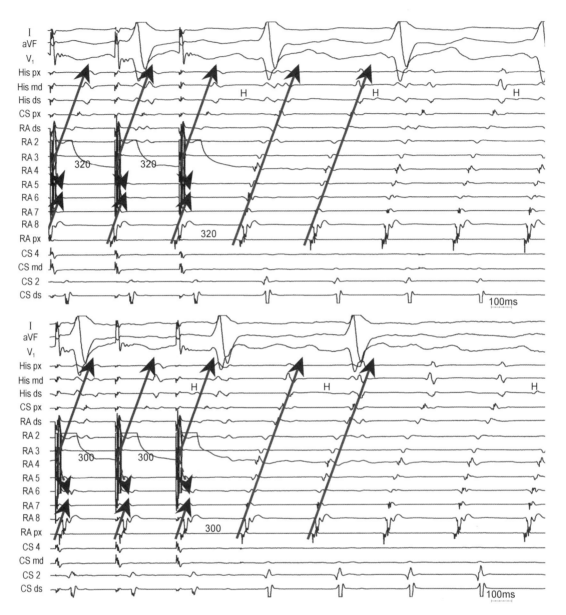

图 2-10　心房扑动的心腔内电图呈进行性融合表现（暂时性拖带的第 4 条判定标准）。上图：在逆钟向的三尖瓣峡部依赖性心房扑动，右心房峡部起搏以 320ms 拖带刺激，位于起搏刺激（n）的顺向波峰（实线箭头）与下一次起搏刺激（$n+1$）的逆向波峰（虚线箭头）之间，在起搏点上游（RV 5-RV 6 电极）处发生碰撞。下图：起搏周长缩短 20ms 后，碰撞部位进一步移至更上游的位置，远离起搏点（RV 6-RV 7 电极）。在每个示例，最后一次拖带的心房波以起搏周长出现，顺向夺获的心房电图位于起搏点更下游，即位于 RA 6（起搏周长 320ms）和 RA 7（起搏周长 300ms），并且均不表现为融合波。值得注意的是，顺向夺获的心电图形态与室上性心动过速发作时相同

5. 终止　折返性心动过速通常表现为突然终止。任何单个早搏侵入折返环的可激动间隙，与心动过速的逆向波峰发生碰撞，使随后的顺向传导中断时，心动过速随即终止。

（二）自律性增高

心动过速形成的第二大机制为自律性增高或自律性异常，其可导致不适当窦性心动过速、自律性房性心动过速和自律性交界性心动过速。自律性形成是由于膜电位 4 期自发性去极化触发阈值引起动作电位。自律性增高与下列因素有关：①舒张期跨膜电位起始值更高（更正向）；②阈电位水平降低（更负向）；③舒张期去极化曲线斜率增加。

1. 诱发　自律性心动过速发作起始时的特征是有频率加速现象（即温醒现象）[18]。自律性心动过速通常不能被电生理刺激诱发，但可被儿茶酚胺（如异丙肾上腺素）激发[19]。

2. 节律重整和超速抑制　在舒张期，一个适当的早搏刺激能侵入具有异常自律性的局部，并能重整心动过速节律，但不会形成融合波。不同于折返性心动过速，自律性心动过速不能被拖带，快速起搏刺激可产生多变的心电图融合波，心动过速也不能被超速抑制终止。

3. 终止　自律性心动过速终止时的特征有频率逐渐减慢（即冷却现象），且心动过速一般不易被电生理刺激终止。

（三）触发活动

心动过速形成的第三大机制为后除极引起的触发活动。后除极是参与或紧随动作电位的跨膜电位振荡，包括早期后除极（early afterdepolarization，EAD）和延迟后除极（delayed afterdepolarization，DAD）。若后除极造成的膜电位振荡达到阈电位水平，则能引发反复激动，称为触发活动。触发活动也被认为是尖端扭转型室性心动过速（早期后除极）、洋地黄诱导的心律失常（延迟后除极）及环磷酸腺苷（cAMP）介导的右心室流出道室性心动过速的发生机制（**图 2-11**，**图 2-12**）[20-23]。

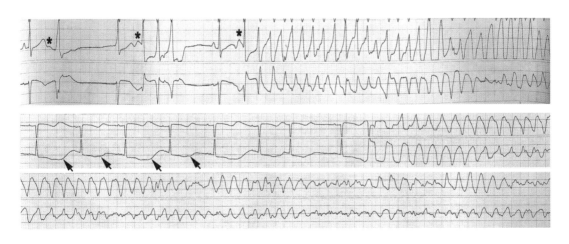

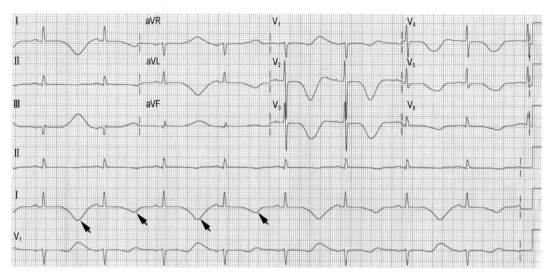

图 2-11　尖端扭转型室性心动过速。U波级联（*）和T波交替（箭头）后易发生间歇依赖性多形性室性心动过速。U波可能代表早期后除极。U波越大，达到阈电位越易诱发频发室性早搏（触发活动），在不应期离散的环境下（长QT间期）诱发折返性多形性室性心动过速

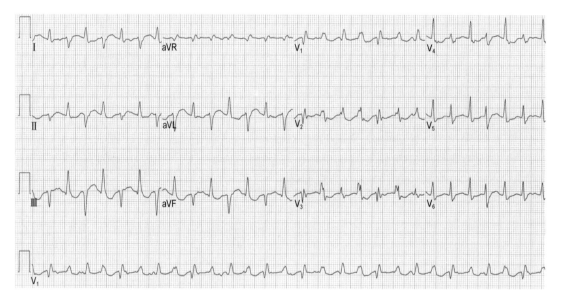

图 2-12　双向型室性心动过速（洋地黄中毒）。双向型室性心动过速的机制为浦肯野纤维远端延迟后除极（DAD），病因为洋地黄中毒导致钙超载。延迟后除极和触发活动使左前分支心率增加，诱发左后分支DAD和触发活动，反之亦然，其导致从两个不同的浦肯野纤维位点交替产生室性异位激动（"乒乓"模式）

1. 诱发　触发活动能被程序期前刺激和快速起搏诱发。与折返不同，触发活动引起的心动过速，期前刺激的配对间期（或起搏周长）与心动过速开始的间期（即心动过速开始的周长）密切相关。

2. 超速刺激　超速起搏刺激能导致心动过速频率增加至起搏频率。

3. 终止　与折返类似，快速起搏刺激或期前刺激能突然终止触发活动引起的心动过速。

二、心动过速标测

折返类心动过速的消融靶点为折返环上缓慢传导区的关键性峡部或较窄的传导通路，可通过导管定位目标：①房室结内折返性心动过速（AVNRT）的慢径路；②旁道[顺向型房室折返性心动过速（ORT）]；③三尖瓣环峡部（CTI）（CTI依赖的心房扑动）；④受损的束支或分支（束支折返性或分支间折返性心动过速）；⑤折返环关键区域的缓慢传导区[瘢痕相关性房性心动过速（AT）或室性心动过速]。拖带标测可以确定折返环缓慢传导区的关键区域，指导消融AVNRT，但一般用于大折返性心动过速标测（包括心房扑动、瘢痕相关性房性心动过速与室性心动过速）[23-31]。局灶性心动过速（包括自律性异常、触发活动或微折返）的消融靶点一般通过激动标测，为目标心腔内的最早激动点[24-32]。除了激动标测，局灶性房性心动过速也可采用拖带标测并测量起搏后间期（PPI）进行诊断[33]。局灶折返是房性心动过速的第三类机制，已被报道见于心房颤动消融术后房性心动过速，其特点为既有局灶起源（从 < 2cm^2 的小范围区域呈离心性激动），又有大折返（记录时间大于75%的心动过速周长）[34]。

（一）拖带标测

拖带标测可以确定特定的起搏点是否为折返环上的组成部分。对于大折返性心动过速，激动标测应该与拖带标测联合应用。当在折返环的关键峡部进行拖带时，起搏点的"上游"微小区域被逆向夺获。在最后一次起搏刺激之后，位于起搏点"下游"的区域被以起搏周长（PCL）夺获，但在起搏点的腔内电图的周长则恢复至心动过速发作的周长（TCL）返回，其原因为顺向波沿着折返环完成了一个完整的循环。因此，起搏后间期（PPI）长度直接与折返环的远近有关。若起搏点为折返环上的组成部分，则PPI=TCL；与此相反，在环路之外的位点则显示为PPI大于TCL，并等于TCL加上折返环之间往返的时间。在拖带时，如果在折返环内受到保护的位点起搏（如缓慢传导的峡部），通过出口激动心脏，因而起搏波和心动过速波相同（隐匿性拖带）。顺向波峰和逆向波峰之间的碰撞发生于折返环内，体表心电图不能检测出变化。在未保护的位点起搏拖带（如遥远的旁观位点）时，产生的除极图形则与心动过速波形不同（即显性拖带）。

（二）暂时性拖带的第 1 条判定标准与拖带标测

暂时性拖带的第1条判定标准与拖带标测易混淆。暂时性拖带时，心电图表现为固定的融合波，最后1次拖带波不融合，并且以起搏周长出现；它提示在感兴趣的心腔内，一个折返环在解剖上有分离的入口和出口（不同于关键性峡部的入口和出口位点）。在折返环外，起搏刺激与心动过速的波峰产生固定的碰撞（导致心电图的融合图形）；而在折返环内，起搏刺激的顺向波峰（n）与下一个起搏刺激的逆向波峰（$n+1$）发生碰撞（允许形成拖带）。最后一次起搏刺激的顺向波峰，没有下一次起搏刺激的逆向波峰可以与之碰撞，因此以起搏周长发生，并且形成未融合的波形（在起搏点下游，沿着顺向夺获的心腔内位置）。由于起搏点位于折返环外，心电图产生融合波，起搏导管上的起搏后间期（PPI）长。暂时性拖带可用来判断心动过速是否为折返机制，但如果目标心腔内的入口和出口相同，此时暂时性拖带的第1条判定标准并非总是可行（如AVNRT）。与暂时性拖带不同的是，拖带标测用于确定折返环中缓慢传导区的关键性峡部。在折返环的关键部位内起搏时，会形成隐匿性（入口处、中央部位和出口）或显性（外环部位）融合波，起搏导管上的起搏后间期（PPI）等于起搏周长（TCL）。起搏位于折返环外（远处的旁观位点），则表现为显性拖带，PPI＞TCL。显示暂时性拖带的第1条判定标准的情况，在室性心动过速的拖带标测中并不常见，它的出现提示一个特别的室性心动过速，该室性心动过速具有分离的入口和出口（**图2-3，图2-8**）[35]。

（三）激动标测

大折返性心动过速的电活动环绕整个折返环并涵盖整个心动过速的周长，而局灶性心动过速激动起源于心脏局部某区域，以此为中心向周围心房组织扩布传导。因此，局灶性心动过速时，消融靶点为最早的激动点（收缩期前心腔内电图），参考选择体表心电图P波（房性心动过速时）、QRS波群（室性心动过速时）或该目标心腔内的腔内参考位点[36-38]。利用不同颜色编码的三维电解剖激动图能区分局灶性和大折返性心动过速（**图2-13**）。然而，局灶性心动过速的起源点邻近阻滞线时，可产生大折返模式（假性大折返）（**参见图6-18**）。相反，若折返环上的心外膜结构在心内膜有突破点时，大折返环也可以产生局灶模式（如Marshall韧带左心房肺静脉相关大折返性房性心动过速）。

局灶

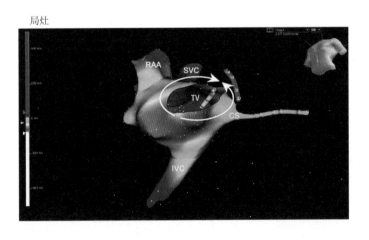

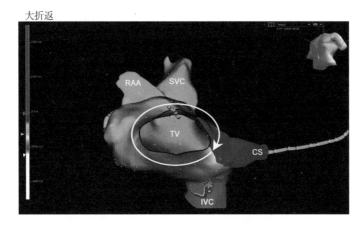

大折返

图2-13　局灶性（上图）和大折返性心动过速（下图）的电解剖激动顺序标测图。上图：房性心动过速，激动从起源点（白色）围绕三尖瓣环呈离心性扩布。下图：逆钟向三尖瓣峡部依赖性心房扑动，最早激动部位（白色）与最晚激动部位（紫色）首尾相连。RAA. 右心耳；SVC. 上腔静脉；IVC. 下腔静脉；TV. 三尖瓣；CS. 冠状窦

（陈　静　杨晓云　译）

参考文献

1. Moe GK, Preston JB, Burlington H. Physiologic evidence for a dual A-V transmission system. Circ Res 1956; 4: 357-375.

2. Mines GR. On dynamic equilibrium in the heart. J Physiol 1913; 46: 349-383.

3. Allessie M, Bonke F, Schopman F. Circus movement in rabbit atrial muscle as a mechanism of tachycardia. Circ Res 1977; 41: 9-18.

4. Task Force on the Working Group of Arrhythmias of the European Society of Cardiology. The Sicilian Gambit. A new approach to the classification of antiarrhythmic drugs based on their actions on arrhythmogenic mechanism. Circulation 1991; 84: 1831-1851.

5. Antzelevitch C. Basic mechanisms of reentrant arrhythmias. Curr Opin Cardiol 2001; 16: 1-7.

6. Spector P. Principles of cardiac electric propagation and their implications for re-entrant arrhythmias. Circ Arrhythm Electrophysiol 2013; 6: 655-661.

7. Coumel P. Junctional reciprocating tachycardias. The permanent and paroxysmal forms of A-V nodal reciprocating tachycardias. J Electrocardiol 1975; 8: 79-90.

8. Waldo AL, Maclean WA, Karp RB, Kouchoukos NT, James TN. Entrainment and interruption of atrial flutter with atrial pacing: studies in man following open heart surgery. Circulation 1977; 56: 737-745.

9. MacLean WA, Plumb VJ, Waldo AL. Transient entrainment and interruption of ventricular tachycardia. Pacing Clin Electrophysiol 1981; 4: 358-366.

10. Waldo AL, Henthorn RW, Plumb VJ, MacLean WAH. Demonstration of the mechanism of transient entrainment and interruption of ventricular tachycardia with rapid atrial pacing. J Am Coll Cardiol 1984; 3: 422-430.

11. Okumura K, Olshansky B, Henthorn RW, Epstein AE, Plumb VJ, Waldo AL. Demonstration of the presence of slow conduction during sustained ventricular tachycardia in man: use of transient entrainment of the tachycardia. Circulation 1987; 75: 369-378.

12. Waldo AL, Plumb VJ, Arciniegas JA, et al. Transient entrainment and interruption of the atrioventricular bypass pathway type of paroxysmal atrial tachycardia. A model for understanding and identifying reentrant arrhythmias. Circulation 1983; 67: 73-83.

13. Ormaetxe JM, Almendral J, Arenal A, et al. Ventricular fusion during resetting and entrainment of orthodromic supraventricular tachycardia involving septal accessory pathways. Implications for the differential diagnosis with atrioventricular nodal reentry. Circulation 1993; 88: 2623-2631.

14. Saoudi N, Anselme F, Poty H, Cribier A, Castellanos A. Entrainment of supraventricular tachycardias: a review. Pacing Clin Electrophysiol 1998; 21: 2105-2125.

15. Okumura K, Henthorn RW, Epstein AE, Plumb VJ, Waldo AL. Further observations on transient entrainment: importance of pacing site and properties of the components of the reentry circuit. Circulation 1985; 72: 1293-1307.

16. Almendral J. Resetting and entrainment of reentrant arrhythmias: part Ⅱ : informative content and practical use of these responses. Pacing Clin Electrophysiol 2013; 36: 641-661.

17. Almendral J, Caulier-Cisterna R, Rojo-Álvarez JL. Resetting and entrainment of reentrant arrhythmias: part Ⅰ : concepts, recognition, and protocol for evaluation: surface ECG versus intracardiac recordings. Pacing Clin Electrophysiol 2013; 36: 508-532.

18. Goldreyer BN, Gallagher JJ, Damato AN. The electrophysiologic demonstration of atrial ectopic tachycardia in man. Am Heart J 1973; 85: 205-215.

19. Lerman BB, Stein KM, Markowitz SM, Mittal S, Slotwiner DJ. Ventricular tachycardia in patients with structurally normal hearts. In: Zipes DP, Jalife J, eds. Cardiac Electrophysiology: From Cell to Bedside. 3rd ed. Philadelphia, PA: WB Saunders, 2000: 640-656.

20. Cranefield P. Action potentials, afterpotentials, and arrhythmias. Circ Res 1977; 41: 415-423.

21. Surawicz B. Brief history of cardiac arrhythmias since the end of the nineteenth century: part Ⅱ . J Cardiovasc Electrophysiol 2004; 15: 101-111.

22. Baher AA, Uy M, Xie F, Garfinkel A, Qu Z, Weiss JN. Bidirectional ventricular tachycardia: ping pong in the His-Purkinje system. Heart Rhythm 2011; 8: 599-605.

23. Lerman BB, Belardinelli L, West GA, Berne RM, DiMarco JP. Adenosinesensitive ventricular tachycardia: evidence suggesting cyclic AMP-mediated triggered activity. Circulation 1986; 74: 270-280.

24. Haines DE, Nath S, DiMarco JP, Lobban JH. Entrainment mapping in patients with sustained atrioventricular nodal reentrant tachycardia: insights into the sites of conduction slowing in the slow atrioventricular nodal pathway. Am J Cardiol 1997; 80: 883-888.

25. Feld GK, Fleck RP, Chen P, et al. Radiofrequency catheter ablation for the treatment of human type 1 atrial flutter. Identification of a critical zone in the reentrant circuit by endocardial mapping techniques. Circulation 1992; 86: 1233-1240.

26. Olgin JE, Kalman JM, Fitzpatrick AP, Lesh MD. Role of right atrial endocardial structures as barriers to conduction during human type Ⅰ atrial flutter. Activation and entrainment mapping guided by intracardiac echocardiography. Circulation 1995; 92: 1839-1848.

27. Kalman JM, Olgin JE, Saxon LA, Fisher WG, Lee RJ, Lesh MD. Activation and entrainment mapping defines the tricuspid annulus as the anterior barrier in typical atrial flutter. Circulation 1996; 94: 398-406.

28. Kalman JM, VanHare GF, Olgin JE, Saxon LA, Stark SI, Lesh MD. Ablation of "incisional" reentrant atrial tachycardia complicating surgery for congenital heart disease. Use of entrainment to define a critical isthmus of conduction. Circulation 1996; 93: 502-512.

29. Triedman JK, Saul JP, Weindling SN, Walsh EP. Radiofrequency ablation of intra-atrial reentrant tachycardia after surgical palliation of congenital heart disease. Circulation 1995; 91: 707-714.

30. Chen S, Chiang C, Yang C, et al. Radiofrequency catheter ablation of sustained intra-atrial reentrant tachycardia in adult patients. Identification of electrophysiological characteristics and endocardial mapping techniques. Circulation 1993; 88: 578-587.

31. Morady F, Frank R, Kou WH, et al. Identification and catheter ablation of a zone of slow conduction in the reentrant circuit of ventricular tachycardia in humans. J Am Coll Cardiol 1988; 11: 775-782.

32. Stevenson WG, Khan H, Sager P, et al. Identification of reentry circuit sites during catheter mapping and radiofrequency ablation of ventricular tachycardia late after myocardial infarction. Circulation 1993; 88: 1647-1670.

33. Mohamed U, Skanes AC, Gula LJ, et al. A novel pacing maneuver to localize focal atrial tachycardia. J Cardiovasc Electrophysiol 2007; 18: 1-6.

34. Jaïs P, Matsuo S, Knecht S, et al. A deductive mapping strategy for atrial tachycardia following atrial fibrillation ablation: importance of localized reentry. J Cardiovasc Electrophysiol 2009; 20: 480-491.

35. Almendral JM, Gottlieb CD, Rosenthal ME, et al. Entrainment of ventricular tachycardia: explanation for surface electrocardiographic phenomena by analysis of electrograms recorded within the tachycardia circuit. Circulation 1988; 77: 569-580.

36. Stevenson WG, Nademanee K, Weiss JN, Wiener I. Treatment of catecholamine-sensitive right ventricular tachycardia by endocardial catheter ablation. J Am Coll Cardiol 1990; 16: 752-755.

37. Klein LS, Shih H, Hackett FK, Zipes DP, Miles WM. Radiofrequency catheter ablation of ventricular tachycardia in patients without structural heart disease. Circulation 1992; 85: 1666-1674.

38. Coggins DL, Lee RJ, Sweeney J, et al. Radiofrequency catheter ablation as a cure for idiopathic tachycardia of both left and right ventricular origin. J Am Coll Cardiol 1994; 23: 1333-1341.

第**3**章
心腔内超声心动图

引言

　　心腔内超声心动图（ICE）是应用于有创电生理手术中的一种重要工具，特别是在整合电解剖标测图中，将心脏解剖学和电生理学特点联系在一起。ICE具有多种功能，主要包括：①识别参与心律失常发作的重要结构；②在房间隔穿刺过程中，使卵圆孔可视化；③监测射频消融损伤及消融相关并发症（如心包积液、血栓形成）。

本章目的

　　1. 了解不同ICE视窗（基于传感器位置及声束方向）。

　　2. 介绍参与心律失常发作的重要结构可视化的成像技术。

一、心腔内超声心动图导管种类

　　径向ICE导管和相控阵ICE导管是ICE导管的两种基本类型[1-5]。径向ICE（9～12MHz）导管为一种不可调弯的导管，其末端安装单个可旋转（1800转/分）晶体元件，可提供垂直于长轴的360°视野。然而它缺少多普勒功能及远场分辨率（穿透深度＜5cm），从而限制了其经右心房（RA）对左心结构可视化的能力。相控阵ICE（5.5～10MHz）使用的是一种可控弯（四向操控）导管，其纵向安装了64元件换能器，可提供平行于长轴的90°超声（US）扇形切面。因具备多普勒功能及较低的频率，相控阵ICE具有更强大的组织穿透力（12cm），使其能经RA观察左心结构。由于其具有更强的复杂左心消融能力，本章讨论将主要涉及相控阵ICE与经RA[或右心室（RV）]标准成像的应用，以及经左心房（LA）、冠状窦（CS）及心包腔的成像[2,3]。

二、心腔内超声心动图视图

（一）初始视图

　　特征性中位或初始视图为定位提供了一个起始参考平面（**图3-1**）。ICE导管放置于

RA 中位水平，平行于脊柱，使 US 束朝前指向三尖瓣（TV）。初始视图显示 RA 前面、TV 间隔面、RV 和流出道纵切面、主动脉瓣[无冠窦（NCC）和右冠窦（RCC）]和主动脉 根部近端。在消融后壁（如慢径路）、中间隔[如旁道（AP）]、前间隔（如希氏束）和 冠状窦起源心动过速[如 NCC 房性心动过速（AT）]时，导管顶端在此视图中被观察到 （图 8-2、图 8-3、图 13-6～图 13-8 和图 16-5）。从初始视图看，ICE 传感器置于 RA 后部， 轻微顺时针方向旋转，即可与主动脉瓣[NCC 和左冠窦（LCC）]和左心室（LV）长轴相 交。由于 TV 相对于二尖瓣（MV）的心尖方向移位，RA 和 LV 相交的位置[房室（AV） 隔]可被观察到（图 3-2）。

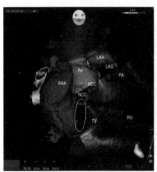 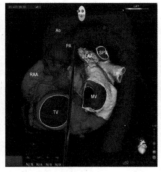 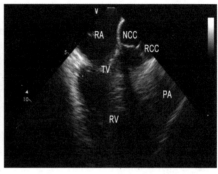

图 3-1　初始视图。US 传感器位于 RA 中部，US 束向前方旋转。RSPV. 右上肺静脉；RAA. 右心耳；LAA. 左心耳；LAD. 左前降支；RCC. 右冠窦；NCC. 无冠窦；TV. 三尖瓣；PA. 肺动脉；AO. 升主动脉；MV. 二尖瓣； LSPV. 左上肺静脉；LIPV. 左下肺静脉；RIPV. 右下肺静脉；RA. 右心房；RV. 右心室

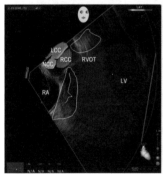 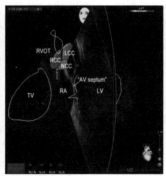 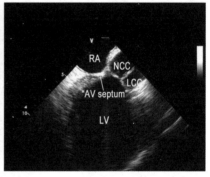

图 3-2　房室隔（AV septum）。US 传感器位于 RA 中部，US 束从初始视图水平指向左（顺时针旋转），扫 描到主动脉瓣（NCC 和 LCC）和 LV。RA 和 LV 连接处（房室隔）即可被观察到

（二）左心房

进一步从初始视图顺时针旋转 ICE 导管，则可以观察到 LA。其结构出现顺序如下： ①MV/左心耳（LAA）/CS 近端；②左肺静脉（长轴切面）；③LA 后壁/食管；④右肺静 脉（横切面）（图 3-3～图 3-6）[6-8]。在消融二尖瓣环相关心动过速（如 AP）时，导管在 MV 视图中可成像（图 12-2～图 12-4 和图 12-11～图 12-16）。该视图还能对卵圆窝前部进 行成像，以探查更多的前间隔穿刺位点（如冷冻消融）[9]。消融 CS 相关心动过速（如 AP 和 AT）时，向下回撤 ICE 导管可以观察到 CS 横切面及导管（图 3-7；另可参见图 13-10）。

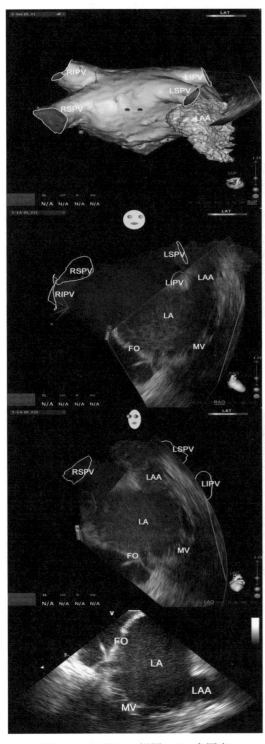

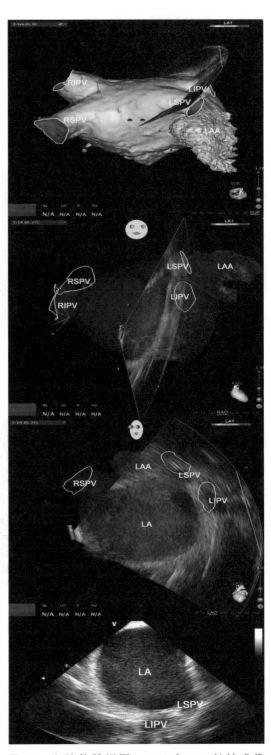

图3-3　MV和LAA视图。FO. 卵圆窝　　　图3-4　左肺静脉视图。LSPV和LIPV长轴成像（"裤腿状"）

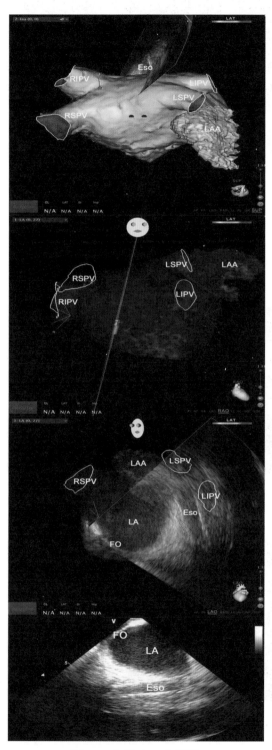

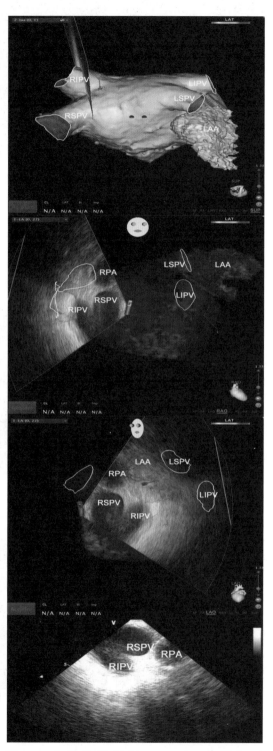

图3-5 食管（Eso）视图

图3-6 右肺静脉视图。RSPV和RIPV横切面（"猫头鹰眼"）。RPA. 右肺动脉

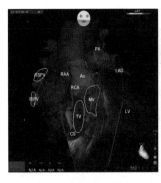
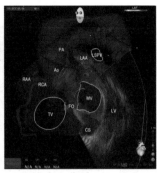
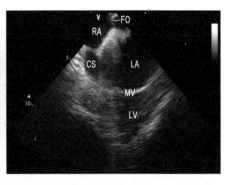

图3-7　CS。US传感器位于RA下方并朝向左方，使CS（横切面）和MV可被观察到

　　左心耳视图还可从以下位置获得：①RA（后倾）/RV前基底部（主动脉瓣短轴切面）；②RV肺动脉瓣下部位[前倾，考虑到肺动脉（PA）和LAA距离近]；③LA（通过穿间隔鞘）；④CS内（图3-8，图3-9）[3, 6]。通过主动脉瓣短轴切面，可以观察到LAA与左上肺静脉（LSPV）之间的华法林嵴（作为LSPV隔离术中的重要结构）。

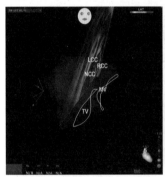
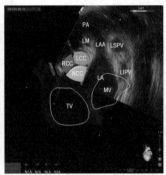
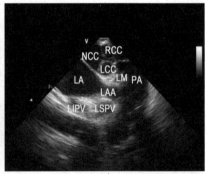

图3-8　LAA（在RA水平后倾）。注意LAA、冠状动脉左主干（LM）和PA之间的距离。在此视图中可以看到LAA和LSPV之间的华法林嵴

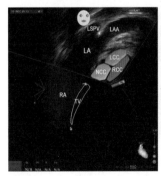
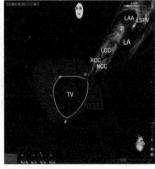
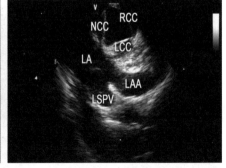

图3-9　LAA（在RV前基底部水平）。LAA和LSPV之间的华法林嵴（＊）很明显

　　从MV视图水平顺时针旋转ICE导管，从而将US束调整至LAA后方以长轴切面观察左下肺静脉（LIPV）、LSPV和介入隆突。在肺静脉隔离时，该视图可显示射频消融和环肺静脉标测导管及冷冻球囊在静脉前庭中的定位（图15-4、图15-16和图15-17）。彩色或

脉冲多普勒超声可以评估肺静脉狭窄（流速增加伴肺静脉口压差）或冷冻球囊肺静脉闭塞时静脉口泄漏。该视图还能对卵圆窝后部进行成像，以探查更多的后间隔穿刺位点（如LAA封堵）。

从左肺静脉（LPV）视图水平顺时针旋转ICE导管可以对LA后部、食管和降主动脉进行成像，以了解心房颤动消融过程中食管与肺静脉的距离。

在LA后侧视图水平顺时针旋转导管可显示右下肺静脉（RIPV）、右上肺静脉（RSPV）、介入隆突的横切面及右肺动脉（图15-10和图15-19）。在房间隔附近向后旋转ICE导管有助于获得右肺静脉的纵切面。

使ICE导管靠近房间隔，进一步向后旋转有助于获得右肺静脉的长轴切面。对RSPV进行成像可能需要将ICE导管朝上腔静脉（SVC）方向向上推进，因为SVC和RSPV相邻。

（三）右心房

在初始视图水平逆时针旋转ICE导管可从TV间隔部扫描至外侧缘。前倾导管使US束下移，可对三尖瓣峡部（CTI）和相邻解剖结构（如欧氏嵴、囊袋）成像，这些相邻解剖结构可能会使CTI消融困难（图3-10；另可参见图14-19）[10]。逆时针旋转ICE导管可以观察到外侧三尖瓣环和右心耳（RAA）（图3-11）。进一步逆时针旋转导管可以沿着RA前外侧缘逐渐显示界嵴——其向上延伸即窦房结（图3-12）。这两种结构分别是界嵴相关心动过速消融和窦房结改良的靶点[11]。

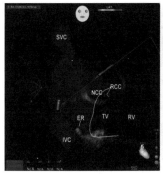
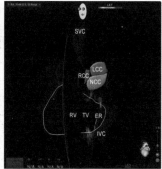
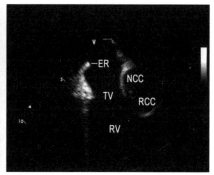

图3-10　CTI。CT短轴旋转90°可观察到凸起的欧氏嵴（ER）

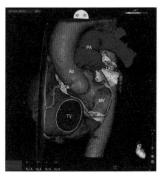
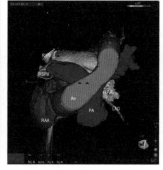
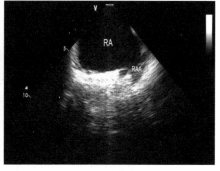

图3-11　RAA。US传感器位于RA中部，从初始视图水平指向右方（逆时针旋转）

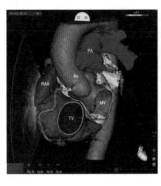
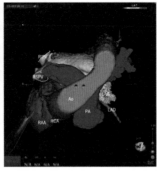
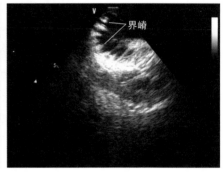

图3-12　界嵴。从RAA视图进一步逆时针旋转可显示界嵴，因含有梳状肌，"蓬松"外观是界嵴的图像特征

（四）右心室

虽然从RA即可对部分RV进行成像，但观察调节束（隔缘肉柱）和前乳头肌时最好将ICE导管跨过TV（前倾位）。间隔视图下逆时针旋转导管从RV心腔室间隔移动至外侧缘，从而对RV和隔缘肉柱成像（图3-13）。隔缘肉柱可能是RV异位起搏点来源之一——尤其是可触发心室颤动的短联律间期室性早搏（图19-31和图19-32）。初始视图可探查右心室流出道（RVOT），也可以通过推送ICE导管至RV观察RVOT，后者需要调整导管以使US束指向上方，从而对RVOT/PV和PA长轴成像。

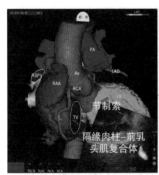
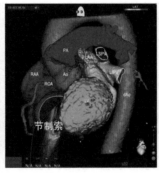
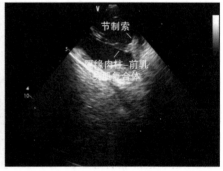

图3-13　隔缘肉柱。US传感器位于RV内，其超声束朝下（前倾），以对隔缘肉柱-前乳头肌复合体成像

（五）左心室

从RA可对LV基底部进行成像，但获取LV最佳视图还需从RV内操作。从初始视图上看，ICE导管向前倾斜并前进到RV内。在主动脉瓣下顺时针旋转导管可从LV心尖部扫描至基底部。其顺序如下：①左心室间隔/心尖部；②后内侧乳头肌（PMP）；③前外侧乳头肌（ALP）；④MV/主动脉瓣-二尖瓣连接处（AMC）；⑤主动脉（横切面）和肺动脉瓣；⑥主动脉瓣、主动脉和肺动脉（长轴切面）（图3-14～图3-18）。LV中位倾斜视图可对乳头肌和MV腱索附件进行成像。乳头肌是心室异位起搏的另一个常见来源（图19-

22～图19-24）。识别LV瘢痕（回声增强的无运动区）和动脉瘤（运动障碍区）有助于室性心动过速消融时的基质标测（图20-3、图20-22和图20-23）。心室性异位起搏点也可能起源于流出道，尤其是肺动脉瓣下RVOT前间隔、肺动脉、RCC、LCC和主动脉-二尖瓣连接处（图19-6～图19-14、图19-16、图19-17和图19-19～图19-21）。在主动脉窦内消融时，ICE可以观察到冠状动脉与消融导管之间的距离。主动脉窦可从以下视图中观察：①初始视图；②RA（主动脉瓣横切面）；③RV（主动脉瓣横切面）；④RV（主动脉瓣纵切面）。由于肺动脉瓣位置靠前，经胸腔和经食管超声心动图很难观察到肺动脉瓣的所有三个瓣叶，但是将ICE传感器送入RAA后向左侧调整US束并使其指向肺动脉附近，即可获取特殊的三叶瓣环横切面视图（图3-19）。

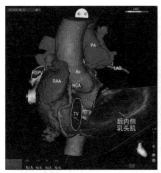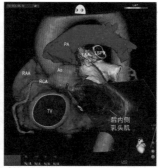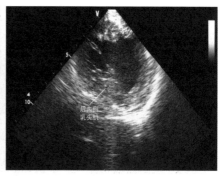

图3-14　后内侧乳头肌。US传感器在RV内以顺时针方向旋转，以将其超声束指向LV心腔并使后内侧乳头肌成像

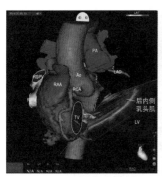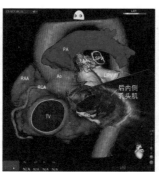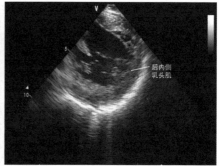

图3-15　前外侧乳头肌。从后内侧乳头肌处顺时针旋转US传感器，将超声束指向前外侧乳头肌

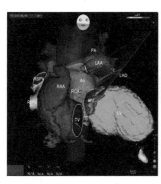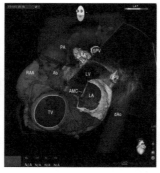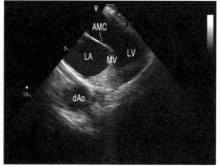

图3-16　主动脉-二尖瓣连接处（AMC）。在乳头肌视图处顺时针旋转US传感器可显示AMC和左心室流出道。dAo. 降主动脉

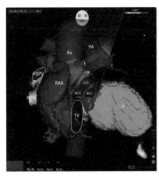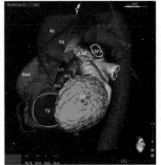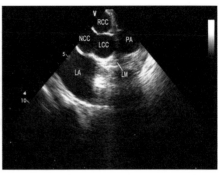

图3-17　主动脉瓣（横切面）。可从该视图对冠状动脉左主干成像

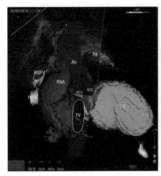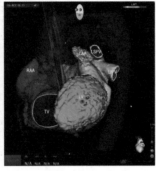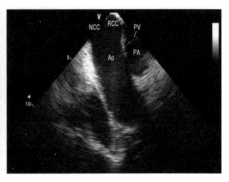

图3-18　主动脉瓣（长轴切面）。升主动脉（Ao）和肺动脉（PA）也在长轴上成像

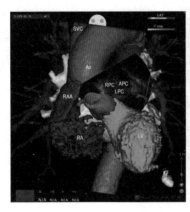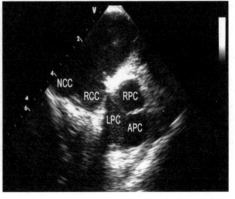

图3-19　肺动脉瓣（横切面）。US传感器放置于RAA处，光束朝左指向肺动脉附近，以观察右、左和前肺动脉瓣

三、心腔内超声心动图监测

　　ICE可实时监测消融损伤和并发症。在射频消融过程中，ICE可以显示电极/组织接触的位置和稳定性、射频诱导的组织特征性变化（回声增强、水肿、凹陷形成）及消融相关并发症[血栓形成、加速微泡形成（提示组织过热）和心包积液]（图3-20，图3-21）。

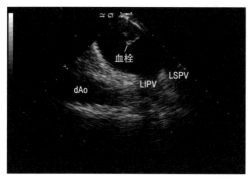

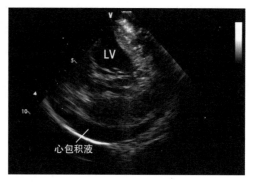

图3-20 移动的血栓附着于LA内的消融导管 图3-21 左心室外无回声区，即心包积液

（邱 接 陈光志 译）

参 考 文 献

1. Kim SS, Hijazi ZM, Lang RM, Knight BP. The use of intracardiac echocardiography and other intracardiac imaging tools to guide noncoronary cardiac interventions. J Am Coll Cardiol 2009; 53: 2217-2228.

2. Hijazi ZM, Shivkumar K, Sahn DJ. Intracardiac echocardiography during interventional and electrophysiological cardiac catheterization. Circulation 2009; 119: 587-596.

3. Banchs JE, Patel P, Naccarelli GV, Gonzalez MD. Intracardiac echocardiography in complex cardiac catheter ablation procedures. J Interv Card Electrophysiol 2010; 28: 167-184.

4. Ali S, George LK, Das P, Koshy SK. Intracardiac echocardiography: clinical utility and application. Echocardiography 2011; 28: 582-590.

5. Bruce CJ, Friedman PA. Intracardiac echocardiography. Eur J Echocardiogr 2001; 2: 234-244.

6. Ruisi CP, Brysiewicz N, Asnes JD, et al. Use of intracardiac echocardiography during atrial fibrillation ablation. Pacing Clin Electrophysiol 2013; 36: 781-788.

7. Dello Russo A, Russo E, Fassini G, et al. Role of intracardiac echocardiography in atrial fibrillation ablation. J Atr Fibrillation 2013; 5: 786.

8. Ren JF, Marchlinski FE. Utility of intracardiac echocardiography in left heart ablation for tachyarrhythmias. Echocardiography 2007; 24: 533-540.

9. Merchant FM, Delurgio DB. Site-specific transeptal cardiac catheterization guided by intracardiac echocardiography for emerging electrophysiology applications. J Innov Card Rhythm Manage 2013; 4: 1415-1427.

10. Bencsik G. Novel strategies in the ablation of typical atrial flutter: role of intracardiac echocardiography. Curr Cardiol Rev 2015; 11: 127-133.

11. Nagarakanti R, Saksena S. Three-dimensional mapping and intracardiac echocardiography in the treatment of sinoatrial nodal tachycardias. J Interv Card Electrophysiol 2016; 46: 55-61.

第 **4** 章
房间隔穿刺

引言

    房间隔穿刺最初是为了直接进入左心房行左心血流动力学监测而开发的技术[1-5]。目前，房间隔穿刺已经成为电生理学者必须掌握的一项重要操作技术，它可为不同的左心房（如肺静脉隔离）和左心室（如室性心动过速消融）操作提供手术入路。可在触感和视觉线索指引下安全地完成房间隔穿刺。

本章目的

1. 讨论房间隔和卵圆窝的解剖结构。
2. 阐述房间隔穿刺的不同技术和难点处理技巧。

一、卵 圆 窝

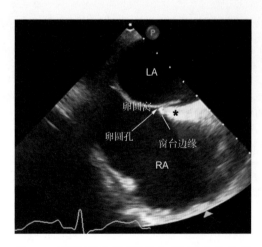

房间隔穿刺的首选进针点是房间隔最薄的部分——卵圆窝（位于房间隔中部的拇指印大小的椭圆形浅凹陷）（图 4-1）。次选穿刺点是位于卵圆窝上方的卵圆孔，即第一房间隔和第二房间隔之间的狭缝状凹陷。但是，卵圆孔穿刺可能会增加导管对左心房下方靶点的操作难度。

胚胎学 / 解剖学

原始心房被两个隔膜分为右心房和左心房：一个是薄的、膜状的第一房间隔，另一个是厚的第二房间隔。第一房间隔从心房顶部向下生长，与心内膜垫融合，其间形成第一房间孔。在第一房间孔闭合前，第一房间隔的上部

图 4-1　卵圆窝的解剖 [经食管超声心动图（TEE）]，厚的肌肉性第二房间隔（*）和薄的第一房间隔形成类似窗台的边缘（limbic ledge）。LA. 左心房；RA. 右心房

被吸收变薄，形成第二房间孔。在第一房间隔右侧，从心房顶部向下发育形成第二房间隔，第二房间隔从右侧覆盖第二房间孔。在第二房间隔游离缘的后下方，第一房间隔与第二房间隔之间形成一个狭缝状凹陷，即为卵圆孔。25% 的人出现卵圆孔未闭[6]。卵圆窝位于卵圆孔下方，是第一房间隔右侧面的中部凹陷，倾斜于冠状面（图 4-2）。它的上界是第二房间隔（上缘），第二房间隔游离缘部分是"窗台边缘"[7]。

卵圆窝周围的重要结构包括主动脉根部/丘（前上方）、冠状窦（CS）（前下方）、右心房后部。右心房和左心房组织在心外膜脂肪层之间折叠形成右心房后部，因此，经右心房后部穿刺进入左心房前，鞘管会经过心外膜。一旦鞘管从左心房退出，则可发生迟发心脏压塞。

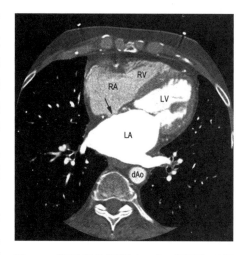

图 4-2 卵圆窝的解剖（CT），卵圆窝于冠状面呈斜位，因此房间隔穿刺针指向水平面上的 4～5 点方向之间（箭头）。注意位于厚的肌性第二房间隔（星号）和薄的第一房间隔之间的"窗台边缘"结构。RA. 右心房；RV. 右心室；LA. 左心房；LV. 左心室；dAo. 降主动脉

二、房间隔穿刺

（一）设备

房间隔穿刺的基本设备：①房间隔穿刺针（TN）；②房间隔穿刺扩张器（TD）和鞘管（TS）；③与压力传感器相连的动脉（非静脉）压力管；④抗凝药物[8]。经典的手控 Brockenbrough TN 尖端具有 135° 弯曲范围，可直接与卵圆窝接合，其内腔带有一个端孔，用于注射造影剂或生理盐水、压力传导及插入 0.014in（1in=2.54cm）的导丝。TN 的尾部有箭头标志，其指向 TN 弯曲的方向。0.0315in 的 SafeSept™ 穿刺针（压力产品）也可单独或与 Brockenbrough TN 联合使用行房间隔穿刺[9]。当 SafeSept™ 穿刺针进入左心房时，它的无创伤性的 "J" 形尖端使其可以定位于左肺静脉，以支撑 TD / TS 组合。替代 Brockenbrough TN 手动穿刺的方法是专用的 NRG™ 射频 TN（Baylis Medical），其包含内腔和侧孔，允许进行液体注射或压力传导，但不可插入 0.014in 的导丝[10]。射频消融的能量也可以通过电烙笔或消融导管施加到 Brockenbrough TN[11-13]。

TS 的长度和弯曲程度不同，具体取决于应用目的。根据弯曲程度 TN 可分为可调弯或固定弯 TN（短弯度适用于后侧肺静脉，长弯度适用于二尖瓣前部和左心室）。TS 的侧臂位于同一平面，一般指向 TS 弯曲的方向（译者注：实际有时并非完全如此）。TD 的尾部外表面的箭头标志表示 TD 弯曲的方向。对于 TD/TS 组套，TS 的侧臂方向应与 TD 外表面的箭头标志一致，使 TD/TS 组套的弯曲方向一致。

（二）避免关键结构

由于卵圆窝附近的关键结构在透视下是不可见的，因此了解其位置对于避免错误穿刺非常重要[14-16]。卵圆窝前方的主动脉根部可以通过将猪尾导管放置于主动脉无冠窦（NCC）来标记，也可以用放置正确的希氏束导管标记，后者是因为希氏束走行于NCC与主动脉右冠窦（RCC）交界处的膜间隔。位于卵圆窝下方冠状窦内的导管沿左侧房室沟走行。

（三）下拉技巧

与直接法相比，最常用的房间隔穿刺技巧是下拉法或拖拉法。下拉法或拖拉法不仅利用上腔静脉（SVC）、房间隔、下腔静脉的同轴关系，而且利用TN在特定标志点上的移动，使操作者了解TN尖端相对于卵圆窝的位置[7]。初始组装需要先用肝素化盐水仔细冲洗TN/TD/TS组套。通过0.032in导丝，TD/TS被推送到SVC（隆突水平）。TN被推送入TD/TS组套中，在高倍透视下TN尖端恰好在TD尖端内，避免超过TD尖端（还可将探针与Brockenbrough TN一起使用，以引导TN进入TD/TS组套内，并避免针尖损害TD/TS组套的管壁）。一旦TN尖端刚好在TD尖端内，则需要保持TN和TD尾柄之间的距离固定，以避免TN向前推进至TD外。TN的箭头应与TS的侧臂和TD的轮廓标志对齐，以使三者的弯曲方向对应，而不是相互冲突[14]。利用TD的箭头旋转组装体，从针尾部看，在水平面上使TN针端指向后中侧方向（4～5点方向），与心腔内超声心动图（ICE）显示卵圆窝的方向相同[14]。顺时针和逆时针旋转分别使针尖转向后方（朝向右心房后壁）和前方（朝向主动脉根部）。

1. 下拉法 随着TN针尖指向后中侧方（4～5点方向），整个TN/TD/TS组套被慢慢从SVC拉下来，同时保持TN和TD尾柄之间的距离固定。在下拉过程中，3个触感和视觉的表现（"颠簸"或"跳跃"）发生在主动脉结、上腔静脉与右心房交界处和"窗台边缘"的水平[3, 7, 14-16]。"窗台边缘"的"跳跃"是最明显的变化，此处为组套从较厚的第二房间隔肌肉边缘滑落到卵圆窝的凹陷处。一旦TN/TD/TS组套于卵圆窝卡住，轻柔地向前施压就会进一步撑起卵圆窝[这并不少见，即使没有TN的情况下，这种简单的前向施压方法也会促使刺穿房间隔，因为卵圆窝很薄（有时接近透明）或该组套的穿刺针在更上方穿过可探查到的未闭合卵圆孔][17, 18]。

2. 帐篷征 在将TN推送出TD之前，至关重要的是通过验证卵圆窝帐篷征确认TN已经与卵圆窝接合，而不是任何其他结构。在透视下，TN位于希氏束（主动脉根部）的后方，与CS导管右前斜位（RAO）几乎平行排列，并朝向前左心房左前斜位（LAO）（图4-3）[19, 20]。通过触感可以感受到TN随着心脏搏动。卵圆窝帐篷征可以通过ICE[或经食管超声心动图（TEE）]或房间隔染色（端孔TN）确认（图4-3～图4-6）[21]。ICE可以识别出卵圆窝最大帐篷样改变的穿刺点和TN朝向左心房的轨迹。

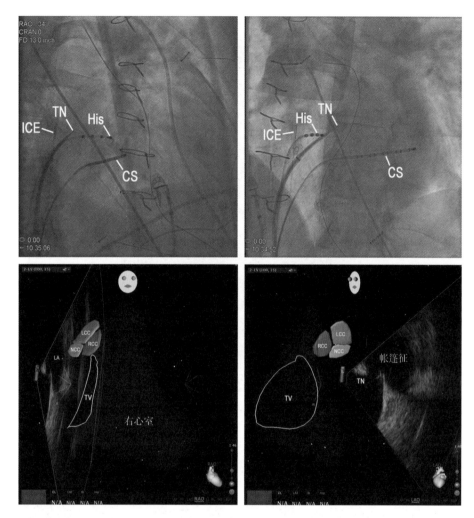

图4-3 卵圆窝帐篷征。透视时，TN位于希氏束导管（His）后方，与CS导管（CS）平行。ICE上看到顶到左心房的帐篷征。注意卵圆窝与主动脉瓣的解剖关系

3. 穿刺　一旦帐篷征被确认，TN被施加前向压力以穿刺房间隔。卵圆窝的成功穿刺通常伴随着触觉的"突破"或"落空"及ICE上帐篷征消失（图4-4～图4-6）。另外，利用射频能量的TN也可以实现房间隔穿刺（图4-7）。

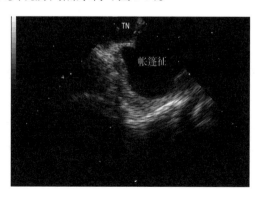

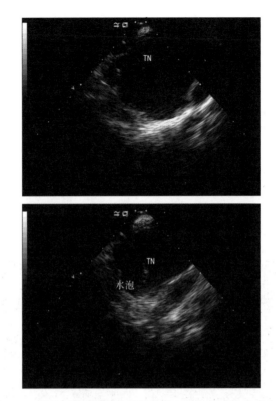

图4-4 房间隔穿刺。ICE切面观察到卵圆窝突出的帐篷征。帐篷征消失和在左心房观察到穿刺针的头端及水泡证实了房间隔穿刺成功

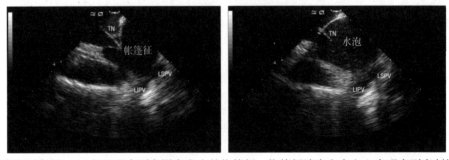

图4-5 房间隔穿刺。ICE切面观察到卵圆窝突出的帐篷征。帐篷征消失和在左心房观察到穿刺针的头端及水泡证实了房间隔穿刺成功。房间隔穿刺朝向左侧肺静脉提示穿刺点偏后

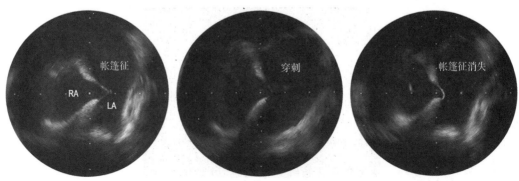

图4-6 房间隔穿刺。ICE切面观察到卵圆窝的帐篷征

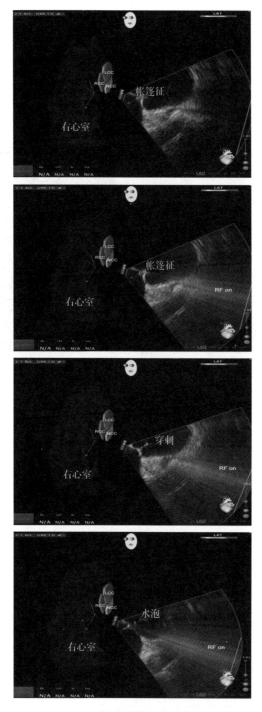

图4-7　房间隔穿刺采用射频能量辅助

4. TD/TS推进　在跨房间隔推进TD/TS之前，至关重要的是确认TN尖端在左心房。可通过以下方法确认左心房入路的位置：①在ICE成像下注入生理盐水，左心房出现水泡；②在X线透视下注入造影剂，左心房出现造影剂旋涡；③SafeSept或0.014in导丝通过TN插入并最终定位于左肺静脉；④压力传导提示左心房（非主动脉）压力波形；⑤动脉血氧饱和度（但这并不能排除穿刺到主动脉）；⑥TN在左心房的电解剖定位（图4-4、图4-5、图4-7～图4-10）。由于造影剂和生理盐水的黏度不同，造影剂会影响压力波形，因此应将造影剂从TN彻底冲洗掉。TN可以显示在电解剖模型系统上，但需要一个特殊的连接器才能将TN的金属尖端变成电极，并且TN可视化要求TN尖端在TD/TS组套之外。

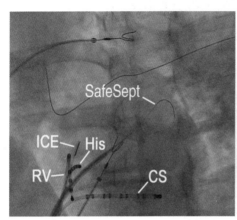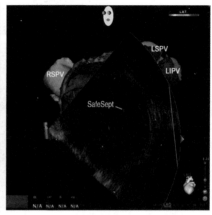

图4-8 房间隔穿刺采用一条SafeSept导丝。透视和ICE观察到0.0315in SafeSept导丝位于左心房证实成功穿刺进入左心房

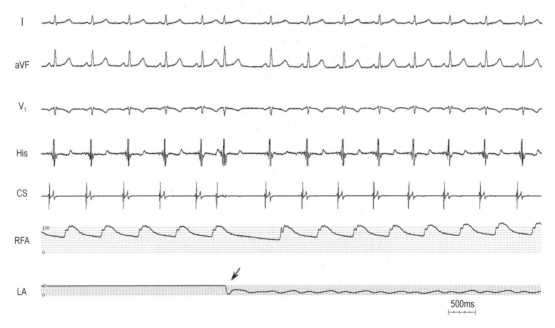

图4-9 左心房压力波形。记录到左心房血流动力学波形提示已进入左心房。当穿刺针顶在房间隔时，波形被钝化。成功穿过房间隔（箭头）导致房性早搏并记录到左心房压

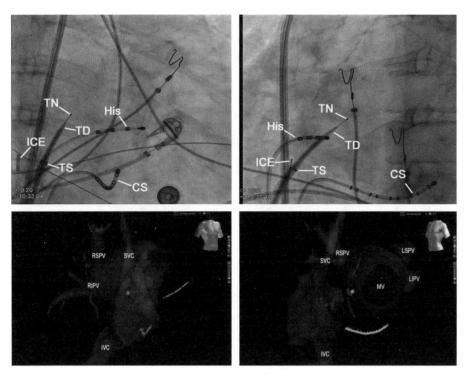

图4-10 穿刺针的三维电解剖定位。在透视下，穿刺针位于希氏束的后方，几乎平行于CS导管。三维电解剖图显示穿刺针尖端位于左心房（绿点）证实进入左心房

一旦确认进入左心房，TN保持固定，TD/TS组套在左心房视图下沿着TN被推送进入左心房，直至TS穿过房间隔但TD未到达左心房游离壁，以避免穿刺游离壁（图4-11）。此时，TD/TN保持固定，沿着TD继续推送TS进入左心房。一旦TS进入左心房，则将TN和TD从TS中缓慢移除[如快速移除TN/TD，则会在TS内产生负压（文丘里效应），将空气引入TS中，并导致空气栓塞]。然后对TS进行仔细排气、冲洗并连接到充满流体的动脉压力管道和压力传感器。

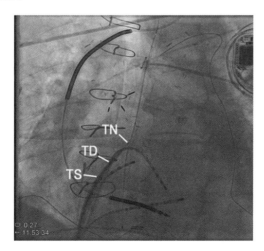

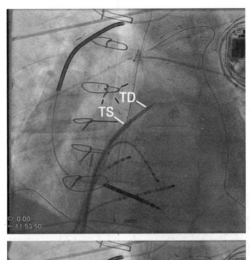

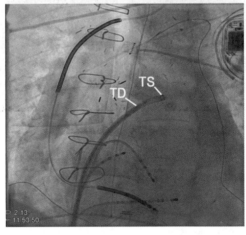

图 4-11　房间隔穿刺鞘的放置。上图：房间隔穿刺针已经穿过卵圆窝；中图：TN 保持固定，TD/TS 组套沿 TN 进入左心房，直到 TS 刚刚穿过中隔；下图：TN/TD 保持固定，房间隔鞘管沿着 TD 进入左心房

（四）穿刺类型

1. 双次房间隔穿刺　某些操作（如肺静脉隔离）可能需要第二次房间隔穿刺。将第二个 TN/TD/TS 组套以类似于第一个组套的方式下拉。第一个 TS 的 RAO/LAO 透视位置为第二次房间隔穿刺进针点提供了视觉参考（如稍低位置），但是第一个 TS 的声学干扰可能会影响 ICE 图像（图 4-12）。一种替代双次房间隔穿刺的方法是单一穿刺双导管法[22]。初次穿刺后，将一根 0.032in 的导丝插入 TD/TS 组套，并放入左肺静脉中以进行支撑。TD/TS 组套在房间隔中来回运动扩大房间隔穿刺孔。该技术的一种方式：将 TD/TS 组套拉回到右心房。消融导管穿过扩张的穿刺孔后将其推入左心房，并使其向二尖瓣（MV）前下方弯曲，将其拉下以拉伸穿刺部位，然后将 TD/TS 组套通过导丝重新推回入左心房。该技术的另一

种方式：在扩张房间隔穿刺孔之后去除 TD。然后，将两条 0.032in 导丝穿过 TS 推入左肺静脉，以提供双左心房通道。然后取下 TS，将 2 个 TD/TS 组套分别通过导线推入左心房。但是，该技术可能会增加股静脉出血和残留房间隔缺损的风险。

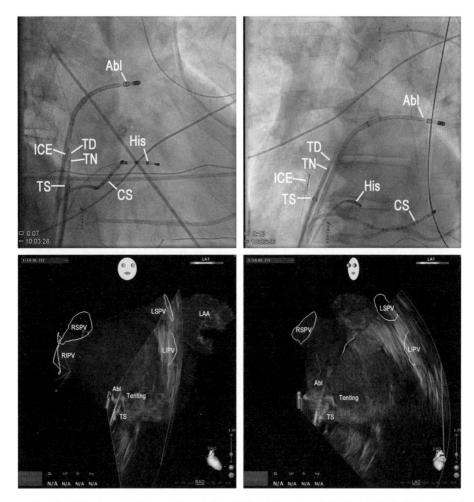

图 4-12　双次房间隔穿刺。在透视下，第一次房间隔穿刺送入左心房的消融导管为确认卵圆窝位置提供了参考。ICE 图像显示卵圆窝帐篷征（Tenting）在消融导管下方，即第二次房间隔穿刺点

2. 选择性房间隔穿刺　某些操作可能需要更靠前 [朝着二尖瓣环或左心耳（LAA）的平面] 或靠后（朝着左肺静脉的平面）的穿刺部位，尤其是在使用管腔大且转弯半径大的鞘管时（图 4-13 和图 4-14）[23, 24]。后侧肺静脉（特别是右下肺静脉）的冷冻消融可能需要更偏前下的穿刺部位，而左心耳封堵（如使用 Watchman 左心耳封堵器时）则需要偏后下的穿刺部位。

穿刺点偏后

穿刺点偏前

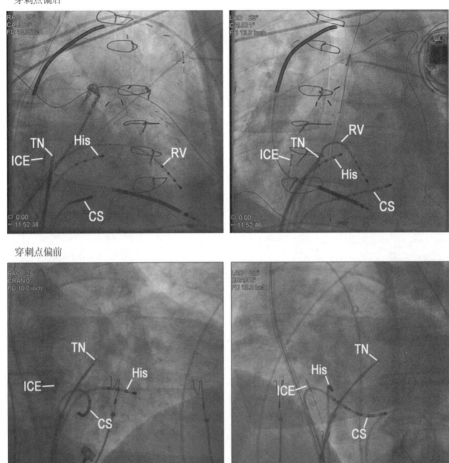

图 4-13　选择性房间隔穿刺。上图：穿刺点偏后，RAO 透视导管显示 TN 远离希氏束和 CS，更接近脊柱（呈"垂直或笔直"）状。下图：穿刺点偏前，RAO 透视显示 TN 更加靠近希氏束和 CS，远离脊柱（呈"弯曲"状）

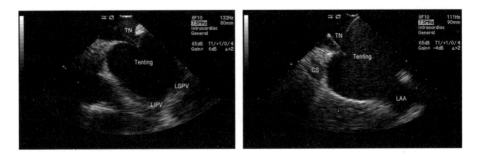

图 4-14　选择性房间隔穿刺。左图：穿刺点偏后，ICE 观察到针尖朝向 LIPV/LSPV。右图：穿刺点偏前，ICE 观察到针尖朝向 MV/LAA。为进行心房颤动冷冻消融，穿刺点选择在卵圆窝下方

三、难点处理

（一）第一次穿刺失败

TN/TD/TS组套在下拉过程中可能绕过卵圆窝，原因为该组套未与卵圆窝对齐（位置太偏后或偏前），或者TN因弯度不匹配无法到达卵圆窝（如右心房增大）。在卵圆窝以下的位置，将TN取出，并送入0.032in导丝，然后将TD/TS重新推入SVC，并重复下拉定位过程。在第二次下拉过程中，使用不同的TN旋转角度[更向后（向5点方向）或向前（向4点方向）]和（或）使用更大的TN弯度[如手动塑弯或使用BRK-1（107°）]。一种代替导丝和穿刺针反复交换的方法是前向楼梯技术，该技术利用了右心房前方的自由空间。当TN位于TD/TS组套中时，旋转组套，使TN表面箭头和弯曲方向指向前方（12点方向）。然后，通过在10点方向（逆时针方向旋转）和2点方向（顺时针方向旋转）之间来回旋转，将整个组套缓慢推入SVC，该技术可防止TN/TD/TS组套卡在右心房[25]。

（二）不同的房间隔

某些房间隔穿刺可能非常困难而艰巨。松软的房间隔膨出瘤可拉伸卵圆窝，从而导致最远的帐篷征顶点靠近左心房游离壁（图4-15）。间隔的"释放落空"和TN向前刺入可以刺穿左心房游离壁。射频能量或使用SafeSept针头可以协助刺穿房间隔，而无需向TN施加过多的力。相反，厚的纤维化房间隔（如重复穿刺所致房间隔纤维化）可能难以用TN穿刺或推送TD/TS组套。射频能量可以用于穿刺此类房间隔。鞘管的推送可能需要扩张和（或）使用平滑过渡的TD/TS组套（TD和TS之间没有明显的管腔差异）。一些手

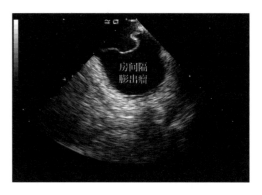

图4-15　松软的房间隔膨出瘤。帐篷征拉伸房间隔使其顶到左心房游离壁，若房间隔瞬间"释放落空"和穿刺针朝向游离壁，可增加穿孔的危险。这种情况下，射频穿刺针或SafeSept导丝可能有助于房间隔穿刺

术修复的房间隔补片（心包膜或达克龙，通常不包括Gore-Tex）可以直接穿刺[14]。房间隔封堵装置也可以直接穿刺，但另一种方法是穿刺假体装置边缘周围的天然房间隔[26]。

（陈光志　王　炎　译）

参 考 文 献

1. Ross J Jr. Transeptal left heart catheterization: a new method of left atrial puncture. Ann Surg 1959; 149: 395-401.

2. Ross J Jr, Braunwald E, Morrow AG. Transseptal left atrial puncture; new technique for the measurement of left atrial pressure in man. Am J Cardiol 1959; 3: 653-655.

3. Ross J Jr. Considerations regarding the technique for transseptal left heart catheterization. Circulation 1966; 34: 391-399.

4. Brockenbrough EC, Braunwald E, Ross J Jr. Transseptal left heart catheterization . A review of 450 studies and description of an improved technic. Circulation 1962; 225: 15-21.

5. Ross J Jr. Transseptal left heart catheterization: a 50-year odyssey. J Am Coll Cardiol 2008; 51: 2107-2115.

6. Hara H, Virmani R, Ladich E, et al. Patent foramen ovale: current pathology, pathophysiology, and clinical status. J Am Coll Cardiol 2005; 46: 1768-1776.

7. Bloomfield DA, Sinclair-Smith BC. The limbic ledge. A landmark for transseptal left heart catheterization. Circulation 1965; 331: 103-107.

8. Mullins CE. Transseptal left heart catheterization: experience with a new technique in 520 pediatric and adult patients. Pediatr Cardiol 1983; 4: 239-245.

9. de Asmundis C, Chierchia GB, Sarkozy A, et al. Novel trans-septal approach using a Safe Sept J-shaped guidewire in difficult left atrial access during atrial fibrillation ablation. Europace 2009; 11: 657-659.

10. Winkle RA, Mead RH, Engel G, Patrawala RA. The use of a radiofrequency needle improves the safety and efficacy of transseptal puncture for atrial fibrillation ablation. Heart Rhythm 2011; 8: 1411-1415.

11. Bidart C, Vaseghi M, Cesario DA, et al. Radiofrequency current delivery via transseptal needle to facilitate septal puncture. Heart Rhythm 2007; 4: 1573-1576.

12. Knecht S, Jaïs P, Nault I, et al. Radiofrequency puncture of the fossa ovalis for resistant transseptal access. Circ Arrhythm Electrophysiol 2008; 1: 169-174.

13. McWilliams MJ, Tchou P. The use of a standard radiofrequency energy delivery system to facilitate transseptal puncture. J Cardiovasc Electrophysiol 2009; 20: 238-240.

14. Tzeis S, Andrikopoulos G, Deisenhofer I, Ho SY, Theodorakis G. Transseptal catheterization: considerations and caveats. Pacing Clin Electrophysiol 2010; 33: 231-242.

15. Earley MJ. How to perform a transseptal puncture. Heart 2009; 95: 85-92.

16. Gard J, Swale M, Asirvatham SJ. Transseptal access for the electrophysiologist: anatomic considerations to enhance safety and efficacy. J Innov Cardiac Rhythm Manage 2011; 2: 332-338.

17. Gorlin R, Krasnow N, Levine HJ, Neill WA, Wagman RJ, Messer JV. A modification of the technic of transseptal left heart catheterization. Am J Cardiol 1961; 7: 580.

18. Aldridge HE. Transseptal left heart catheterization without needle puncture of the interatrial septum. Am J Cardiol 1964; 13: 239-243.

19. Cheng A, Calkins H. A conservative approach to performing transseptal punctures without the use of intracardiac echocardiography: stepwise approach with real-time video clips. J Cardiovasc Electrophysiol 2007; 18: 686-689.

20. Croft CH, Lipscomb K. Modified technique of transseptal left heart catheterization . J Am Coll Cardiol 1985; 5: 904-910.

21. Daoud EG, Kalbfleisch SJ, Hummel JD. Intracardiac echocardiography to guide transseptal left heart catheterization for radiofrequency catheter ablation. J Cardiovasc Electrophysiol 1999; 10: 358-363.

22. Yamada T, McElderry HT, Epstein AE, Plumb VJ, Kay GN. One-puncture, double-transseptal catheterization manoeuvre in the catheter ablation of atrial fibrillation. Europace 2007; 9: 487-489.

23. Bazaz R, Schwartzman D. Site-selective atrial septal puncture. J Cardiovasc Electrophysiol 2003; 14: 196-199.

24. Merchant FM, Delurgio DB. Site-specific transseptal cardiac catheterization guided by intracardiac echocardiography for emerging electrophysiology applications. J Innov Cardiac Rhythm Manage 2013; 4: 1415-1427.

25. Shaw TR. Anterior staircase manoeuvre for atrial transseptal puncture. Br Heart J 1994; 71: 297-301.

26. Santangeli P, Di Biase L, Burkhardt JD, et al. Transseptal access and atrial fibrillation ablation guided by intracardiac echocardiography in patients with atrial septal closure devices. Heart Rhythm 2011; 8: 1669-1675.

第**5**章

窄QRS波心动过速

引言

　　阵发性室上性心动过速（PSVT）的3种常见类型：①房室结内折返性心动过速（AVNRT，约占80%）；②顺向型折返性心动过速（ORT，约占15%）；③房性心动过速（AT，约占5%）。少见类型是交界性心动过速（JT）（多见于儿童及心脏病术后患者）。临床上，ORT患者比AVNRT患者更年轻[1]。颈部快速规律的搏动（青蛙征）（因为右心房收缩时正好遇到关闭的三尖瓣）是AVNRT的特征[2]。拟诊断窄QRS波心动过速（NCT），可系统分析以下情况：①电生理特征（如12导联心电图）；②过渡区；③对起搏和迷走神经刺激的反应[3]。P波形态、心房激动模式、房室关系和束支传导阻滞对心动过速的影响特别重要。过渡区是心动过速自发或诱发时（包括起始、终止和周长变化）的区域，为心动过速的发生机制提供有价值的线索。由起搏或迷走神经刺激（腺苷、颈动脉窦按摩）引起心动过速的变化也可提供重要的诊断信息。

本章目的

　　1. 通过系统评估电生理特征（如12导联心电图）和过渡区诊断NCT。

　　2. 了解特别的起搏刺激以区分ORT和AVNRT、AT和AVNRT/ORT及AVNRT和JT。

一、电生理特征

（一）12导联心电图

通过分析12导联心电图可以初步确定NCT[4]。最重要的线索为P波的形态，P波通常以高频波形（与之相对的是低频的T波）而被识别，使QRS波群的终末段或ST段发生扭曲。窦性心律时的心电图具有重要价值，在比较时可用作基线QRS波群和ST段的模板。

1. RP间期　根据RP间期的长短（从QRS波群的起始到P波的起始）NCT可分为短RP间期心动过速和长RP间期心动过速。短RP间期心动过速（RP间期＜PR间期）包括典型（慢-快型）AVNRT、ORT、PR间期延长的AT和通过快径路逆传的JT。典型（慢-快型）AVNRT中，心房和心室同时激动导致RP间期很短（＜70ms）（A在V上心动过速），

P波隐藏在QRS波群内或终末部分（Ⅱ、Ⅲ、aVF导联中的假S波；V₁导联中的假性r′波）（图7-13）[5,6]。ORT中，心室到心房顺序激动导致VA间期较长（≥70ms；儿童≥50ms）[6,7]，因而P波通常隐藏在ST段中。因此如RP间期＜70ms，NCT基本上可以排除ORT。长RP间期心动过速（RP间期＞PR间期）包括非典型（快-慢型）AVNRT、具有递减传导的慢径路参与的ORT[反复无休止性交界性心动过速（PJRT）或结束径路参与的折返性心动过速（NFRT）]和AT（参见第6章）。心动过速时P波正好落在2个QRS波群之间，RP间期＝PR间期时，应高度怀疑典型AVNRT伴较低部位阻滞的2∶1下传（图5-1）。无可识别P波的NCT包括典型AVNRT（P波隐藏在QRS波群中）和心房扑动2∶1下传（心房扑动波隐藏在QRS波群和T波中），尤其是心室率为150次/分左右时。

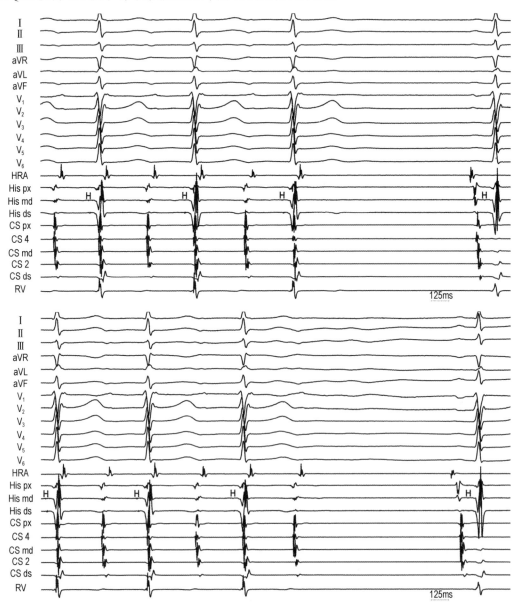

图5-1　典型（慢-快型）AVNRT伴房室结远端2∶1传导阻滞。慢径路传导阻滞导致心动过速终止。每隔一个正常P波，就有一个窄而略向上的P波落在2个QRS波群中间

2. P波形态 心动过速时心房起源的部位决定了P波的形态。起源点来自间隔部的P波通常比来自游离壁的P波更窄。一般而言，低位间隔起源（AVNRT、间隔旁路引起的ORT、间隔起源的AT）P波通常有向上（Ⅱ、Ⅲ、aVF导联中P波倒置）和位于等电位线（aVR导联P波直立，aVL导联P波直立）的向量。左心房起源（左侧旁路引起的ORT、左心房AT及经左心房传入的AVNRT）P波具有向前（V₁导联P波直立）和向右（aVR导联P波直立，aVL导联P波倒置）的向量。右心房起源（右侧旁路引起的ORT、右心房AT）具有向后（V₁导联P波倒置）和向左（aVR导联P波倒置，aVL导联P波直立）的向量。尽管前间隔旁路引起的ORT也可以出现正向P波[8]，但是向下的向量（Ⅱ、Ⅲ、aVF导联中P波直立）通常由AT引起。

3. QRS波电交替 是指心动过速稳定时QRS波振幅（≥1mm）的逐搏变化。一些证据表明，QRS波电交替常见于心室率较慢（<180次/分）的ORT，它可能是与心率相关的现象，而和特定的心动过速机制无关[4, 9, 10]。

4. NCT的心率 不同的NCT心率重叠很大，因此，通过心率鉴别NCT通常没有帮助。但是心室率为150次/分的NCT，有可能是心房扑动2∶1传导。特别快的SVT（>250次/分）应该高度怀疑心房扑动1∶1房室传导。

（二）电生理检查

通过系统分析NCT的电生理特征、过渡区和对特别起搏刺激的反应，可以在电生理检查中明确NCT的诊断（表5-1）。

表5-1 3种常见窄QRS波心动过速的鉴别要点

	AVNRT	ORT	AT
VA间期<70ms	常见（典型AVNRT）	没有	不常见（长PR间期约等于心动周期）
房室传导阻滞	不常见	不存在	常见
束支传导阻滞	不影响	旁路同侧束支传导阻滞时VA延长（心动周期通常也延长）	不影响
出现房室传导阻滞时心动过速自行终止	是	是	否
希氏束不应期室性早搏预激心房/终止心动过速	否（除非存在旁观的结-束旁路）	是	否
"AV"或"AAV"反应	"AV"反应	"AV"反应	"AAV"反应
起搏后间期–心动周期	>115ms	≤115ms	—
cPPI	≥110ms	<110ms	—
ΔHA	>0	<0	—
ΔVA	>85ms	≤85ms	—
ΔAH	>40ms	<20ms	<10ms

注：ΔAH. 以心动过速周长起搏心房和室上性心动过速时AH之差；ΔHA. 拖带和室上性心动过速时HA之差；ΔVA. 拖带时刺激信号到A波的距离和室上性心动过速时VA间期之差；cPPI. 校正的起搏后间期。

1. VA 间期 VA 间期（QRS波的起点至心房激动的起点）相当于RP间期。VA 间期<70ms（儿童<50ms）可以排除ORT[6, 7]。

2. 心房激动模式 心房激动模式决定P波的形态，主要包括向心性（中线的）和偏心性激动[11-13]。向心性激动显示房间隔邻近冠状窦口（后间隔）或希氏束区域（前间隔）最早激动。最早在前间隔激动的NCT包括典型AVNRT、前间隔旁路引起的ORT、希氏束附近（如无冠窦）起源的AT和通过快径路逆传的JT。最早在后间隔激动的NCT包括非典型AVNRT、后间隔旁路引起的ORT、冠状窦口附近起源的AT及理论上通过慢径路逆传的JT。偏心性激动显示最早激动点远离房间隔，并且通常排除房室结逆传，但存在左心房-房室结连接时除外。左心房偏心性激动的NCT包括左侧旁路引起的ORT、左心房AT和少见的AVNRT伴左心房-房室结连接[14]。右心房偏心性激动的NCT包括右侧旁路引起的ORT和右心房AT。典型的房室旁路和房室结都属于瓣环结构，如果NCT最早激动点位于瓣环以外，则最有可能是AT。

3. 房室关系 ORT是唯一一个将心室作为折返环一部分的NCT，因此，NCT合并房室传导阻滞时可以排除ORT。相反，房室传导阻滞可以出现在AVNRT中，但并不常见，而在AT中却比较常见。AVNRT伴房室结低位共同通路阻滞通常是暂时的，其发生与心动周期的突然变化（长短序列）有关（尤其是在SVT开始时）（图5-1）[15, 16]。NCT伴持续的和不同程度的房室传导阻滞，AT的可能性更大。在1:1的房室传导中，AH间期的变化提前并能预测VV间期和后续AA间期的变化，提示为房室结依赖的心动过速（AVNRT或ORT），不支持AT。如果AA间期恒定，但AH间期和VV间期不固定，提示心动过速与房室结无关（如AT）。

与伴有房室传导阻滞的NCT相比，具有房室分离的NCT很少见，包括：①伴逆传阻滞的AVNRT；②伴逆传阻滞的JT；③结-束旁路/结-室旁路参与的ORT伴逆传阻滞；④希氏束内折返伴希氏束心房传导阻滞（见下文）[17, 18]。房-室旁路参与的ORT表现为房和室必须呈1:1传导关系，而结-束旁路和结-室旁路参与的ORT可以表现为房室无关联（但不是房室传导阻滞）。

4. 束支传导阻滞 ORT是唯一将希氏束-浦肯野系统作为折返环路一部分的NCT，特别是利用旁路同侧的束支和浦肯野纤维形成维持折返的最短功能环路。旁路同侧束支传导阻滞迫使激动顺向通过对侧束支及室间隔传导，折返环路扩大[19-22]。心动过速时，跨室间隔传导会导致VA间期和心动周期（Coumel定律）延长（图5-2，图5-3）。游离壁旁路VA间期延长>35ms，间隔部旁路VA间期延长<25ms[20]。因此，伴有束支传导阻滞时心动周期延长（或者相反，没有束支传导阻滞时心动周期缩短）提示希氏束-浦肯野系统是折返环的一部分，可以诊断ORT伴同侧束支传导阻滞。相反，束支传导阻滞时心动周期不延长并非某种特定的心动过速机制，甚至也不能排除ORT伴同侧束支传导阻滞。因为在VA间期延长时，AH间期缩短导致AV间期相应缩短（见图10-5、图10-6）。

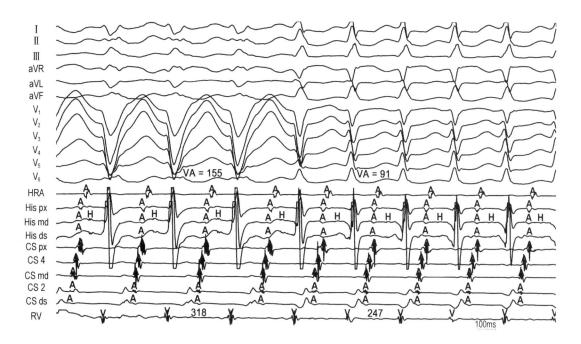

图5-2 Coumel 定律（左侧游离壁旁路参与的ORT）。心房激动显示左偏心（CS ds最早）。左束支传导阻滞消失时，VA间期缩短64ms，而心动周期缩短71ms，提示希氏束-浦肯野系统是心动过速折返环的一部分

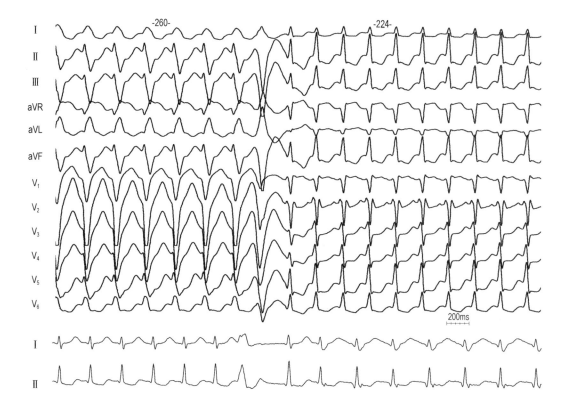

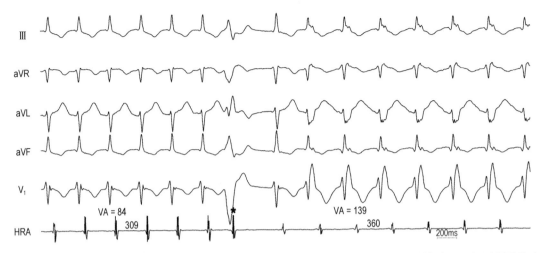

图5-3 Coumel定律。上图：在左侧游离壁旁路参与的ORT，一个自发性室性早搏（PVC）阻断了使左束支传导阻滞（LBBB）持续的跨室间隔传导偶联，引起心动过速加速，提示心动过速依赖于希氏束-浦肯野系统。下图：在右侧游离壁旁路参与的ORT，舒张晚期配对的室性早搏使心房提前激动（*），提示存在旁路。心动过速被重整且房室结传导延迟，使得希氏束-浦肯野系统处于长-短周期中，导致3相右束支传导阻滞，继而延长VA间期（+55ms）和心动周期（+51ms）

二、过渡区

（一）起始

1. 自发　自发心动过速的发作模式和起始波对心动过速的诊断很重要。自律性心动过速（如自律性AT）可表现为逐渐发作（温醒现象），而触发活动和折返机制引起的心动过速（如AVNRT和ORT）表现为突然发作。自律性AT（异位兴奋灶形成心动过速的所有P波）和PJRT（在窦性心律时自发发生，而不需要房性早搏触发）的起始P波与心动过速时P波完全相同。由房性早搏（起始P波 ≠ 心动过速P波）触发的NCT包括AVNRT、ORT及触发性和折返性AT。由室性早搏（特别是舒张晚期）触发的NCT倾向于ORT，因为心室是折返环的一部分。罕见情况下，心房颤动终止可以诱发NCT（图5-4）。

2. 诱发　程序性心房早搏刺激通过将刺激引入心动过速窗口（折返环的2条径路不应期不同），进而诱发折返性心动过速。早搏不能通过不应期较长的β径路下传（单向阻滞），而通过另一条传导速度较慢的α径路下传（缓慢传导），从而使β径路有足够的时间恢复兴奋性并形成折返。房内折返性心动过速、AVNRT和ORT的诱发分别要求在心房、房室结及沿房室结至希氏束-浦肯野系统存在合适的缓慢传导[23]。典型AVNRT的关键AH间期改变是通过从快径路传导跳跃至慢径路实现的（见图7-32、图7-33）。ORT的关键AV间期变化可能发生于房室结、希氏束和（或）束支（尤其是与旁路同侧的束支传导阻滞）（见图10-8～图10-10）。尽管程序性心室早搏刺激可诱发 AVNRT 和 ORT，但非典型 AVNRT 较典型 AVNRT 更容易通过心室刺激诱发。左侧旁路参与的 ORT 可由典型的束支折返（BBR）诱发（图5-5）。单个典型的 BBR 波穿过低位室间隔，由于左束支逆传不应期（单向阻滞）而无法通过房室结逆传，通过旁路逆传导致足够的 VA 延迟（跨室间隔传导），从而引发心动过速。

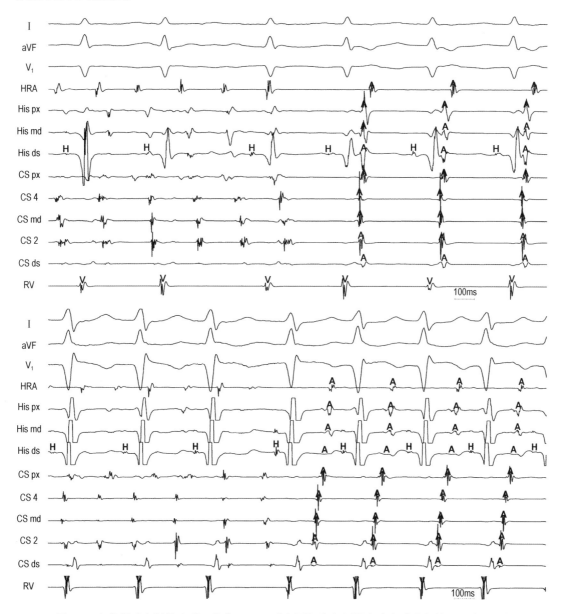

图5-4　心房颤动自行终止后，发作 AVNRT（上图）和左侧游离壁旁路参与的 ORT（下图）

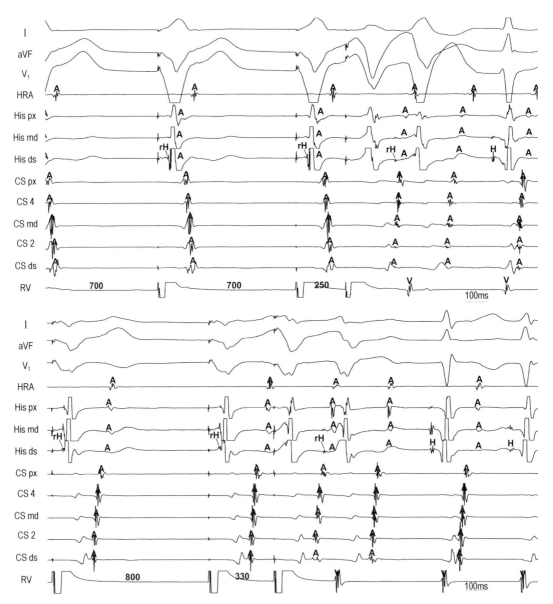

图 5-5　单个束支折返性激动诱发左侧旁路参与的 ORT。上图：在心室 S1S1 刺激中，经快径路逆传，心房激动呈向心性。单个心室早搏刺激引起 "VH 跳跃"，显示左侧游离壁旁路的存在（逆传心房激动呈偏心性，在 CSds 最早并领先于希氏束逆传激动），并产生了束支折返性激动。束支折返性激动跨过室间隔，不能通过左束支逆传（单向阻滞），通过旁路逆传诱发 ORT。下图：在心室 S1S1 刺激中，经左侧游离壁旁路逆传，心房激动顺序呈偏心性（CSds A 波最早）。单个心室早搏刺激引发 "VH 跳跃"，提示存在旁路（CS 心房逆传激动早于希氏束激动），产生束支折返性激动并诱发了 ORT。由于 "VH 跳跃" 后房室结的隐匿性逆传，心房下传反复激动旁路，导致 ORT 发作时第 1 个 AH 间期长于第 2 个 AH 间期

当某个心房和心室部位早搏刺激未能诱发心动过速时，其他方法可能会有效。①多部位刺激（部位依赖性诱发）；②改变基础刺激周长或在窦性心律时发放早搏刺激（模拟临床房性早搏或室性早搏）；③2 个房性早搏刺激；④药物激发（异丙肾上腺素或阿托品）。

（二）终止

1. 自发　心动过速自发终止过程中的重要线索包括终止模式和终止波。心动过速逐渐终止（冷却期）提示自律性心动过速（如自律性 AT），而突然终止提示触发活动和折返机制。自发终止伴房室传导阻滞（心动过速终止时有 P 波）提示心动过速依赖房室结（AVNRT 和 ORT），且可以排除 AT（图 5-6，图 5-7）。一个没有逆传到心房的室性早搏（室房传导阻滞）可以终止心动过速，也可排除 AT（图 5-8，图 5-9）。电生理检查显示室性早搏后窦性心律提前出现（小于窦性周长）提示存在室房传导阻滞。舒张晚期室性早搏（≥85% 的心动过速周长）终止心动过速倾向 ORT。

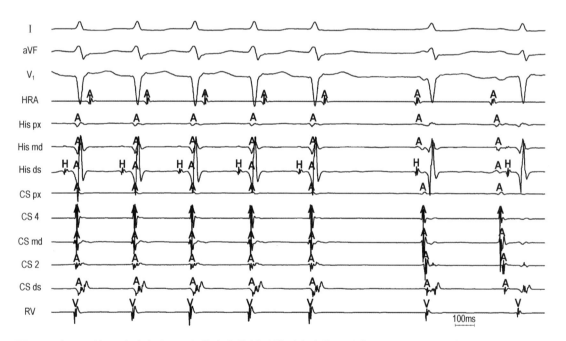

图 5-6　窄 QRS 波心动过速（NCT）伴房室传导阻滞时自发终止（典型 AVNRT）。心房和心室同时激动（A 在 V 上）可以排除 ORT。心动过速自发终止于房室结内传导阻滞可以排除 AT

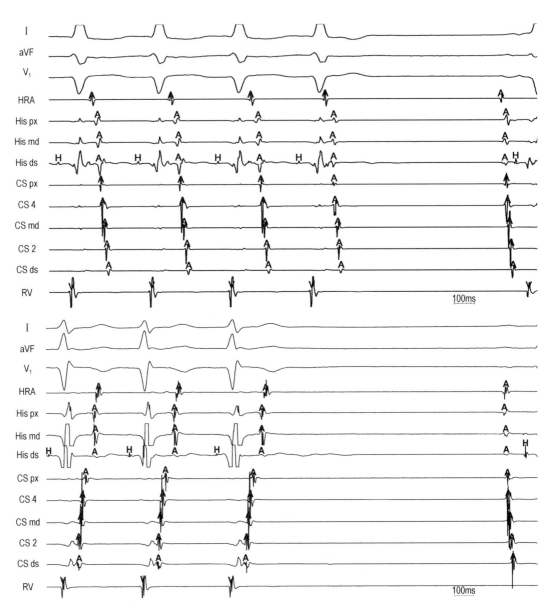

图 5-7 房室传导阻滞时NCT自发终止。上图：右侧游离壁旁路参与的ORT。下图：左侧游离壁旁路参与的ORT。心房激动呈偏心性可以排除AVNRT（具有左心房-房室结连接的AVNRT除外）。心动过速自发终止于房室传导阻滞时可以排除AT

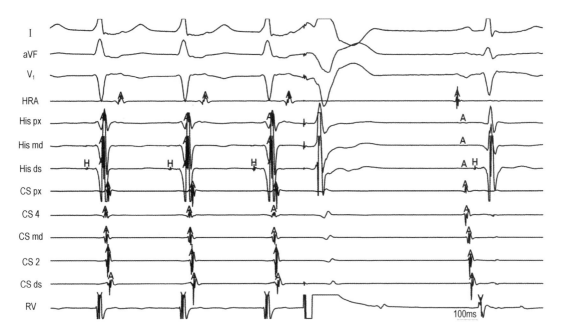

图 5-8　较早的室性早搏伴室房传导阻滞终止 NCT（典型 AVNRT）。心房和心室同时激动（A 在 V 上）可以排除 ORT。NCT 终止于室性早搏伴室房传导阻滞可以排除 AT

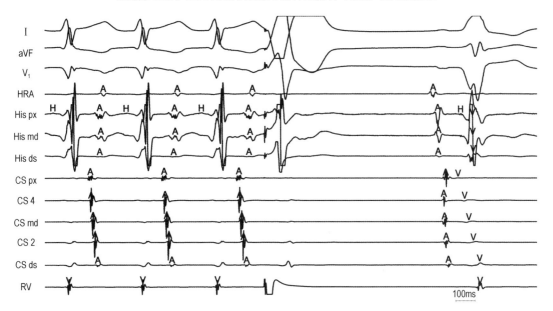

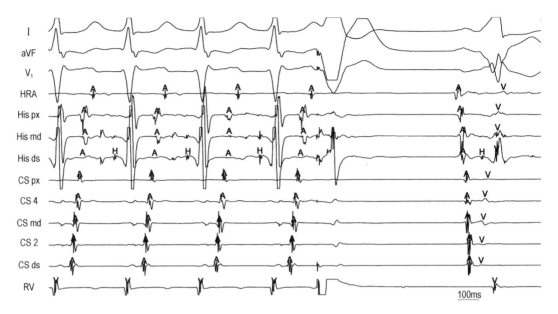

图 5-9　较早的室性早搏伴室房传导阻滞终止 NCT[右后间隔显性旁路（上图）和左侧游离壁旁路（下图）参与的 ORT]。较早的室性早搏伴室房传导阻滞终止心动过速可以排除 AT。ORT 时心房最早激动部位与窦性心律显性预激时心室最早激动部位一致

2. 诱发　在心动过速时，希氏束由于已经心动过速前传除极（"占用"）而处于希氏束不应期，舒张晚期发放的室性早搏不会影响 AVNRT（除非存在结 - 束旁路或结 - 室旁路）或 AT（除非存在房 - 室旁路且旁路的心房插入点位于 AT 起源部位）。希氏束不应期的室性早搏不能逆传至心房（室房传导阻滞），却能使心动过速终止，可以排除单纯的 AVNRT 和 AT，强烈提示为 ORT（图 5-10）。舒张早期的室性早搏（非希氏束不应期）不能逆传心房（VA 阻滞），却能使心动过速终止，可以排除 AT（见图 5-8、图 5-9）。

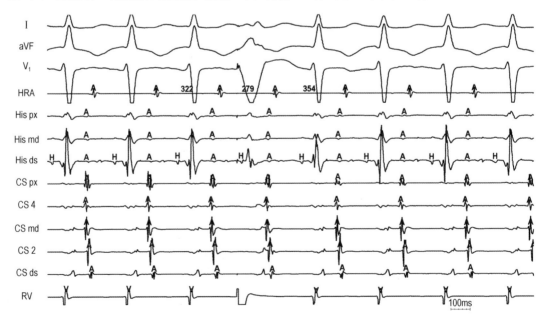

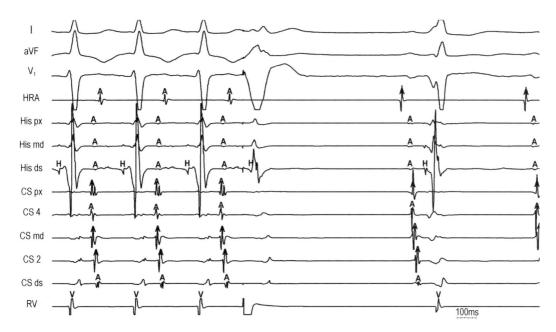

图 5-10　希氏束不应期时给予心室早搏刺激以重整（上图）和终止（下图）NCT（后间隔旁路参与的 ORT）。上图：希氏束不应期时给予心室早搏刺激以提前 43ms 激动心房。下图：希氏束不应期时给予心室早搏刺激伴室房传导阻滞时心动过速终止。上述两种现象均证明存在旁路

三、心室程存刺激（逆传特点）

对 NCT 诊断至关重要的是识别心动过速的逆传途径：房室结（如 AVNRT）、旁路（如 ORT）和无逆传径路（如 AT）。因此，起搏心室确定逆传途径是鉴别 NCT 最好的方法（逆规则）。

（一）非窦性心律时（经房室结或旁路逆传）

心室起搏可确定是否存在室房逆传及逆传时心房逆传激动顺序。室房分离（即使在使用异丙肾上腺素后）提示 AT，并且可以排除 ORT。罕见情况下，AVNRT 伴低位共同通路逆传阻滞时，可以没有室房逆传。在室房传导时，心房逆传激动与心动过速时的一致可以排除 AT（除非 AT 起源于逆行传导结构附近）。心房向心性激动时，如果心房最早激动位于前间隔（希氏束区域），提示通过快径路或前间隔旁路逆传；如果心房最早激动位于后间隔（冠状窦口），提示通过慢径路或后间隔旁路逆传。心房呈左偏心激动提示存在左侧旁路或不常见的左心房 - 房室结连接，而心房呈右偏心激动提示存在右侧旁路。

房室结逆传的标志是向心性、递减传导（频率依赖）及腺苷敏感性传导，后者和希氏束的逆向激活有关。相反，典型房 - 室旁路的特征是非递减的（非频率依赖）或最小递减、腺苷不敏感传导，这种传导与希氏束的逆向激活无关 [24, 25]。然而，快径路在阻滞前可能只显示出最小的递减。后间隔区域的某些旁路也会表现为缓慢、递减、腺苷敏感的传导（PJRT），与慢径路逆传类似。鉴于上述发现有重叠，区分房室结和旁路传导有 3 种操作方法：①心室程序刺激；②右心室不同部位起搏；③希氏束旁起搏。利用上述方法鉴别心房

逆传激动是否依赖于前面的希氏束激动。

1. 心室早搏刺激（逆向右束支传导阻滞） 当右束支（RB）处于逆向不应期（逆向右束支传导阻滞）时（特别是在长心动周期中，当右束支有效不应期比右心室有效不应期长时），程序性心室刺激使用合适的早搏刺激可诱发VH跳跃。VH跳跃时，右束支逆传阻滞迫使激动跨室间隔经左束支逆传，并激动希氏束。使用VH跳跃有助于确定逆向心房激动与希氏束有关（房室结）或无关（旁路）[26]。通过房室结逆传时，VH间期延长伴VA间期等效延长（完全兴奋的房室结）或更长（相对不应期的房室结）（HA不变或更长）（图5-11）。通过

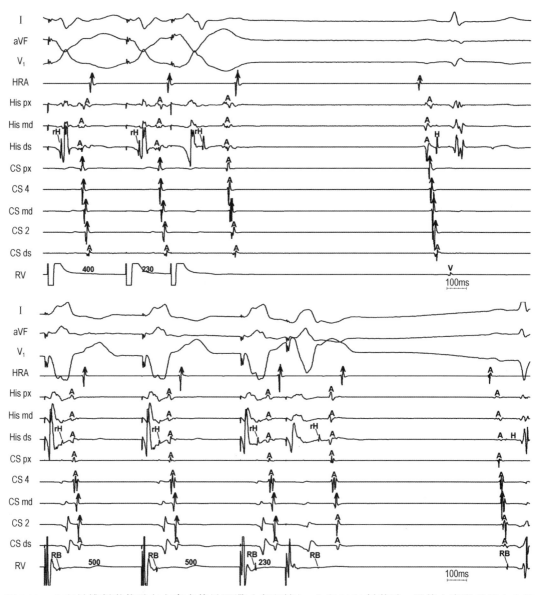

图5-11　心室早搏刺激伴逆向右束支传导阻滞（房室结）。心室S1S1刺激时，逆传心房激动呈向心性（希氏束区域最早）。心室早搏刺激恰逢右束支不应期，引起VH跳跃。VH间期延长伴随VA间期同等延长（HA间期恒定），提示逆传心房激动与希氏束相关，通过房室结快径路逆传。注意：右心室心尖部起搏时（上图），希氏束电位早于心室电位，而右心室基底部起搏时（下图），心室电位早于希氏束电位

旁路逆传时，VH 间期延长伴 VA 间期不变（非递减传导的旁路）（HA 间期变短甚至反常为负）。HA 间期为负（逆传心房激动早于逆传希氏束激动）提示心房激动与希氏束逆行激动无关，并存在结外旁路（图 5-12～图 5-14）。

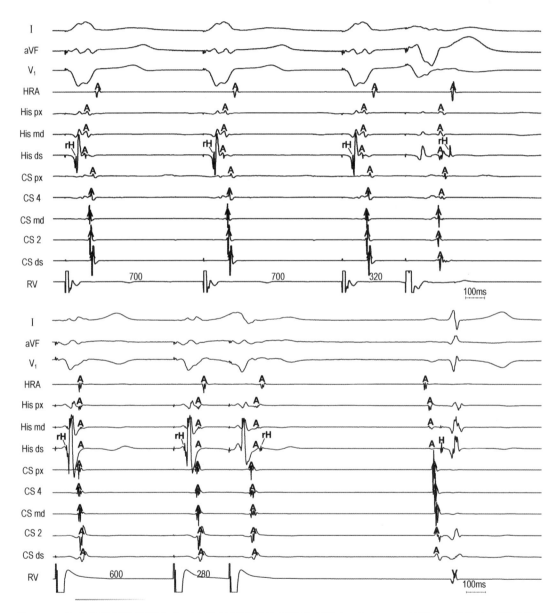

图 5-12　心室早搏刺激伴逆向右束支传导阻滞（快径路和旁路）。心室 S1S1 刺激时，逆传心房激动呈向心性（希氏束区域最早）。心室早搏刺激恰逢右束支不应期，引起 VH 跳跃和逆传心房激动顺序改变 [最早出现在 CS md（上图）和 CS px（下图）]。新出现的逆传心房激动顺序早于希氏束，表明存在旁路。心室 S1S1 刺激时，逆传心房激动顺序提示快径路和旁路的融合

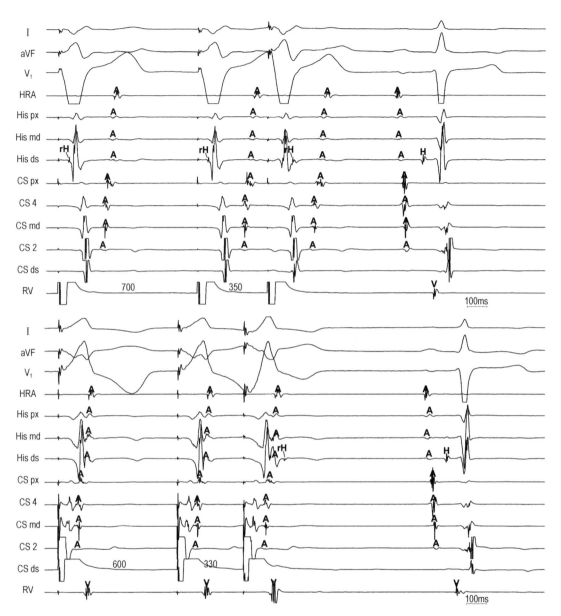

图5-13　心室早搏刺激伴逆向右束支传导阻滞和左束支传导阻滞（旁路）。心室S1S1刺激时，逆传心房激动呈偏心性（CS 2处A波最早），提示存在左侧游离壁旁路。上图：右心室心尖部早搏刺激恰逢右束支不应期，引起VH跳跃（通过左束支）。尽管VH间期延长，但VA间期保持不变（HA变短），提示逆传心房激动与希氏束无关，而是通过旁路传导。下图：左心室基底部早搏刺激（CS电极远端位于CS心室侧分支）恰逢左束支不应期，引起VH跳跃（通过右束支）。逆传心房激动早于希氏束的A波，再次证明旁路存在

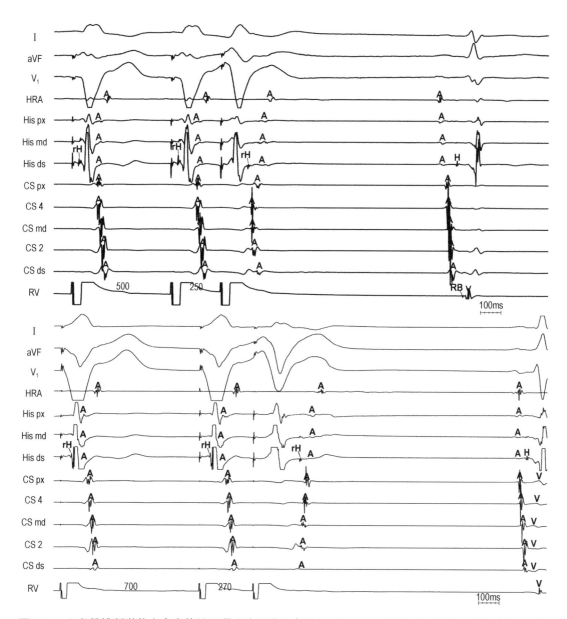

图 5-14　心室早搏刺激伴右束支传导阻滞（快径路和旁路）。心室 S1S1 刺激时，逆传心房激动呈向心性（希氏束区域最早）。心室早搏刺激恰逢右束支不应期，导致 VH 跳跃和心房激动顺序改变[CS md A 波最早（上图）和 CS ds A 波最早（下图）]。逆传心房激动几乎与希氏束逆传激动同时出现，表明存在旁路。心室 S1S1 刺激时，心房激动通过快径路逆传。下图中，微弱的预刺激使得 HV 间期缩短（29ms），CS ds 心室最早激动

2. 右心室不同部位起搏　右心室不同部位起搏有利于逆向心房激动的位点依赖性，可以区分房室结和旁路逆传[27, 28]。VA 间期与右心室起搏部位到逆传结构入口距离的相邻性直接相关。由于房室结逆传与希氏束相关，因此右心室心尖部（邻近右束支末端）起搏的 VA 间期比在右心室基底部起搏时短（图 5-15）。相反，当存在旁路时，右心室基底部（邻近旁路心室插入点）起搏的 VA 间期比在心尖部起搏时短（图 5-15，图 5-16）。

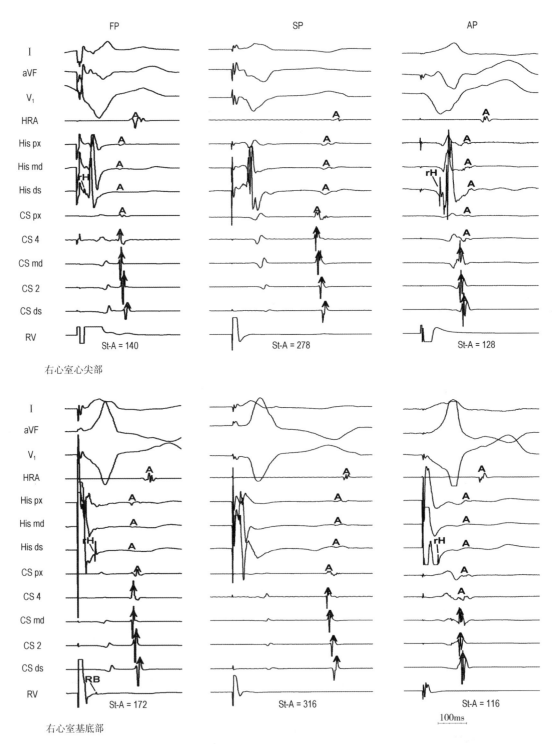

图5-15　右心室不同部位起搏[快径路（FP）、慢径路（SP）和旁路（AP）]。与右心室基底部起搏相比，右心室心尖部起搏通过房室结逆传时，刺激波到心房波的间距（St-A间期）更短，但是通过旁路逆传时右心室心尖部起搏St-A间期更长。注意右心室心尖部起搏时，逆传希氏束波（rH）早于局部的心室激动波，但右心室基底部起搏时心室激动波早于逆传希氏束波（rH）

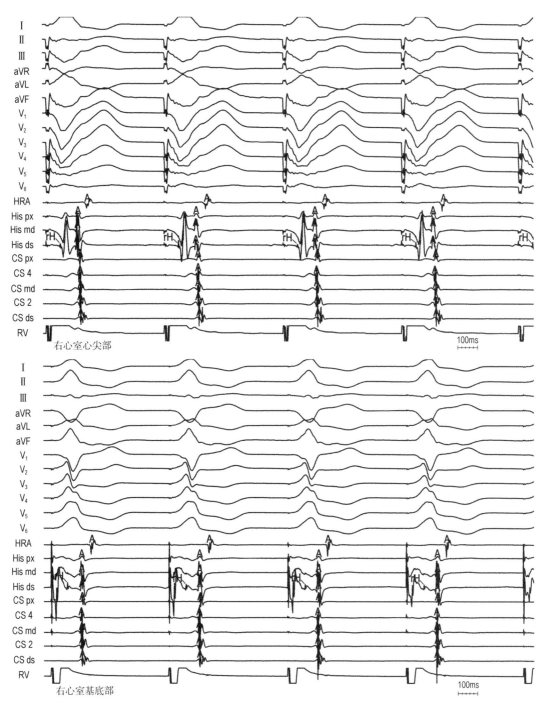

图 5-16 右心室不同部位起搏（快径路和旁路）。右心室心尖部起搏时，由于经快径路逆传，希氏束区域心房激动最早。右心室基底部起搏导致快径路逆传延迟，从而显示出后间隔旁路（CS 4的A波最早）。注意右心室心尖部起搏时，逆传希氏束波（rH）早于心室激动波，但右心室基底部起搏时心室激动波早于逆传希氏束波（rH）

3. 希氏束旁起搏 是通过直接夺获希氏束-浦肯野系统，确定逆向的心房激动是依赖于夺获希氏束/右束支（房室结）还是心肌（旁路）[29]。在右心室前间隔基底部邻近希氏束的部位，高能量起搏能直接夺获希氏束/右束支和右心室心肌（His/RV夺获）。逐渐降低刺激强度，直到希氏束/右束支失夺获，但只能夺获右心室。希氏束/右束支失夺获，迫使激动从心室基底部起搏部位传导至右束支的末端（右心室基底部→心尖部），然后再通过右束支逆传至希氏束（右心室心尖部→基底部），导致希氏束激动延迟。通过房室结逆传时，希氏束失夺获：①St-A间期延长，源于延长的刺激波到H波的间距（St-H间期）（说明逆向心房激动依赖于希氏束激动）；②HA间期不变；③心房激动顺序不变（房室结反应）（图5-17，图5-18）。通过旁路逆传时，希氏束失夺获：①St-A间期不变（说明心

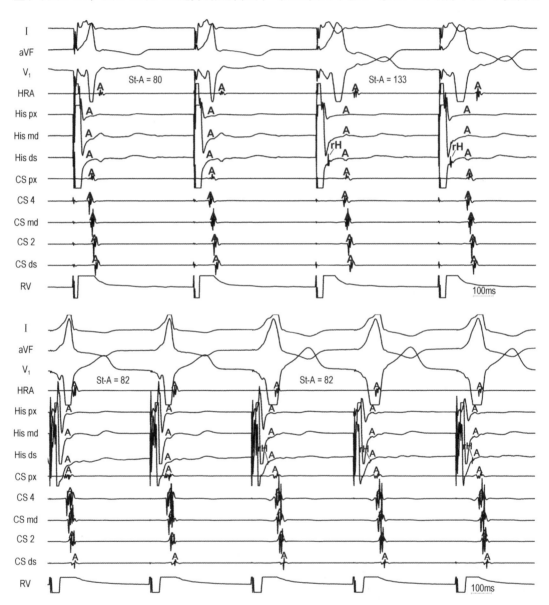

图5-17　希氏束旁起搏（上图：快径路；下图：前间隔旁路）。逆传心房激动传导快速且呈向心性（希氏束区域A波最早）。上图：希氏束失夺获时出现逆传H波，且St-A间期延长53ms，提示心房逆传激动依赖于希氏束，并通过快径路逆传。下图：希氏束失夺获时出现逆传H波，但St-A间期不变，表明逆传心房激动不依赖希氏束，而是通过前间隔旁路逆传

房逆传激动依赖心肌，而不是希氏束）；②HA 间期缩短或变为负数；③心房逆传激动顺序不变（旁路反应）（图 5-17，图 5-18）。房室结和旁路同时逆传时，希氏束失夺获，St-A 间期可能延长（取决于激动在房室结和旁路的相对传导时间），但心房逆传激动顺序发生变化（图 5-19）。由于起搏刺激仅通过夺获右心室逆传至希氏束需要一定的时间（通常 ≥35ms），希氏束失夺获时，St-A 间期轻微延长（＜35ms）应怀疑存在旁路。结合真正的希氏束起搏（选择性夺获希氏束）可以识别其他单用希氏束旁起搏不能识别的旁路[30]。

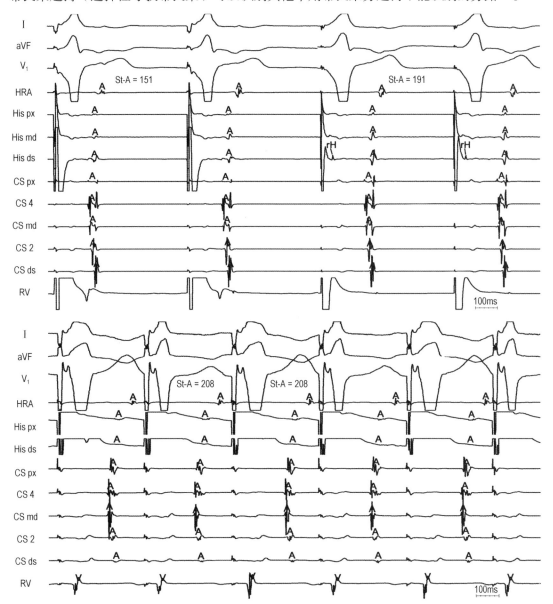

图 5-18　希氏束旁起搏（上图：慢径路；下图：后间隔旁路）。逆向心房激动传导缓慢且呈向心性（冠状窦口区域 A 波最早）。上图：希氏束失夺获时出现逆传 H 波，且 St-A 间期延长 40ms，提示心房逆传激动依赖希氏束，并通过慢径路逆传。下图：希氏束失夺获，但 St-A 间期不变，表明逆传心房激动不依赖希氏束，而是通过后间隔旁路逆传

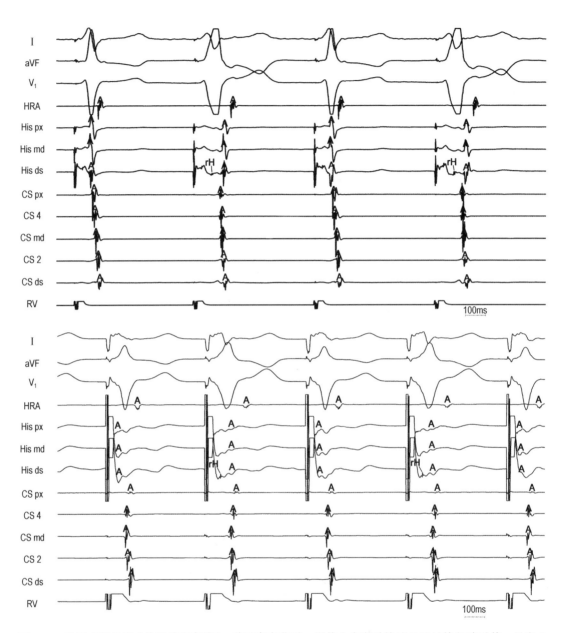

图 5-19　希氏束旁起搏（快径路和旁路）。希氏束夺获时，逆传心房激动快速且通过快径路逆传，呈向心性（希氏束区域 A 波最早）。希氏束失夺获时出现逆传 H 波，逆传心房激动顺序发生改变 [CS px 近端最早（上图）和 CS md 中部最早（下图）]，提示存在旁路

　　希氏束旁起搏的局限性：①快径路领先旁路传导；②心房夺获；③左束支夺获；④逆向右束支传导阻滞；⑤结 - 束旁路 [31-33]。希氏束旁起搏（或窦性心律期间的任何起搏）识别在窦性心律时逆传的结构，不一定与心动过速时起作用的结构相同。如果存在两条逆传径路（快径路和旁路），希氏束失夺获时快径路传导可能优于旁路传导，这样就可能错误排除旁路。因此，希氏束旁起搏和心动过速时逆传心房激动顺序一致很重要。希氏束旁近端部位起搏时，心房夺获阈值可能低于希氏束 / 右束支和心室夺获阈值，因此在希氏束 / 右

心室和右心室夺获时可能出现心房夺获。因此，希氏束失夺获时St-A间期不变导致错误诊断为旁路。St-A间期很短——St-A间期（冠状窦近端）＜60ms，St-A间期[高位右心房（HRA）]＜70ms提示直接夺获心房（图5-20）[32]。左侧旁路时，希氏束/右心室夺获导致的St-A间期可能比仅右心室夺获（房室结反应）短。尽管距离更长，但通过希氏束-浦肯野系统到旁路的快速传导可能比从右心室基底部到旁路的缓慢心肌间传导时间更短。特别是左侧游离壁旁路，希氏束-浦肯野系统和心肌到旁路的传导差异更大。此外，高能量多极起搏夺获希氏束/右束支的同时可能还会夺获左束支（希氏束纤维延伸为左束支），从而传导更快。仅左心房偏心性激动模式应该怀疑旁路（但偏心性左心房-房室结连接少见）。为了确定是否通过房室结逆传，希氏束旁起搏要求希氏束上逆传发生在希氏束/右束支远端夺获之后。起搏部位近端的逆传阻滞（逆向右束支传导阻滞）可能会混淆此方法。最后，结-束旁路因为逆传依赖希氏束/右束支夺获，可以观察到房室结反应。相反，结-室旁路由于逆传依赖心室肌夺获，发生旁路反应（参见第6章和第11章）[34]。

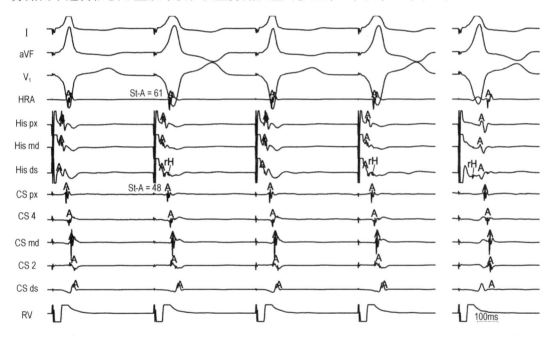

图5-20　希氏束旁起搏（心房夺获）。心房激动呈向心性（希氏束区域最早），且St-A间期短（希氏束图为31ms，冠状窦图为48ms，高位右心房图为61ms）。希氏束失夺获时心房后出现逆行的H波，且St-A间期不变，从而误诊为旁路（假旁路反应）。最后一搏显示心房失夺获且通过快径路逆传时真正的St-A间期

当St-A间期随着希氏束夺获而延长时，就会发生自相矛盾的希氏束旁反应。此时，从单纯右心室夺获伴希氏束晚激动过渡到希氏束/右心室直接夺获缩短了HH间隔，通过干扰房室结有效不应期导致阻滞，并可通过较慢的候补径路传导（慢径路、慢旁路）。

心室早搏刺激、右心室不同部位起搏和希氏束旁起搏的主要局限在于窦性心律时确定的逆传径路与心动过速时的逆传径路不一定相同，特别是快径路传导优于旁路传

导时，局限更为明显，但可以通过心动过速时进行以下操作克服：室性早搏（VPD）扫描、右心室不同部位起搏和希氏束旁拖带[35-37]。由于导管频繁移位、心动过速期间不能夺获希氏束和起搏导致心动过速意外终止，右心室不同部位起搏和希氏束旁起搏难以完成。

（二）窄 QRS 波心动过速发作时

由于心动过速时逆传径路在窦性心律时可能不明显，因此，心动过速期间的起搏措施更有利于诊断。这些起搏措施包括：①舒张期室性早搏；②心室拖带。

1. 舒张期室性早搏 在心动过速的舒张期给予单个右心室早搏刺激，可以重整（提前激动/延迟激动）或终止心动过速。早搏刺激对心动过速的影响取决于起搏部位（心尖部与基底部）到折返环的距离（AVNRT 与 ORT）[38]。

（1）预激指数（PI）：心动过速进行舒张期室性早搏扫描时，提前激动心房的最长配对间期被确定为预激指数（PI）[39]。PI = 心动过速周长 – 提前激动心房的最长配对间期。PI 取决于右心室起搏部位（一般为右心室心尖部）与心动过速折返环的相对位置。在间隔部旁路参与的 ORT，PI 较短（＜45ms），因为右心室起搏部位和旁路之间距离短，更晚的室性早搏刺激也能预激心房；左侧游离壁旁路的 PI＞75ms，因为配对间期较短的室性早搏才能进入折返环并预激心房。由于右心室心尖部与房室结之间的距离较长，因此 AVNRT 的 PI≥100ms。

（2）希氏束不应期室性早搏（V 在 H 上）：当希氏束已经被心动过速前传去极化时（"占用"），一个晚期配对的室性早搏刺激发放时被称为"希氏束不应期"，这对于确定是否有旁路很重要；除非存在旁路，早搏刺激不能逆传激动心房[40]。早搏刺激是否处于希氏束不应期的 3 个标志：①与希氏束电图上的 H 波同步发放（" His 同步"或"V 在 H 上"）；②希氏束电图上可见明显的 H 波时发放，但并不一定要求与 H 波同步；③起搏的 QRS 波群呈融合波。在心动过速期间给予希氏束不应期室性早搏刺激，有 3 个阳性反应可证明存在旁路（但不一定参与心动过速）：①心房提前激动；②心房延迟激动；③室性早搏未逆传到心房（室房传导阻滞）而心动过速终止（图 5-10，见图 6-11～图 6-14）。上述 3 个阳性反应都表明存在旁路，且排除单纯的 AVNRT 和 AT。虽然 ORT 最有可能，但并不一定要证明这一点。在结-束旁路/结-室旁路作为"旁观者"存在时，AVNRT 可以被希氏束不应期室性早搏重整或终止。延迟激动可见于具有递减传导特性的旁路（长 RP 心动过速）（参见第 6 章）[34, 41-43]。

（3）非希氏束不应期室性早搏：相比于非希氏束不应期室性早搏，干扰心动过速的希氏束不应期室性早搏更有助于诊断，但早期配对的室性早搏也可提供重要的信息。早发的室性早搏在室房传导阻滞时能终止心动过速可以排除 AT。一个早发的室性早搏能够预激心房并重整心动过速，本质上等同于心动过速时单个心室拖带。如果出现可见的逆传 H 波，ΔHA（$HA_{重整}$－HA_{SVT}）＞或＜0 可以鉴别各种 AVNRT 和 ORT（或早发的室性早搏比希氏束提前激动心房提示存在旁路）。

2. 心室拖带 以比 NCT 更快的频率进行心室超速起搏，可进入折返环的可激动间隙，在不终止心动过速的情况下将心房加速至起搏周长。拖带过程中，每个起搏刺激的前向波（n）与随后的反向波（$n+1$）在折返环内碰撞，直到起搏停止。AVNRT前向波和反向波的碰撞发生在房室结内，而ORT的碰撞可能发生在希氏束的上方或下方。更快频率起搏时，逆向激动和夺获希氏束（碰撞点在希氏束上方）。起搏频率较慢时，允许前向激动和夺获希氏束（碰撞点在希氏束下方）[44, 45]。右心室基底部起搏（远离右束支终末部）有利于前向夺获希氏束[46]。

（1）顺向夺获希氏束：在NCT心室拖带时，识别前向夺获希氏束非常重要，因为它等同于通过反复的希氏束不应期室性早搏持续重整心动过速，表明存在旁路，并可能诊断为ORT。另一种理论上可能代替ORT的是AVNRT通过旁观的结-束/结-室旁路，绕过希氏束，前向夺获希氏束来拖带AVNRT。确定最后一个希氏束波被加速到起搏周长，对于确定希氏束是前向还是逆向夺获至关重要（见图2-6）。前向夺获希氏束会导致持续的起搏QRS波群融合于最后一个前向夺获的H波（与心动过速时形态相同），该融合发生在起搏周长上（暂时性拖带的第1条标准）（图5-21）。

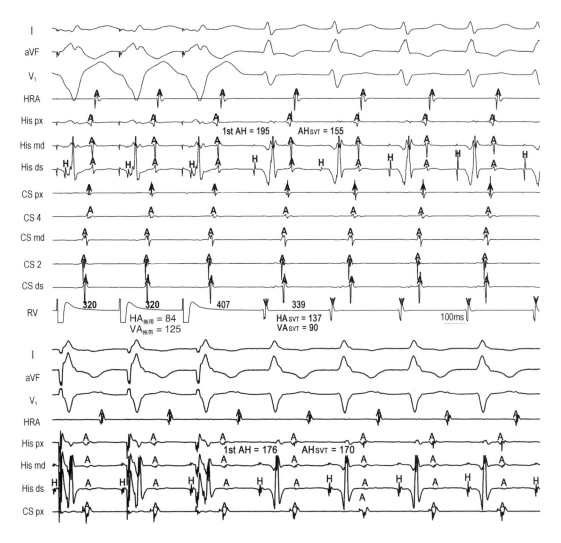

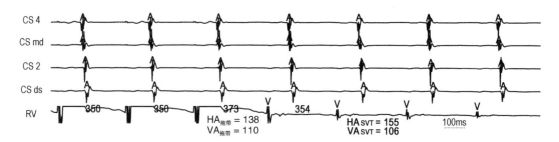

图5-21 拖带ORT伴顺向夺获希氏束。拖带的反应是AVA，可排除AT。上图：左后侧壁旁路参与的ORT。PPI−TCL=68ms，cPPI =28ms，Δ HA=−53ms，Δ VA=35ms。下图：右后间隔旁路参与的ORT。PPI−TCL=19ms，cPPI=13ms，Δ HA=−17ms，Δ VA=4ms。在这两种情况下，都顺向夺获希氏束，都表明存在旁路。注意，拖带和心动过速时希氏束波的形态是相同的

（2）4个拖带后标准：尽管在拖带时识别希氏束前向夺获很有用，但在起搏过程中希氏束电位并不总是清晰可见的。以下拖带后的结果有助于心动过速的鉴别：①"AV"或"AAV"反应（AVNRT/ORT与AT）；②PPI−TCL（AVNRT与ORT）；③Δ HA值（AVNRT与ORT）；④Δ VA值（AVNRT与ORT）（图5-21，图5-22）[44, 47-50]。

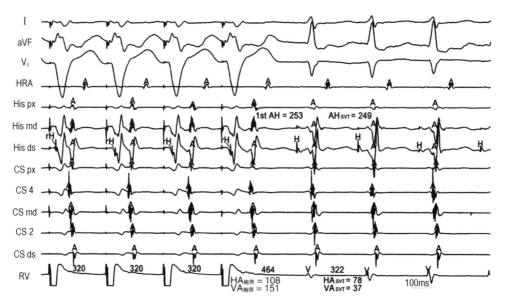

图5-22 NCT时心室拖带（典型AVNRT）。拖带的反应为AVA（AHA），可排除AT。心房激动顺序呈向心性且与心室同时激动（A在V上心动过速），可排除ORT。PPI−TCL=142ms，cPPI=138ms，ΔHA=30ms，Δ VA=114ms

1）"AV"或"AAV"反应：对于AVNRT和ORT（后者必须呈1∶1房室关系），心室拖带后的反应均为"AV"反应；对于AT，其反应为"AAV"反应（图5-21～图5-23）[47]。心室拖带后的"AV"反应对于AVNRT/ORT具有特异性，AT很少见（大环折返性AT的心动周期超过房室结-希氏束-浦肯野系统不应期时，并且记录位于一个前向夺获心房的部位）[51]。然而，"AAV"反应对AT特异性较低，在各种情况下AVNRT/ORT也可以看到

"AAV" 反应（表 5-2）（见图 6-12～6-14 及图 6-16）[41, 42, 52-55]。

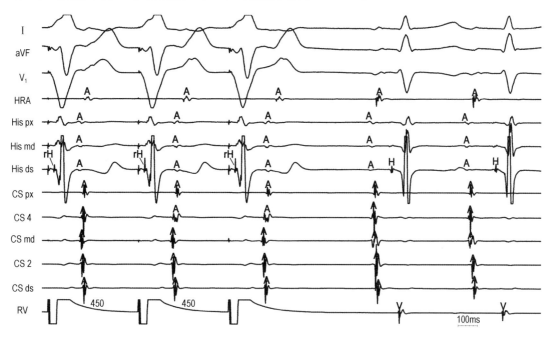

图 5-23　NCT 时心室拖带（AT）。拖带（心室超速起搏）的反应是 AAV。注意：拖带和心动过速时的心房激动模式不同，心动过速时 P 波形态不符合 AVNRT 或 ORT。AT 起源于主动脉瓣的无冠窦

表 5-2　"AAV" 反应不仅见于 AT

诊断	反应类型	心房激动顺序（拖带时相比心动过速）	H 波位置	说明
典型 AVNRT	假性 "AAV" 反应	相同（快径路逆传）	AHA	HV ＞ HA
非典型 AVNRT/PJRT	假性 "AAV" 反应（经典）	相同（慢径路或旁路）	AAH	VA$_{拖带}$ ＞ VV$_{PCL}$
非典型 AVNRT/PJRT	真性 "AAV" 反应	不同（快径路对慢径路或旁路）	AAH	双通道逆传反应
非典型 AVNRT	假性 "AAV" 反应	相同（慢径路），除非双通道逆传	AHA（希氏束下传导阻滞）AAH（希氏束上传导阻滞）	下游共同通路阻滞
非典型 AVNRT	假性 "AAV" 反应	相同（慢径路）	AAH	长 AH ＞ TCL

注：PCL. 起搏周长。

2）起搏后间期–心动周期：心动过速时心室拖带后的 PPI，反映了起搏部位（右心室心尖部）与心动过速环路之间的距离。由于右心室心尖部与房室结之间的距离较长，因此 AVNRT 的 PPI–TCL 较长（＞ 115ms），而对于 ORT，由于心室是折返环的一部分，PPI–TCL 较短（≤ 115ms）[48]。PPI–TCL ≤ 115ms 对于 ORT 特异性非常高。但是，PPI–TCL ＞ 115ms 对于 AVNRT 特异性并不高，在 ORT 中也可发生。原因：①旁路的逆向递减传导（PJRT）；②房室结的前向递减传导，特别是在起搏频率较快时（见图 6-14 和图 10-27）。

快起搏频率可逆传入房室结，促进希氏束逆向夺获，使房室结处于相对不应期或在起搏停止时从快径路转换到慢径路[44, 56]。以比TCL刚好少10～20ms的周长进行拖带可克服这些不足，针对房室结的传导延迟来校正PPI（cPPI）也有帮助（cPPI＜110ms为ORT；cPPI≥110ms为AVNRT）[57, 58]。但cPPI不能纠正旁路逆向递减传导（PJRT）引起的PPI延长[34]。

3）ΔHA值：AVNRT心室拖带时，希氏束和心房先后顺序激活，但在心动过速发作时同时激活（HA$_{拖带}$＞HA$_{AVNRT}$或ΔHA=HA$_{拖带}$–HA$_{AVNRT}$＞0）。相反，ORT拖带时希氏束和旁路同时激活，但在心动过速发作时顺序激活（HA$_{拖带}$＜HA$_{ORT}$或ΔHA=HA$_{拖带}$–HA$_{ORT}$＜0）（图5-21，图5-22）[44, 49]。

4）ΔVA值：如果拖带时希氏束电位不清楚，拖带时的St-A间期与心动过速时的VA间期之差（ΔVA间期）可作为替代。ΔVA间期＞85ms提示AVNRT，≤85ms提示ORT（图5-21，图5-22）[48]。

PPI–TCL、ΔHA和ΔVA是AVNRT/ORT的间接测量数据，由于折返环中前向（有可能是逆传路径）固有的递减传导，因此"人为"取大数值。对于ORT，差值较小，具有特异性；但对于AVNRT，差值较大，特异性较低。当心动过速不能被拖带时，这些测量数据在诱发室上性心动过速时仍然有助于诊断（译者注：St-A$_{诱发}$–VA＜85ms可排除AVNRT）[59]。

（3）心室超速起搏的起始：当起搏由于反复终止心动过速使得拖带无法进行时，确定心动过速何时受到干扰，可鉴别AVNRT和ORT。在过渡区内（起搏的QRS波群进行性融合）或一个完全起搏的QRS波群，如果重整心房（提前/延迟）或终止心动过速（伴室房传导阻滞）提示存在ORT（图5-24，图5-25）[60, 61]（过渡区内的心室起搏呈融合波且处于希氏束不应期）。

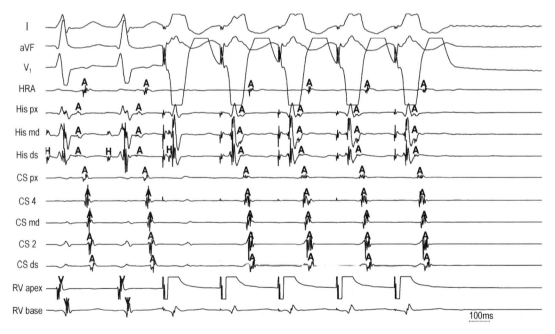

图5-24 NCT（前间隔旁路参与的ORT）时心室超速起搏的起始。心房激动呈向心性（希氏束区域A波最早）。第一个起搏波处于希氏束不应期，在室房传导阻滞时终止心动过速，表明存在旁路

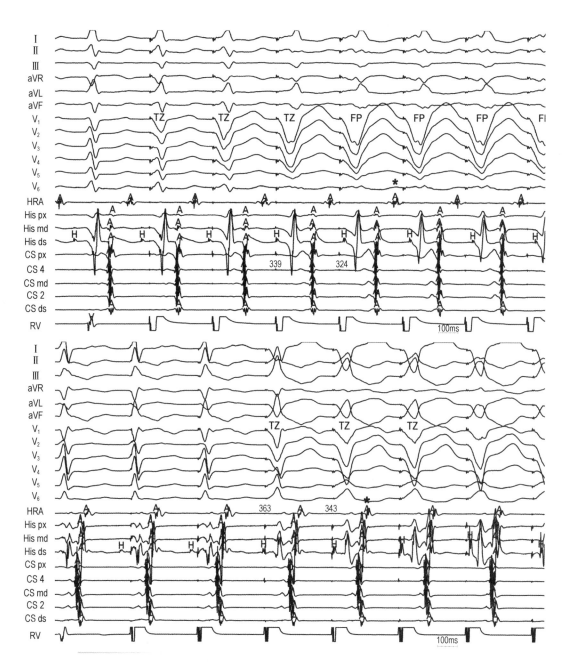

图 5-25　NCT 期间心室超速起搏的起始。上图：左后间隔旁路参与的 ORT。过渡区（TZ）之后的第一个完全起搏（FP）的波仍处于希氏束不应期，使心房（*）提前激动 15ms，表明存在旁路。下图：左后间隔旁路参与的 ORT。过渡区内的一个心室起搏波（希氏束不应期）使心房（*）提前激动 20ms，表明存在旁路

四、心房起搏

虽然心室起搏对 NCT 的诊断更有用，但心房起搏也很重要。

（一）ΔAH 值

AVNRT时，AH间期是一个假间期，反映心房逆传和希氏束前传的同时激动。ORT 和AT时，AH间期是一个真间期，表示心房/房室结/希氏束的顺序激动，与以心动过速周长起搏心房（或拖带）时的AH间期相似。因此，Δ AH（AH$_{起搏 @ TCL}$-AH$_{SVT}$）可以区分 AVNRT（>40ms）、ORT（<20ms）和AT（<10ms）[62]。

（二）VA 关联（AT 与 AVNRT/ORT 鉴别）

与AT不同，AVNRT和ORT的逆传结构比较固定（分别为房室结和旁路），以不同频率（递减起搏）和从心房的不同部位起搏（差异性起搏）时，心房超速起搏后第一搏的VA间期类似（"关联"）于心动过速（传统方法）（Δ VA<10ms）。相反，AT时 Δ VA>10ms，因为 Δ VA并非真正的传导间期，而是取决于AT的返回间期（其本身取决于起搏部位与AT起源部位的距离）和房室结到心室的传导时间（图5-26，图5-27）[6, 63-65]。

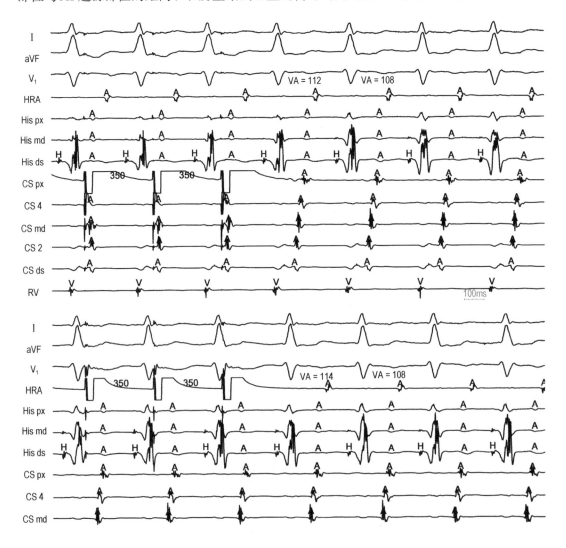

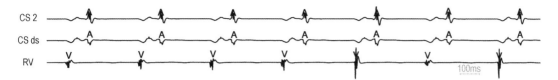

图 5-26　VA 关联（左侧游离壁旁路参与的 ORT）。在 CS px（上图）和 HRA（下图）进行心房超速起搏，拖带 ORT 伴恒定的心房融合（暂时性拖带的第 1 条标准）。ΔVA（1st VA$_{HRA}$–1st VA$_{CS\,px}$）=2ms

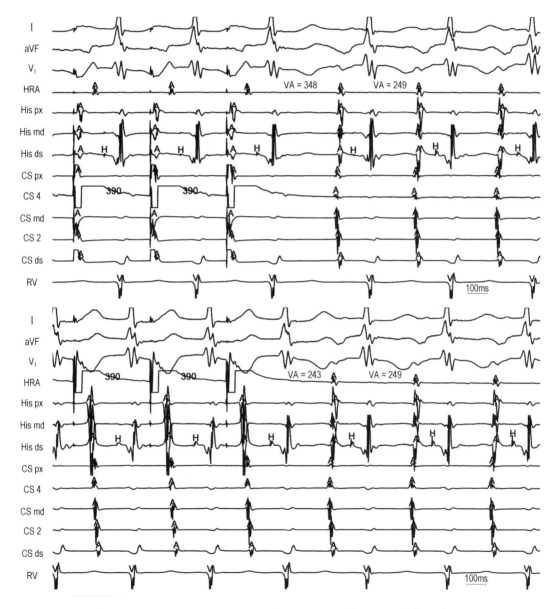

图 5-27　VA 失关联（AT）。CS 4（上图）和 HRA（下图）的心房超速起搏使心房加速至起搏周长。Δ VA（1st VA$_{CS\,4}$–1st VA$_{HRA}$）=105ms

（三）AVNRT 与 JT 鉴别

区分AVNRT和JT的两种常用方法：①心房超速起搏；②心房早搏刺激[66-68]。对心房超速起搏的反应，AVNRT为"AHA"，而JT为"AHH"（图5-28～图5-30）。"AHA"反应

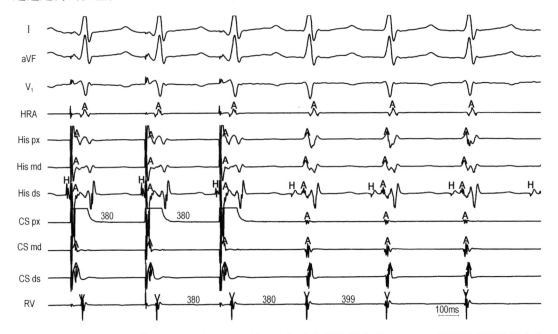

图5-28　"AHA"反应（典型AVNRT）。CS px的心房超速起搏拖带典型AVNRT，起搏终止后的反应为"AHA"

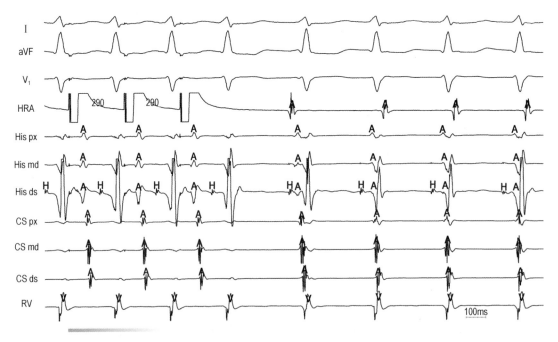

图5-29　真正的"AHH"反应（JT）。HRA的心房超速起搏终止后产生真正的"AHH"反应提示JT。另一种可能是典型AVNRT伴快径路和慢径路双重心室反应，随后再发心动过速

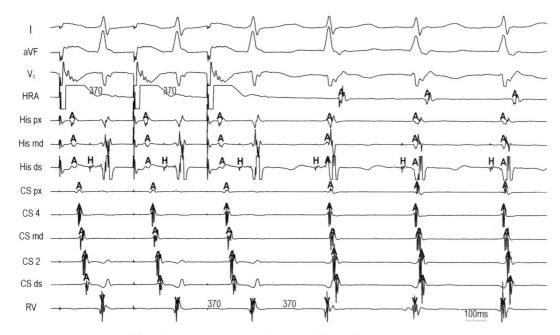

图5-30　假"AHH"反应（典型 AVNRT）。这是带有 AHH 模式的真"AHA"反应，因为慢径路传导时间明显延长（起搏后的第1个H波和第2个H波分别受倒数第2个和最后1个起搏刺激驱动）

对于 AVNRT 特异性很高，"AHH"反应对于 JT 特异性较低，也可见于 AVNRT。①当 AH（慢径路传导）＞ AA（心房起搏周长）时为假"AHH"反应；②起搏停止时的双重心室反应导致真正的"AHH"反应 [要么心房超速起搏终止并重启 AVNRT，其后发生双重心室反应，要么 AVNRT 具有较大的可激动间隙，以致顺向波峰（ n ）和逆向波峰（ $n+1$ ）之间的碰撞点在前传慢径路（不是逆传快径路），导致在停止起搏时出现双重前传心室反应]。

　　在心房额外刺激，一个较晚的心房早搏刺激（处于希氏束不应期）在房室传导阻滞时，如果能够重整（提前 / 延迟）或终止心动过速，则可以排除 JT（图5-31，图5-32）。较早的房性早搏刺激通过快径路传导重整但不终止心动过速，则倾向 JT（然而，有另一种可能，较早的房性早搏刺激会重整 AVNRT，其后发生双重前向反应）。

五、迷走神经刺激

　　在 AVNRT 和 ORT 时，房室结是折返环的参与部分，而在 AT 时不是。即使迷走神经刺激诱发房室传导阻滞（腺苷或颈动脉窦按摩），如心动过速仍不终止，则也可诊断为 AT。使用腺苷可以终止 NCT，特异性较低，可见于房室结依赖的 AVNRT 和 ORT、窦房结依赖的窦房结内折返性心动过速、环磷酸腺苷（cAMP）介导的 AT[69, 70]。

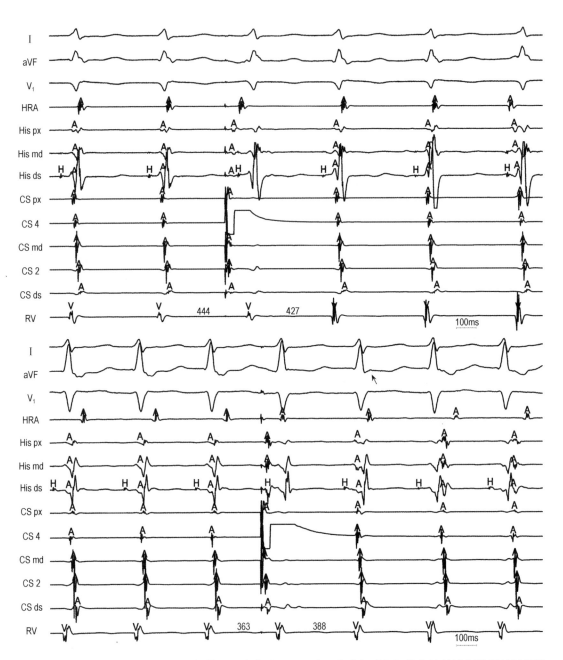

图 5-31 希氏束不应期的房性早搏刺激重整（典型 AVNRT）。希氏束不应期的房性早搏刺激通过慢径路提前（上图）和延迟（底部）激动希氏束来重整典型 AVNRT。这些发现可排除 JT。下图：逆行 P 波的位置从 QRS 波群的末端转移到中部（箭头），可以确认发生了重整

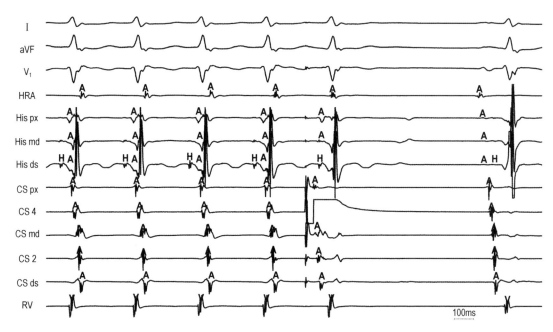

图 5-32　希氏束不应期的房性早搏刺激终止典型 AVNRT。希氏束不应期的房性早搏刺激不能通过慢径路传导，典型 AVNRT 终止。这种情况可以排除 JT

六、不常见的电生理现象

（一）窄 QRS 波心动过速伴室房分离

NCT 伴室房分离比较少见，鉴别诊断包括：①AVNRT 伴房室结上游共同通路阻滞；②JT 伴交界区心房阻滞；③结 - 束 / 结 - 室旁路参与的 ORT 伴结房传导阻滞；④希氏束内折返性心动过速伴 HA 阻滞。因为心房起搏刺激在房室分离时不能影响心动过速，所以上述心房起搏较难鉴别 AVNRT 和 JT。可能需要来自过渡区的其他线索才能鉴别（如诱发心动过速时无房室结双径路现象）。结 - 束旁路折返性心动过速伴室房分离可通过以下方法诊断：①希氏束不应期室性早搏刺激重整（提前 / 延迟激动希氏束 / 心室，但由于房室分离，不一定激动心房）或终止心动过速；②心室拖带后短 PPI（见图 11-11、图 11-12）[17, 18, 71, 72]。由于希氏束的纵向分离，希氏束内折返的特征是分裂的 H 波[73]。

（二）双重前传心室反应性心动过速

另一种少见的 NCT 是双重前传心室反应性心动过速（DART），此时，一个 P 波通过房室结的快径路和慢径路同时下传形成两个 QRS 波群（图 5-33）[74, 75]，可能导致二联律心动过速，心动过速时心室率是心房率的 2 倍（这可能被误认为室房分离）。

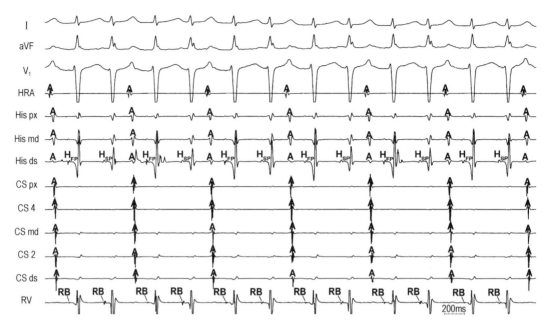

图 5-33　DART。由于同时经快径路和慢径路传导，房室结的纵向分离导致每个窦性 P 波形成两个 QRS 波群（"双心室反应"）。注意，这种心动过速不常见，但它会呈现长 - 短二联周期

（三）窄 QRS 波室性心动过速

并非所有 NCT 都起源于心室以上的部位。罕见情况下，室性心动过速（VT）QRS 波群可以比较窄（＜ 120ms），特别是下壁心肌梗死时或希氏束附近起源时（图 5-34）[76-78]。

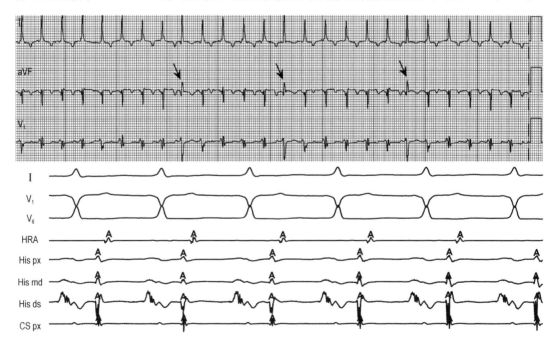

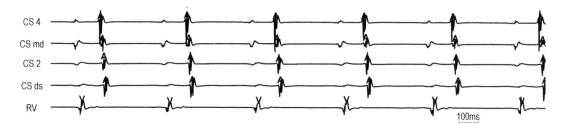

图 5-34 窄 QRS 波室性心动过速。房室结的文氏逆传产生间歇性非典型房室结回波（箭头），使室性心动过速略微提前并重整。这些回波能重整室性心动过速提示室性心动过速非常接近希氏束-浦肯野系统，因而 QRS 波不宽。注意，希氏束电位不早于 QRS 波群

（张润花　刘启功　译）

参 考 文 献

1. Goyal R, Zivin A, Souza J, et al. Comparison of the ages of tachycardia onset in patients with atrioventricular nodal reentrant tachycardia and accessory pathway-mediated tachycardia. Am Heart J 1996; 132: 765-767.

2. González-Torrecilla E, Almendral J, Arenal A, et al. Combined evaluation of bedside clinical variables and the electrocardiogram for the differential diagnosis of paroxysmal atrioventricular reciprocating tachycardias in patients without pre-excitation. J Am Coll Cardiol 2009; 53: 2353-2358.

3. Katritsis DG, Josephson ME. Differential diagnosis of regular, narrow-QRS tachycardia. Heart Rhythm 2015; 12: 1667-1676.

4. Kay GN, Pressley JC, Packer DL, Pritchett EL, German LD, Gilbert MR. Value of the 12-lead electrocardiogram in discriminating atrioventricular nodal reciprocating tachycardia from circus movement atrioventricular tachycardia utilizing a retrograde accessory pathway. Am J Cardiol 1987; 59: 296-300.

5. Benditt D, Pritchett E, Smith W, Gallagher J. Ventriculoatrial intervals: diagnostic use in paroxysmal supraventricular tachycardia. Ann Intern Med 1979; 91: 161-166.

6. Knight BP, Ebinger M, Oral H, et al. Diagnostic value of tachycardia features and pacing maneuvers during paroxysmal supraventricular tachycardia. J Am Coll Cardiol 2000; 36: 574-582.

7. Ceresnak SR, Doan LN, Motonaga KS, et al. 50 is the new 70: short ventriculoatrial times are common in children with atrioventricular reciprocating tachycardia. Heart Rhythm 2015; 12: 1541-1547.

8. Tai C, Chen S, Chiang C, Lee S, Chang M. Electrocardiographic and electrophysiologic characteristics of anteroseptal, midseptal, and para-Hisian accessory pathways. Implication for radiofrequency catheter ablation. Chest 1996; 109: 730-740.

9. Green M, Heddle B, Dassen W, et al. Value of QRS alteration in determining the site of origin of narrow QRS supraventricular tachycardia. Circulation 1983; 68: 368-373.

10. Morady F. Significance of QRS alternans during narrow QRS tachycardias. Pacing Clin Electrophysiol 1991; 14: 2193-2198.

11. Josephson M, Scharf D, Kastor J, Kitchen J. Atrial endocardial activation in man. Electrode catheter technique of endocardial mapping. Am J Cardiol 1977; 39: 972-981.

12. Wellens H, Durrer D. Patterns of ventriculo-atrial conduction in the Wolff-Parkinson-White syndrome. Circulation 1974; 49: 22-31.

13. Amat-y-Leon F, Dhingra R, Wu D, Denes P, Wyndham C, Rosen K. Catheter mapping of retrograde atrial activation. Observations during ventricular pacing and AV nodal re-entrant paroxysmal tachycardia. Br Heart

J 1976; 38: 355-362.

14. Hwang C, Martin DJ, Goodman JS, et al. Atypical atrioventricular node reciprocating tachycardia masquerading as tachycardia using a left-sided accessory pathway. J Am Coll Cardiol 1997; 30: 218-225.

15. Wellens H, Wesdorp J, Düren D, Lie K. Second degree block during reciprocal atrioventricular nodal tachycardia. Circulation 1976; 53: 595-599.

16. Willems S, Shenasa M, Borggrefe M, et al. Atrioventricular nodal reentry tachycardia: electrophysiologic comparisons in patients with and without 2: 1 infra-His block. Clin Cardiol 1993; 16: 883-888.

17. Lau EW. Infraatrial supraventricular tachycardias: mechanisms, diagnosis, and management. Pacing Clin Electrophysiol 2008; 31: 490-498.

18. Hamdan MH, Kalman JM, Lesh MD, et al. Narrow complex tachycardia with VA block: diagnostic and therapeutic implications. Pacing Clin Electrophysiol 1998; 21: 1196-1206.

19. Coumel P, Attuel P. Reciprocating tachycardia in overt and latent preexcitation. Influence of functional bundle branch block on the rate of the tachycardia. Eur J Cardiol 1974; 1: 423-436.

20. Kerr C, Gallagher J, German L. Changes in ventriculoatrial intervals with bundle branch block aberration during reciprocating tachycardia in patients with accessory atrioventricular pathways. Circulation 1982; 66: 196-201.

21. Pritchett E, Tonkin A, Dugan F, Wallace A, Gallagher J. Ventriculo-atrial conduction time during reciprocating tachycardia with intermittent bundle-branch block in Wolff-Parkinson-White syndrome. Br Heart J 1976; 38: 1058-1064.

22. Jazayeri M, Caceres J, Tchou P, Mahmud R, Denker S, Akhtar M. Electrophysiologic characteristics of sudden QRS axis deviation during orthodromic tachycardia. Role of functional fascicular block in localization of accessory pathway. J Clin Invest 1989; 83: 952-959.

23. Goldreyer B, Damato A. The essential role of atrioventricular conduction delay in the initiation of paroxysmal supraventricular tachycardia. Circulation 1971; 43: 679-687.

24. Rinne C, Sharma AD, Klein GJ, Yee R, Szabo T. Comparative effects of adenosine triphosphate on accessory pathway and atrioventricular nodal conduction. Am Heart J 1988; 115: 1042-1047.

25. Owada S, Iwasa A, Sasaki S, et al. "V-H-A pattern" as a criterion for the differential diagnosis of atypical AV nodal reentrant tachycardia from AV reciprocating tachycardia. Pacing Clin Electrophysiol 2005; 28: 667-674.

26. Kapa S, Henz B, Dib C, et al. Utilization of retrograde right bundle branch block to differentiate atrioventricular nodal from accessory pathway conduction. J Cardiovasc Electrophysiol 2009; 20: 751-758.

27. Martínez-Alday JD, Almendral J, Arenal A, et al. Identification of concealed posteroseptal Kent pathways by comparison of ventriculoatrial intervals from apical and posterobasal right ventricular sites. Circulation 1994; 89: 1060-1067.

28. Derval N, Skanes AC, Gula LJ, et al. Differential sequential septal pacing: a simple maneuver to differentiate nodal versus extranodal ventriculoatrial conduction. Heart Rhythm 2013; 10: 1785-1791.

29. Hirao K, Otomo K, Wang X, et al. Para-Hisian pacing. A new method for differentiating retrograde conduction over an accessory AV pathway from conduction over the AV node. Circulation 1996; 94: 1027-1035.

30. Takatsuki S, Mitamura H, Tanimoto K, et al. Clinical implications of "pure" Hisian pacing in addition to para-Hisian pacing for the diagnosis of supraventricular tachycardia. Heart Rhythm 2006; 3: 1412-1418.

31. Sheldon SH, Li H, Asirvatham SJ, McLeod CJ. Parahisian pacing: technique, utility, and pitfalls. J Interv Card Electrophysiol 2014; 40: 105-116.

32. Obeyesekere M, Leong-Sit P, Skanes A, et al. Determination of inadvertent atrial capture during para-Hisian pacing. Circ Arrhythm Electrophysiol 2011; 4: 510-514.

33. Kenia A, Ho RT, Pavri BB. An uncommon response to para-His pacing. J Cardiovasc Electrophysiol 2014; 25: 796-798.

34. Ho RT, Frisch DR, Pavri BB, Levi SA, Greenspon AJ. Electrophysiological features differentiating the atypical atrioventricular node-dependent long RP supraventricular tachycardias. Circ Arrhythm Electrophysiol 2013; 6: 597-605.

35. Segal OR, Gula LJ, Skanes AC, Krahn AD, Yee R, Klein GJ. Differential ventricular entrainment: a maneuver to differentiate AV node reentrant tachycardia from orthodromic reciprocating tachycardia. Heart Rhythm 2009; 6: 493-500.

36. Platonov M, Schroeder K, Veenhuyzen GD. Differential entrainment: beware from where you pace. Heart Rhythm 2007; 4: 1097-1099.

37. Reddy VY, Jongnarangsin K, Albert CM, et al. Para-Hisian entrainment: a novel pacing maneuver to differentiate orthodromic atrioventricular reentrant tachycardia from atrioventricular nodal reentrant tachycardia. J Cardiovasc Electrophysiol 2003; 14: 1321-1328.

38. Benditt D, Benson DW Jr, Dunnigan A, et al. Role of extrastimulus site and tachycardia cycle length in inducibility of atrial preexcitation by premature ventricular stimulation during reciprocating tachycardia. Am J Cardiol 1987; 60: 811-819.

39. Miles W, Yee R, Klein G, Zipes D, Prystowsky E. The preexcitation index: an aid in determining the mechanism of supraventricular tachycardia and localizing accessory pathways. Circulation 1986; 74: 493-500.

40. Zipes DP, De Joseph RL, Rothbaum DA. Unusual properties of accessory pathways. Circulation 1974; 49: 1200-1211.

41. Ho RT, Patel U, Weitz HH. Entrainment and resetting of a long RP tachycardia: which trumps which for diagnosis? Heart Rhythm 2010; 7: 714-715.

42. Ho RT, Fischman DL. Entrainment versus resetting of a long RP tachycardia: what is the diagnosis? Heart Rhythm 2012; 9: 312-314.

43. Bardy G, Packer D, German L, Coltorti F, Gallagher J. Paradoxical delay in accessory pathway conduction during long R-P' tachycardia after interpolated ventricular premature complexes. Am J Cardiol 1985; 55: 1223-1225.

44. Ho RT, Mark GE, Rhim ES, Pavri BB, Greenspon AJ. Differentiating atrioventricular nodal reentrant tachycardia from atrioventricular reentrant tachycardia by Δ HA values during entrainment from the ventricle. Heart Rhythm 2008; 5: 83-88.

45. Nagashima K, Kumar S, Stevenson WG, et al. Anterograde conduction to the His bundle during right ventricular overdrive pacing distinguishes septal pathway atrioventricular reentry from atypical atrioventricular nodal reentrant tachycardia. Heart Rhythm 2015; 12: 735-743.

46. Boyle PM, Veenhuyzen GD, Vigmond EJ. Fusion during entrainment of orthodromic reciprocating tachycardia is enhanced for basal pacing sites but diminished when pacing near Purkinje system end points. Heart Rhythm 2013; 10: 444-451.

47. Knight B, Zivin A, Souza J, et al. A technique for the rapid diagnosis of atrial tachycardia in the electrophysiology laboratory. J Am Coll Cardiol 1999; 33: 775-781.

48. Michaud GF, Tada H, Chough S, et al. Differentiation of atypical atrioventricular node re-entrant tachycardia from orthodromic reciprocating tachycardia using a septal accessory pathway by the response to ventricular pacing. J Am Coll Cardiol 2001; 38: 1163-1167.

49. Mark GE, Rhim ES, Pavri BB, Greenspon AJ, Ho RT. Differentiation of atrio-ventricular nodal reentrant tachycardia from orthodromic atrio-ventricular reentrant tachycardia by Δ hA intervals during entrainment

from the ventricle. Heart Rhythm 2006; 3: S321.

50. Miller JM, Rosenthal ME, Gottlieb CD, Vassallo JA, Josephson ME. Usefulness of the delta HA interval to accurately distinguish atrioventricular nodal reentry from orthodromic septal bypass tract tachycardias. Am J Cardiol 1991; 68: 1037-1044.

51. Jastrzebski M, Kukla P. The V-A-V response to ventricular entrainment during atrial tachycardia: what is the mechanism? J Cardiovasc Electrophysiol 2012; 23: 1266-1268.

52. Kaneko Y, Nakajima T, Irie T, Iizuka T, Tamura S, Kurabayashi M. Atrial and ventricular activation sequence after ventricular induction/entrainment pacing during fast-slow atrioventricular nodal reentrant tachycardia: new insight into the use of V-A-A-V for the differential diagnosis of supraventricular tachycardia. Heart Rhythm 2017; 14: 1615-1622.

53. Vijayaraman P, Lee BP, Kalahasty G, Wood MA, Ellenbogen KA. Reanalysis of the "pseudo A-A-V" response to ventricular entrainment of supraventricular tachycardia: importance of His-bundle timing. J Cardiovasc Electrophysiol 2006; 17: 25-28.

54. Vijayaraman P, Kok LC, Rhee B, Ellenbogen KA. Wide complex tachycardia: what is the mechanism? Heart Rhythm 2005; 2: 107-109.

55. Crawford TC, Morady F, Pelosi F Jr. A long R-P paroxysmal supraventricular tachycardia: what is the mechanism? Heart Rhythm 2007; 4: 1364-1365.

56. Michaud GF. Entrainment of a narrow QRS complex tachycardia from the right ventricular apex: what is the mechanism? Heart Rhythm 2005; 2: 559-560.

57. Michaud GF, Morady F. Letters to the editor. Heart Rhythm 2006; 7: 1114-1115.

58. González-Torrecilla E, Arenal A, Atienza F, et al. First postpacing interval after tachycardia entrainment with correction for atrioventricular node delay: a simple maneuver for differential diagnosis of atrioventricular nodal reentrant tachycardias versus orthodromic reciprocating tachycardias. Heart Rhythm 2006; 3: 674-679.

59. Obeyesekere M, Gula LJ, Modi S, et al. Tachycardia induction with ventricular extrastimuli differentiates atypical atrioventricular nodal reentrant tachycardia from orthodromic reciprocating tachycardia. Heart Rhythm 2012; 9: 335-341.

60. AlMahameed ST, Buxton AE, Michaud GF. New criteria during right ventricular pacing to determine the mechanism of supraventricular tachycardia. Circ Arrhythm Electrophysiol 2010; 3: 578-584.

61. Dandamudi G, Mokabberi R, Assal C, et al. A novel approach to differentiating orthodromic reciprocating tachycardia from atrioventricular nodal reentrant tachycardia. Heart Rhythm 2010; 7: 1326-1329.

62. Man KC, Niebauer M, Daoud E, et al. Comparison of atrial-His intervals during tachycardia and atrial pacing in patients with long RP tachycardia. J Cardiovasc Electrophysiol 1995; 6: 700-710.

63. Kadish AH, Morady F. The response of paroxysmal supraventricular tachycardia to overdrive atrial and ventricular pacing: can it help determine the tachycardia mechanism? J Cardiovasc Electrophysiol 1993; 4: 239-252.

64. Maruyama M, Kobayashi Y, Miyauchi Y, et al. The VA relationship after differential atrial overdrive pacing: a novel tool for the diagnosis of atrial tachycardia in the electrophysiologic laboratory. J Cardiovasc Electrophysiol 2007; 18: 1127-1133.

65. Sarkozy A, Richter S, Chierchia G, et al. A novel pacing manoeuvre to diagnose atrial tachycardia. Europace 2008; 10: 459-466.

66. Fan R, Tardos JG, Almasry I, Barbera S, Rashba EJ, Iwai S. Novel use of atrial overdrive pacing to rapidly differentiate junctional tachycardia from atrioventricular nodal reentrant tachycardia. Heart Rhythm 2011; 8: 840-844.

67. Padanilam BJ, Manfredi JA, Steinberg LA, Olson JA, Fogel RI, Prystowsky EN. Differentiating junctional

tachycardia and atrioventricular node re-entry tachycardia based on response to atrial extrastimulus pacing. J Am Coll Cardiol 2008; 52: 1711-1717.

68. Roberts-Thomson KC, Seiler J, Steven D, et al. Short AV response to atrial extrastimuli during narrow complex tachycardia: what is the mechanism? J Cardiovasc Electrophysiol 2009; 20: 946-948.

69. DiMarco JP, Sellers TD, Berne RM, West GA, Belardinelli L. Adenosine: electrophysiologic effects and therapeutic use for terminating paroxysmal supraventricular tachycardia. Circulation 1983; 68: 1254-1263.

70. Camm AJ, Garratt CJ. Adenosine and supraventricular tachycardia. N Engl J Med 1991; 325: 1621-1629.

71. Ho RT. A narrow complex tachycardia with atrioventricular dissociation: what is the mechanism? Heart Rhythm 2017; 14: 1570-1573.

72. Roberts-Thomson KC, Seiler J, Raymond JM, Stevenson WG. Exercise induced tachycardia with atrioventricular dissociation: what is the mechanism? Heart Rhythm 2009; 6: 426-428.

73. Kusa S, Taniguchi H, Hachiya H, et al. Bundle branch reentrant ventricular tachycardia with wide and narrow QRS morphology. Circ Arrhythm Electrophysiol 2013; 6: e87-e91.

74. Gaba D, Pavri BB, Greenspon AJ, Ho RT. Dual antegrade response tachycardia induced cardiomyopathy. Pacing Clin Electrophysiol 2004; 27: 533-536.

75. Wang N. Dual atrioventricular nodal nonreentrant tachycardia: a systematic review. Pacing Clin Electrophysiol 2011; 34: 1671-1681.

76. Sakamoto T, Fujiki A, Nakatani Y, Sakabe M, Mizumaki K, Inoue H. Narrow QRS ventricular tachycardia from the posterior mitral annulus without involvement of the His-Purkinje system in a patient with prior inferior myocardial infarction. Heart Vessels 2010; 25: 170-173.

77. Bogun F, Good E, Reich S, et al. Role of Purkinje fibers in post-infarction ventricular tachycardia. J Am Coll Cardiol 2006; 48: 2500-2507.

78. Talib AK, Nogami A, Nishiuchi S, et al. Verapamil-sensitive upper septal idiopathic left ventricular tachycardia: prevalence, mechanism, and electrophysiological characteristics. JACC Clin Electrophysiol 2015; 1: 369-380.

第6章
长RP心动过速

引言

　　长RP心动过速是一种少见的窄QRS波心动过速（NCT），包括房性心动过速（AT）和4种房室结依赖的心动过速。①非典型房室结内折返性心动过速（快-慢型AVNRT）；②非典型AVNRT伴作为"旁观者"的隐匿性结-束（NF）/结-室（NV）旁路（AP）插入房室结慢径路（SP）（AVNRT-NF AP-SP）；③ORT由隐匿性NF/NV旁路插入房室结慢径路参与[结束折返性心动过速（NFRT）AP-SP]；④ORT由缓慢、递减传导的隐匿性房-室旁路参与[持续性交界性心动过速（PJRT）]（图6-1）[1]。由于比较少见，缺乏诊断标准，其通常从对短RP心动过速的常规起搏反应中推论得出。然而，由于折返环逆传径路的递减特性，长RP心动过速对与短RP心动过速对应的起搏刺激的反应不同。

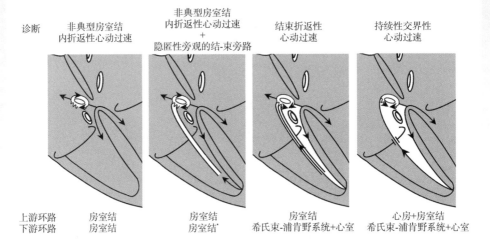

图6-1　4种房室结依赖的长RP心动过速。折返环的前传支和逆传支分别通过心房和心室起搏刺激确定。*表示结-束/结-室旁路插入慢径路

本章目的

　　1. 讨论4种房室结依赖的长RP NCT的电生理特征。

　　2. 讨论心房和心室起搏刺激时折返环前传支和逆传支的判断。

　　3. 讨论每种长RP心动过速成功消融的靶点。

一、电生理特征

房室结依赖的长 RP 心动过速的逆传支包括慢径路（非典型 AVNRT、NFRT AP-SP）或递减传导的慢旁路，后者通常（但不总是）位于后间隔（如 PJRT），因此，逆传心房激动顺序通常呈向心性且后间隔处 A 波最早（图 6-2 ～图 6-4）。房室结和慢旁路都对腺苷敏感，推测后者本身包含房室结组织或去极化的心房组织[2]。虽然过渡区线索（自发终止伴房室传导阻滞可排除 AT、束支传导阻滞时室房/心动过速周长延长）仍适用于长 RP 心动过速，但没有短 RP 心动过速常见（图 6-5）。自发终止通常发生在逆传支（慢径路或慢旁路），对诊断没有帮助。此外，束支传导阻滞导致的室房/心动周期变化难以见到，甚至在长 RP ORT 中不存在。原因：①心动过速较慢且不易受差异性传导影响；②大多数旁路位于间隔部，仅使 VA 间期稍延长（≤25ms）；③递减旁路的更快传导可以抵消由跨室间隔传导导致的折返环扩大，或者相反，递减旁路更慢的传导（VA 延长）可以抵消由跨室间隔传导（旁路同侧束支不阻滞）消失导致的折返环缩小。因此，需要起搏刺激来明确诊断。

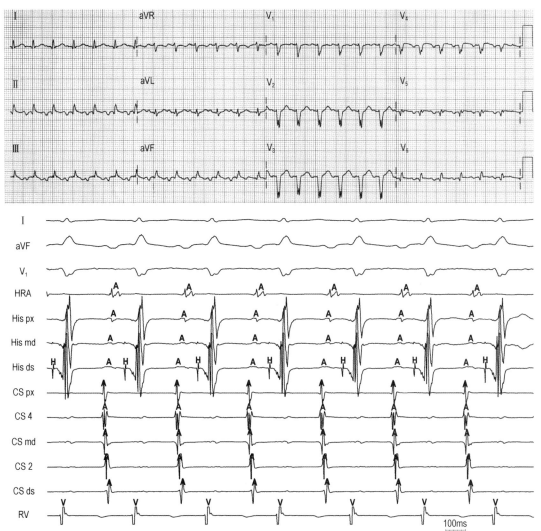

图 6-2 非典型 AVNRT。V₁导联 P 波倒置向下和略微正向。心房激动顺序呈向心性（最早出现在后间隔）

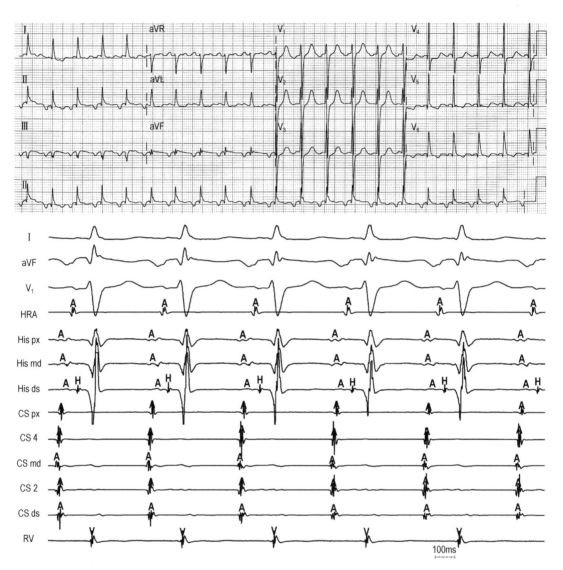

图 6-3 PJRT。V_1 导联 P 波倒置向下和略微负向（与非典型 AVNRT V_1 导联略微正向相反）。心房激动顺序呈向心性（前间隔、后间隔几乎同时发生）

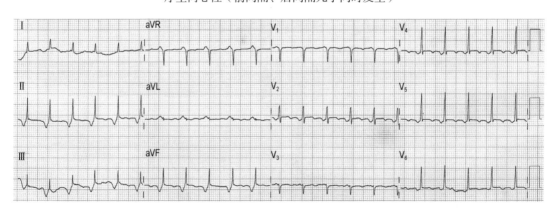

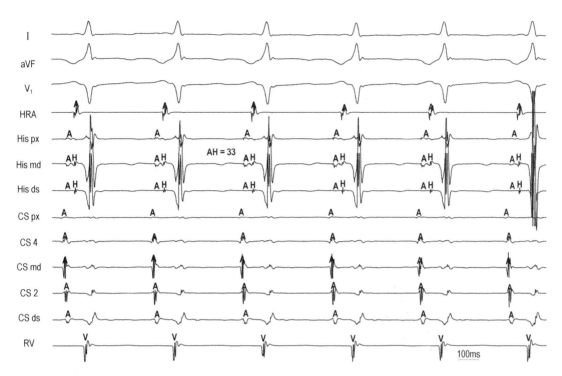

图 6-4　非典型 AVNRT 伴隐匿性旁观的结 - 束旁路。V₁ 导联 P 波倒置向下和略微正向。AH 间期非常短（33ms——心房电位的末端与希氏束电位重叠），因为它实际上是一个伪间期，代表心房和希氏束同时激活（排除 PJRT）。希氏束不应期室性早搏刺激延迟激动心房，证明存在旁路（图 6-13）

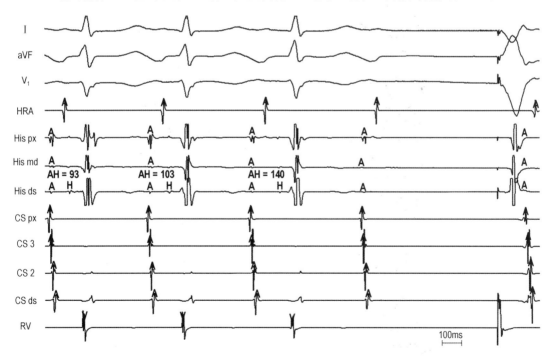

图 6-5　非典型 AVNRT 的自行终止伴房室传导阻滞。快径路文氏前传导致心动过速减慢并终止，提示心动过速依赖房室结，从而排除了房性心动过速。起搏的心室波通过快径路逆传（优先于慢径路）

起搏刺激

对于房室结依赖的长 RP 心动过速，与心动过速时（希氏束不应期室性早搏刺激、拖带）相比，窦性心律时（希氏束旁起搏、右心室不同部位起搏）心室起搏刺激帮助不大。原因：①虽然以窦性心律允许的最慢频率起搏，但仍然可能存在文氏室房传导阻滞；②快径路（FP）可能会抢占慢径路和慢旁路传导，并阻止逆传支缓慢逆传；③容易反复诱发的心动过速在心室刺激起始会干扰起搏操作[3]。此外，结-束旁路在希氏束旁起搏时会发生"房室结反应"，而长且绝缘的房-室或结-束/结-室旁路的插入点更接近右心室心尖部，而不是右心室基底部，在右心室不同部位起搏时会出现"房室结反应"（图 6-6，图 6-7）[4, 5]。

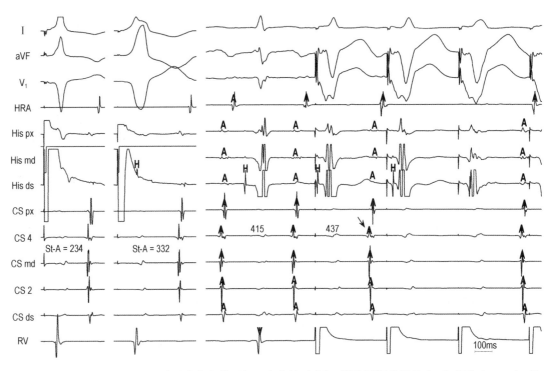

图 6-6　NFRT AP-SP。左图：希氏束旁起搏引起"房室结反应"，排除缓慢传导的房-室旁路（PJRT）。注意希氏束旁起搏和 NFRT 期间的心房激动模式相同。右图：心室超速起搏起始时 NFRT AP-SP 终止。第 1 个起搏波（希氏束不应期）使心房延迟 22ms（箭头），第 2 个起搏波（也是希氏束不应期）终止心动过速伴室房传导阻滞，两者均证明存在旁路

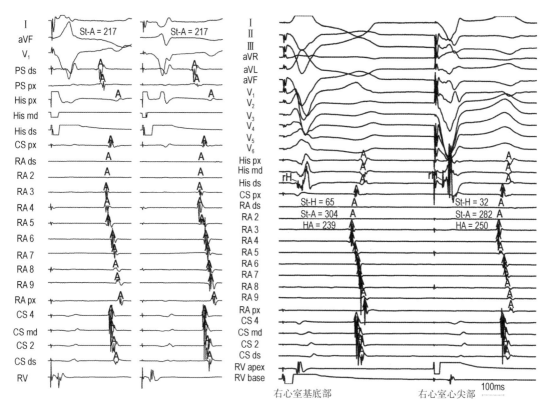

图6-7 长而不受影响的房-室旁路参与的PJRT。左图：希氏束旁起搏引发"旁路反应"。右图：右心室不同部位起搏，表明旁路的心室插入点与基底部相比更靠近右心室心尖部。结-室旁路插入右心室心尖部附近时，可以看到类似的现象，但心房是ORT折返环的一部分被排除（图6-22）。注意，右心室基底部起搏导致更长的St-H间期

（一）希氏束不应期室性早搏刺激（鉴别递减旁路的存在）

对于长RP 心动过速，希氏束不应期室性早搏刺激的阳性反应是识别存在旁路的最有用的方法[1]。阳性反应包括可重复出现的心动过速终止伴室房传导阻滞、重整伴提前激动、重整伴延迟激动。后者仅出现在具有明显递减特性的旁路中（图6-8～图6-14）[6-13]。阳性反应虽然证明了旁路的存在，但不一定参与了心动过速的机制（参与者相比于旁观者）[8, 9]。如果作为旁观者的隐匿性结-束旁路插入房室结的慢径路（逆传支），希氏束不应期室性早搏刺激可终止或重整非典型AVNRT（图6-12，图6-13；也参见图11-16）[8-10]。这样的室性早搏刺激通过结-束旁路-慢径路传导，并在心动过速前传波之前进入慢径路的可激动间隙，而心动过速前传波刚好穿过折返环较低的回转位点。起搏的逆传波与心动过速发生碰撞，而心动过速的前传波则碰上慢径路远端的绝对或相对不应期，两者分别终止或延迟重整心动过速。

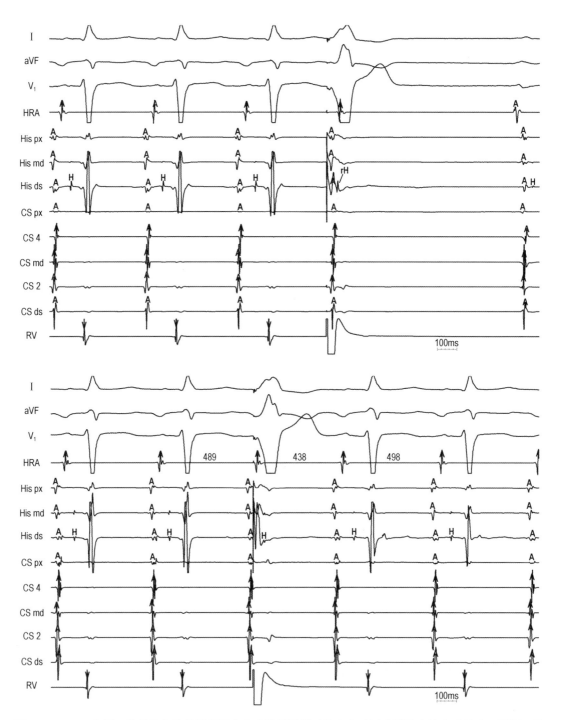

图 6-8　PJRT。上图：较早的室性早搏刺激在室房传导阻滞时终止心动过速排除房性心动过速。下图：希氏束不应期室性早搏刺激使心房提前51ms，证明存在旁路。rH. 逆传希氏束电位

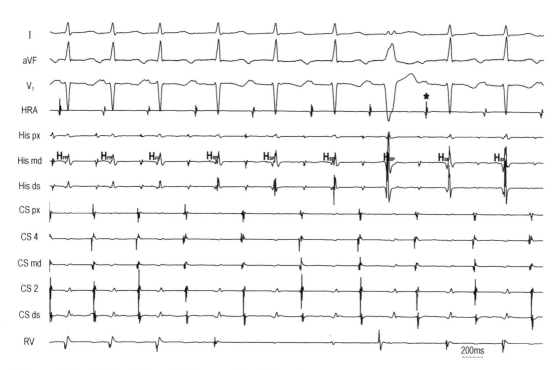

图6-9　具有双重房室结生理功能的PJRT。由于前传从快径路跳跃到慢径路，PJRT突然减慢，表明心动过速依赖房室结传导且可排除房性心动过速。自发希氏束不应期室性早搏使心房（＊）提前25ms，证明存在旁路

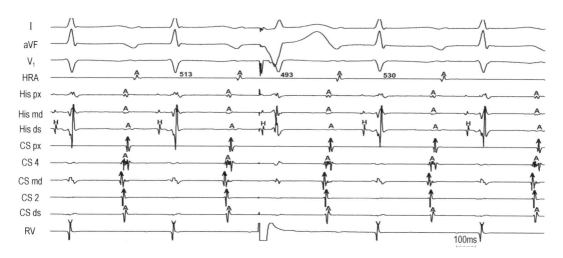

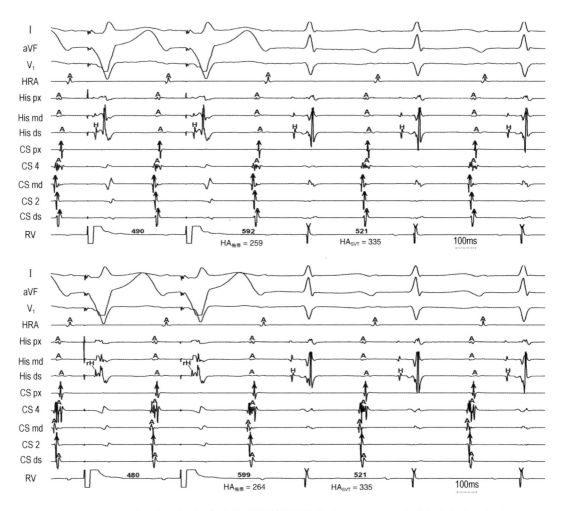

图6-10 PJRT。上图：希氏束不应期室性早搏刺激提前激动心房20ms，表明存在旁路。中图：心室拖带并有前传夺获希氏束（固定QRS融合波），进一步证实旁路存在。下图：以较短（10ms）的起搏周长（QRS进行性融合），从心室拖带逆传夺获希氏束。两种情况下，PPI−TCL＜125ms，$\Delta HA＜0$

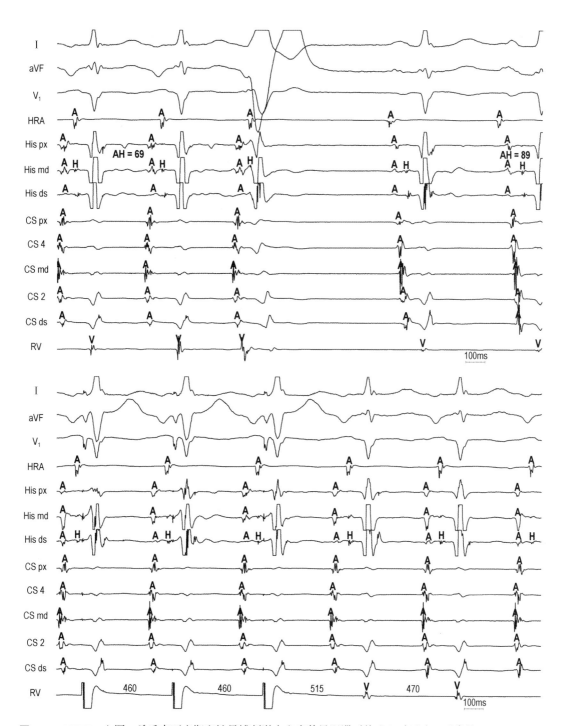

图 6-11　NFRT。上图：希氏束不应期室性早搏刺激在室房传导阻滞时终止心动过速。反常的 $AH_{SVT} < AH_{NSR}$ 排除 PJRT。下图：从心室拖带前传夺获希氏束。PPI–TCL 较短（45ms），可以排除结 - 束旁路作为旁观者的非典型 AVNRT

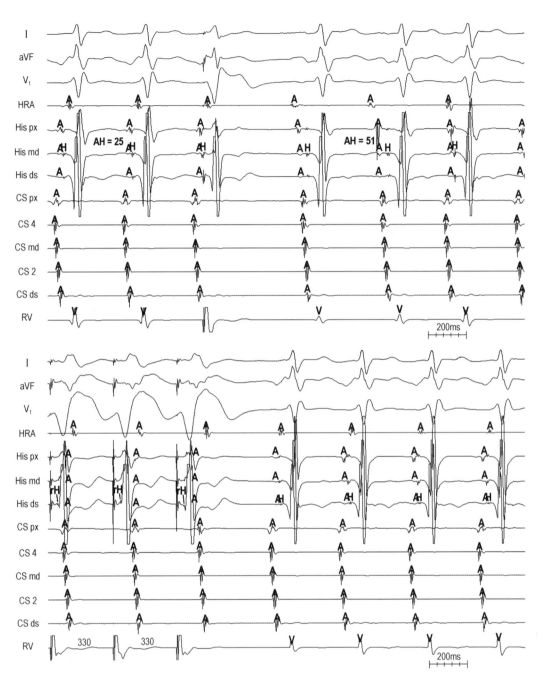

图6-12　非典型AVNRT伴旁观的结-束旁路-慢径路。上图：希氏束不应期室性早搏刺激在室房传导阻滞时短暂终止心动过速，然后在两次窦性心搏后自发心动过速。AH$_{SVT}$非常短（25ms），反常的比AH$_{NSR}$还要短，可以排除PJRT。下图：从心室拖带逆向夺获希氏束伴真实的"AAV"反应（逆行双心房反应）。心室起搏波逆向夺获希氏束（rH），直到最后一次起搏才拖带心动过速，表明希氏束不是折返环的一部分，因此排除NFRT。起搏终止通过快径路和结-束旁路-慢径路逆传，PPI很长（581ms，PPI-TCL=140ms）

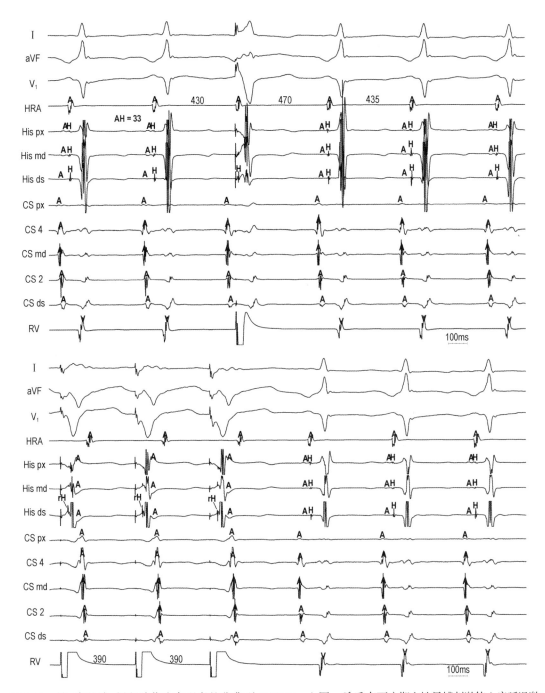

图 6-13 结 - 束径路 - 慢径路作为旁观者的非典型 AVNRT。上图：希氏束不应期室性早搏刺激使心房延迟激动 40ms。AH$_{SVT}$ 非常短（33ms），可排除 PJRT。下图：心室拖带逆传夺获希氏束和真实的"AAV"反应（逆行双心房反应）。起搏终止后通过快径路和结 - 束径路 - 慢径路逆传，PPI 很长（564ms，PPI–TCL=141ms）

希氏束不应期室性早搏刺激会延迟重整心动过速（"延迟激动"），从而可确定存在明显递减特性的旁路（旁路延迟程度＞室性早搏的提前程度，导致比完全性代偿更长的间歇）；这种旁路在心室拖带时会形成长的起搏后间期（PPI）和假"AAV"反应，可能分别被误诊为 AVNRT 和 AT（图 6-14）[11, 14]。此外，提供多个室性早搏刺激非常重要，因为如果一个室性早搏刺激的提前程度被同等程度的旁路延迟（完全代偿）所抵消，则不会引起明显的重整现象（假阴性）（图 6-15）。

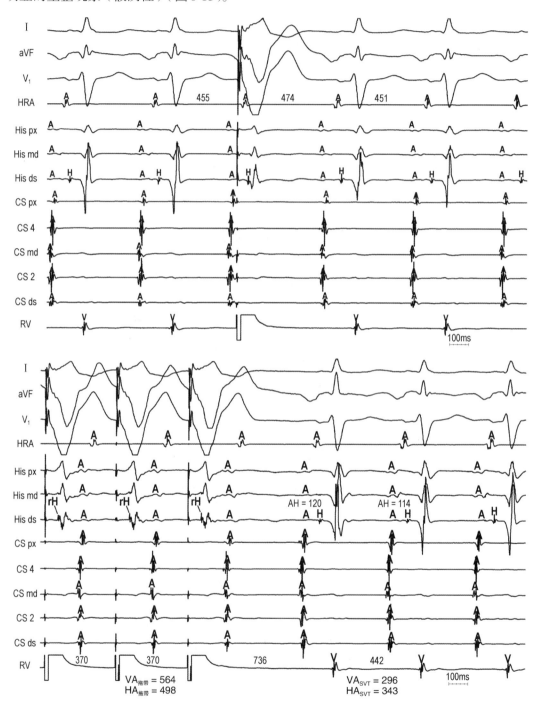

图 6-14　PJRT。上图：希氏束不应期室性早搏刺激使心房延迟激动 19ms，表明存在递减性旁路。下图：心室拖带逆传夺获希氏束和假"AAV"反应（真"AV"反应）。拖带和心动过速时的心房激动顺序相同。PPI–TCL=294ms，校正后的 PPI（cPPI）=288ms，ΔVA=268ms 和 ΔHA=155ms 均会误诊为非典型 AVNRT

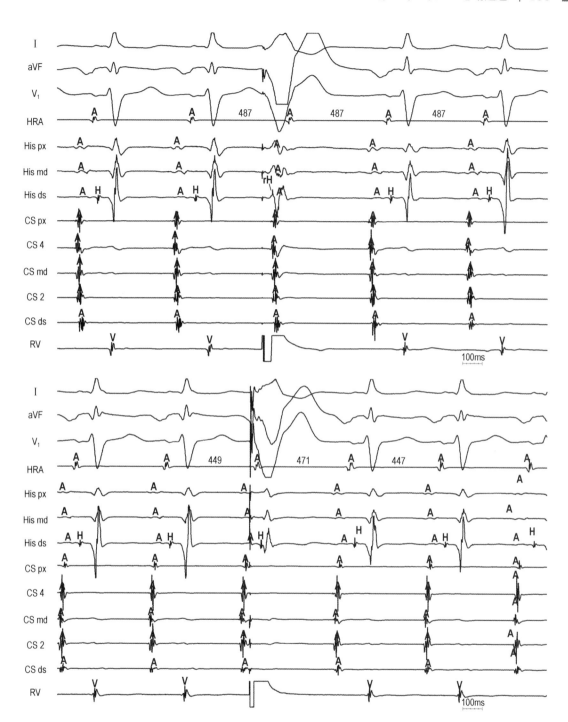

图6-15 PJRT没有重整。上图：较早的室性早搏刺激似乎不能重整心动过速，因为室性早搏的提前程度被旁路同等程度的传导延迟抵消（完全代偿）。下图：较晚的（希氏束不应期）室性早搏刺激延迟（22ms）重整心动过速，确定存在递减传导旁路

（二）拖带

房室结依赖的长RP心动过速的发生机制比较复杂。折返环的逆传支可能涉及希氏束-

浦肯野系统/心室（ORT：PJRT/NFRT），也可能不涉及（AVNRT）。折返环的前传支可能局限于房室结（结性心动过速：AVNRT/NFRT），也可以不局限于房室结（PJRT）[1]。因此，需要进行心房和心室起搏刺激，找出折返环的前传支和逆传支以明确诊断（图6-1）。

1. 心室拖带[确定逆传支：非典型ORT（PJRT/NFRT）与非典型AVNRT] 与短RP心动过速的心室拖带不同，长RP心动过速通常表现为非典型反应（AAV模式，长PPI），因为逆传支（慢径路或旁路）具有递减传导的特性。另外，周长的波动和起搏引起的VA延长使对拖带标准的解释变得困难。

（1）AAV模式："AAV"反应通常考虑房性心动过速，但"AAV"反应在房室结依赖的长RP心动过速中很常见，可被误诊为AT。"AAV"反应可以是假"AAV"反应（真"AV"反应），或者是由逆传"双重点火"导致的真"AAV"反应（见表5-2）（图6-12~图6-14，图6-16）[8, 9, 11, 15-19]。对于经典的假"AAV"反应，非典型AVNRT比ORT更常见，因为它的起搏VA间期更长，并且由于慢径路或旁路明显的递减传导导致起搏VA间期超过起搏周长（VV间期）。此时，拖带后的第1个A波实际上是由倒数第2个起搏刺激引起的。识别出起搏后最后拖带的心房，显示出真正的"AV"反应和与心动过速相同的心房激活模式。非典型AVNRT时假"AAV"反应的其他少见原因为长AH间期超过TCL或停止起搏时出现短暂的房室结远端阻滞[15, 17, 19]。真正的"AAV"反应是由同时在快径路和慢径

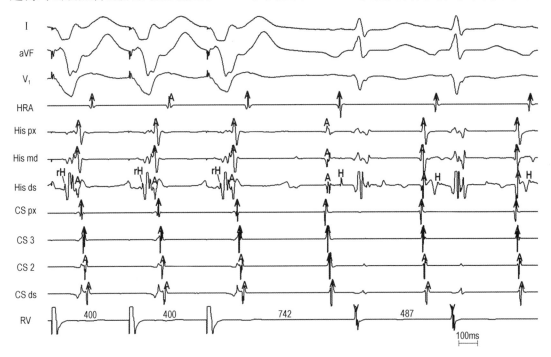

图6-16 非典型AVNRT伴真"AAV"反应。心室拖带逆向夺获希氏束的过程中，通过快径路逆传。停止起搏后，快径路和慢径路都发生逆传（逆行双心房反应），产生真"AAV"反应和非常长的PPI（742ms，PPI-TCL=255ms）

路 / 慢旁路逆传引起的双心房反应所致。这与房性心动过速的真实 "AAV" 反应不同，它是起搏后通过房室结逆传激动心房，随后是房性心动过速的第一个返回搏动。相比于假 "AAV" 反应，真 "AAV" 反应的第 1 次和第 2 次心房激动模式通常不同。非典型 AVNRT / ORT 双重心房逆传激动反应的一种机制是，出现较大的可激动间隙伴碰撞（逆传波和前传波峰之间）发生在折返环的慢径路或旁路（前传支或逆传支）。最后一个（n）起搏的逆传波通过快径路传导至心房（第 1 个 A 波），同时在慢径路或旁路中与前一个（$n-1$）前传波碰撞。最后一个（n）起搏的前传波没有与之碰撞的逆传波，在慢径路或旁路上缓慢传导以激活心房（第 2 个 A 波），然后通过快径路顺向传导至希氏束 / 心室。另一种机制是心动过速终止和再启动。心室起搏起始时，逆传阻滞发生于慢径路 / 旁路，有效终止心动过速，并且只能通过快径路逆传。停止起搏时，快径路和慢径路 / 旁路都可发生逆传，并重新启动心动过速伴双重心房反应。

（2）长起搏后间期：传统 NCT 标准（PPI–TCL、Δ VA、Δ HA）可以确定折返环的下部是否涉及希氏束 - 浦肯野系统 / 心室（ORT：PJRT / NFRT）或不涉及（AVNRT）[20, 21]。然而，由于旁路的缓慢、递减传导，拖带非典型 ORT 会形成较大的 PPI–TCL（> 115ms）、Δ VA（> 85ms）和 Δ HA（> 0ms）值，从而误诊为 AVNRT（**图 6-14**）[1, 11, 22]。建议将 PPI–TCL 界值设为 125ms，以更好地区分非典型 ORT 与非典型 AVNRT[1]。此外，由于递减传导发生在旁路逆传中，而不是发生在房室结前传中，因此校正房室结前传延迟的 PPI（校正的 PPI）没有帮助。实际上，由于旁路逆传非常缓慢，第一个起搏后 AH 间期缩短（相对于心动过速），校正后的 PPI 可能反而比 PPI 更长。虽然较短的 PPI（PPI–TCL ≤ 115ms）对于非典型 ORT 具有特异性，但理论上，如果存在旁观的隐匿性结 - 束旁路，非典型 AVNRT 可能会有较短的 PPI。如果结 - 束旁路的不应期足够短，在拖带时得以 1 : 1 传导（但主导的 AVNRT 折返环比假定的 NFRT 折返环快），并且结 - 束旁路的逆传比希氏束 - 浦肯野系统更快，非典型 AVNRT / 结 - 束旁路和 NFRT 的拖带路径相同，单个 PPI 返回周期可能会短，引起误诊。

（3）希氏束的顺向夺获：心室拖带期间，如果存在旁路，可允许希氏束被前传（顺向）或逆传（逆向）夺获，每个前传波峰（n）和逆传波峰（$n+1$）之间的碰撞点分别位于希氏束以下或之上。对于 AVNRT，必须逆传夺获希氏束，以便使起搏刺激穿透在房室结内的心动过速折返环。因此，起搏期间确定希氏束电位，并明确在拖带过程中是否被前传夺获（相当于希氏束不应期室性早搏刺激），两者是证明存在旁路的重要线索（**图 6-10**，**图 6-11**）[21]。

（4）心室超速起搏起始：尽管拖带的结束可以提供有关心动过速机制的重要信息（"AV" 反应与 "AAV" 反应、PPI–TCL、Δ VA、Δ HA），心室超速起搏起始也可以找到其他线索。在过渡区，QRS 波群显示融合，该融合位于心动过速时希氏束 - 浦肯野系统的前传波峰与起搏的激动波峰之间（等同于变动时期的希氏束不应期室性早搏刺激）。因此，在过渡区内或由第一个完全起搏的 QRS 波群引起心动过速的干扰（提前、延迟、终止），都表明存在旁路并倾向大折返 ORT（**图 6-17**）[23, 24]。

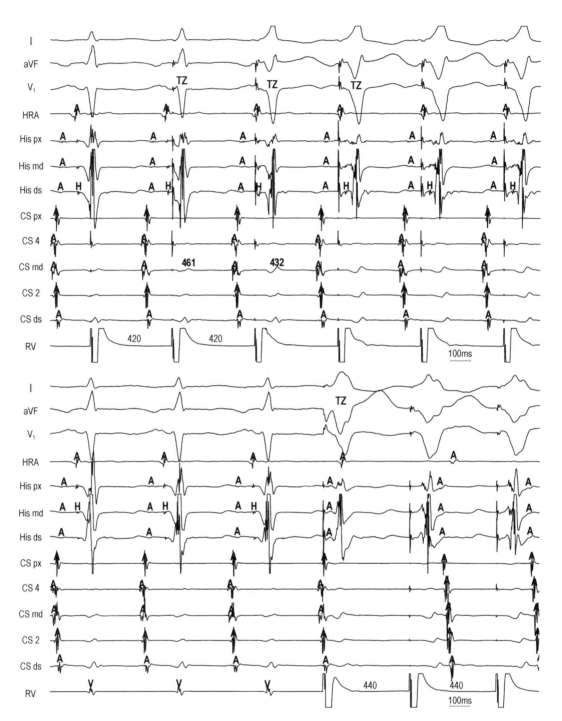

图 6-17　心室超速起搏起始，在过渡区（TZ）提前（上图）和终止（下图）PJRT。上图：第 3 个起搏刺激是希氏束不应期刺激（未干扰希氏束电位，QRS 呈融合波），使心房提前 29ms，表明存在旁路。下图：第 1 个起搏刺激是希氏束不应期刺激（QRS 波融合），并在伴室房传导阻滞时终止心动过速，也表明存在旁路。随后的起搏波通过房室结快径路传导

2. 心房拖带[确定上部环路：结性心动过速（AVNRT/NFRT）与 PJRT]　ΔAH 间期：在心房拖带时比较 AH 间期，有助于鉴别结性心动过速（AVNRT/NFRT）和 PJRT[7,9, 25-27]。非典型 AVNRT/NFRT（结性心动过速）折返环的前传支局限于房室结和房结传入。AH 间期是一个伪间隔，反映了心房逆行和快径路/希氏束顺行同时激动。因此，结性心动过速的 AH 间期非常短，反常的比窦性心律时的 AH 间期更短（图 6-4，图 6-11～图 6-13）。相反，PJRT 折返环的前传支包括心房和房室结，因此 AH 间期为真实间期，反映心房/房室结/希氏束顺序激动，与心房拖带时的 AH 间期相似。心动过速时从心房拖带（或以 TCL 频率进行心房起搏），ΔAH（AH_拖带−AH_SVT）的标准可以区分心动过速折返环前传支完全是结内（NFRT/非典型 AVNRT）亦或是部分结外（PJRT）[1, 27]。AVNRT/NFRT 的 ΔAH 较长（＞40ms），而 PJRT 的 ΔAH 较短（＜20ms）。ΔAH 标准的主要局限是房室结对自主神经张力快速波动的敏感性，因此应及时在短时间内比较心动过速和起搏之间的 AH 间期，以使患者的自主神经状态变化最小化。

二、消　　融

对于房室结依赖的长 RP 心动过速，消融靶点取决于其发生机制，因此确切的诊断至关重要。隐匿性递减传导的房 - 室旁路（PJRT）可以在 ORT 时或持续的心室起搏时通过激动标测进行定位，并且大多数旁路位于冠状窦口附近的后间隔（图 6-18～图 6-20）。然而，旁路的标测在心室起搏时比 ORT 时更难，通常见于：①快径路优于旁路逆传；②尽管以窦性心律允许的最慢心率进行心室起搏，但旁路仍发生逆传阻滞；③心室刺激可反复诱发 ORT。隐匿性结 - 束/结 - 室旁路参与的长 RP 心动过速（NFRT、非典型 AVNRT-NF）似乎源自慢径路或左心房 - 房室结连接[4, 7-9]。因此，房室结慢径路（或左心房 - 房室结连接）可以作为这些旁路的靶目标，与非典型 AVNRT 一样，既可以在窦性心律下行标准慢径路消融，也可以标测慢径路在心房的激动出口[28]。与典型（慢 - 快型）AVNRT 的慢径路消融相反，长 RP 心动过速可能不存在逆行快径路传导，射频消融时难以对交界区 - 心房（JA）传导进行监测。慎重起见，采用间歇递增策略，消融过程中缓慢的交界性心率可以接受，一旦出现快交界性心率，则立即停止消融，这样才可能成功消融慢径路而不会引起意外的房室传导阻滞。

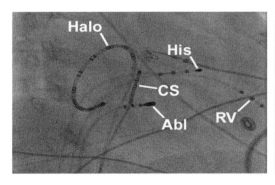
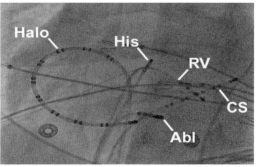

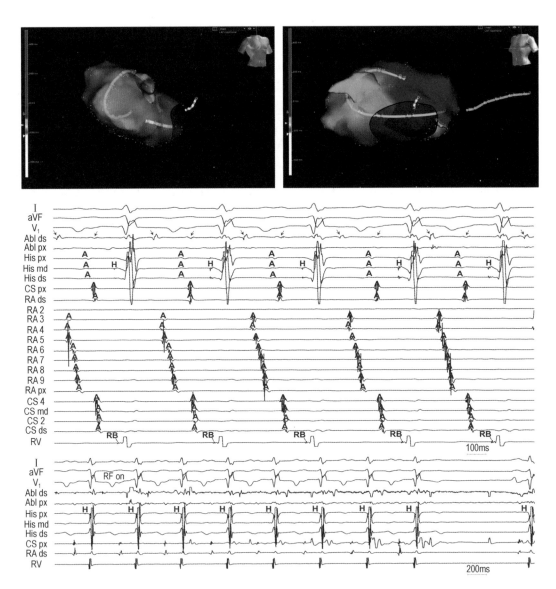

图6-18 PJRT的消融。在PJRT时，消融导管（Halo）固定在右心房后间隔并可记录到双电位（箭头），双电位环绕三尖瓣峡部逆时针向阻滞线。注意沿后间隔的"早（白色）与晚（紫色）连接"并有等时条在其周围簇集。消融导管的第一个电位很早（提前P波80ms），放电消融2.9s后心动过速终止

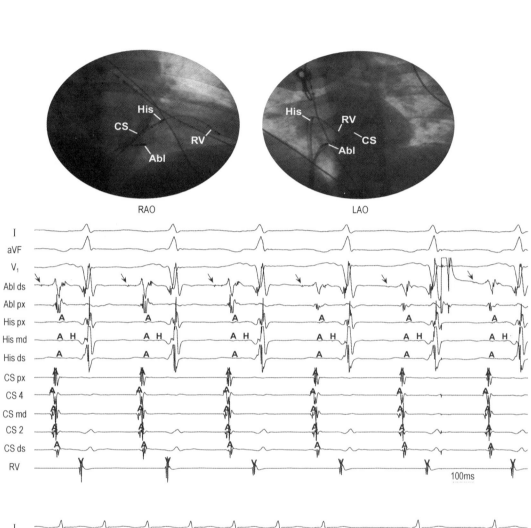

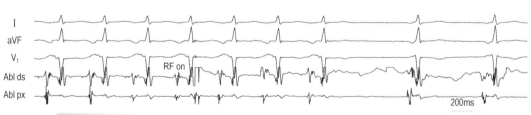

图 6-19　PJRT 的消融。消融导管固定在右后间隔，可记录到早于 P 波 77ms 的高频电位（箭头）。放电消融后 1.3s 心动过速终止。RAO. 右心房视图；LAO. 左心房视图

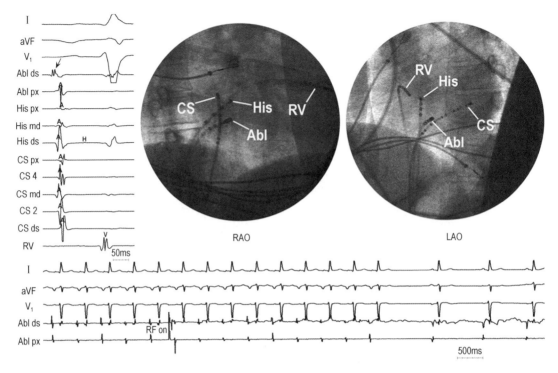

图 6-20 PJRT 的消融。消融导管固定在右后间隔冠状窦口，心动过速时可记录到最早的心房激动波（箭头，提前于 P 波 26ms）。放电消融后 4.1s 心动过速终止

三、总　　结

对于房室结依赖的长 RP 心动过速，希氏束不应期室性早搏刺激（心动过速终止伴室房传导阻滞、提前或延迟重整心动过速）为阳性反应，对于确定旁路是否存在是最佳的方法，但不一定证明其参与折返环。长 RP 心动过速，如果对希氏束不应期室性早搏刺激呈阳性反应，其确切机制还需要另外的心房和心室起搏刺激方案，分别用以明确折返环的上游支和下游支（表 6-1）[1]。

表 6-1　被希氏束不应期室性早搏刺激终止或重整的 3 种房室结依赖的长 RP 心动过速的鉴别

诊断	PJRT	NFRT	非典型 AVNRT + 旁观 NF AP
上游环路（ΔAH）	<20ms	>40ms 或 AH_{SVT} < AH_{NSR}	>40ms 或 AH_{SVT} < AH_{NSR}
下游环路（PPI–TCL）	<125ms	<125ms	>125ms

四、不常见的电生理现象

（一）心动周期交替

由于在前传或者逆传径路上，两条不同通路的交替传导，可导致长 RP 心动过速的心

动周期交替变化。非典型AVNRT或非典型ORT中，两条逆传径路可能是纵向分离的慢径路/旁路（或两个不同但间隔很近的慢径路/旁路），传导速度/不应期不同，导致交替出现短RP间期和长RP间期，但心房激动顺序相同（图6-21，图7-45）。

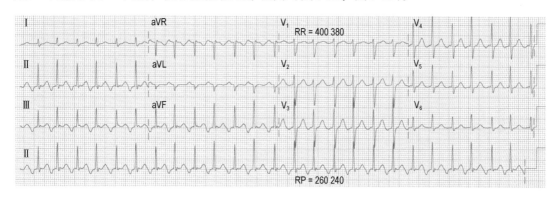

图6-21 长RP NCT伴心动周期交替和QRS波电交替。RP间期逐搏缩短和延长，导致心动周期交替变化。QRS波电交替也存在

（二）心房的 Coumel 定律

在ORT伴旁路同侧的束支传导阻滞时，VA间期延长；与此相似，或者右侧旁路的间隔侧三尖瓣峡部阻滞，或者左侧旁路的间隔侧二尖瓣峡部阻滞，均可使AV间期和TCL延长（假如AV间期延长不能被VA间期缩短完全抵消），表明同侧心房是折返环的一部分（图6-22）[5]。对于长RP心动过速，这种现象是PJRT特有的，并且可以排除结性心动过速（非典型AVNRT、NFRT），因为结性心动过速时心房不是折返环的一部分。

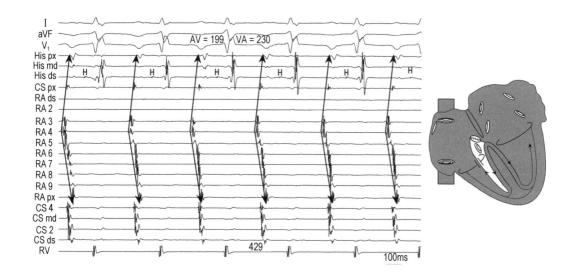

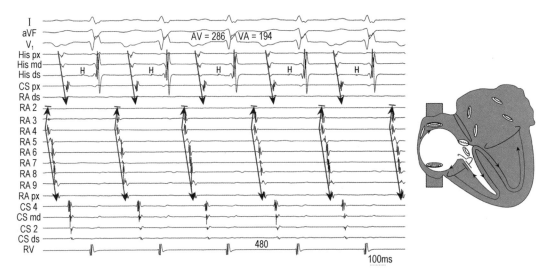

图6-22 心房的Coumel定律。PJRT时心房最早激动部位在右后间隔（RA 4）。上图：PJRT伴下腔静脉三尖瓣峡部（CTI）的逆钟向（侧壁到中间）传导，位于旁路的间隔侧。下图：PJRT时，在旁路的间隔侧，三尖瓣峡部功能性逆钟向（侧壁到中间）阻滞。三尖瓣峡部阻滞时，右心房游离壁成为折返环的一部分，心房内（RA 4–His A）传导时间（IACT）延长34ms。此时，AH间期延长53ms，长RP心动过速转变为短RP心动过速。AV间期延长87ms，但被VA间期缩短36ms部分补偿（由于旁路的递减特性），导致TCL净延长51ms

（张润花 刘启功 译）

参 考 文 献

1. Ho RT, Frisch DR, Pavri BB, Levi SA, Greenspon AJ. Electrophysiological features differentiating the atypical atrioventricular node-dependent long RP supraventricular tachycardias. Circ Arrhythm Electrophysiol 2013; 6: 597-605.

2. Lerman BB, Greenberg M, Overholt ED, et al. Differential electrophysiologic properties of decremental retrograde pathways in long RP' tachycardia. Circulation 1987; 76: 21-31.

3. Ho RT. Diagnosis and ablation of long RP supraventricular tachycardias. Curr Treat Options Cardiovasc Med 2015; 17: 370.

4. Ho RT, Pavri BB. A long RP-interval tachycardia: what is the mechanism? Heart Rhythm 2013; 10: 456-458.

5. Ho RT, Yin A. Spontaneous conversion of a long RP to short RP tachycardia: what is the mechanism? Heart Rhythm 2014; 11: 522-525.

6. Rhim ES, Hillis MB, Mark GE, Ho RT. The ΔHA value during entrainment of a long RP tachycardia: another useful criterion for diagnosis of supraventricular tachycardia. J Cardiovasc Electrophysiol 2008; 19: 559-561.

7. Ho RT, Luebbert J. An unusual long RP tachycardia: what is the mechanism? Heart Rhythm 2012; 9: 1898-1901.

8. Ho RT, Levi SA. An atypical long RP tachycardia—what is the mechanism? Heart Rhythm 2013; 10: 1089-1090.

9. Ho RT, Fischman DL. Entrainment versus resetting of a long RP tachycardia: what is the diagnosis? Heart Rhythm 2012; 9: 312-314.

10. Bansal S, Berger RD, Spragg DD. An unusual long RP tachycardia: what is the mechanism? Heart Rhythm 2015; 12: 845-846.

11. Ho RT, Patel U, Weitz HH. Entrainment and resetting of a long RP tachycardia: which trumps which for diagnosis? Heart Rhythm 2010; 7: 714-715.

12. Bardy G, Packer D, German L, Coltorti F, Gallagher J. Paradoxical delay in accessory pathway conduction during long R-P' tachycardia after interpolated ventricular premature complexes. Am J Cardiol 1985; 55: 1223-1225.

13. Michaud GF, John R. Unusual response to a premature ventricular complex introduced during an episode of paroxysmal supraventricular tachycardia: what is the mechanism? Heart Rhythm 2009; 6: 279-280.

14. Divakara Menon S, Healey J, Nair G, et al. A case of long-RP tachycardia: what is the mechanism? J Cardiovasc Electrophysiol 2009; 20: 702-704.

15. Crawford TC, Morady F, Pelosi F Jr. A long R-P paroxysmal supraventricular tachycardia: what is the mechanism? Heart Rhythm 2007; 4: 1364-1365.

16. Yamabe H, Okumura K, Tabuchi T, Tsuchiya T, Yasue H. Double atrial responses to a single ventricular impulse in long RP' tachycardia. Pacing Clin Electrophysiol 1996; 19: 403-410.

17. Gauri AJ, Knight BP. Unusual response to ventricular pacing during a long RP tachycardia. J Cardiovasc Electrophysiol 2004; 15: 241-243.

18. Kaneko Y, Nakajima T, Irie T, Ota M, Iijima T, Kurabayashi M. V-A-A-V activation sequence at the onset of a long RP tachycardia: what is the mechanism? J Cardiovasc Electrophysiol 2015; 26: 101-103.

19. Kaneko Y, Nakajima T, Irie T, Iizuka T, Tamura S, Kurabayashi M. Atrial and ventricular activation sequence after ventricular induction/entrainment pacing during fast-slow atrioventricular nodal reentrant tachycardia: new in-sight into the use of V-A-A-V for the differential diagnosis of supraventricular tachycardia. Heart Rhythm 2017; 14: 1615-1622.

20. Michaud GF, Tada H, Chough S, et al. Differentiation of atypical atrioventricular node re-entrant tachycardia from orthodromic reciprocating tachycardia using a septal accessory pathway by the response to ventricular pacing. J Am Coll Cardiol 2001; 38: 1163-1167.

21. Ho RT, Mark GE, Rhim ES, Pavri BB, Greenspon AJ. Differentiating atrioventricular nodal reentrant tachycardia from atrioventricular reentrant tachycardia by Δ HA values during entrainment from the ventricle. Heart Rhythm 2008; 5: 83-88.

22. Bennett MT, Leong-Sit P, Gula LJ, et al. Entrainment for distinguishing atypical atrioventricular node reentrant tachycardia from atrioventricular reentrant tachycardia over septal accessory pathways with long-RP [corrected] tachycardia. Circ Arrhythm Electrophysiol 2011; 4: 506-509.

23. AlMahameed ST, Buxton AE, Michaud GF. New criteria during right ventricular pacing to determine the mechanism of supraventricular tachycardia. Circ Arrhythm Electrophysiol 2010; 3: 578-584.

24. Dandamudi G, Mokabberi R, Assal C, et al. A novel approach to differentiating orthodromic reciprocating tachycardia from atrioventricular nodal reentrant tachycardia. Heart Rhythm 2010; 7: 1326-1329.

25. Good E, Morady F. A long-RP supraventricular tachycardia: what is the mechanism? Heart Rhythm 2005; 2: 1387-1388.

26. Okabe T, Hummel JD, Kalbfleisch SJ. A long RP supraventricular tachycardia: what is the mechanism? Heart Rhythm 2017; 14: 462-464.

27. Man KC, Niebauer M, Daoud E, et al. Comparison of atrial-His intervals during tachycardia and atrial pacing in patients with long RP tachycardia. J Cardiovasc Electrophysiol 1995; 6: 700-710.

28. Jackman WM, Beckman KJ, McClelland JH, et al. Treatment of supraventricular tachycardia due to atrioventricular nodal reentry by radiofrequency catheter ablation of slow-pathway conduction. N Engl J Med 1992; 327: 313-318.

第7章
房室结内折返性心动过速

引言

房室结内折返性心动过速（AVNRT）是最常见的阵发性室上性心动过速（SVT）。

本章目的

1. 讨论房室结双径路生理机制及其心电图表现。

2. 讨论 AVNRT 环路。

3. 描述 AVNRT 的电生理特征和过渡区。

4. 鉴别 AVNRT 与 ORT/房性心动过速（AT）。

5. 鉴别 AVNRT 与交界性心动过速（JT）。

一、双重房室结生理学

房室结和希氏束都位于 Koch 三角内，Koch 三角由三尖瓣隔瓣、Todaro 腱和冠状窦口组成。希氏束的穿隔支位于 Koch 三角的顶点。致密房室结位于右心房的心内膜面，希氏束的后部和下方，沿房间隔分布。双重房室结生理学（房室结纵向分离）指的是在解剖和功能上不同的房室结输入（或入路）：慢径路（SP，或右下延伸）和快径路（FP，或上部延伸）[1]。SP 位于靠近冠状窦口的右心房后间隔处，传导缓慢/不应期短（α径路）。FP 位于右心房前间隔，希氏束上方，传导迅速/不应期长（β径路）。当一路径的不应期与另一路径的传导性互补时，就可以为 AVNRT 创造条件。左心房结连接（左下延伸支）也存在，通常在距冠状窦口 2cm 内能找到[2]。

（一）双重房室结生理学的心电图表现

双重房室结生理学的 12 导联心电图表现：①一个给定的窦性心律下两种不同的 PR 间期；②PR 间期交替；③双重前传反应性心动过速（DART，也称"双重激动"、

"1：2"心动过速和阵发性非折返性心动过速）；④房室结内折返性心动过速（图7-1～图7-11）[3]。

两种PR间期可以自发发生或被关键适时的房性早搏（APD）或室性早搏（VPD）激动，这些早搏隐匿传入纵向分离的房室结（顺序FP/SP传导）（图7-1～图7-3）。在SP（或FP）上的持续传导是通过从SP到FP的反复隐匿性传导维持的（或反之亦然），使后者在随后的每一次窦性激动中都不应[4]。罕见表现为PR间期交替（每个窦性心律后FP和SP交替传导）（图7-4，图7-5）[5]。PR间期交替是由于FP传导出现2：1传导阻滞，而此时SP能够1：1传导。当FP传导阻滞时，SP传导才会显现。单独或持续的双顺向反应由FP和SP同时传导产生，每个P波产生两个QRS波群，后者可能导致心动过速介导的心肌病（FP/SP同时传导）（图7-6～图7-11）[6-10]。2：1和1：1传导所产生的RR间期不规则可能被误认为心房颤动。DART的决定因素：①SP和FP传导时间有足够的差异（通常，$AH_{SP}-AH_{FP} > 300ms$）；②$H_{SP}-H_{FP}$间期大于希氏束-浦肯野系统的有效不应期（ERP）；③房室结前向传导后，其相应的对侧径路无逆向传导；④相对于前一个房室结传导，合适时间的窦房结冲动（关键的HA间期）[8, 9]。双顺向反应通常需要$AH_{SP} > 400ms$。$H_{SP}-H_{FP}$间期必须超过希氏束-浦肯野系统的不应期，才能允许单一窦性传入可以连续激动希氏束-浦肯野系统。差异性传导常见，因为在希氏束-浦肯野系统内存在纵向分离（图7-9）。

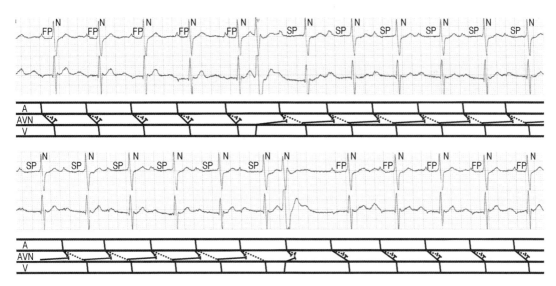

图7-1　双重房室结生理学（室性早搏引起的FP/SP交替）。窦性P波传导至FP，伴PR间期轻微延长（260ms）。一个插入性室性早搏同时在FP和SP中隐匿性传导。由于FP有较长的不应期，随后的P波遇到FP不应期，并在SP上以较长的PR间期（520ms）传导。从SP到FP的反复隐匿性传导（"关联"）维持SP的传导，直到出现另一个室性早搏；第2个室性早搏同时在FP和SP中隐匿性传导，导致它们对下一个到来的窦性激动产生不应。随后的代偿间歇允许两条径路恢复，但FP随后优先于SP传导。实线和虚线分别是FP传导和SP传导

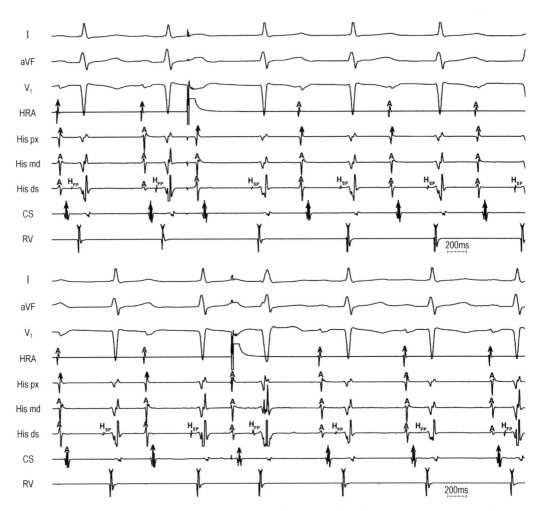

图 7-2　双重房室结生理学（房性早搏诱导的 FP/SP 交替）。窦性激动传导于 FP 上。一个房性早搏发放，遇到 FP 不应期，遂由 SP 传导。从 SP 到 FP 的反复隐匿性传导（"关联"）维持 SP 的传导。窦性心律期间恰有一个起搏刺激使得 FP 传导自发重启

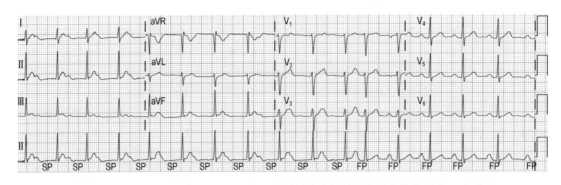

图 7-3　双重房室结生理学。从 SP 到 FP 传导的自发转换（窦性节律伴两种 PR 间期）

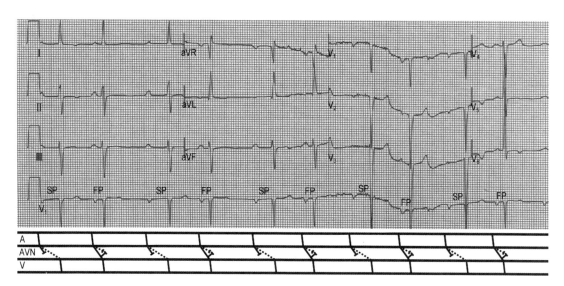

图 7-4　PR 间期交替。在 FP 和 SP 上交替传导产生两种 PR 间期（180ms 和 380ms），每搏变化一次。只有当 FP 传导不存在时，SP 传导才变得明显。实线和虚线分别表示 FP 传导和 SP 传导

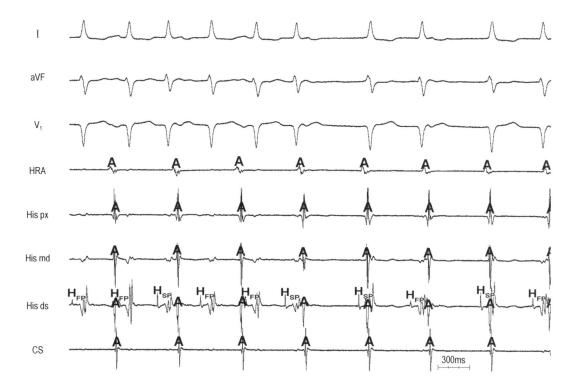

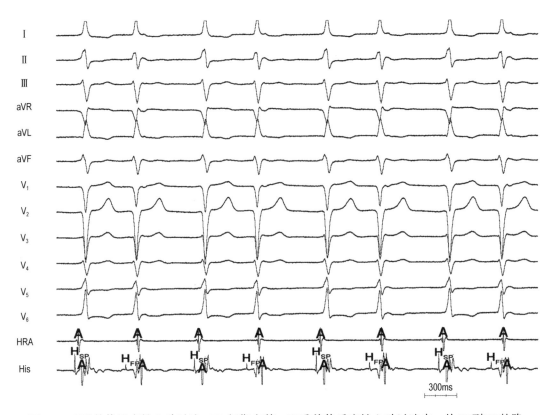

图7-5　双重前传反应性心动过速，PR间期交替。双重前传反应性心动过速中，从SP到FP的隐匿性传导，导致FP相对和绝对不应，分别消除第2次和第4次窦性激动后的双重前传反应。在第4次窦性激动后，单个SP传导，随后SP与FP交替传导，由于SP与FP的隐匿（"连接"）和FP的相对不应，AH_{FP}间期延长

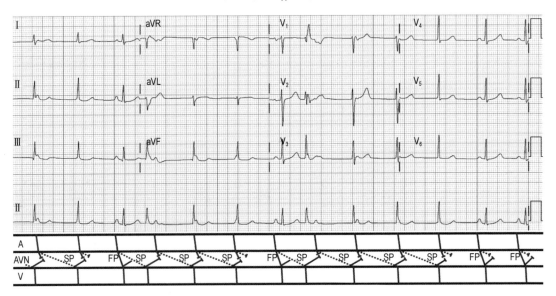

图7-6　间歇双重前传反应，继之单纯SP文氏传导

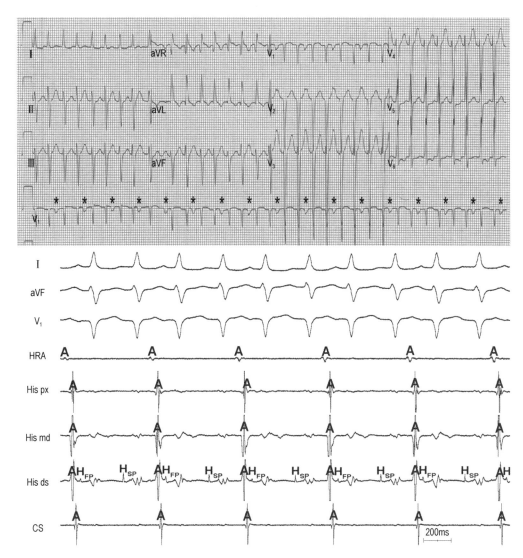

图 7-7　双重前传反应性心动过速。每一个 P 波（＊），除了第 4 个，均由 FP 和 SP 传导，产生两组 PR 间期（160ms 和 460ms）。在心电图上第 4 个 P 波之前的 RP 间期最短，进入 FP 的相对不应期（由于之前 SP 的隐匿性传导），并在 FP 延迟传导（PR=280ms）。SP 和 FP 传导差异的减小导致双顺向前传反应短暂丧失。希氏束电图显示每个窦性激动产生两个希氏束电位（AH_{FP}=75ms，AH_{SP}=383ms）和 QRS 波群

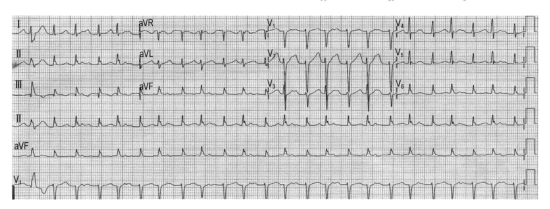

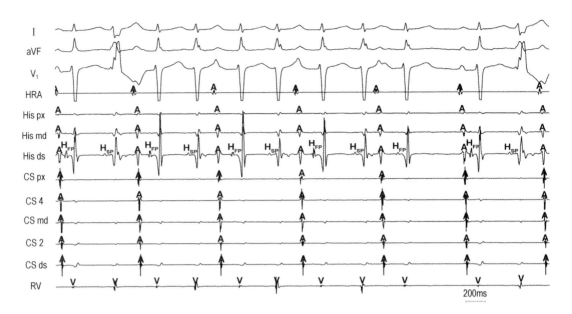

图 7-8　双重前传反应性心动过速。P波产生两个希氏束电位和QRS波群，形成二联律心动过速。$H_{SP}A$间期逐渐缩短侵入FP的不应期，导致随后AH_{FP}间期延长，最终丧失双重前传反应。双重前传反应恢复伴随着长-短序列诱发RBBB型差异性传导

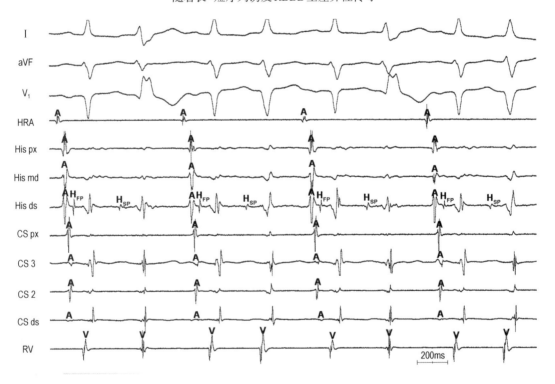

图 7-9　双重前传反应性心动过速。希氏束（$H_{FP}+H_{SP}$）相继激动侵入希氏束-浦肯野系统不应期导致HV间期延长及束支传导阻滞。交替的RBBB和LBBB是由逆行隐匿性经间隔传导从未阻滞的束支到阻滞的束支，使每个分支暴露于不同的长-短交替序列

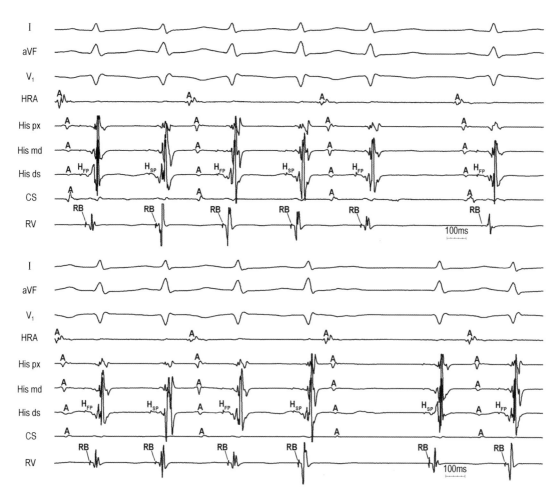

图 7-10　双重前传反应性心动过速。$H_{SP}A$ 间期逐渐缩短侵入 FP 的不应期，导致后续 AH_{FP} 间期延长。由于相对和绝对 FP 不应期，足够的传导延迟（上图）或阻滞（下图）导致双重前传反应短暂丧失。值得注意的是，由于从 FP 到 SP 的隐匿性逆传，有双重前传反应的 AH_{SP} 间期较长

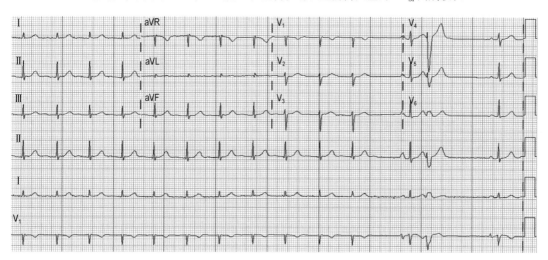

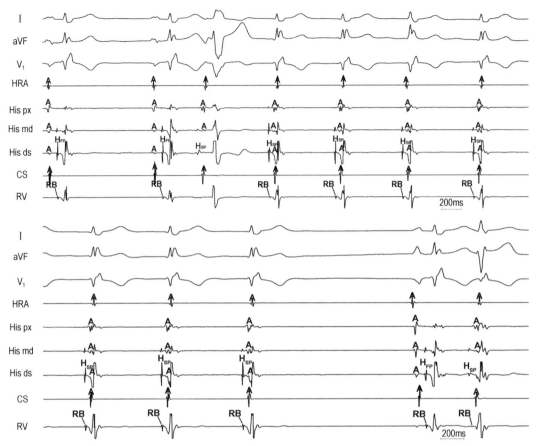

图 7-11 双重前传反应诱发 AVNRT。12 导联心电图捕捉到典型慢速 AVNRT 的自发终止，随后出现双重前传反应。心内记录显示窦性 P 波传导，并伴有双重前传反应，随后 AVNRT 起始。长 - 短序列导致 LBBB 型差异性传导。心动过速在房室传导阻滞时终止，随后又出现双重前传反应

双重前传反应和希氏束早搏 希氏束早搏可以模拟孤立的双重前传反应。与双重前传反应相似，希氏束早搏可能有差异性传导，这可能是由于其相对于希氏束不应期过早，或者由于希氏束内的起源位置（希氏束内纤维必然为特别的束支纤维）。短的 HV 间隔和希氏束逆向激动顺序，表明早搏起源于记录部位远端的希氏束（**图 7-12**）[11]。然而，前向希氏束激动对于双重前传反应不具有特异性，可发生于房室结或希氏束近端出现的早搏。虽然双重前传反应性心动过速消融靶点是 SP，但希氏束早搏消融存在较大的房室传导阻滞风险，这取决于早搏在房室结 - 希氏束轴上的位置。

（二）电生理检查

在心房程序性期前刺激时，双重房室结的生理学定义如后述，在 A_1A_2 配对间期递减刺激 10ms 时，AH 间期增加 $\geqslant 50ms$（"AH 跳跃"或不连续）[12]。AH 跳跃性延长 $\geqslant 50ms$ 可以人为区分 FP 和 SP 传导，A_1A_2 间期确定了 FP 前传有效不应期。在快速心房起搏时，PR 间隔超过心房起搏周长时（交叉现象），提示传导通过 SP[13]。在程序性心室期前刺激过程

中，逆行性双重房室结的生理表现为 VA 间隔增加，同时伴随向心性心房激动模式从前间隔（FP）切换到后间隔（SP）。

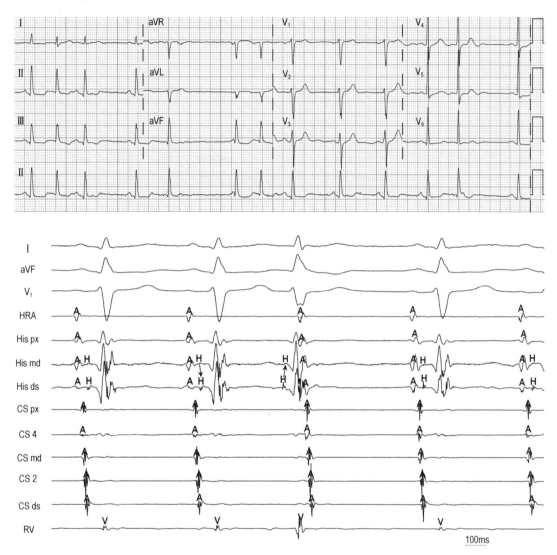

图 7-12　希氏束早搏模拟双重前传反应。注意逆行的希氏束激动顺序（His ds 到 His md）发生于早搏之前

二、房室结内折返性心动过速的环路

对于典型（慢-快型）AVNRT，环路的前向和逆向传导支分别是 SP 和 FP，而非典型（快-慢型）AVNRT 则相反。由于可变房室结径路的存在（如中间 SP、"上位" SP、左侧房-结径路），可产生其他的非典型 AVNRT（慢-慢型、快-慢型伴有 "上位" SP，以及伴有左侧房-结径路的 AVNRT，后者模拟 ORT 伴左侧 AP）[14-16]。每条径路的传导时间必须超过其对应径路的不应期，以使去极化波峰持续遇到可兴奋的组织。在环路的较低转折点，波峰分裂，前向激动心室，同时逆行激动心房（心室-心房同时激动）。在上位转折点，波

峰逆行激动心房，同时前向激动心室。与心房分离的上游共同通路（UCFP）是否存在是有争议的[17, 18]。AVNRT出现JA传导阻滞支持UCFP的存在。下游共同通路（LCFP）争议相对较小[19-22]。AVNRT在希氏束记录位点的上方，出现文氏现象和2：1传导阻滞支持LCFP存在，后者涉及远端房室结/近端希氏束。

三、房室结内折返性心动过速的电生理特征

（一）12导联心电图

典型AVNRT的12导联心电图特点：①规则、窄心动过速；②短RP间期＜70ms；③中线型，电轴向上的P波（图7-13，图7-14）[23-25]。前传激动心室与逆传激动快径路同时进行，导致短RP间期（＜70ms）。逆行P波被埋藏，或在QRS波群的末端而使QRS波群变形，在下壁导联产生假性S波，在V₁导联产生假性r′波。由于心房激活起源于房间隔的FP，P波较窄，呈中线型和电轴向上（下壁导联为负，aVR导联和aVL导联为正）。非典型AVNRT是一种规则、窄心动过速，RP间期长，因为逆行通过SP传导，P波呈中线型和电轴正向（图7-13，图7-15）。

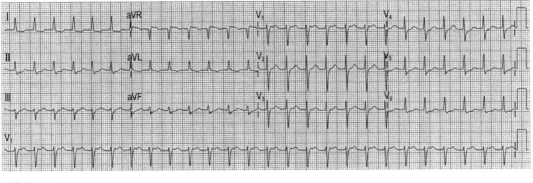

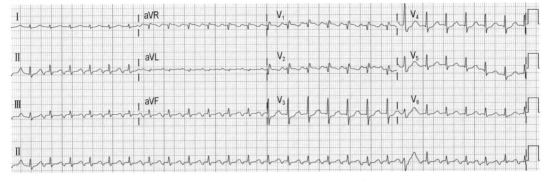

图7-13　典型与非典型AVNRT。在典型AVNRT中，RP间期短，窄而逆向的P波使QRS波群末端变形，导致V₁导联正向（伪R′），下壁导联呈负向（伪S波）。在非典型AVNRT中，RP间期长，逆行P波在V₁导联也呈正向，下壁导联呈负向。晚期配对的室性早搏未能影响心动过速

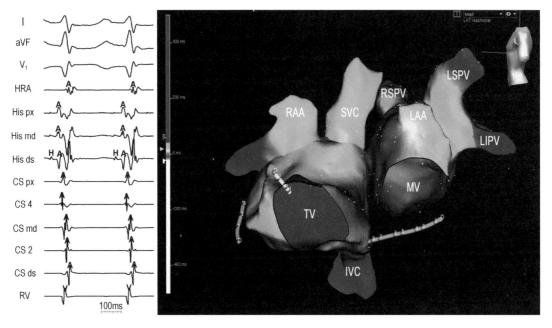

图 7-14 典型 AVNRT。最早的心房激动部位（白色）是在前间隔（希氏束区）

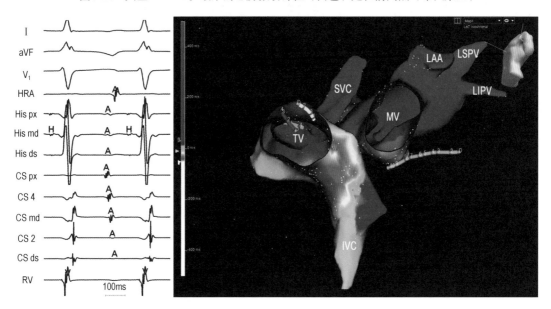

图 7-15 典型 AVNRT。最早的心房激动部位（白色）是在后间隔（冠状窦口区域）

（二）电生理检查

典型 AVNRT 的电生理特点：①前传的希氏束电位领先于 QRS 波群；②VA 间期 < 70ms；③心房激动的最早部位是 FP（希氏束区域）（图 7-14）[23-25]。VA 间期短（< 70ms）是由于心室和心房同时激动（A 叠加 V 的心动过速）。负性 VA 间期发生于前向传导到心室时间超过逆向传导到心房的时间。心房激动呈向心性，最早出现在希氏束区。非典型 AVNRT 表现为长 VA 间期和心房激动最早位于 SP（冠状窦口区域）（图 7-15）。房室结

通路的变异性可导致不同类型的AVNRT，在心动过速周期（TCL）内出现向心性或左偏心的心房激动模式。

1. AV关系 LCFP和UCFP的存在分别允许即使有心室和心房传导阻滞发生，AVNRT仍可持续发作。因此，AVNRT并非必须呈1∶1的AV关系[19, 21, 22]。心室生理性阻滞可发生在希氏束上方或下方，通常是由周长的突变（长短序列）引起的短暂现象（如心动过速起始）（图7-16～图7-25）。典型AVNRT伴2∶1 LCFP传导阻滞的心电图线索是在两个QRS波群（舒张中期）之间发现P波（窄、电轴正向）。AVNRT伴希氏束上方的文氏传导

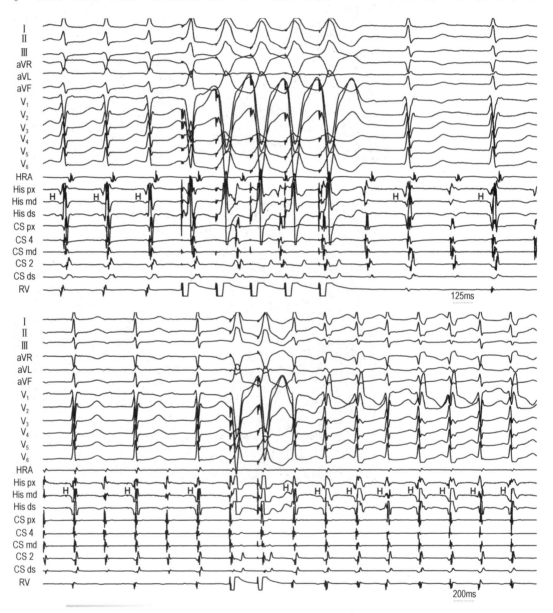

图7-16　典型AVNRT伴希氏束上方2∶1传导阻滞。上图：超速心室起搏未能使心房加速至起搏周长，但逆向穿透LCFP，使其在起搏停止时功能性不应，并诱发LCFP传导阻滞。使LCFP暴露于长-短序列启动并维持2∶1 LCFP传导阻滞，直到被两个心室起搏中断，恢复1∶1传导（但RBBB为3∶2）

阻滞提示LCFP可累及远端房室结（图7-20）。即使在希氏束-浦肯野系统中存在病理性房室传导阻滞，AVNRT仍可被诱发（图7-26，图7-27）[26]。心房传导阻滞较少见，它支持UCFP的存在（图7-28～图7-30）。隐匿的AVNRT是由于UCFP和LCFP同时发生短暂阻滞，而导致心动过速暂停，这恰好是TCL的倍数[27]。

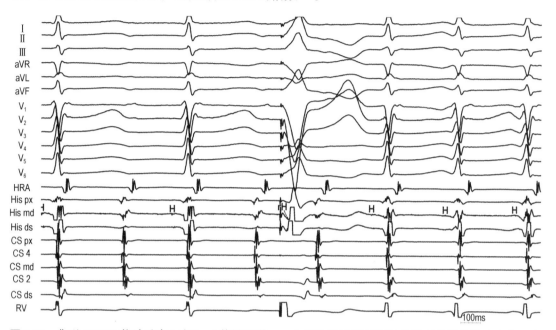

图7-17　典型AVNRT伴希氏束上方2∶1传导阻滞。一个室性早搏逆行穿透希氏束并提前激动心房。这中断了长-短H-H循环，使其永久保持2∶1 LCFP传导阻滞，并在传导模式中引起短暂的"帧移"。室性早搏后，LCFP暴露在一个较短的"长"周期（rH-H间期），降低了LCFP的不应期，并恢复1∶1传导

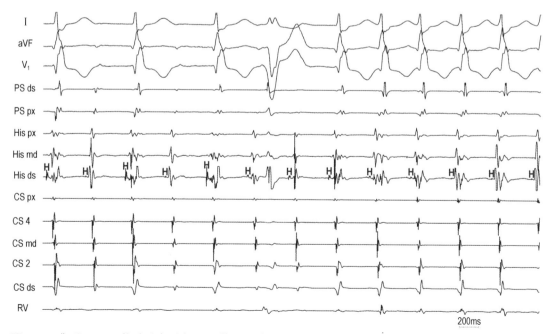

图7-18　典型AVNRT伴希氏束下方2∶1传导阻滞。单个室性早搏逆行穿透希氏束下方的LCFP，打断使2∶1 LCFP传导阻滞维持的"长-短"序列，并允许1∶1传导

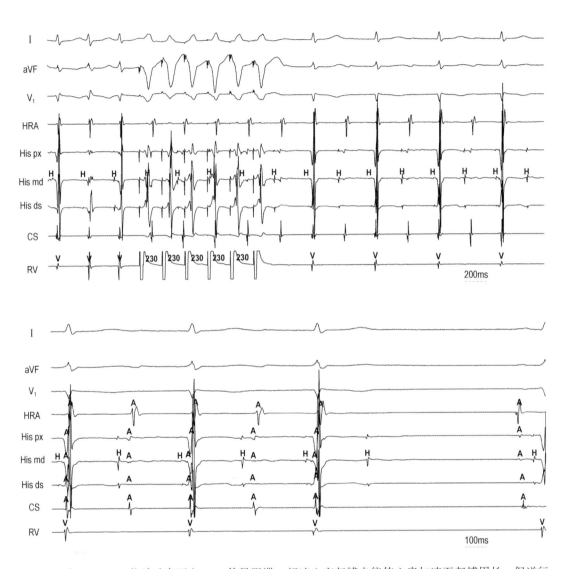

图7-19 典型AVNRT伴希氏束下方2∶1传导阻滞。超速心室起搏未能使心房加速至起搏周长，但逆行穿透希氏束下方的LCFP，使其在起搏停止时功能性不应。LCFP暴露于"长-短"序列导致2∶1 LCFP传导阻滞得以启动并保持。心动过速在FP逆传阻滞时终止并同时存在LCFP传导阻滞。自发终止于HA传导阻滞可排除JT

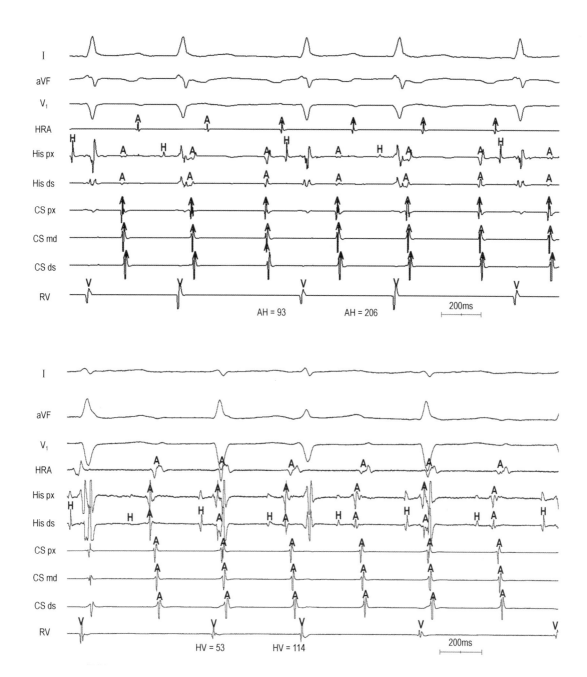

图 7-20 VNRT 伴 3 : 2 希氏束上 (上图) 和希氏束下 (下图) 文氏传导阻滞。在希氏束上传导阻滞时，AH 间隔从 93ms 增至 206ms，而 HV 间隔保持不变。在希氏束下传导阻滞时，HV 间隔从 53ms 增至 114ms，而 AH 间隔保持不变。尽管 HV 延长，但 QRS 波群仍然狭窄，这表明延迟的位置要么在远端希氏束 (超出记录位置)，要么同时在两个束支

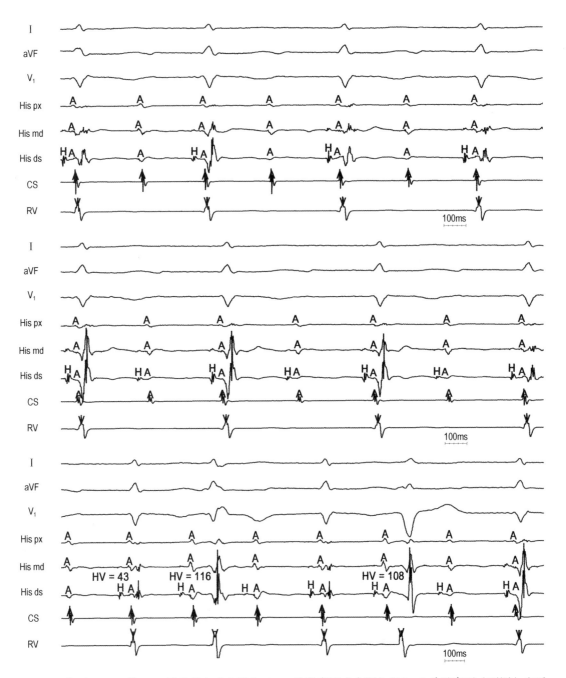

图 7-21　典型 AVNRT 伴 2 : 1 希氏束上（上图）、2 : 1 希氏束下（中图）和 3 : 2 希氏束下（下图）文氏传导阻滞。希氏束下的文氏传导阻滞与 RBBB 和 LBBB 有关

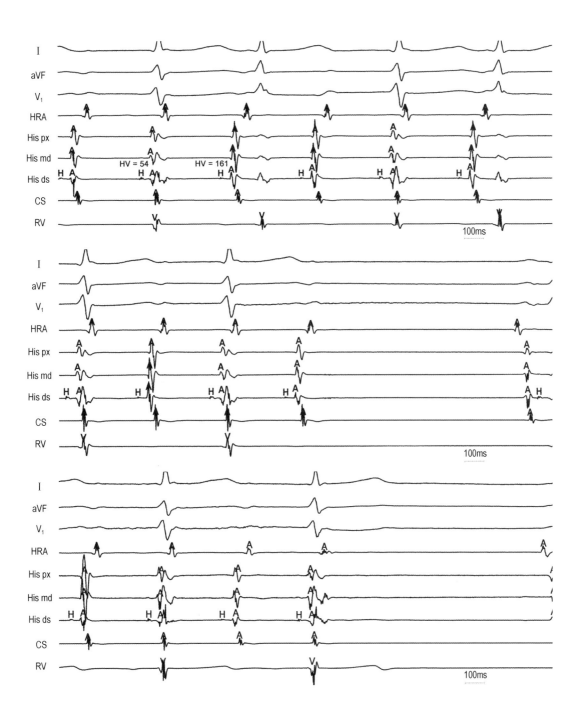

图 7-22　典型 AVNRT 伴 3：2 文氏传导阻滞和希氏束下 2：1 传导阻滞。在 3：2 文氏传导阻滞，HV 间隔从 54ms 增至 161ms，并伴阻滞前不完全 RBBB。SP 传导阻滞时心动过速终止，伴或不伴希氏束下传导阻滞

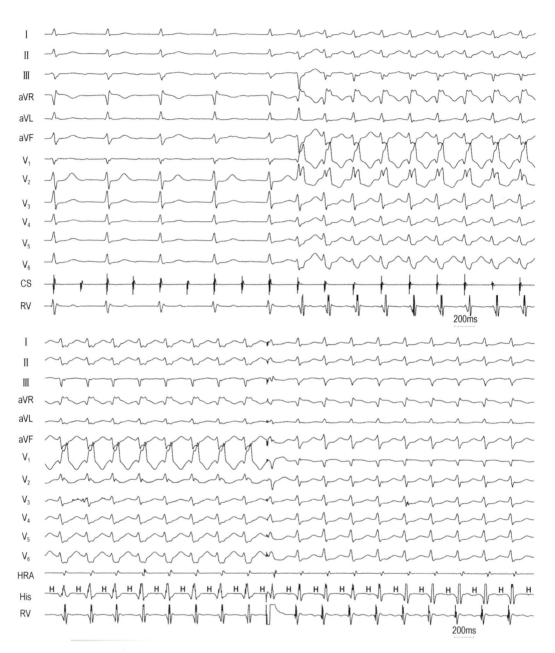

图7-23 典型AVNRT伴2∶1 LCFP传导阻滞过渡到1∶1传导。伴随1∶1传导的长-短序列诱发RBBB，并通过跨间隔关联使其维持。单个右心室早搏过早地穿透右心室束，使其不应期向左移动（"脱离不应期"），破坏了跨间隔关联，导致RBBB消失

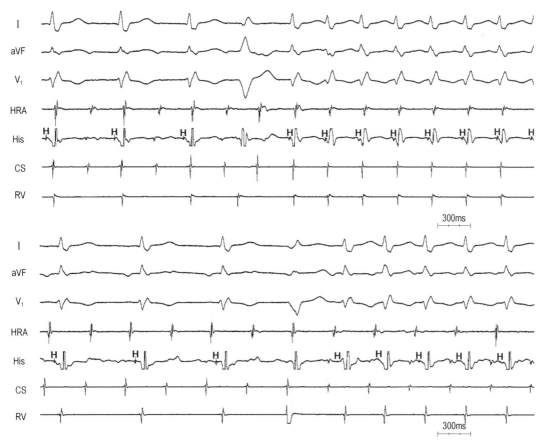

图 7-24　典型（上图）和非典型（下图）AVNRT 伴希氏束上方 2 : 1 传导阻滞。心房激动最早的部位分别是前间隔、后间隔。单个室性早搏刺激逆向穿透 LCFP，脱离其不应期，并改变阻滞的时间和模式；这中断了维持 2 : 1 传导阻滞的长 - 短序列，允许 1 : 1 传导

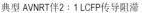

典型 AVNRT 伴 2 : 1 LCFP 传导阻滞

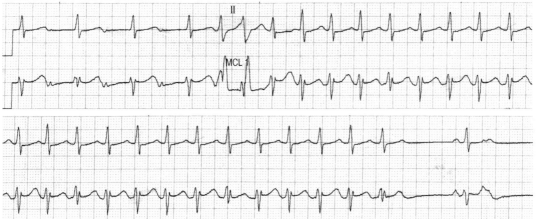

非典型 AVNRT 伴 2：1 LCFP 传导阻滞

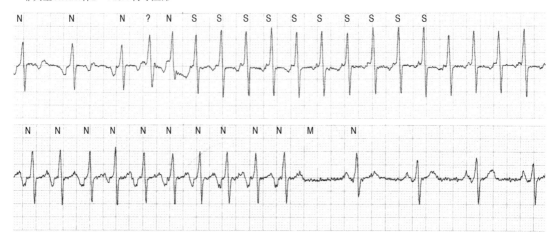

图 7-25　典型和非典型 AVNRT 伴 2：1 LCFP 传导阻滞。在典型 AVNRT 中，狭窄的逆行 P 波在舒张中期
被掩埋。短暂的差异性传导伴随 1：1 传导开始

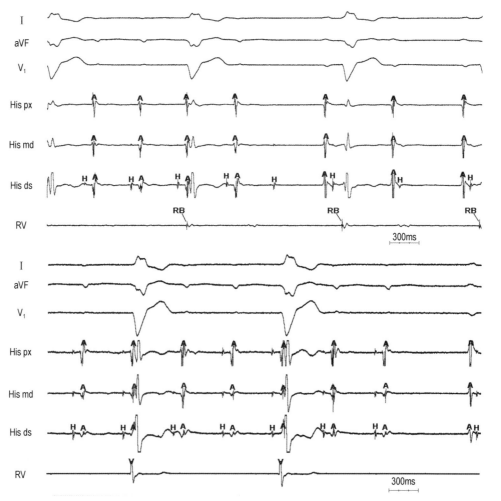

图 7-26　典型 AVNRT 伴病理性高度希氏束下传导阻滞和 LBBB。LBBB 前的 HV 间期为 83ms。在心动过速和窦
性心律时，希氏束下发生传导阻滞。心动过速在 FP（上图）和 SP（下图）传导阻滞时终止，可排除 JT 和 AT

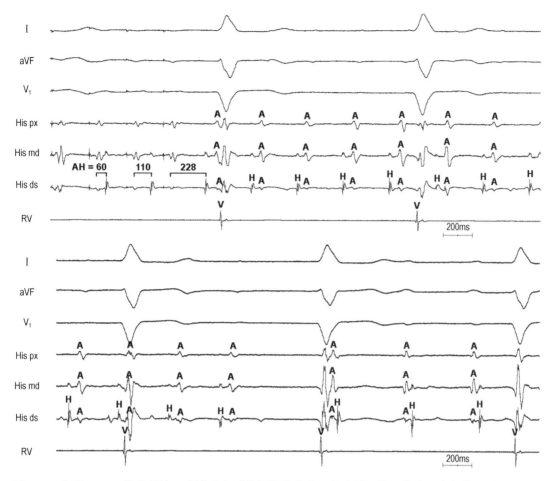

图 7-27　典型 AVNRT 伴病理性三度希氏束下传导阻滞和右心室逸搏心律。快速心房起搏（周长 250ms）导致 FP 递减，向 SP（AH 228ms）切换，诱发心动过速。心动过速在 SP 中前向传导阻滞时终止，可排除 AT

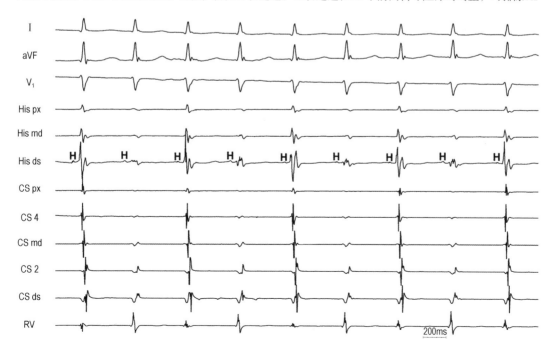

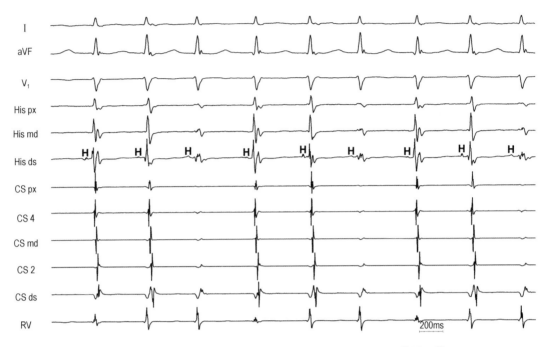

图 7-28 典型 AVNRT 伴 2：1（上图）和 3：1（下图）UCFP 传导阻滞

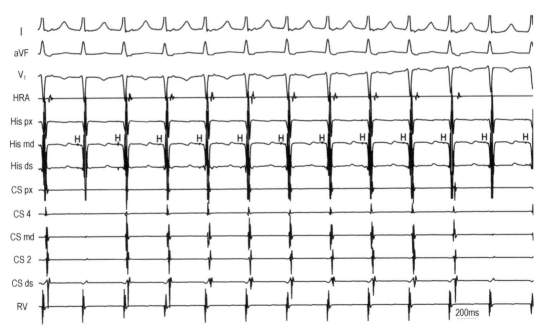

图 7-29 典型 AVNRT 伴长周期 UCFP 文氏传导阻滞。VA（HA）间期逐渐延长，直到 UCFP 传导阻滞，TCL 无变化

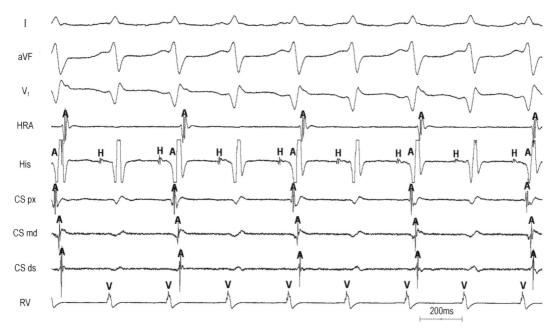

图7-30　典型AVNRT伴2：1 UCFP传导阻滞

2. 束支传导阻滞　希氏束-浦肯野系统不是心动过速机制的组成部分，因此束支传导阻滞（BBB）的发生不影响AVNRT（图7-31）[28]。

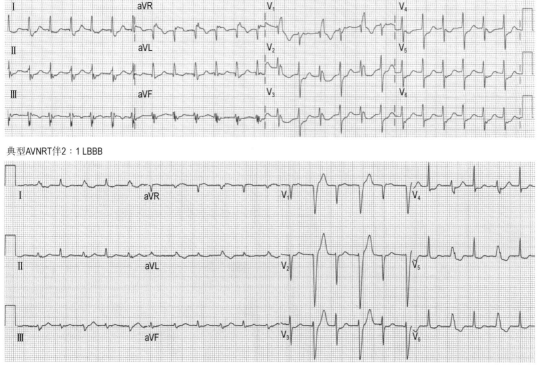

图7-31　典型AVNRT伴2：1 RBBB（上图）和LBBB（下图）。TCL不受BBB的影响

四、过　渡　区

（一）诱发

　　心房激动比心室激动更容易诱发典型AVNRT（图7-32，图7-33）。一个临界时间的心房激动落在心动过速窗口（由FP与SP前传不应期的差异决定）。该脉冲不能在FP（单向

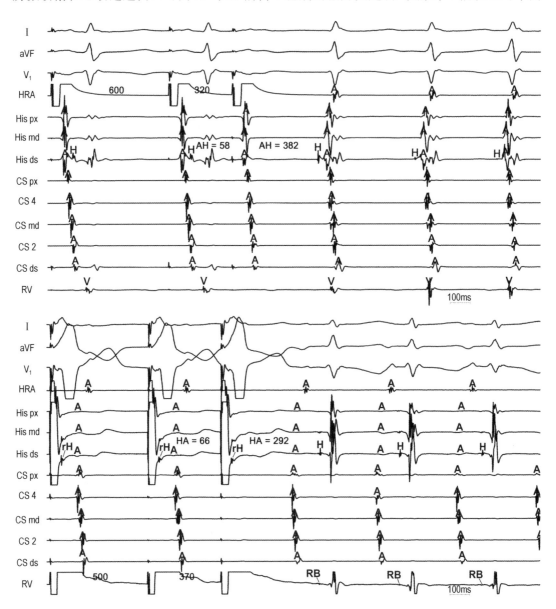

图7-32　通过程序性额外刺激，分别在前传（AH）和逆传（HA）跳跃后，诱发典型（上图）和非典型（下图）AVNRT。请注意，在底部记录上，从逆传FP到SP的转换时伴随着HA间期延长和最早的心房激动从前间隔（希氏束区）到后间隔（冠状窦口区）的改变

传导阻滞）上传导，并且只在 SP（缓慢传导）上传导。关键的 AH 延迟要求允许 FP 有足够的时间恢复兴奋性，逆传并引发心动过速[29]。少见情形，典型 AVNRT 可以通过心室激动或在双重前传反应之后诱发（图 7-11，图 7-34）。相反，非典型 AVNRT 更容易由心室激动诱发，而不是被心房激动诱发（图 7-32，图 7-33）。

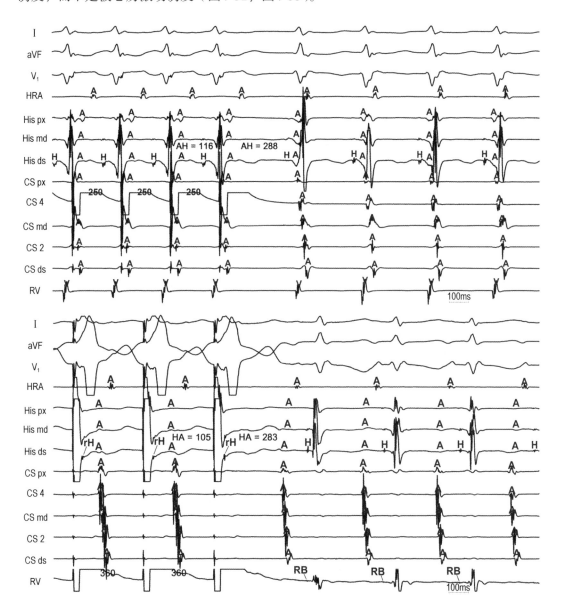

图 7-33　快速起搏分别在前传（AH）跳跃和逆传（HA）跳跃后，诱发典型（上图）和非典型（下图）AVNRT。请注意，在基底部记录上，逆传从 FP 到 SP 的转换时伴随 HA 间期延长和最早的心房激动从前间隔（希氏束区）到后间隔（冠状窦口区）的改变

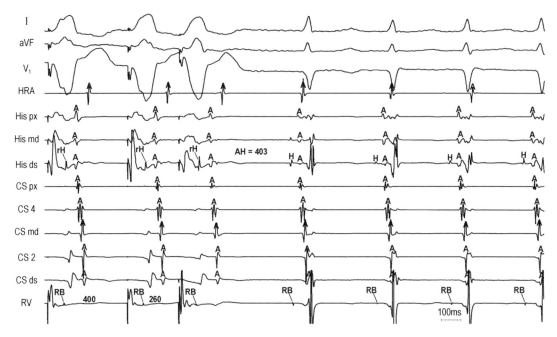

图7-34　心室程序性额外刺激诱发典型AVNRT。额外刺激经FP（心房激动在希氏束区最早）逆传并隐匿性传导至SP。随后从FP传导至相对不应期的SP，导致AH间期延长（403ms），诱发典型AVNRT

（二）终止

　　房室结的FP和SP是心动过速机制的重要组成部分，任一径路的阻断都可终止心动过速。房室传导阻滞时心动过速自发终止表明心动过速依赖房室结，并排除AT的可能（图7-35）。在JA阻滞时心动过速自发终止不支持JT（图7-19，图7-26）。

五、心室起搏评估

　　对于窄QRS波心动过速的诊断，心室的起搏操作（逆规则）可能有帮助。

（一）舒张期心室早搏

　　在AVNRT的舒张期给予单个额外刺激（舒张期扫描），可以穿透其环路并重整或终止心动过速（图5-8）。然而，与ORT相比，需要早期的心室早搏（非希氏束不应期），因为右心室（RV）起搏点与房室结之间有很大的距离。

　　1. 预激指数（PI）　在舒张期扫描时提前激动心房的最长联律间期，可帮助确立PI。PI等于TCL减去提前激动心房的最长联律间期。由于RV心尖部与AVNRT环路之间的距离较大，AVNRT的PI≥100ms[30]。

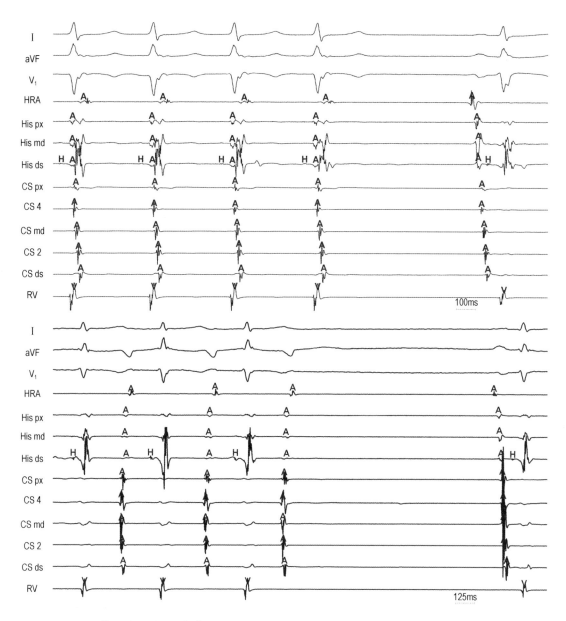

图 7-35　典型（上图）和非典型（下图）AVNRT 在房室传导阻滞（分别为 SP 和 FP）时终止

2. 希氏束不应期心室早搏（V 在 H 上操作）　希氏束不应期心室早搏不能影响 AVNRT，除非有结-束旁路/结-室旁路存在（见图 6-12、图 6-13，图 11-16～图 11-19）[31-35]。

（二）来自心室的拖带

心室超速起搏可穿透房室结的折返回路，使心房加速至起搏周长而不终止心动过速。因为拖带需要逆行激动希氏束到达房室结，所有的 QRS 波群都为完全起搏（"隐匿性拖带"）。

1.“AV”反应 AVNRT对心室拖带的反应为“AV”反应（图7-36，图7-37）[36]。然而，在以下情况可以产生“AAV”反应：①典型AVNRT，HV间期大于HA间期；②非典型AVNRT，逆行VA（SP）大于VV（起搏周长）（经典伪“AAV”反应）；③非典型AVNRT伴逆行双重反应（FP和SP）（真“AAV”反应）；④非典型AVNRT伴LCFP传导阻滞；⑤非典型AVNRT，AH大于TCL时（表5-2，图6-16）[32, 37-41]。在HV大于HA的

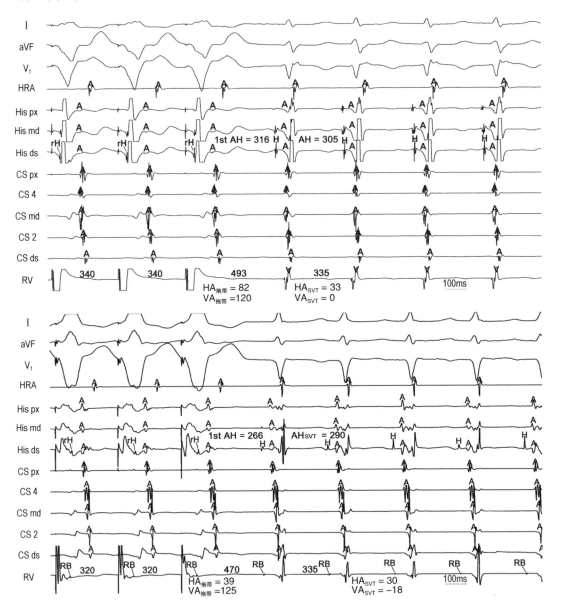

图7-36 分别从右心室心尖部（上图）和基底部（下图）拖带典型AVNRT。起搏停止后的反应是“AV”反应（或AH）。上图：PPI–TCL=158ms，cPPI=147ms，ΔHA=49ms，ΔVA=120ms。下图：PPI–TCL=135ms，cPPI=159ms，ΔHA=9ms，ΔVA=143ms（VA$_{SVT}$为负排除ORT）。第1个AH反常短至24ms，是由于心动过速在拖带后一个周期内加速。注意：在右心室心尖部和基底部起搏时，逆传的希氏束电位分别领先和落后于局部心室电位

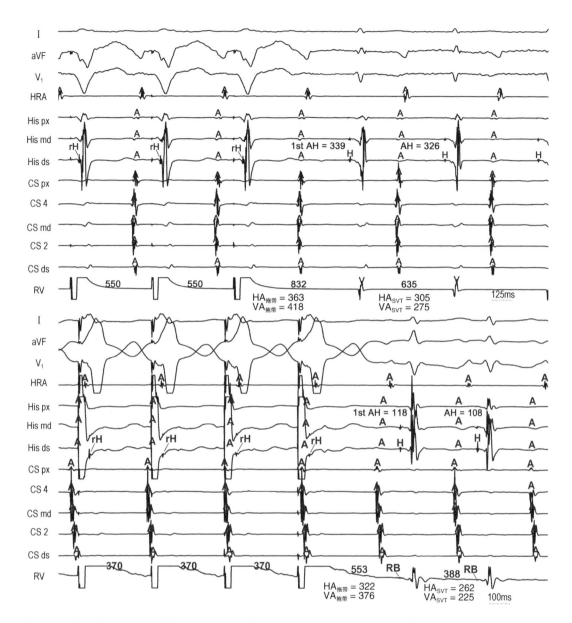

图7-37 非典型AVNRT分别从右心室心尖部（上图）和基底部（下图）拖带。起搏停止后的反应是"AV"反应（或AH）。上图：PPI–TCL=197ms，cPPI=184ms，ΔHA=58ms，ΔVA=145ms。下图：在长VA间期后，只有最后两个起搏将心房加速到起搏周长。最前面的两个起搏能够逆行夺获希氏束，而不使心房加速到起搏周长，不支持交界区持续性心动过速。PPI–TCL=165ms，cPPI=155ms，ΔHA=60ms，ΔVA=151ms。注意：逆传希氏束电位在右心室心尖部和基底部起搏时分别领先和落后于局部心室电位

典型AVNRT中，希氏束在反应中的位置能够确诊是否为典型AVNRT（AVNRT为AHA，AT为AAH）。非典型AVNRT的典型伪"AAV"反应期间，识别加速至起搏周长的最后一个心房激动序列（最后拖带心房）显示真正的"AV"反应。拖带非典型AVNRT后出现真"AAV"反应，要么由于起搏诱导终止后出现双重逆行反应（FP和SP），并且

重启心动过速，要么由于拖带非典型 AVNRT 的可激动间隙很大，以致顺向和逆向的波峰碰撞发生在 SP（不是 FP）。中止起搏时，最后的逆行波峰经 FP 传导，而顺向波峰经 SP 传导，产生双重反应。

2. 起搏后间期（PPI） 从右心室心尖部拖带 AVNRT 的 PPI 长于 TCL（PPI–TCL > 115ms），其原因为起搏点和 AVNRT 环路之间的距离很大（图 7-36，图 7-37）[42]。

3. ΔHA 值 从心室拖带 AVNRT 时（真 HA 间期），希氏束和心房经房室结上依次激动，但在心动过速时（假 HA 间期）同时激动。所以，$HA_{拖带} > HA_{AVNRT}$ 或者 $\Delta HA = HA_{拖带} - HA_{AVNRT} > 0$（图 7-36，图 7-37）[43, 44]。

4. ΔVA 值 类似情况，AVNRT 拖带时刺激波 -A 间期（SA 间期）（真间期）、心动过速时 VA 间期（假间期）间的差异（$\Delta VA = SA - VA$）> 85ms（图 7-36，图 7-37）[42]。

（三）心室超速起搏起始

窄 QRS 波心动过速有时不能被拖带，因为起搏引发的心动过速终止反复发生，但识别心动过速何时受到干扰或终止，可以区分 AVNRT 和 ORT。重整或终止 AVNRT 需要一个完全起搏的心室波逆行穿透希氏束和房室结；因此，在过渡区或一个完全起搏的 QRS 波群内，提前 / 延迟激动心房或在室房传导阻滞时心动过速终止，在 AVNRT 不可能发生[45, 46]。

六、心 房 起 搏

心室起搏可区分 AVNRT 与 ORT/AT，心房起搏可以区分 AVNRT 与 AT 及 AVNRT 与 JT。

（一）房室结内折返性心动过速与房性心动过速

心房超速起搏后第 1 个心搏的 VA 间期与心动过速关联，或在递减或心房差异起搏后的 VA 间期：AVNRT 时 ΔVA < 10ms，而 AT 时 ΔVA > 10ms。对于 AT，VA 间期不是真正的传导间期，而是取决于起搏部位的恢复间期（它本身取决于起搏部位与 AT 起源部位的距离）和房室传导时间[24, 47-49]。

（二）房室结内折返性心动过速和交界性心动过速

1. 心房超速起搏 对 AVNRT 的反应为"AHA"反应，对 JT 的反应为"AHH"反应（图 7-38 ～图 7-40）[50]。然而，"AHA"反应对 AVNRT 是特异性的，而"AHH"反应对 JT 则不那么特异，可以在 AVNRT 中看到：①AH（SP 传导）大于 AA（心房起搏周长）时出现伪"AHH"反应；②由双重前传反应（FP 和 SP）而导致真"AHH"反应（心房超速起搏终止 AVNRT，在双重前传反应后重新启动，或 AVNRT 具有很大的可激动间隙，以致起搏停止后，顺行和逆行波峰的碰撞点发生于 SP，从而导致双重前传反应）。

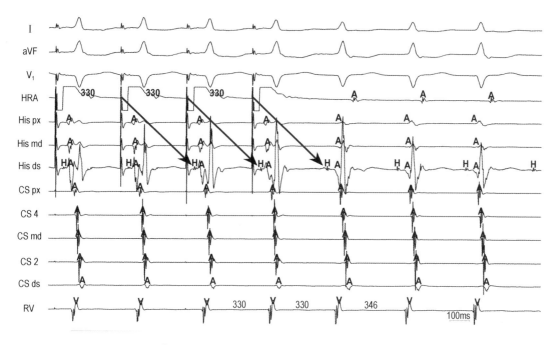

图 7-38　典型 AVNRT 在心房超速起搏（拖带）时的 "AHA" 反应

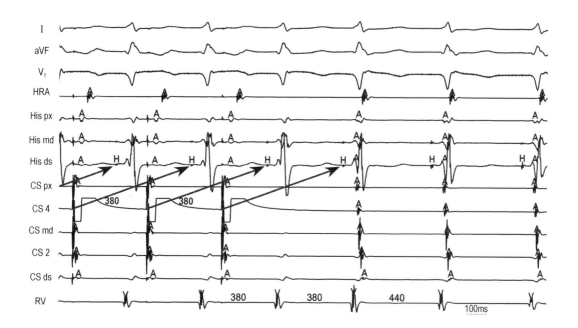

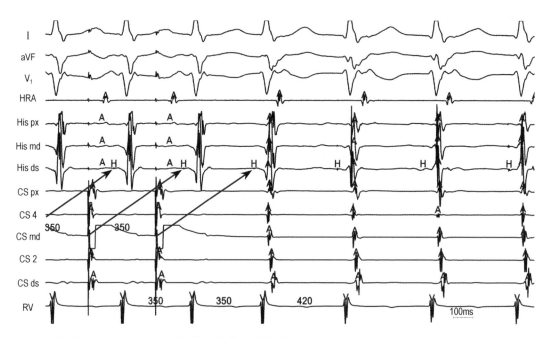

图7-39　典型AVNRT在心房超速起搏（拖带）时的伪"AHH"反应。这是一个真正的"AHA"反应与"AHH"模式，其原因为SP传导显著延长

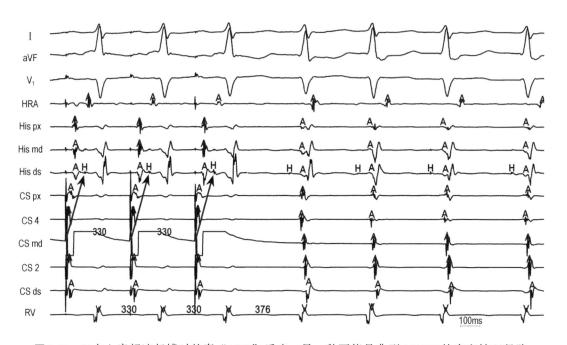

图7-40　JT在心房超速起搏时的真"AHH"反应。另一种可能是典型AVNRT的房室结双径路（FP和SP）

2. 舒张期房性早搏（APD） 晚期配对的 APD（希氏束不应期）如果在房室传导阻滞时重整（加速/延迟）或终止心动过速，可排除 JT（图 7-41，图 7-42）[51-55]。早期配对的 APD 通过 FP 传导重整心动过速但不终止心动过速支持诊断 JT，因为典型 AVNRT 的舒张期被 SP 占据（图 7-43，图 7-44）（然而存在另一种可能性，早期配对的 APD 以双重前传反应来重整 AVNRT）[52-54]。

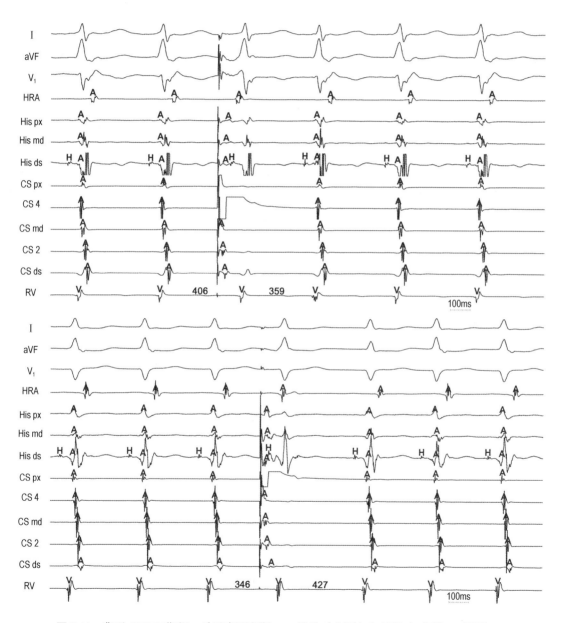

图 7-41 典型 AVNRT 期间，希氏束不应期 APD 提前（上图）和延迟（下图），可排除 JT

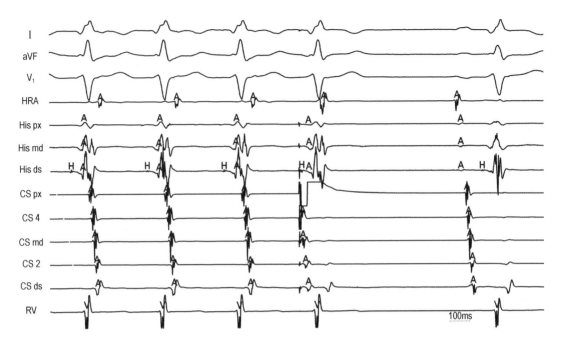

图7-42　希氏束不应期的APD在SP传导阻滞时终止典型AVNRT，可排除JT

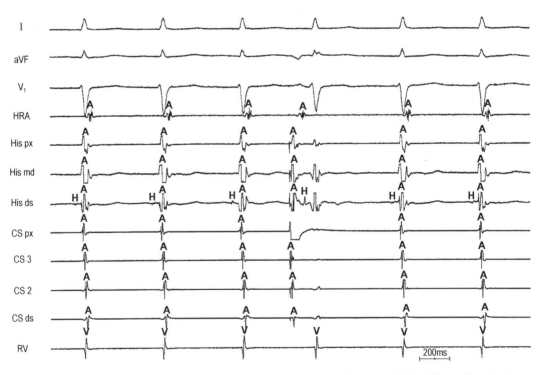

图7-43　早期配对的APD在FP上传导并重整JT。另一种可能是早期的APD传导时伴房室结双径路（FP
　　　　和SP），重整典型AVNRT

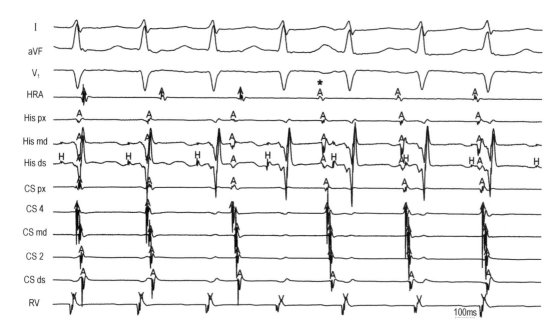

图 7-44　JT 伴 JA 文氏传导。HA 间期延长直到发生传导阻滞，从而允许窦性心律出现——第一
搏（*）经 FP 传导并重整 JT。在叠加窦性节律时，由于心房或 FP 的不应导致后续 JA 传导缺失。
另一种可能是典型 AVNRT 伴 UCFP 文氏传导阻滞。第一个窦性激动波在 AVNRT 时以房室结双径
路（FP 和 SP）传导

　　第 3 种区分 AVNRT 和 JT 的方法是评估心室超速起搏/拖带过程中的 ΔHA 值，但这一
方法还不太成熟[56, 57]。

七、少见的电生理现象

（一）周长交替

　　AVNRT 与多个独立或纵向分离的房室结通路或简单的 SP 和 FP 传导相互作用（PR/RP 相
互作用或"PR/RP 关系的紧密性"）可导致 TCL 变异，包括周长交替（图 7-45，图 7-46）[58]。

（二）双重心动过速

　　AVNRT 可与其他类型心动过速并存，包括特发性 VT、AT，罕见合并心房颤
动（图 7-47）[59-62]。心房颤动伴 AVNRT 支持了 AVNRT 是伴 UCFP 的"心房下"环路
的概念。

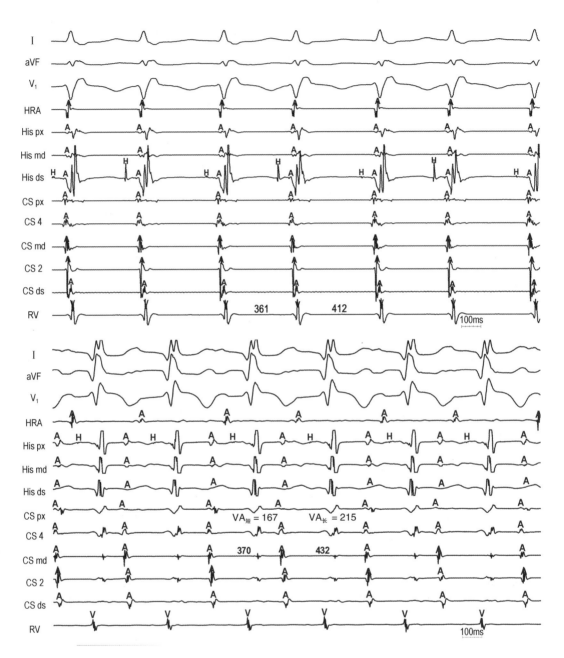

图7-45 典型（上图）和非典型（下图）AVNRT伴周长交替。上图：典型AVNRT，在两个SP（慢和更慢）或一个纵向分离的SP上交替前向传导。下图：非典型AVNRT，在两个SP或一个纵向分离的SP上交替逆向传导。VA间期交替变长（215ms）和变短（167ms），导致心房波交替。长和短的VA间期分别伴较短的AH间期（119ms）和较长的AH间期（151ms）（AH/HA交互），因此心室交替不明显（VV短/长=392ms/408ms）

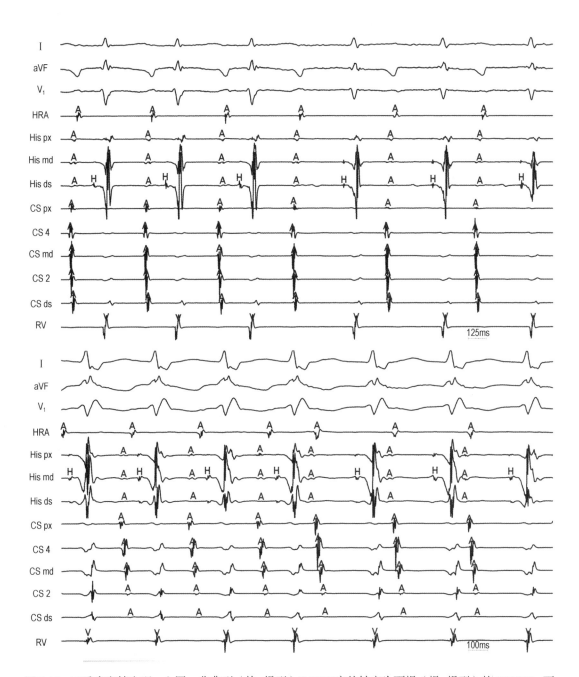

图 7-46 三重房室结生理。上图：非典型（快 - 慢型）AVNRT 突然转变为更慢（慢 - 慢型）的 AVNRT，而逆传（SP）的心房激动模式无改变：一个逆传（SP）和两个前传（FP 和不同 SP）。注意 PR/RP 交互。下图：非典型（快 - 慢型）AVNRT 突然转变为更慢（慢 - "上部"慢）的 AVNRT。逆传的心房激动从最早的后间隔（SP 在冠状窦口区）到前间隔（"上部的"SP 在希氏束）。非典型 AVNRT 的逆传 SP 可能是慢 - "上部"慢型 AVNRT 的前传 SP

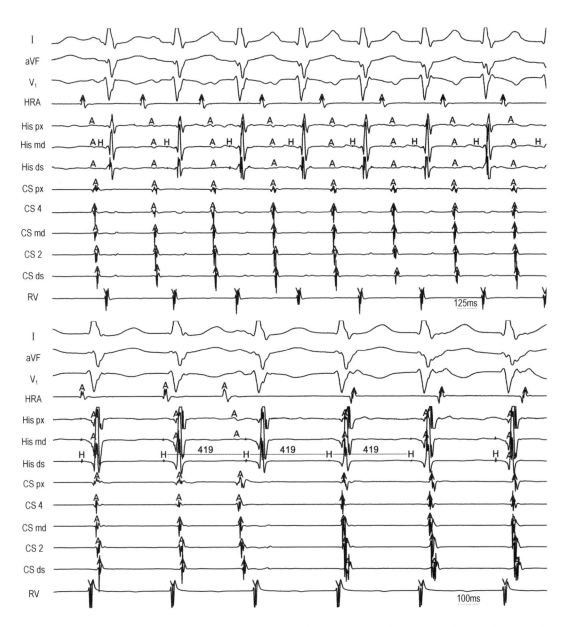

图7-47　双重心动过速（右侧AT和典型AVNRT）。上图：由于心房（由AT控制）搏动速度快于心室（由AVNRT控制），从长RP心动过速过渡到短RP心动过速。下图：自发的希氏束不应期APD未影响AVNRT，但终止AT，使得从FP的逆行心房激动变得明显。这表明，上图中的JA传导阻滞是由于心房或UCFP的生理不应，其原因为AT叠加（假JA传导阻滞而非真JA传导阻滞）

（三）三尖瓣环峡部／上腔静脉传导阻滞

旁观区域的传导阻滞[上腔静脉（SVC）、腔静脉三尖瓣环峡部（CTI）]可发生于AVNRT，但并不影响心动过速发生（图7-48，图7-49）。

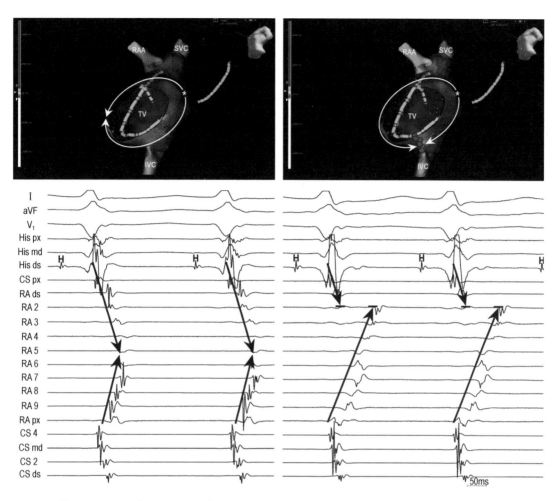

图 7-48　典型 AVNRT 不伴（左图）和伴（右图）CTI 传导阻滞。在心动过速时，最早的心房激动部位是前间隔（*）

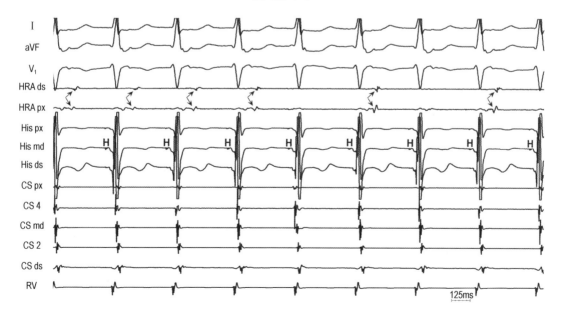

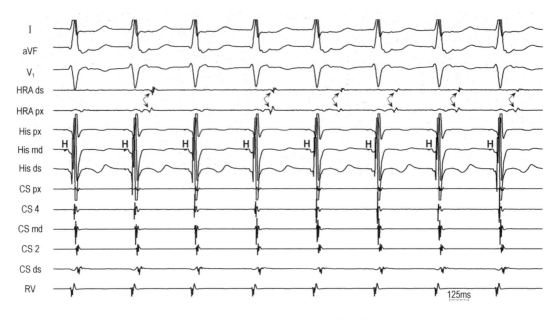

图7-49 典型AVNRT伴2：1 SVC短暂传导阻滞。箭头表示SVC电位

（费宇杰 林 立 译）

参 考 文 献

1. Moe GK, Preston JB, Burlington H. Physiologic evidence for a dual A-V transmission system. Circ Res 1956; 4: 357-375.

2. Anselme F, Papageorgiou P, Monahan K, et al. Presence and significance of the left atrionodal connection during atrioventricular nodal reentrant tachycardia. Am J Cardiol 1999; 83: 1530-1536.

3. Fisch C, Knoebel S. Dual atrioventricular conduction. In: Fisch C, Knoebel S, eds. Electrocardiography of Clinical Arrhythmias. Armonk, NY: Futura Publishing Company, 2000: 345-356.

4. Itagaki T, Ohnishi Y, Inoue T, Yokoyama M. Linking phenomenon in dual atrioventricular nodal pathways. Jpn Circ J 2001; 65: 937-940.

5. Fisch C, Steinmetz EF. Supernormal phase of atrioventricular (A-V) conduction due to potassium. A-V alternans with first-degree A-V block. Am Heart J 1961; 62: 211-220.

6. Csapo G. Paroxysmal nonreentrant tachycardia due to simultaneous conduction in dual atrioventricular nodal pathways. Am J Cardiol 1979; 43: 1033-1045.

7. Massumi RA. Interpolated His bundle extrasystoles. An unusual cause of tachycardia. Am J Med 1970; 49: 265-270.

8. Gaba D, Pavri BB, Greenspon AJ, Ho RT. Dual antegrade response tachycardia induced cardiomyopathy. Pacing Clin Electrophysiol 2004; 27: 533-536.

9. Lin FC, Yeh SJ, Wu D. Determinants of simultaneous fast and slow pathway conduction in patients with dual atrioventricular nodal pathways. Am Heart J 1985; 109: 963-970.

10. Wang NC. Dual atrioventricular nodal nonreentrant tachycardia: a systematic review. Pacing Clin Electrophysiol 2011; 34: 1671-1681.

11. Morris KE, Steinberg LA, Prystowsky EN, Padanilam BJ. Premature beats and unexpected heart block: an

unusual mechanism confirmed by ablation. Circ Arrhythm Electrophysiol 2012; 5: e44-e45.

12. Otomo K, Wang Z, Lazzara R, Jackman W. Atrioventricular nodal reentrant tachycardia: electrophysiological characteristics of four forms and implications for the reentrant circuit. In: Zipes D, Jalife J, eds. Cardiac Electrophysiology: From Cell to Bedside. 3rd ed. Philadelphia, PA: WB Saunders Company, 2000: 504-521.

13. Baker JH II, Plumb VJ, Epstein AE, Kay GN. PR/RR interval ratio during rapid atrial pacing: a simple method for confirming the presence of slow AV nodal pathway conduction. J Cardiovasc Electrophysiol 1996; 7: 287-294.

14. Katritsis DG, Camm AJ. Atrioventricular nodal reentrant tachycardia. Circulation 2010; 122: 831-840.

15. Hwang C, Martin DJ, Goodman JS, et al. Atypical atrioventricular node reciprocating tachycardia masquerading as tachycardia using a left-sided accessory pathway. J Am Coll Cardiol 1997; 30: 218-225.

16. Kaneko Y, Naito S, Okishige K, et al. Atypical fastslow atrioventricular nodal reentrant tachycardia incorporating a "superior" slow pathway: a distinct supraventricular tachyarrhythmia. Circulation 2016; 133: 114-123.

17. Josephson M, Kastor J. Paroxysmal supraventricular tachycardia: is the atrium a necessary link? Circulation 1976; 54: 430-435.

18. Miller J, Rosenthal M, Vassallo J, Josephson M. Atrioventricular nodal reentrant tachycardia: studies on upper and lower 'common pathways.' Circulation 1987; 75: 930-940.

19. DiMarco J, Sellers T, Belardinelli L. Paroxysmal supraventricular tachycardia with Wenckebach block: evidence for reentry within the upper portion of the atrioventricular node. J Am Coll Cardiol 1984; 3: 1551-1555.

20. Hariman R, Chen C, Caracta A, Damato A. Evidence that AV nodal re-entrant tachycardia does not require participation of the entire AV node. Pacing Clin Electrophysiol 1983; 6: 1252-1257.

21. Wellens H, Wesdorp J, Düren D, Lie K. Second degree block during reciprocal atrioventricular nodal tachycardia. Circulation 1976; 4: 595-599.

22. Willems S, Shenasa M, Borggrefe M, et al. Atrioventricular nodal reentry tachycardia: electrophysiologic comparisons in patients with and without 2∶1 infra-His block. Clin Cardiol 1993; 16: 883-888.

23. Benditt D, Pritchett E, Smith W, Gallagher J. Ventriculoatrial intervals: diagnostic use in paroxysmal supraventricular tachycardia. Ann Intern Med 1979; 91: 161-166.

24. Knight BP, Ebinger M, Oral H, et al. Diagnostic value of tachycardia features and pacing maneuvers during paroxysmal supraventricular tachycardia. J Am Coll Cardiol 2000; 36: 574-582.

25. Amat-y-Leon F, Dhingra R, Wu D, Denes P, Wyndham C, Rosen K. Catheter mapping of retrograde atrial activation. Observations during ventricular pacing and AV nodal re-entrant paroxysmal tachycardia. Br Heart J 1976; 38: 355-362.

26. Ravindran BK, Pavri BB, Greenspon AJ, Ho RT. Tachycardia during bradycardia: what is the mechanism? J Cardiovasc Electrophysiol 2003; 14(8): 894-896.

27. Das M, Gizurarson S, Roshan J, Nair K. Spontaneous ECG observations during an incessant long RP tachycardia—what is the tachycardia mechanism? Heart Rhythm 2014; 11: 325-327.

28. Barold HS, Newman M, Flanagan M, Barold SS. Two-to-one bundle branch block during atrioventricular nodal reentrant tachycardia: what is the mechanism? Heart Rhythm 2007; 4: 371-373.

29. Goldreyer B, Damato A. The essential role of atrioventricular conduction delay in the initiation of paroxysmal supraventricular tachycardia. Circulation 1971; 43: 679-687.

30. Miles W, Yee R, Klein G, Zipes D, Prystowsky E. The preexcitation index: an aid in determining the mechanism of supraventricular tachycardia and localizing accessory pathways. Circulation 1986; 74: 493-500.

31. Ho RT, Frisch DR, Pavri BB, Levi SA, Greenspon AJ. Electrophysiological features differentiating the atypical atrioventricular node-dependent long RP supraventricular tachycardias. Circ Arrhythm Electrophysiol 2013; 6: 597-605.

32. Ho RT, Fischman DL. Entrainment versus resetting of a long RP tachycardia: what is the diagnosis? Heart Rhythm 2012; 9: 312-314.

33. Ho RT, Levi SA. An atypical long RP tachycardia—what is the mechanism? Heart Rhythm 2013; 10: 1089-1090.

34. Ho RT, Kenia AS, Chhabra SK. Resetting and termination of a short RP tachycardia: what is the mechanism? Heart Rhythm 2013; 10: 1927-1929.

35. Ho RT. Unusual termination of a short RP tachycardia: what is the mechanism? Heart Rhythm 2017; 14: 935-937.

36. Knight B, Zivin A, Souza J, et al. A technique for the rapid diagnosis of atrial tachycardia in the electrophysiology laboratory. J Am Coll Cardiol 1999; 33: 775-781.

37. Kaneko Y, Nakajima T, Irie T, Iizuka T, Tamura S, Kurabayashi M. Atrial and ventricular activation sequence after ventricular induction/entrainment pacing during fast-slow atrioventricular nodal reentrant tachycardia: new insight into the use of V-A-A-V for the differential diagnosis of supraventricular tachycardia. Heart Rhythm 2017; 14: 1615-1622.

38. Kaneko Y, Nakajima T, Irie T, Kato T, IIjima T, Kurabayashi M. Long RP' tachycardia with an initial A-A-V activation sequence: what is the mechanism? J Cardiovasc Electrophysiol 2011; 22: 945-947.

39. Vijayaraman P, Lee BP, Kalahasty G, Wood MA, Ellenbogen KA. Reanalysis of the "pseudo A-A-V" response to ventricular entrainment of supraventricular tachycardia: importance of His-bundle timing. J Cardiovasc Electrophysiol 2006; 17: 25-28.

40. Vijayaraman P, Kok LC, Rhee B, Ellenbogen KA. Wide complex tachycardia: what is the mechanism? Heart Rhythm 2005; 2: 107-109.

41. Crawford TC, Morady F, Pelosi F Jr. A long R-P paroxysmal supraventricular tachycardia: what is the mechanism? Heart Rhythm 2007; 4: 1364-1365.

42. Michaud GF, Tada H, Chough S, et al. Differentiation of atypical atrioventricular node re-entrant tachycardia from orthodromic reciprocating tachycardia using a septal accessory pathway by the response to ventricular pacing. J Am Coll Cardiol 2001; 38: 1163-1167.

43. Ho RT, Mark GE, Rhim ES, Pavri BB, Greenspon AJ. Differentiating atrioventricular nodal reentrant tachycardia from atrioventricular reentrant tachycardia by ΔHA values during entrainment from the ventricle. Heart Rhythm 2008; 5: 83-88.

44. Mark GE, Rhim ES, Pavri BB, Greenspon AJ, Ho RT. Differentiation of atrioventricular nodal reentrant tachycardia from orthodromic atrioventricular reentrant tachycardia by ΔHA intervals during entrainment from the ventricle [abstract]. Heart Rhythm 2006; 3: S321.

45. AlMahameed ST, Buxton AE, Michaud GF. New criteria during right ventricular pacing to determine the mechanism of supraventricular tachycardia. Circ Arrhythm Electrophysiol 2010; 3: 578-584.

46. Dandamudi G, Mokabberi R, Assal C, et al. A novel approach to differentiating orthodromic reciprocating tachycardia from atrioventricular nodal reentrant tachycardia. Heart Rhythm 2010; 7: 1326-1329.

47. Kadish AH, Morady F. The response of paroxysmal supraventricular tachycardia to overdrive atrial and ventricular pacing: can it help determine the tachycardia mechanism? J Cardiovasc Electrophysiol 1993; 4: 239-252.

48. Maruyama M, Kobayashi Y, Miyauchi Y, et al. The VA relationship after differential atrial overdrive pacing: a novel tool for the diagnosis of atrial tachycardia in the electrophysiologic laboratory. J Cardiovasc Electrophysiol 2007; 18: 1127-1133.

49. Sarkozy A, Richter S, Chierchia G, et al. A novel pacing manoeuvre to diagnose atrial tachycardia. Europace 2008; 10: 459-466.

50. Fan R, Tardos JG, Almasry I, Barbera S, Rashba EJ, Iwai S. Novel use of atrial overdrive pacing to rapidly

differentiate junctional tachycardia from atrioventricular nodal reentrant tachycardia. Heart Rhythm 2011; 8: 840-844.

51. Padanilam BJ, Manfredi JA, Steinberg LA, Olson JA, Fogel RI, Prystowsky EN. Differentiating junctional tachycardia and atrioventricular node re-entry tachycardia based on response to atrial extrastimulus pacing. J Am Coll Cardiol 2008; 52: 1711-1717.

52. Ho RT, Pietrasik G, Greenspon AJ. A narrow complex tachycardia with intermittent atrioventricular dissociation: what is the mechanism? Heart Rhythm 2014; 11(11): 2116-2119.

53. Chen H, Shehata M, Cingolani E, Chugh SS, Chen M, Wang X. Differentiating atrioventricular nodal re-entrant tachycardia from junctional tachycardia: conflicting responses? Circ Arrhythm Electrophysiol 2015; 8: 232-235.

54. Roberts-Thomson KC, Seiler J, Steven D, et al. Short AV response to atrial extrastimuli during narrow complex tachycardia: what is the mechanism? J Cardiovasc Electrophysiol 2009; 20: 946-948.

55. Boonyapisit W, Chalfoun N, Morady F, Jongnarangsin K. Supraventricular tachycardia with simultaneous atrial and ventricular activation: what is the mechanism? Heart Rhythm 2008; 5: 622-623.

56. Srivathsan K, Gami AS, Barrett R, Monahan K, Packer DL, Asirvatham SJ. Differentiating atrioventricular nodal reentrant tachycardia from junctional tachycardia: novel application of the delta H-A interval. J Cardiovasc Electrophysiol 2008; 19: 1-6.

57. Luebbert J, Greenspon AJ, Pavri BB, Frisch DR, Ho RT. Do ΔHA values differentiate slow-fast atrio-ventricular nodal reentrant tachycardia from automatic junctional tachycardia arising from the slow pathway of the AV node. Heart Rhythm 2011; 8: S302.

58. Buch E, Tung R, Shehata M, Shivkumar K. Alternating cycle length during supraventricular tachycardia: what is the mechanism? J Cardiovasc Electrophysiol 2009; 20: 1071-1073.

59. Ho RT, Idris S, Joshi N, Mehrotra P. A narrow complex tachycardia with varying RP intervals: what is the mechanism? Heart Rhythm 2015; 12: 1878-1881.

60. Saluja D, Beauregard L, Patel A, Coromilas J. The simultaneous presence of sustained atrial fibrillation and atrioventricular nodal reentrant tachycardia. Heart Rhythm 2015; 12: 229-233.

61. Richter S, Brugada P. Atrioventricular nodal reentry: the atrium is not a necessary link. J Cardiovasc Electrophysiol 2009; 20: 697-698.

62. Chen J, Josephson ME. Atrioventricular nodal tachycardia occurring during atrial fibrillation. J Cardiovasc Electrophysiol 2000; 11: 812-815.

第**8**章
房室结内折返性心动过速射频消融

引言

　　导管消融是治疗房室结内折返性心动过速（AVNRT）的有效方法。虽然最初选择快径路消融，但慢径路（SP）消融是首选。原因：①导致房室传导阻滞风险较低；②不延长PR间期；③治疗不通过快径路的非典型AVNRT（如慢-慢型）[1-8]。

本章目的

　　1. 描述房室结及其心房入路（SP和FP）的解剖结构。

　　2. 探讨SP消融技术。

　　3. 确定AVNRT消融的终点。

一、房室结的结构

　　致密房室结及其周围结构包含在Koch三角内，Koch三角由Todaro腱、三尖瓣隔瓣、冠状窦口（三角基部）组成[9, 10]。中央纤维体和希氏束的穿隔支位于Koch三角的顶端。致密房室结位于房间隔右侧，希氏束的后下方，高于冠状窦口。SP（右下侧延伸）位于冠状窦口水平，而FP（上部延伸）高于希氏束，在Todaro腱上方，位于Koch三角外[11]。左房结延伸（左下侧延伸，下外侧连接）沿着冠状窦走行。

二、慢径路消融（右下侧延伸）

　　在消融过程中，正确放置的希氏束和冠状窦导管是识别Koch三角和希氏束的有用标志。然而，通过希氏束导管并不能确定希氏束的全部位置，而通过电解剖标测希氏束（希氏束丛）可以识别消融过程中应避免的其他部位。此外，利用通过股静脉和颈内静脉放置的冠状窦导管对冠状窦的轮廓定位有所不同（分别是冠状窦的顶部和底部）。

　　消融前应分析基线PR间期。虽然在一度房室传导阻滞的患者中SP消融可以成功，但PR间期延长（特别是300ms）提示FP传导受损或缺失，SP消融可能引起急性或延迟的房室传导阻滞[12-14]。

（一）窦性心律下慢径路定位

　　对右下侧延伸的解剖性SP消融治疗大部分AVNRT（慢-快型、快-慢型、慢-慢型，甚至治疗左房结插入 AVNRT）[15-16]。消融导管先经过三尖瓣进入右心室，然后顺钟向旋转沿后间隔缓慢回撤到希氏束下方、冠状窦口略前处，记录到小心房波和大心室波。确定 SP 消融靶点标准：①低振幅（远场）心房波；②晚、尖锐、高频（近场）的 SP 电位；③中等大小到高大心室波（房室比≤0.5）；④无希氏束电位（图 8-1～图 8-6）[1-2]。然而，尖锐的"SP 型"电位可以在 Koch 三角内的多个不同位点发现[17]。在没有独立可辨的 SP 电位的情况下，心房信号通常是一个低振幅的多成分心电图。由于致密房室结位于希氏束的后下方，因此应避免消融冠状窦的顶部和心房电位较大的部位。

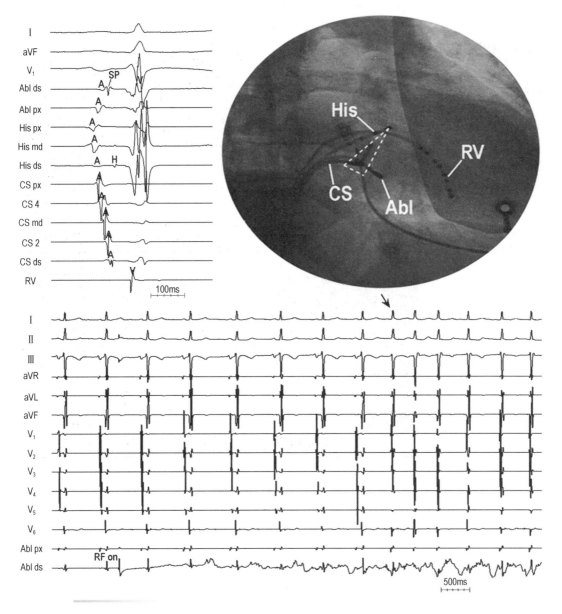

图 8-1　房室结 SP 消融（正常窦性心律）。消融导管沿后间隔放置，记录到低振幅（远场）心房电位和其后的高频（近场）SP 电位。心室电位大，并且无希氏束电位。射频能量的应用引起交界性心动过速（箭头），并保留了 JA 传导。虚线表示 Koch 三角

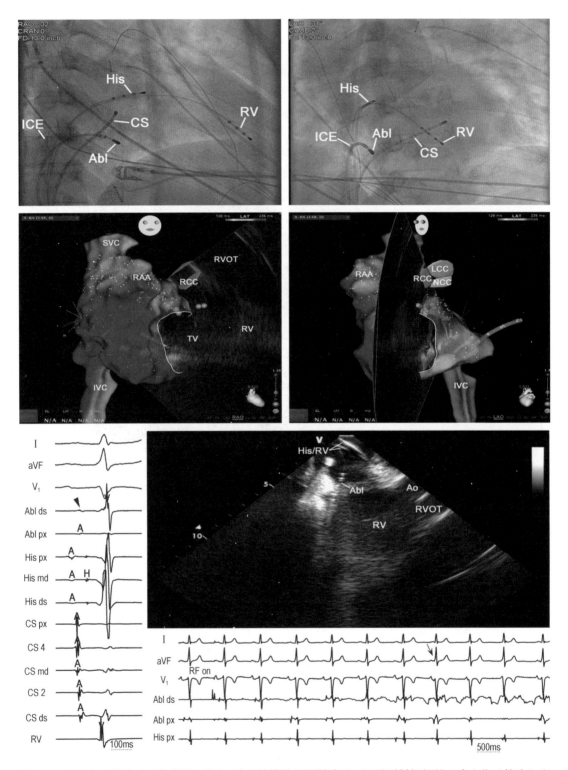

图8-2 房室结SP消融（正常窦性心律）。消融导管沿后间隔放置，记录到低振幅的心房电位（箭头）和大心室电位，该处无希氏束电位。在典型AVNRT期间，心房激动最早的部位（红色）是前间隔（希氏束区）。射频能量应用于后间隔（冠状窦口区）导致缓慢的交界性心律（箭头）。黄色标记表示希氏束区

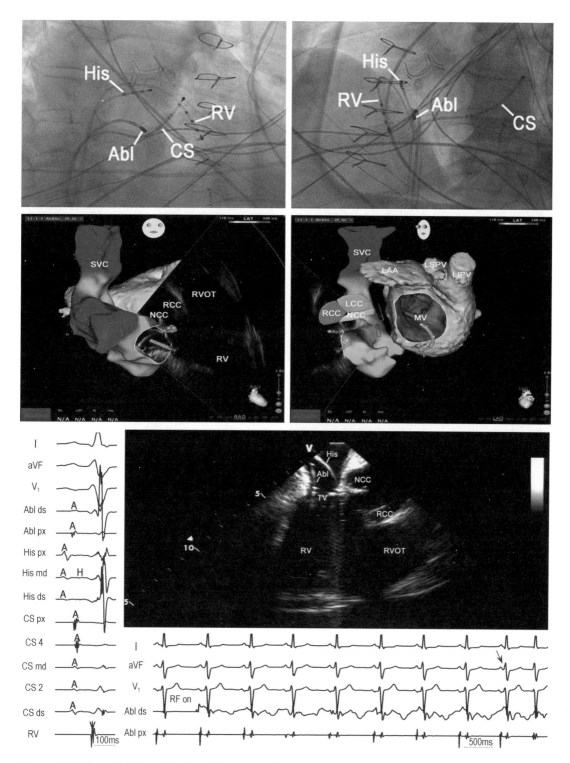

图 8-3　房室结 SP 消融（正常窦性心律）。消融导管沿后间隔放置，记录到低振幅心房电位和大心室电位，该处无希氏束电位。在典型 AVNRT 期间，心房激动最早的部位（红色）是前间隔（希氏束区）。射频能量应用于后间隔（冠状窦口区）导致缓慢的交界性心律（箭头）。黄色标记表示希氏束区

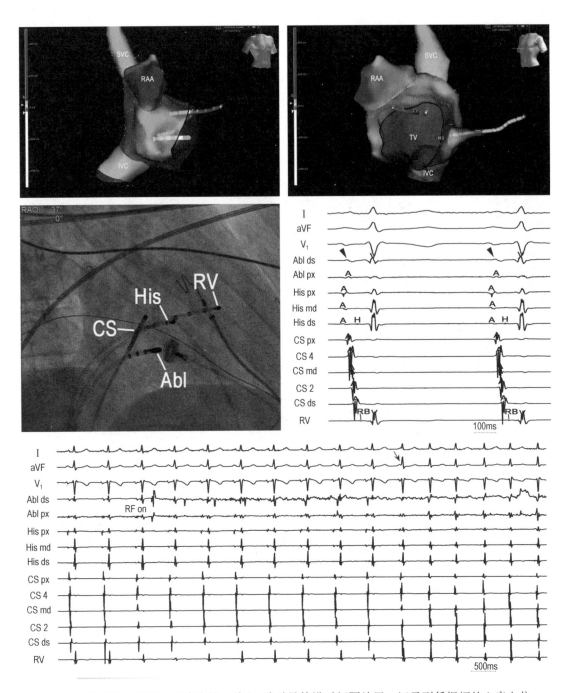

图8-4 房室结SP消融（正常窦性心律）。消融导管沿后间隔放置，记录到低振幅的心房电位（箭头）和中等大小的心室电位，该处无希氏束电位。非典型AVNRT期间，心房激动的最早部位（白色）是后间隔（冠状窦口区），在正常窦性心律消融过程中出现交界性心律（箭头）和完整的JA传导

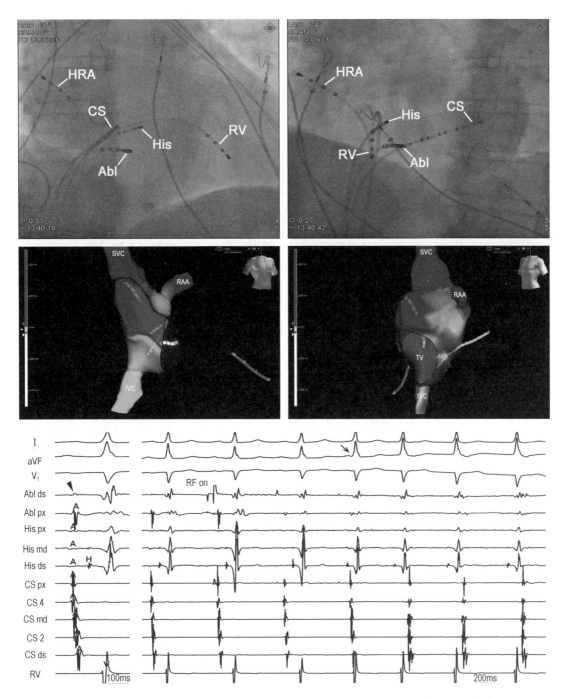

图 8-5 房室结的 SP 消融（正常窦性心律）。消融导管沿后间隔放置，记录到低振幅、多成分的心房电位（箭头）和中等大小的心室电位，该处无希氏束电位。非典型 AVNRT 期间，心房激动的最早部位（白色）是后间隔（冠状窦口区），在正常窦性心律下消融过程中出现缓慢的交界性心律（箭头）和完整的 JA 传导

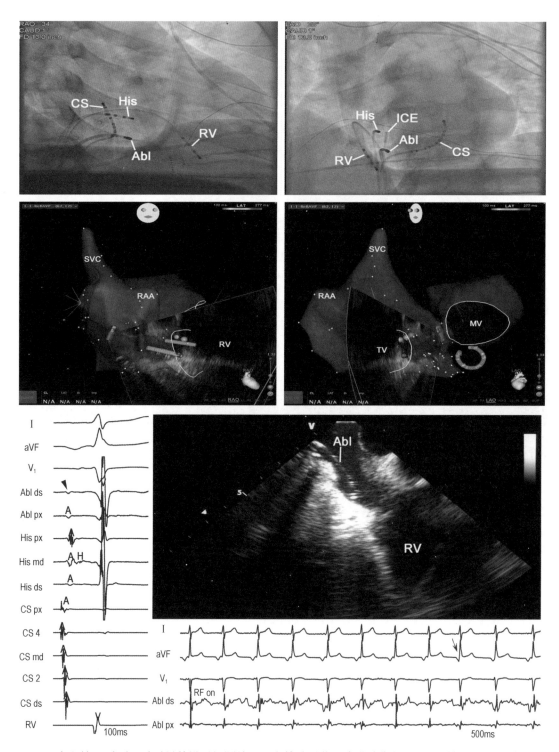

图8-6 房室结SP消融。消融导管沿后间隔放置，在持续异位心房节律期间，记录到低振幅的心房电位（箭头）和大的心室电位。SP部位的心房电图晚于CS px（最接近房性心动过速起源的部位），该处无希氏束电位。在典型AVNRT期间，心房激动最早的部位（红色）是前间隔（希氏束区）。射频能量应用于后间隔（冠状窦口区）导致缓慢的交界性节律（箭头）。黄色标记表示希氏束区

（二）慢径路的逆行定位

在心室起搏或非典型 AVNRT（快 - 慢、慢 - 慢）过程中，当 SP 逆向传导时，也可以通过识别心房激活的最早部位来定位（图 8-7 ~ 图 8-10）。因为逆向的 SP 传导先于心房激动，因此高频（近场）SP 电位相对于低振幅（远场）心房电图的顺序与窦性心律相反[1]。

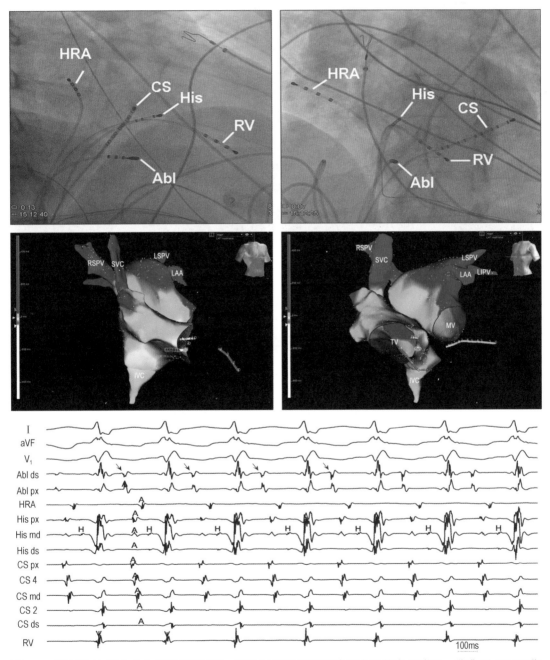

图 8-7 房室结 SP 消融（非典型 AVNRT）。消融导管沿后间隔放置在冠状窦口附近，非典型 AVNRT 期间，在心房激动最早部位（白色）记录到低振幅心房电位（箭头）和中至大心室电位，该处无希氏束电位。在该部位放电成功消融治疗 ANVRT

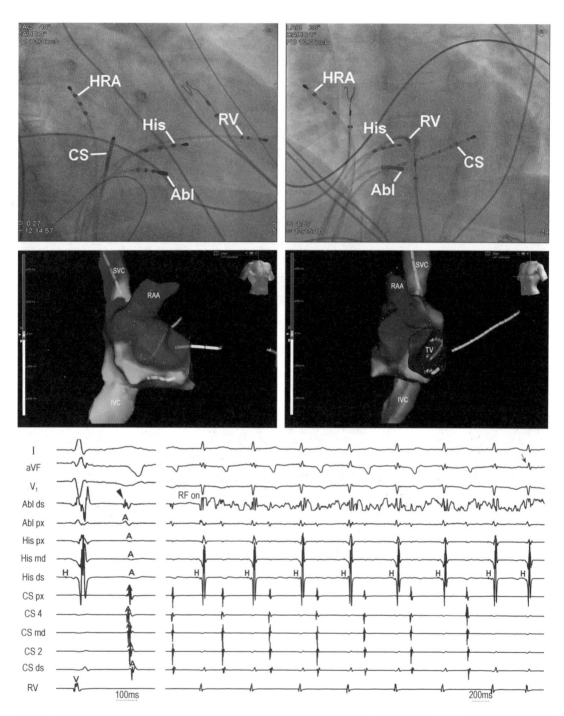

图8-8 房室结SP消融（非典型AVNRT）。消融导管沿右后间隔放置，在非典型AVNRT期间，在心房激动最早部位（白色，P波领先32ms）记录到低振幅心房电位（箭头）和大的心室电位，该处无希氏束电位。放电消融导致了逆传延迟和SP传导阻滞并终止AVNRT，随后出现交界性早搏（箭头）。注意交界性早搏与JA传导无关，因为在基线时没有逆向FP传导，这使得在放电过程中监测JA传导很困难

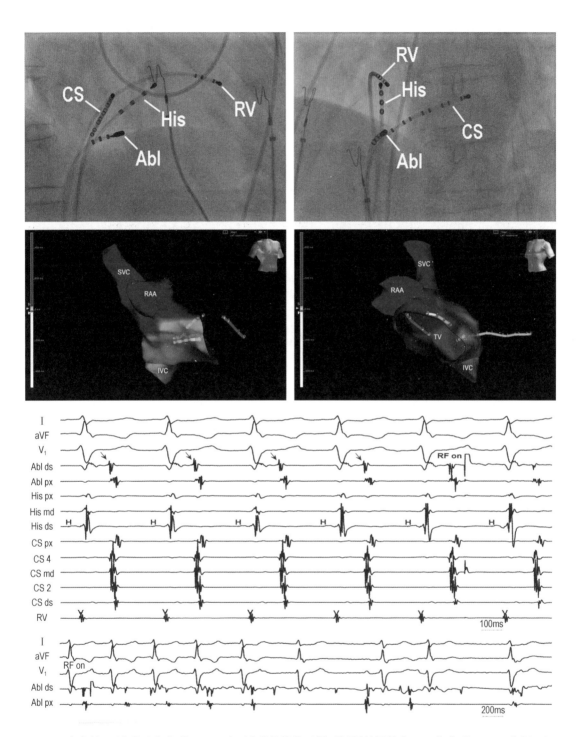

图 8-9　房室结 SP 消融（非典型 AVNRT）。消融导管位于沿后间隔的冠状窦口，非典型 AVNRT 期间，记录到心房激动的最早部位，该处无希氏束电位。射频消融终止了心动过速。在记录的末端出现交界性逸搏伴 JA 传导

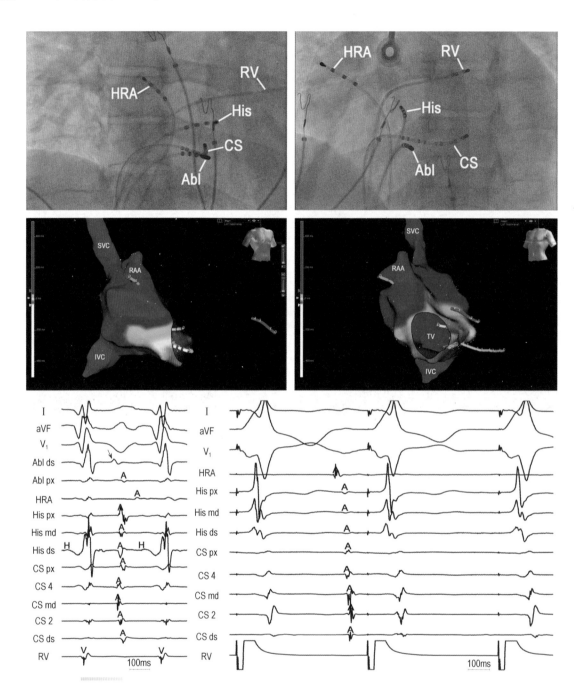

图8-10　房室结SP消融（非典型房室逆行）。消融导管位于沿后间隔的冠状窦口，在非典型AVNRT期间，于心房激动最早部位（白色）记录到小的心房波（箭头）和大的心室波，该处无希氏束电位。射频消融放电终止心动过速并去除SP逆传（VA分离）

（三）左侧消融

很少情况下，AVNRT右侧消融无效，需要在冠状窦内或沿左侧后间隔（左下延伸）或二尖瓣环外侧（下外侧入路）的心内膜消融[18-21]。窦性心律时，标准的消融靶点（小且多成分的心房波、大的心室波）在沿左后间隔时相似，导致交界性心律。由于前传的下外侧插入（与心动过速相关的）确切位置尚不清楚，可以沿二尖瓣环标测，通过识别可重整心动过速最长配对间期的心房部位来定位。

（四）消融过程中的监测

消融 SP 特征性地诱发交界性心律（一种敏感但非特异性的消融成功标志）[22]。安全的交界性心律特点：①缓慢；②与 JA 传导有关。罕见情况下，不出现交界性心律时消融也能成功[23]。由于存在房室传导阻滞的风险，在射频消融过程中，应持续监测导管移动（透视、电解剖标测图）和交界性心律。预测房室传导阻滞和必须立即终止射频能量的征象：①快速（< 350ms）交界性心动过速；②JA 传导阻滞；③PR 间期延长（提示致密房室结损伤）；④QRS 波群形态增宽（由于来自消融部位更远端的室性心律加速）（图 8-11）[22, 24-26]。SP 消融的一项有用技术是一种零碎方法，即在交界异位心律开始时立即停止射频能量，然后重复消融，时间逐渐延长[27]。

当基础逆向 VA 传导较差时，在射频消融过程中监测 JA 传导可能很困难，因为安全和恶性交界性心律均不显示 JA 传导。应用低剂量异丙肾上腺素（改善逆向性房室结传导），或者在交界性心律起始时心房超速起搏（起搏速率比交界性心律快，以监测前向房室传导）均可帮助确认持续消融中房室结功能未受损伤（图 8-12）[28]。异丙肾上腺素可以在双重顺向反应性心动过速时促进 SP 消融：①取消前向 SP 传导（其本身模拟交界性早搏伴 JA 传导阻滞）；②促进逆向 FP 传导（在 DART 过程中无这一特征）[29-31]。

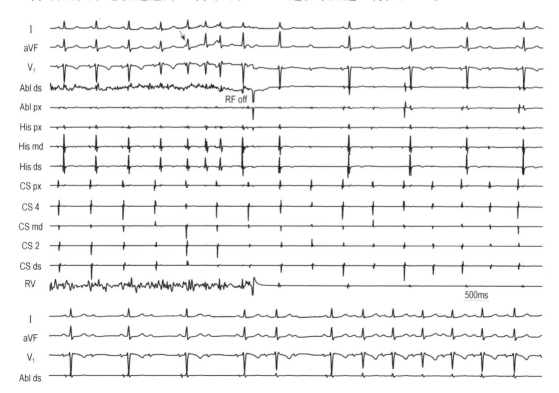

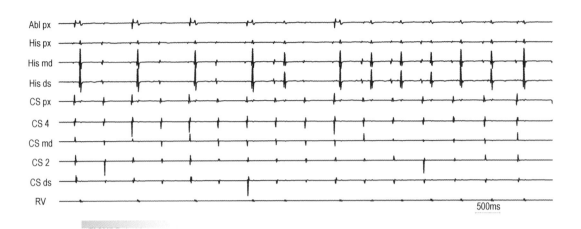

图8-11　AVNRT消融时预料外的房室传导阻滞。射频消融放电导致快速的交界性心动过速（箭头）伴JA传导阻滞。尽管射频消融放电在0.94s内停止，但仍发生短暂的房室传导阻滞

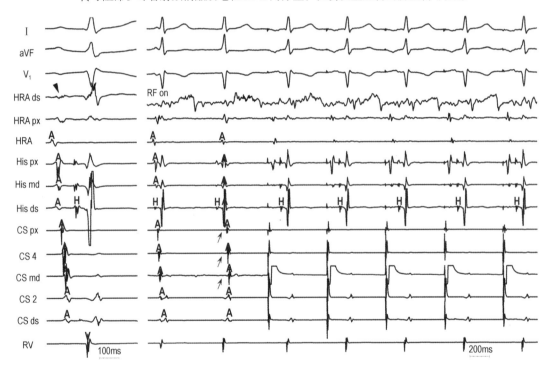

图8-12　SP消融过程中心房超速起搏。消融导管沿后间隔放置，此处记录到低振幅、碎裂的心房波（箭头）和大的心室波，该处无希氏束电位。射频放电导致交界性心律，但缺乏快速的JA传导（箭头）。在持续的射频消融过程中，心房超速起搏（比交界性心律快）并保持完整的1∶1房室传导可确保房室结前向传导正常

三、消 融 终 点

消融SP可有效治疗如下患者：①AVNRT患者；②具有双房室结生理特点，有室上性

心动过速记录但术中不能诱发室上性心动过速且符合 AVNRT 的患者[32]。消融成功的终点：
①完全消除（SP 传导的完全消除）；②改良（残留 SP 传导，最多只有单个房室回波，但
没有重复的房室结折返）[33]。

（费宇杰　吕家高　译）

参 考 文 献

1. Jackman WM, Beckman KJ, McClelland JH, et al. Treatment of supraventricular tachycardia due to atrioventricular nodal reentry by radiofrequency catheter ablation of slow-pathway conduction. N Engl J Med 1992; 327: 313-318.

2. Haissaguerre M, Gaita F, Fischer B, et al. Elimination of atrioventricular nodal reentrant tachycardia using discrete slow potentials to guide application of radiofrequency energy. Circulation 1992; 85: 2162-2175.

3. Kay GN, Epstein AE, Dailey SM, Plumb VJ. Selective radiofrequency ablation of the slow pathway for the treatment of atrioventricular nodal reentrant tachycardia. Evidence for involvement of perinodal myocardium within the reentrant circuit. Circulation 1992; 85: 1675-1688.

4. Roman CA, Wang X, Friday KJ, et al. Catheter technique for selective ablation of slow pathway in AV nodal reentrant tachycardia [abstract]. Pacing Clin Electrophysiol 1990; 13: 498.

5. Haissaguerre M, Warin JF, Lemetayer P, Saoudi N, Guillem JP, Blanchot P. Closed-chest ablation of retrograde conduction in patients with atrioventricular nodal reentrant tachycardia. N Engl J Med 1989; 320: 426-433.

6. Goy JJ, Fromer M, Schlaepfer J, Kappenberger L. Clinical efficacy of radiofrequency current in the treatment of patients with atrioventricular node reentrant tachycardia. J Am Coll Cardiol 1990; 16: 418-423.

7. Lee MA, Morady F, Kadish A, et al. Catheter modification of the atrioventricular junction with radiofrequency energy for control of atrioventricular nodal reentry tachycardia. Circulation 1991; 83: 827-835.

8. Jazayeri MR, Hempe SL, Sra JS, et al. Selective transcatheter ablation of the fast and slow pathways using radiofrequency energy in patients with atrioventricular nodal reentrant tachycardia. Circulation 1992; 85: 1318-1328.

9. Cox JL, Holman WL, Cain ME. Cryosurgical treatment of atrioventricular node reentrant tachycardia. Circulation 1987; 76: 1329-1336.

10. Ross DL, Johnson DC, Denniss AR, Cooper MJ, Richards DA, Uther JB. Curative surgery for atrioventricular junctional ("AV nodal") reentrant tachycardia. J Am Coll Cardiol 1985; 6: 1383-1392.

11. Katritsis DG, Becker A. The atrioventricular nodal reentrant tachycardia circuit: a proposal. Heart Rhythm 2007; 4: 1354-1360.

12. Sra JS, Jazayeri MR, Blanck Z, Deshpande S, Dhala AA, Akhtar M. Slow pathway ablation in patients with atrioventricular node reentrant tachycardia and a prolonged PR interval. J Am Coll Cardiol 1994; 24: 1064-1068.

13. Reithmann C, Remp T, Oversohl N, Steinbeck G. Ablation for atrioventricular nodal reentrant tachycardia with a prolonged PR interval during sinus rhythm: the risk of delayed higher-degree atrioventricular block. J Cardiovasc Electrophysiol 2006; 17: 973-979.

14. Rigden LB, Klein LS, Mitrani RD, Zipes DP, Miles WM. Increased risk of heart block following slow pathway ablation for AV nodal reentrant tachycardia in patients with marked PR interval prolongation during sinus rhythm [abstract]. Pacing Clin Electrophysiol 1995; 18: II-918.

15. Katritsis DG, Marine JE, Contreras FM, et al. Catheter ablation of atypical atrioventricular nodal reentrant

tachycardia. Circulation 2016; 134: 1655-1663.

16. Hwang C, Martin DJ, Goodman JS, et al. Atypical atrioventricular node reciprocating tachycardia masquerading as tachycardia using a left-sided accessory pathway. J Am Coll Cardiol 1997; 30: 218-225.

17. Asirvatham SJ, Stevenson WG. Atrioventricular nodal block with atrioventricular nodal reentrant tachycardia ablation. Circ Arrhythm Electrophysiol 2015; 8: 745-747.

18. Jaïs P, Haïssaguerre M, Shah DC, et al. Successful radiofrequency ablation of a slow atrioventricular nodal pathway on the left posterior atrial septum. Pacing Clin Electrophysiol 1999; 22: 525-527.

19. Katritsis DG, Giazitzoglou E, Zografos T, Ellenbogen KA, Camm AJ. An approach to left septal slow pathway ablation. J Interv Card Electrophysiol 2011; 30: 73-79.

20. Green J, Aziz Z, Nayak HM, Upadhyay GA, Moss JD, Tung R. "Left ventricular" AV nodal reentrant tachycardia: case report and review of the literature. HeartRhythm Case Rep 2016; 2: 367-371.

21. Otomo K, Nagata Y, Uno K, Fujiwara H, Iesaka Y. Atypical atrioventricular nodal reentrant tachycardia with eccentric coronary sinus activation: electrophysiological characteristics and essential effects of left-sided ablation inside the coronary sinus. Heart Rhythm 2007; 4: 421-432.

22. Jentzer JH, Goyal R, Williamson BD, et al. Analysis of junctional ectopy during radiofrequency ablation of the slow pathway in patients with atrioventricular nodal reentrant tachycardia. Circulation 1994; 90: 2820-2826.

23. Hsieh M, Chen S, Tai C, Yu W, Chen Y, Chang M. Absence of junctional rhythm during successful slow-pathway ablation in patients with atrioventricular nodal reentrant tachycardia. Circulation 1998; 98: 2296-2300.

24. Lipscomb KJ, Zaidi AM, Fitzpatrick AP, Lefroy D. Slow pathway modification for atrioventricular node re-entrant tachycardia: fast junctional tachycardia predicts adverse prognosis. Heart 2001; 85: 44-47.

25. Thakur RK, Klein GJ, Yee R, Stites HW. Junctional tachycardia: a useful marker during radiofrequency ablation for atrioventricular node reentrant tachycardia. J Am Coll Cardiol 1993; 22: 1706-1710.

26. Chen H, Shehata M, Ma W, et al. Atrioventricular block during slow pathway ablation: entirely preventable? Circ Arrhythm Electrophysiol 2015; 8: 739-744.

27. Meininger GR, Calkins H. One method to reduce heart block risk during catheter ablation of atrioventricular nodal reentrant tachycardia. J Cardiovasc Electrophysiol 2004; 15: 727-728.

28. Liberman L, Hordof AJ, Pass RH. Rapid atrial pacing: a useful technique during slow pathway ablation. Pacing Clin Electrophysiol 2007; 30: 221-224.

29. Wang NC, Razak EA, Jain SK, Saba S. Isoproterenol facilitation of slow pathway ablation in incessant dual atrioventricular nodal nonreentrant tachycardia. Pacing Clin Electrophysiol 2012; 35: e31-e34.

30. Gaba D, Pavri BB, Greenspon AJ, Ho RT. Dual antegrade response tachycardia induced cardiomyopathy. Pacing Clin Electrophysiol 2004; 27: 533-536.

31. Lin F-C, Yeh S-J, Wu D. Determinants of simultaneous fast and slow pathway conduction in patients with dual atrioventricular nodal pathways. Am Heart J 1985; 109: 963-970.

32. Bogun F, Knight B, Weiss R, et al. Slow pathway ablation in patients with documented but noninducible paroxysmal supraventricular tachycardia. J Am Coll Cardiol 1996; 28: 1000-1004.

33. Lindsay BD, Chung MK, Gamache C, et al. Therapeutic end points for the treatment of atrioventricular node reentrant tachycardia by catheter-guided radiofrequency current. J Am Coll Cardiol 1993; 22: 733-740.

第9章
旁路的初步评估

引言

典型的旁路（accessory pathway，AP）（肯特束）是一种连接房室（atrio-ventricular，AV）沟的肌纤维桥，它与房室结-希氏束-浦肯野纤维平行，提供心房和心室之间的电传导[1]。旁路可以顺向、逆向或双向传导。顺向传导旁路在12导联心电图上可见心室预激波，因此为"显性"。如果旁路只有顺向传导功能，则是"单纯显性"。如果只有逆向传导，则不会引起预激，因此为"隐匿性"。影响隐匿性旁路顺向传导的因素多发生在其心室插入部位（旁路-心室界面），包括下述两种情况：①"阻抗不匹配"（旁路纤维少，传导的电流信号强度不足以激动心室肌）；②窦性激动经房室结-希氏束-浦肯野系统传导，逆传进入不应期延长的旁路，使旁路前传受阻（如果发生房室传导阻滞，则可以使旁路前传呈显性）[2-4]。沃尔夫-帕金森-怀特（Wolff-Parkinson-White，WPW）表现是指心电图上有心室预激波，而WPW综合征是指与预激相关的症状。

本章目的

1. 阐述显性预激的12导联心电图和电生理特征。
2. 通过12导联心电图和心内电图进行旁路定位。
3. 明确旁路的电生理特性。
4. 探讨旁路的猝死危险分层。

一、显性预激的特征

（一）12导联心电图

窦性心律时，心室预激的心电图表现：①PR间期缩短（≤120ms）；②δ波（QRS波群起始部分顿挫）；③继发性ST-T波改变[5, 6]。PR间期缩短是因为激动"绕过"房室结-希氏束-浦肯野系统经旁路提前激动部分心室（"预激"）。但PJ间期是正常的，因为完成整个心室激动所需的时间没有变化[6]。QRS波群是由经希氏束-浦肯野系统和旁路传导激动的融合波形成，δ波反映了旁路导致的心室初始激动。因此，在窦性心律时，预激的程度主要取决于旁路相对于窦房结的位置和房室结的传导状态。窦房结附近的右侧旁路预激波最明显，因为窦性激动到旁路的传导时间明显短于其到房室结-希氏束-浦肯野系统的传导时间。左心室游离壁旁路因距窦房结较远，经此旁路激动心室的范围很小，预激波不明显或很小。使用腺苷或冠状窦（CS）起搏可显露出不明显的预激，如 V_6 导联存在 q 波可排除预激（正常情况下希氏束-浦肯野系统由左至右间隔激动）（图 9-1，图 9-2）[7-10]。隐性预激是指窦性心律时没有预激波，但在心房起搏时出现预激，并呈缓慢递减传导的旁路（如心房-束支旁路）。间歇性预激是指窦性心律时预激波间断出现，提示旁路具有较长的顺向传导不应期，前传能力较差，通常猝死的风险较低[尤其是在儿茶酚胺激发时（如异丙肾上腺素）]（图 9-3）。固定预激是指窦性心律时有恒定预激波。增强房室结的传导（运动、应用异丙肾上腺素）可降低预激程度。

（二）电生理检查

预激的心内电生理特征是 HV 缩短（＜35ms）或 HV 间期为负值（图 9-3）[11]，它与体表心电图上的 δ 波大小相反。因为房室旁路起源于希氏束之上，所以希氏束早搏传导到心室是没有预激的。希氏束早搏出现预激提示存在起源于希氏束下方的束-室旁路。

导管消融前（左侧壁旁路）

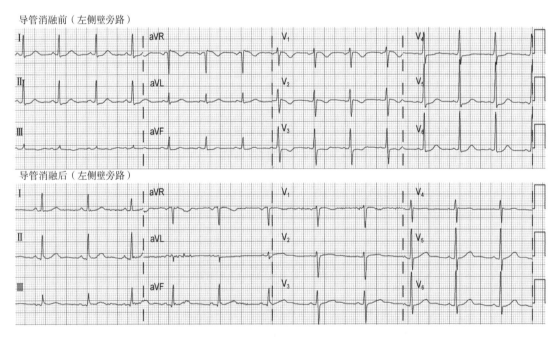

导管消融后（左侧壁旁路）

图 9-1 不明显的预激。上图：左心室游离壁旁路消融前，预激波很小，只在 V_3 导联和 V_4 导联上看到小的 δ 波。下图：左心室游离壁旁路消融后，δ 波消失。虽然在 V_6 导联没有看到 q 波，但在下壁导联可以看到较小的 q 波

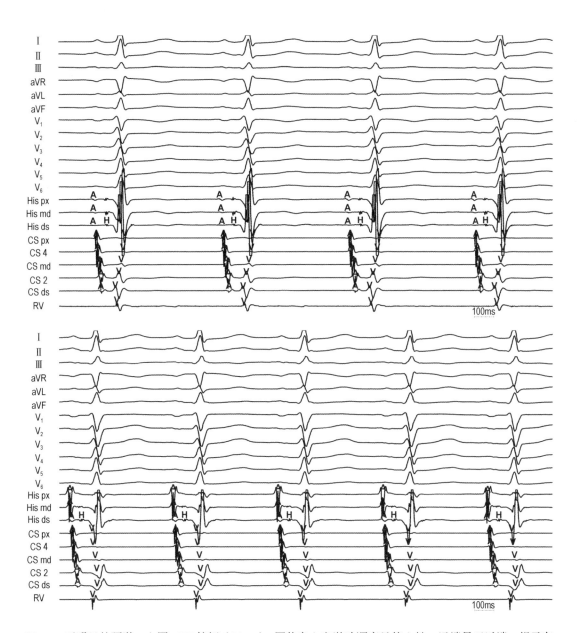

图 9-2　不明显的预激。上图：HV 较短（31ms），冠状窦心室激动顺序呈偏心性，远端早于近端，提示存在左心室游离壁旁路。下图：左心室游离壁旁路消融后，HV 恢复正常（44ms），冠状窦心室激动顺序远端晚于近端

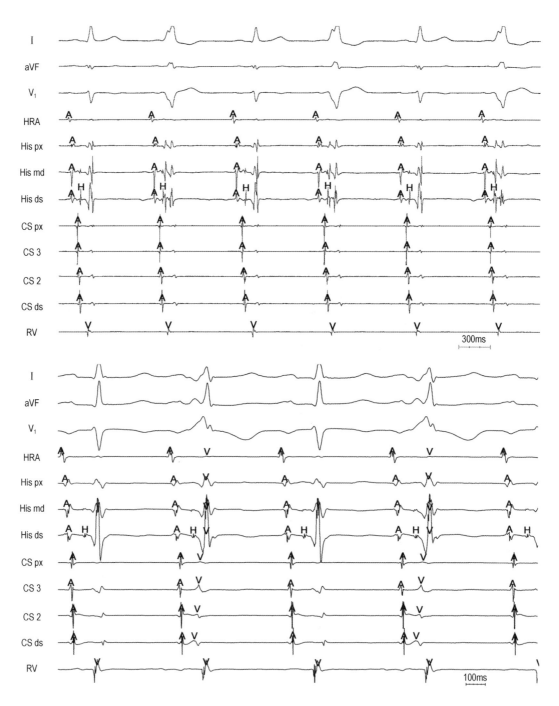

图 9-3　间歇性预激（2∶1），右侧游离壁（上图）和左侧游离壁（下图）旁路。预激时，HV 很短（呈负值）

二、旁路定位

除了经典的主动脉-二尖瓣纤维连接区（左前间隔区）外，旁路可以存在于三尖瓣或二尖瓣环的任何地方，但纤维连接区亦有罕见的病例报道[12]。旁路常见的部位依次为左侧游离壁、后间隔、右侧游离壁和前间隔[11]。还有一些罕见旁路位于心耳、冠状窦憩室、Marshall 韧带和主动脉无冠窦底部[13-17]。

（一）12 导联心电图

心电图识别旁路大致位置的线索：①预激时δ波的轴向；②顺向型折返性心动过速（ORT）时 P 波轴向[11, 18-23]。

1. δ波轴向　水平面上前壁导联（V₁～V₃导联）δ波的移行可帮助区分左侧、间隔和右侧旁路，而垂直方向的δ波轴向可帮助确定旁路的前后位置（图9-4）[18-22]。δ波移行早（V₁导联或之前）提示为左侧旁路，因为初始心室向量指向右心室。侧壁导联（Ⅰ、aVL导联）或下壁导联出现负向δ波分别提示左侧游离壁或左后侧旁路。V₂导联移行（覆盖室间隔）提示右后侧或中间隔旁路。后间隔旁路时下壁导联（Ⅱ、Ⅲ、aVF导联）δ波极性总和≤−2，而中间隔旁路极性总和为1、0或−1。在没有不完全右束支传导阻滞（RBBB）或漏斗型心脏的情况下，V₁导联出现终末r波提示左间隔旁路的可能性较大（可能是由于左侧旁路提前激动左束支近端，右心室激动较晚所致）（图9-5）[24, 25]。Ⅱ导联呈负向δ波、aVR呈陡峭（≥45°）而直立的δ波、V₆导联呈深S波（R≤S）提示冠状窦或其分支内的心外膜后间隔旁路[26]。移行晚（位于或超过V₃导联）提示右侧旁路。前间隔旁路呈左束支传导阻滞（LBBB）图型，V₃导联移行，V₃导联有一个小而窄的正向δ波，下壁导联（Ⅱ、Ⅲ、aVF导联）的δ波极性总和≥+2，额面电轴+30°～+120°。然而，经典的希氏束旁旁路，V₁和V₂导联呈负向δ波或初始r波之和（V₁+V₂）小于0.5mV（因为初始向量来自V₁和V₂导联，两者与覆盖膜部室间隔的胸骨中线等距）[21]。右侧游离壁旁路通常在V₃导联之后移行，提示初始心室向量指向左心室后方，额面电轴+30°～+60°。

2. P波轴向　ORT发作时P波轴向也可帮助区分左侧、中间隔和右侧旁路。心电轴右偏[aVR（+），aVL（−）]表示左侧旁路引起的心房偏心性激动，而心电轴左偏[aVR（−），aVL（+）]表示右侧旁路引起的心房偏心性激动。后间隔和中间隔旁路产生一个窄的P波，P波电轴中线向上[aVR（+），aVL（+）]，而前间隔旁路下壁导联可以出现正向P波[12, 23]。

（二）电生理检查

旁路的定位：①显性预激时心室激动的最早部位；②旁路逆行传导时心房激动的最早部位；③旁路电位（如果存在）[11, 20]。不常用的一种旁路定位方法是不同频率心房起搏时能产生最短刺激波-δ间期的心房起搏部位即为旁路心房插入部位[27]。电生理检查时，使用希氏束区（前间隔）和冠状窦（后间隔和左房室沟）电极导管可以获得多部位的激动标测信息。三尖瓣环没有类似于冠状窦的静脉放置标测电极，但其心内膜可以使用多极Halo导管标测。

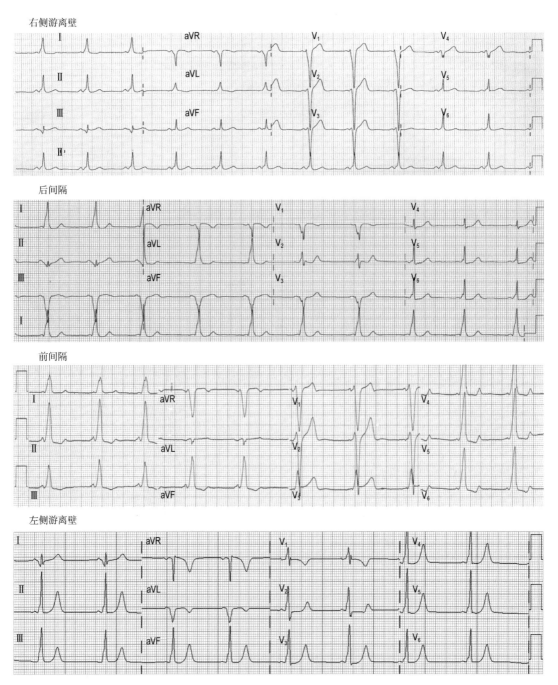

图9-4 右侧游离壁、后间隔、前间隔和左侧游离壁旁路显性预激的12导联心电图。右侧游离壁旁路呈"LBBB"形态，胸前导联（$V_4 \sim V_5$导联）移行较晚。右后间隔旁路在V_2导联移行（覆盖于室间隔），下壁导联为负向δ波。前间隔旁路呈"LBBB"形态，下壁导联为正向δ波。左侧游离壁旁路呈"RBBB"形态，Ⅰ导联为负向δ波

导管消融前（左后间隔旁路）

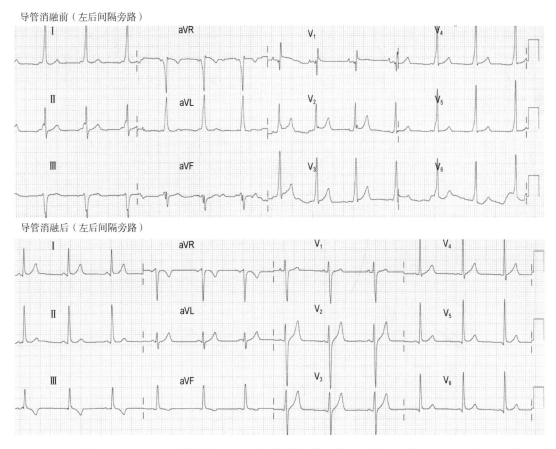

导管消融后（左后间隔旁路）

图9-5 V₁导联终末r波（左后间隔旁路）。左后间隔旁路消融前（上图）和消融后（下图）12导联心电图。注意δ波移行（V₁～V₂导联），V₁导联呈QR型（终末R波），消融后消失（上图中心电图肢体导联也是反转的，消融后恢复）

1. 心室激动最早部位 因为旁路提前激动心室，其心室插入部位可通过与δ波起始（"δ波前"）相关的最早心室激动位置来定位。

2. 心房激动最早部位 旁路的逆向传导有两种类型：①向心性（中线）；②偏心性。间隔旁路最早激动部位在冠状窦口区（后间隔旁路）或希氏束区（前间隔旁路）附近，为向心性传导。左侧、右侧游离壁旁路呈偏心性传导，最早心房激动部位远离间隔。在旁路逆向传导（心室起搏或ORT）时，心房激动的最早部位为旁路的心房插入部位。

3. 旁路电位 在有预激的窦性心律和（或）ORT时，在心房和心室电图之间可直接记录到高频的旁路电位（旁路或肯特电位）（见图10-20、图12-10）。

三、旁路的电生理特性

（一）旁路的前传有效不应期

在程序性心房刺激时，不能通过旁路传导的最长A₁A₂间期即旁路的前传有效不应期

（ERP）（图9-6~图9-10）[28]。在长的A_1A_2间期，超过房室结和旁路的ERP时，A_2通过旁路和希氏束-浦肯野系统融合传导至心室。随着刺激间期的缩短，刺激逐渐进入房室结的相对不应期，HV间期缩短而预激程度增加，后者是由于激动经旁路传导，旁路对心室激动增强。若尚未达到房室结ERP，在一个特定的配对间期（旁路ERP）内，激动不能沿旁路传导，仅通过房室结传导。

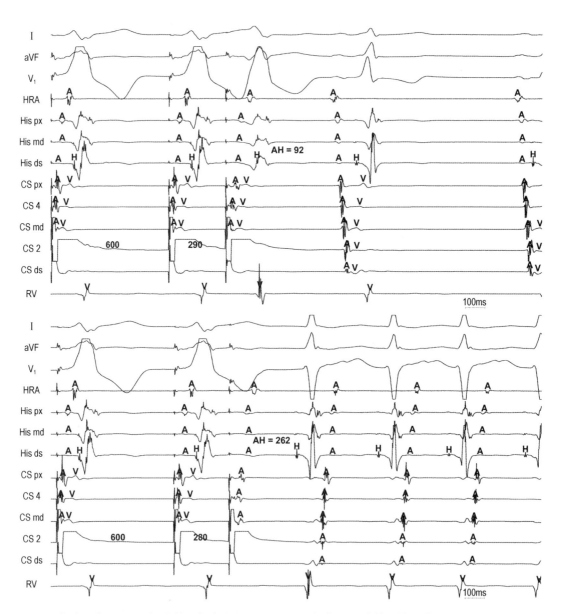

图9-6　旁路前传ERP（左侧游离壁旁路）在290ms的配对间期时，前传经快径路（FP）（AH=92ms）和旁路传导。在280ms时，FP和旁路（ERP）前传阻滞，仅通过慢径路（SP）传导（AH=262ms），引起足够的房室延迟从而引发ORT

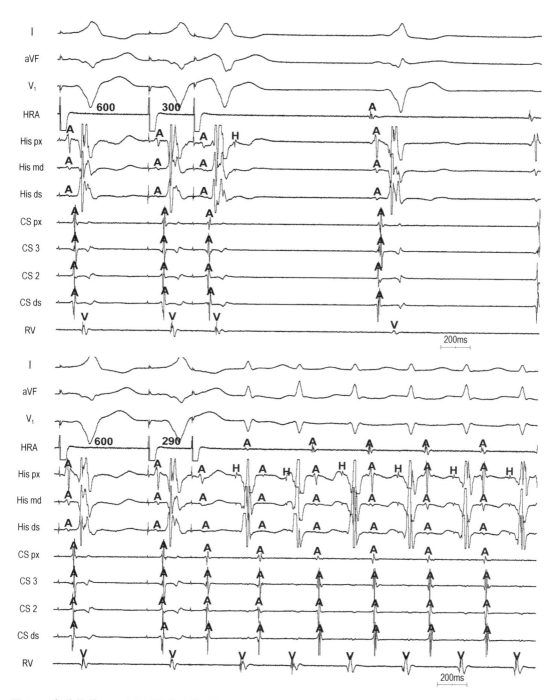

图9-7 旁路前传ERP（右侧游离壁旁路）在300ms的配对间期时，前传经房室结和旁路传导。在290ms时，旁路（ERP）前传阻滞，仅经房室结前传；随后的房性早搏（APD）触发ORT

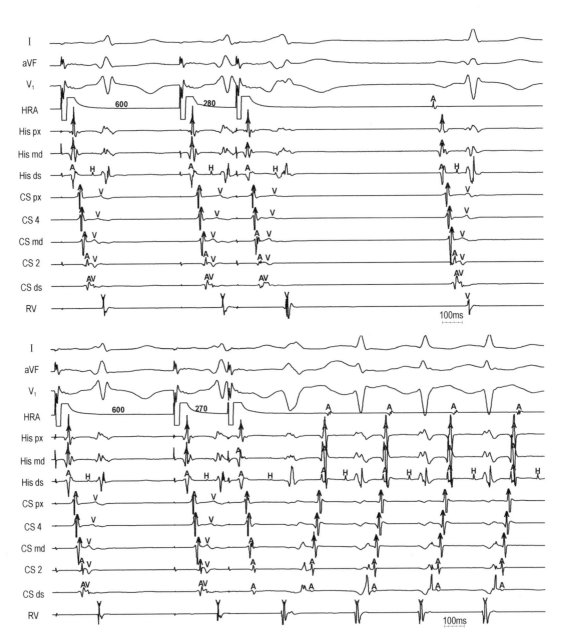

图 9-8　旁路前传 ERP（左侧游离壁旁路）在 280ms 的配对间期时，前传经房室结和旁路传导。在 270ms时，旁路（ERP）前传阻滞，仅经房室结 - 希氏束 - 浦肯野纤维传导。这种长 - 短序列交替的程序性刺激诱导 LBBB，从而使左侧 ORT 易于诱发

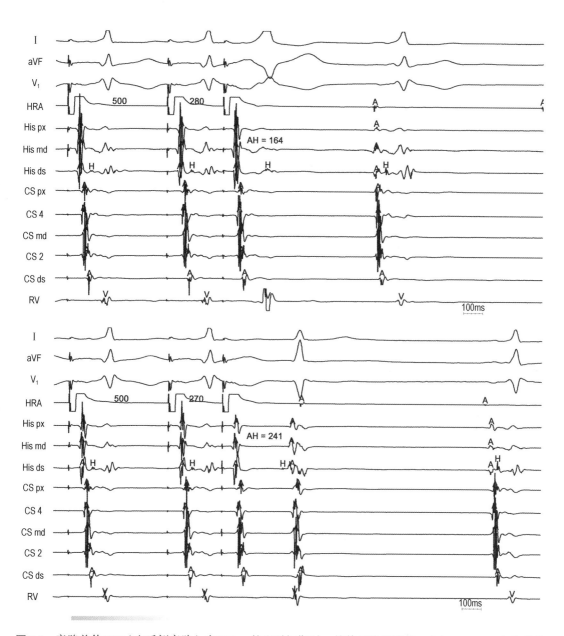

图9-9　旁路前传ERP（左后侧旁路）在280ms的配对间期时，前传经快径路（FP）（AH=164ms）和旁路传导。在270ms时，快径路和旁路（ERP）前传阻滞，仅经慢径路（SP）传导，从而诱导单个典型的房室结回波（逆行快径路先于旁路）

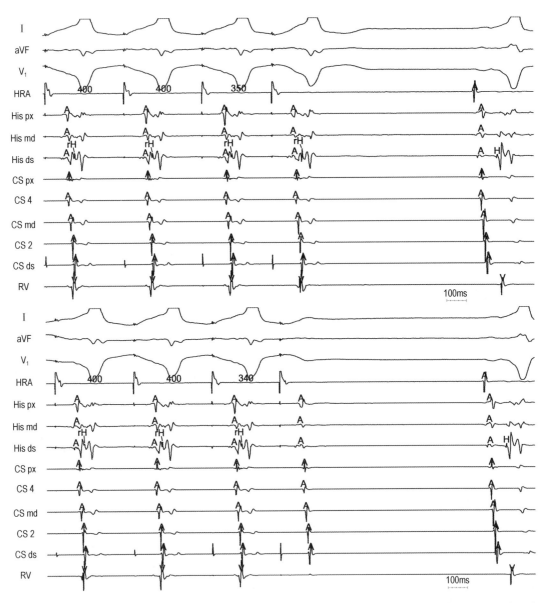

图9-10　旁路前传ERP（右侧游离壁旁路）在350ms的配对间期时，前传仅经旁路传导，随后希氏束（rH）被逆行激动。注意短的"AH"间期。在340ms时，旁路（ERP）前传阻滞，导致心室无激动，逆行希氏束波消失

（二）前传1：1周长

心房递减起搏确定能维持经旁路1：1顺行传导的最短起搏周长（图9-11）。

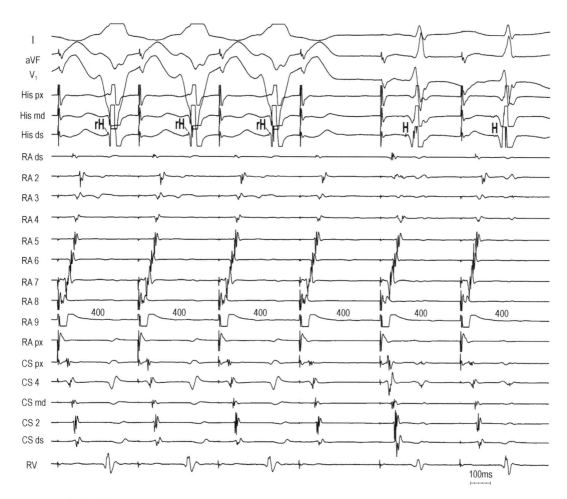

图 9-11　旁路前传阻滞周长（右后）。以 400ms 起搏心房，前传仅通过旁路传导，旁路的缓慢传导使刺激波 -δ 间期较长，希氏束（rH）被逆行激动。第 4 个起搏波未经旁路传导（希氏束逆行激动缺失），而随后的激动经房室结递减传导

（三）旁路的逆行有效不应期

在程序性心室刺激伴逆行旁路传导时，不能经旁路传导的最长 V_1V_2 间期即旁路的逆行 ERP（图 9-12 ～图 9-15）。

（四）逆传 1 ∶ 1 周长

心室递减起搏确定能维持经旁路 1 ∶ 1 逆行传导的最短起搏周长（图 9-16）。

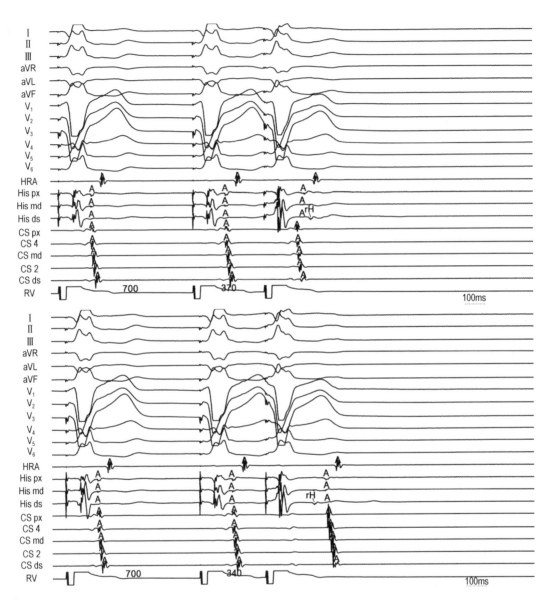

图9-12　旁路的逆行ERP（右后间隔）。在程序性刺激时，经快径路（FP）逆行传导（希氏束区心房激动最早）。在370ms的配对间期时，逆行右束支（RB）传导阻滞引起"VH跳跃"，显露后间隔旁路（冠状窦近端心房激动最早）。340ms时，逆行传导阻滞于旁路（ERP），仅通过希氏束和快径路传导

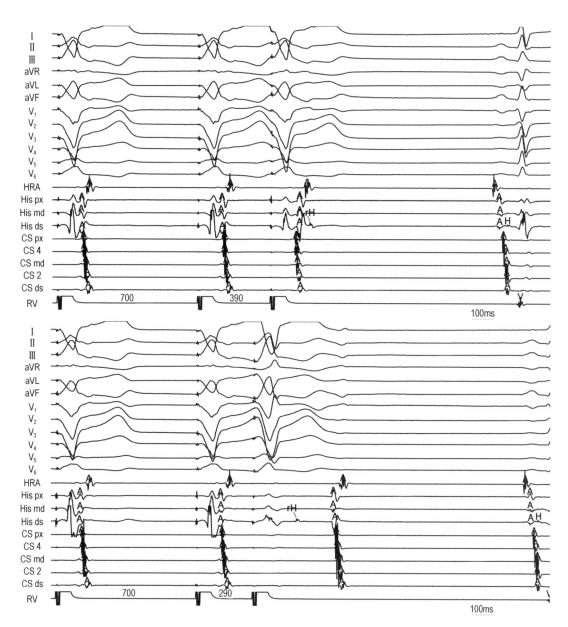

图 9-13 旁路逆行 ERP（左后间隔）。在程序性刺激时，经快径路（FP）逆行传导（希氏束区心房激动最早）。在 390ms 的配对间期时，逆行右束支（RB）传导阻滞引起"VH 跳跃"，显露左后间隔旁路（冠状窦近端心房激动最早）。290ms 时，逆传阻滞于旁路（ERP），仅经希氏束和处于相对不应期的快径路传导，导致 HA 间期延长

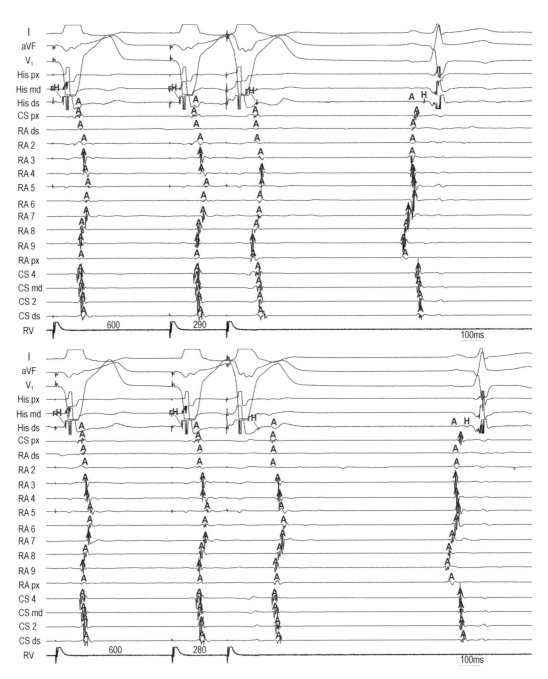

图9-14　旁路逆行ERP（前间隔）。在程序性刺激时，经快径路（FP）逆行传导（希氏束区心房激动最早）。在290ms的配对间期时，逆行右束支（RB）传导阻滞引起"VH跳跃"，显露前间隔旁路（最早的心房激动也在希氏束区，但刺激-心房的间隔较长，心房激动顺序略有不同）。280ms时，逆传阻滞于旁路（ERP），仅经希氏束和快径路传导

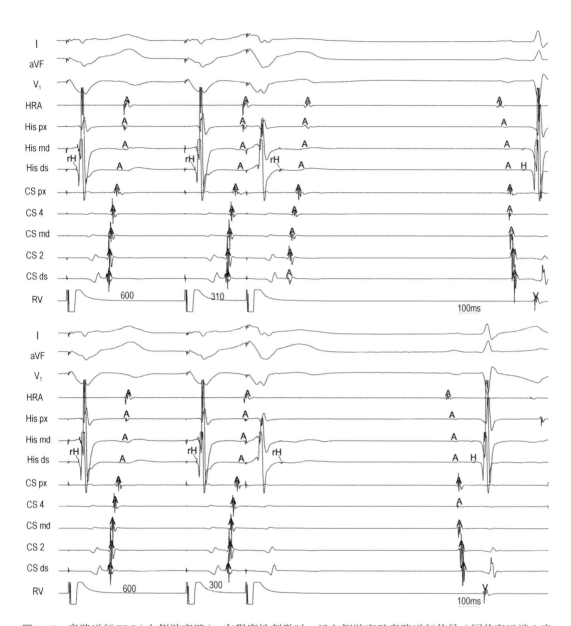

图 9-15　旁路逆行 ERP（左侧游离壁）。在程序性刺激时，经左侧游离壁旁路逆行传导（冠状窦远端心房激动最早）。在 310ms 配对间期时，逆行右束支（RB）阻滞引起"VH 跳跃"，VA 间期无变化，表明逆行心房激动与希氏束无关，因此证实了旁路的存在。在 300ms 时，逆传阻断于旁路（ERP）

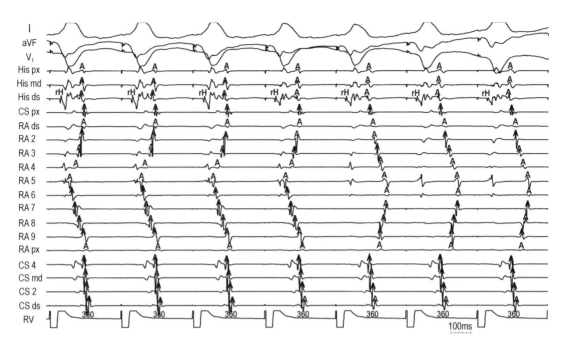

图9-16　旁路逆行阻滞周长（右侧游离壁）。在360ms心室起搏时，逆传突然从右侧游离壁旁路（在RA 5导联心房激动最早）转变为快径路（FP）（希氏束区心房激动最早）

四、猝死的危险

与预激综合征相关的猝死被归因于快速心房颤动并预激蜕化为心室颤动[28-31]。房室结像一个滤过器，为频率依赖性递减传导，随着心房率加快，房室结传导逐渐减慢。与房室结不同，旁路的传导为固定的非递减性传导，心房颤动时可引起快速的心室率，尤其是体内儿茶酚胺释放增多时（如运动）。因此，猝死的风险取决于旁路的前传不应期。以下特征提示为低风险旁路：①间歇性预激；②突然的或运动诱发的旁路阻滞；③心房颤动时最短的预激RR间期大于250ms；④使用普鲁卡因胺、阿马林或丙吡胺使预激波消失[32-38]。间歇性预激（特别是使用异丙肾上腺素后）表明旁路在窦性心律时不能维持1∶1传导，因此在心房颤动运动期间不太可能快速传导[32]。类似地，运动时预激突然消失提示窦性心动过速时旁路亦不能维持1∶1传导[33]。运动时预激突然消失（心率依赖性旁路阻滞）应与房室结传导增强导致的预激波逐渐消失（假性正常化）区分开。在假性正常化过程中，旁路继续向前传导，但随着房室结-希氏束-浦肯野系统对心室激动的贡献增加，δ波慢慢消失。因为前传不应期与心房颤动时最短的预激RR间期（相当于旁路前传功能不应期）相关，所以当没有心房颤动时，旁路前传ERP或维持1∶1旁路传导的最短心房起搏周长超过250ms，可作为合理而不够理想的替代指标，替代最短的预激RR间期[34, 35]。最后，虽然存在争议，但如果钠通道阻滞药可改变旁路传导的能力，也表明旁路的风险较低[36-38]。

五、特殊电生理现象

（一）4相阻滞

当快速窦性心率或快频率起搏进入旁路不应期时，旁路发生3相阻滞，而在较慢的窦性心率时，自发性舒张期去极化使旁路膜电位高于静息电位，旁路发生4相阻滞（图9-17，图9-18）[39, 40]。旁路3、4相阻滞分别导致在较快和较慢的频率下QRS波群正常化，因此心室预激只发生在一个很窄的心率窗内（两侧有两个阻滞区或"手风琴效应"）。相比之下，3、4相束支传导阻滞（BBB）分别在快、慢心率时引起相反的结果，在很窄的心率窗内使QRS波群正常化。旁路4相阻滞提示旁路病变，其支持点为旁路自律性出现（自发性舒张期去极化达到放电阈值）[41]。

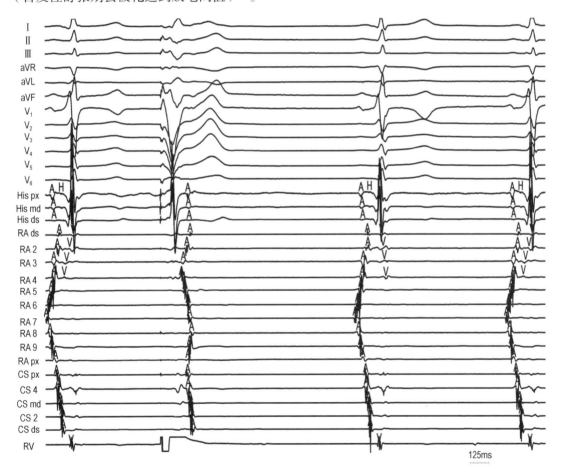

图9-17　旁路4相阻滞。第一次和最后一次窦性搏动经右后外侧旁路缓慢传导，HV间期短，并有轻微的预激。单个心室期前刺激通过旁路传导（在RA 4导联心房激动最早）重整窦房结并引起非代偿性间歇。该间歇导致旁路4相阻滞，HV间期正常化，预激消失（RA 4导联早期心室激动消失）。注意，AH间期保持不变，进一步表明预激消失不是代偿间歇后房室结传导增强导致的假性正常化所致

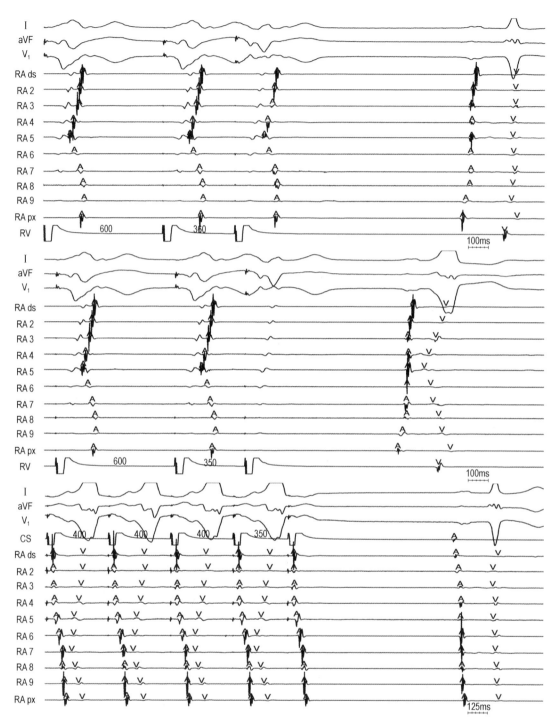

图9-18 旁路4相阻滞。上图：心室联律间期为360ms时，经旁路逆传，随后出现窦性停搏和旁路4相阻滞。中图：350ms时，旁路逆传阻滞（旁路逆行ERP），导致窦性搏动提前恢复并出现心室预激。虽然窦性搏动恢复较早，但两次搏动的AA间期相似，提示350ms时心室刺激隐藏在旁路内（但未能传导）。下图：在快速心房起搏时出现预激，但在额外刺激（3相阻滞）后消失，在窦性停搏（4相阻滞）后预激消失。伴QRS波群正常化的三尖瓣环外侧早期心室激活的丧失表明预激缺失并非由于停搏后房室结传导增强（假性正常化），而可能是旁路超速抑制和疲劳所致

（二）疲劳现象

除 4 相阻滞外，疲劳现象是起搏后预激消失的另一种解释[42-44]。快速心房或心室起搏反复隐藏在旁路中并抑制随后的传导（超速抑制）。

（三）自律性

很少见的情况是，显性旁路表现出自发的自律性（自发性预激 QRS 波群伴或不伴旁路引起的心房激动）（图 9-19）[41, 45-47]。

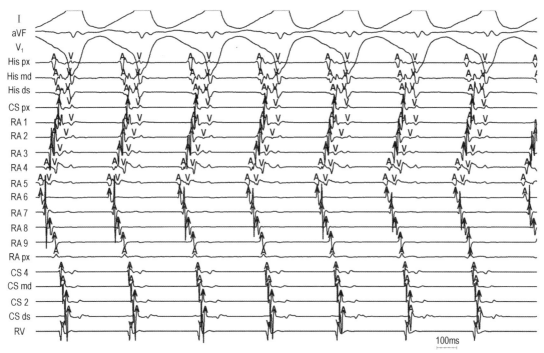

图 9-19　旁路的自律性。异丙肾上腺素诱导右侧游离壁旁路的自律性，导致预激性心动过速，其中心房激动和心室激动的最早部位相同（不能完全排除旁路插入心房部位的房性心动过速）

（四）超常现象

旁路的超常期是其恢复期的一个短暂窗口，在此期间，阈下窦性激动可以引起预激，并出现旁路不应期延长。虽然在电生理检查中已经描述了旁路的超常现象，但自发的超常现象很罕见，因为它需要房室传导阻滞和旁路传导不良同时存在（图 9-20）[42, 48-51]。只有窦性心律在逸搏后落入旁路的超常期时，才会出现预激。

（五）纵向分离

旁路的纵向分离是指在预激 QRS 波群形态（顺向分离）或逆行心房激动（逆向分离）无变化的情况下同时表现出短和长传导时间的旁路。该现象已在房-室旁路和房-束旁路中有描述，也被认为是逆向型和顺向型折返性心动过速时周长交替的原因[52-54]。

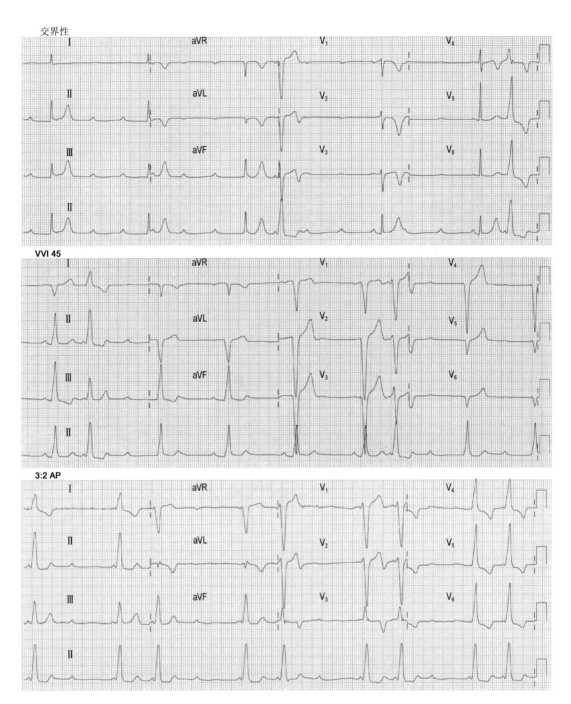

图9-20　房室传导阻滞时旁路的超常现象。在交界性逸搏（上图）和心室起搏节律（中图）时，预激只出现在恰当时机的窦性激动落入旁路兴奋的超常期。超常窗口出现在T波之后的晚期，因为T波随着缓慢的心室率而变宽并向右移动。在旁路3∶2传导期间，预激发生于长时间间歇后（由于兴奋性恢复）和随后立即（由于超常兴奋性）。每个周期的第3个P波落在超常窗之外，这是室相性窦性心律失常和旁路连续激动后超常窗变窄和左移所致

（六）房室传导阻滞

房室传导阻滞时预激不常见（图9-21，图9-22）。据报道，最常见的是左侧旁路伴房室传导阻滞，由导管消融揭示或引起[55, 56]。

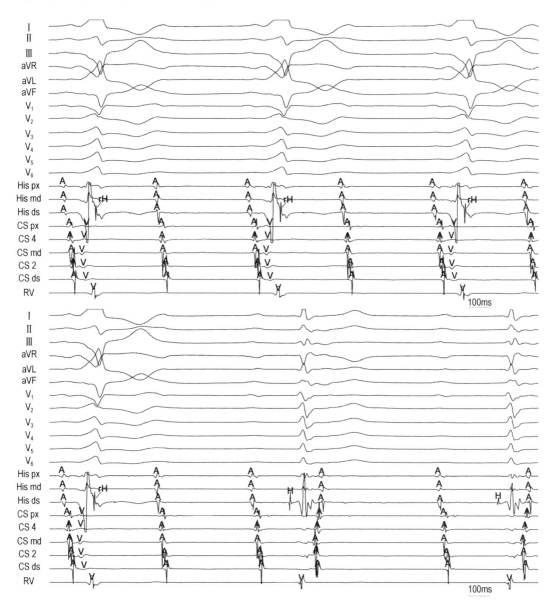

图9-21　房室传导阻滞时的预激。上图：房室结内传导阻滞时2∶1预激。注意，预激波后，希氏束被逆行激动，但由于房室结逆行阻滞，逆向型折返性心动过速未能发生。下图：预激消失，出现交界性逸搏。注意，交界性逸搏后，旁路被逆行激动，但由于房室结顺向阻滞，顺向型折返性心动过速未能发生

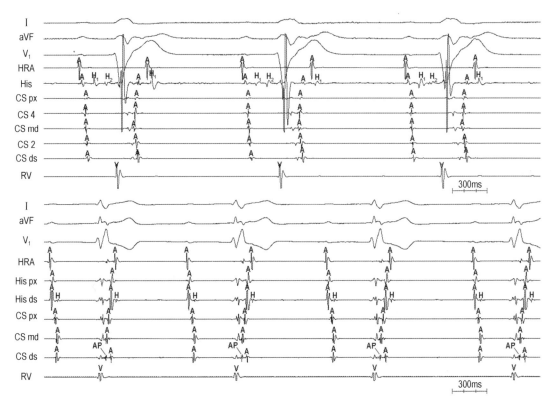

图 9-22　房室传导阻滞时隐匿性旁路。上图：窦性激动传导伴希氏束内延迟（H_1H_2=110ms）和 LBBB。这种房室延迟允许经隐匿性左后侧旁路出现单一的顺向折返波，但由于希氏束内传导阻滞，ORT 不能出现。下图：窦性心律，伴完的希氏束下房室传导阻滞和左心室逸搏心律。每一个逸搏都伴随着一个逆行的心房激动，经隐匿性左侧游离壁旁路传导。心室逸搏和随后 P 波之间的偶联关系固定，支持经旁路逆行激动心房而不是房性早搏。尽管存在旁路逆行传导，但由于希氏束以下房室传导阻滞，ORT 无法发生。注意 CS ds 导联心室和心房电位之间的旁路电位（AP）

（倪　黎　赵春霞　译）

参 考 文 献

1. Wood FC, Wolferth CC, Geckeler GD. Histologic demonstration of accessory muscular connections between auricle and ventricle in a case of short P-R interval and prolonged QRS complex. Am Heart J 1943; 25: 454-462.

2. Kuck K, Friday KJ, Kunze K, Schlüter M, Lazzara R, Jackman WM. Sites of conduction block in accessory atrioventricular pathways. Basis for concealed accessory pathways. Circulation 1990; 82: 407-417.

3. De la Fuente D, Sasyniuk B, Moe GK. Conduction through a narrow isthmus in isolated canine atrial tissue. A model of the W-P-W syndrome. Circulation 1971; 44: 803-809.

4. Prystowsky EN, Pritchett EL, Gallagher JJ. Concealed conduction preventing anterograde preexcitation in Wolff-Parkinson-White syndrome. Am J Cardiol 1984; 53: 960-961.

5. Wolff L, Parkinson J, White PD. Bundle-branch block with short P-R interval in healthy young people prone to paroxysmal tachycardia. Am Heart J 1930; 5: 685-704.

6. Wolferth CC, Wood FC. The mechanism of production of short P-R intervals and prolonged QRS complexes

in patients with presumably undamaged hearts: hypothesis of an accessory pathway of auriculoventricular conduction (bundle of Kent). Am Heart J 1933; 8: 297-311.

7. Teo WS, Klein GJ, Yee R, Leitch JW, Murdock CJ. Significance of minimal preexcitation in Wolff-Parkinson-White syndrome. Am J Cardiol 1991; 67: 205-207.

8. Bogun F, Kalusche D, Li Y, Auth-Eisernitz S, Grönefeld G, Hohnloser SH. Septal Q waves in surface electrocardiographic lead V6 exclude minimal ventricular preexcitation. Am J Cardiol 1999; 84: 101-104, A9.

9. Liberman L, Pass RH, Starc TJ, Hordof AJ, Silver ES. Uncovering the septal Q wave and other electrocardiographic changes in pediatric patients with pre-excitation before and after ablation. Am J Cardiol 2010; 105: 214-216.

10. Garratt CJ, Antoniou A, Griffith MJ, Ward DE, Camm AJ. Use of intravenous adenosine in sinus rhythm as a diagnostic test for latent preexcitation. Am J Cardiol 1990; 65: 868-873.

11. Cain ME, Luke RA, Lindsay BD. Diagnosis and localization of accessory pathways. Pacing Clin Electrophysiol 1992; 15: 801-824.

12. Tada H, Naito S, Taniguchi K, Nogami A. Concealed left anterior accessory pathways: two approaches for successful ablation. J Cardiovasc Electrophysiol 2003; 14: 204-208.

13. Guo X, Sun Q, Ma J, et al. Electrophysiological characteristics and radiofrequency catheter ablation of accessory pathway connecting the right atrial appendage and the right ventricle. J Cardiovasc Electrophysiol 2015; 26: 845-852.

14. Mah D, Miyake C, Clegg R, et al. Epicardial left atrial appendage and biatrial appendage accessory pathways. Heart Rhythm 2010; 7: 1740-1745.

15. Sun Y, Arruda M, Otomo K, et al. Coronary sinus-ventricular accessory connections producing posteroseptal and left posterior accessory pathways: incidence and electrophysiological identification. Circulation 2002; 106: 1362-1367.

16. Hwang C, Peter CT, Chen PS. Radiofrequency ablation of accessory pathways guided by the location of the ligament of Marshall. J Cardiovasc Electrophysiol 2003; 14: 616-620.

17. Suleiman M, Brady PA, Asirvatham SJ, Friedman PA, Munger TA. The noncoronary cusp as a site for successful ablation of accessory pathways: electrogram characteristics in three cases. J Cardiovasc Electrophysiol 2011; 22: 203-209.

18. Fitzpatrick AP, Gonzales RP, Lesh MD, Modin GW, Lee RJ, Scheinman MM. New algorithm for the localization of accessory atrioventricular connections using a baseline electrocardiogram. J Am Coll Cardiol 1994; 23: 107-116.

19. Milstein S, Sharma AD, Guiraudon GM, Klein GJ. An algorithm for the electrocardiographic localization of accessory pathways in the Wolff-Parkinson-White syndrome. Pacing Clin Electrophysiol 1987; 10: 555-563.

20. Szabo TS, Klein GJ, Guiraudon GM, Yee R, Sharma AD. Localization of accessory pathways in the Wolff-Parkinson-White syndrome. Pacing Clin Electrophysiol 1989; 12: 1691-1705.

21. González-Torrecilla E, Peinado R, Almendral J, et al. Reappraisal of classical electrocardiographic criteria in detecting accessory pathways with a strict para-Hisian location. Heart Rhythm 2013; 10: 16-21.

22. Liu Q, Shehata M, Lan DZ, et al. Accurate localization and catheter ablation of superoparas(?)eptal accessory pathways. Heart Rhythm 2018; 15: 688-695.

23. Tai C, Chen S, Chiang C, Lee S, Chang M. Electrocardiographic and electrophysiologic characteristics of anteroseptal, midseptal, and para-Hisian accessory pathways. Implications for radiofrequency catheter ablation. Chest 1996; 109: 730-740.

24. Young C, Lauer MR, Liem LB, Sung RJ. A characteristic electrocardiographic pattern indicative of manifest

left-sided posterior septal/paraseptal accessory atrioventricular connections. Am J Cardiol 1993; 72: 471-475.

25. Liu E, Shehata M, Swerdlow C, et al. Approach to the difficult septal atrioventricular accessory pathway: the importance of regional anatomy. Circ Arrhythm Electrophysiol 2012; 5: e63-e66.

26. Takahashi A, Shah DC, Jaïs P, et al. Specific electrocardiographic features of manifest coronary vein posteroseptal accessory pathways. J Cardiovasc Electrophysiol 1998; 9: 1015-1025.

27. Denes P, Wyndham CR, Amat-y-leon F, et al. Atrial pacing at multiple sites in the Wolff-Parkinson-White syndrome. Br Heart J 1977; 39: 506-514.

28. Klein GJ, Bashore TM, Sellers TD, Pritchett EL, Smith WM, Gallagher JJ. Ventricular fibrillation in the Wolff-Parkinson-White syndrome. N Engl J Med 1979; 301: 1080-1085.

29. Dreifus LS, Haiat R, Watanabe Y, Arriaga J, Reitman N. Ventricular fibrillation. A possible mechanism of sudden death in patients and Wolff-Parkinson-White syndrome. Circulation 1971; 43: 520-527.

30. Olen MM, Baysa SJ, Rossi A, Kanter RJ, Fishberger SB. Wolff-Parkinson-White syndrome: a stepwise deterioration to sudden death. Circulation 2016; 133: 105-106.

31. Sarrias A, Villuendas R, Bisbal F, et al. From atrial fibrillation to ventricular fibrillation and back. Circulation 2015; 132: 2035-2036.

32. Klein GJ, Gulamhusein SS. Intermittent preexcitation in the Wolff-Parkinson-White syndrome. Am J Cardiol 1983; 52: 292-296.

33. Strasberg B, Ashley WW, Wyndham C, et al. Treadmill exercise testing in the Wolff-Parkinson-White syndrome. Am J Cardiol 1980; 45: 742-748.

34. Wellens HJ, Durrer D. Wolff-Parkinson-White syndrome and atrial fibrillation. Relation between refractory period of accessory pathway and ventricu-lar rate during atrial fibrillation. Am J Cardiol 1974; 34: 777-782.

35. Yee R, Klein GJ, Prystowsky E. The Wolff-Parkinson-White syndrome and related variants. In: Zipes DP, Jalife J, eds. Cardiac Electrophysiology: From Cell to Bedside. 3rd ed. Philadelphia, PA: WB Saunders, 2000: 845-861.

36. Wellens HJ, Braat S, Brugada P, Gorgels AP, Bär FW. Use of procainamide in patients with the Wolff-Parkinson-White syndrome to disclose a short refractory period of the accessory pathway. Am J Cardiol 1982; 50: 1087-1089.

37. Sharma AD, Yee R, Guiraudon G, Klein GJ. Sensitivity and specificity of invasive and noninvasive testing for risk of sudden death in Wolff-Parkinson-White syndrome. J Am Coll Cardiol 1987; 10: 373-381.

38. Fananapazir L, Packer DL, German LD, et al. Procainamide infusion test: inability to identify patients with Wolff-Parkinson-White syndrome who are potentially at risk of sudden death. Circulation 1988; 77: 1291-1296.

39. Przybylski J, Chiale PA, Quinteiro RA, Elizari MV, Rosenbaum MB. The occurrence of phase-4 block in the anomalous bundle of patients with Wolff-Parkinson-White syndrome. Eur J Cardiol 1975; 3: 267-280.

40. Fujiki A, Tani M, Mizumaki K, Yoshida S, Sasayama S. Rate-dependent accessory pathway conduction due to phase 3 and phase 4 block. Antegrade and retrograde conduction properties. J Electrocardiol 1992; 25: 25-31.

41. Lerman BB, Josephson ME. Automaticity of the Kent bundle: confirmation by phase 3 and phase 4 block. J Am Coll Cardiol 1985; 5: 996-998.

42. Lum JJ, Ho RT. Dynamic effects of exercise and different escape rhythms on the supernormal period of an accessory pathway. J Cardiovasc Electrophysiol 2007; 18: 672-675.

43. Ohe T, Shimonura K, Shiroeda O. Fatigue phenomenon of the accessory pathway. Int J Cardiol 1985; 8: 211-214.

44. Fujimura O, Smith BA, Kuo CS. Effect of verapamil on an accessory pathway manifesting as "fatigue phenomenon" in Wolff-Parkinson-White syndrome. Chest 1993; 104: 305-307.

45. Tseng ZH, Yadav AV, Scheinman MM. Catecholamine dependent accessory pathway automaticity. Pacing

Clin Electrophysiol 2004; 27: 1005-1007.

46. Przybylski J, Chiale PA, Halpern MS, Lázzari JO, Elizari MV, Rosenbaum MB. Existence of automaticity in anomalous bundle of Wolff-Parkinson-White syndrome. Br Heart J 1978; 40: 672-680.

47. Deam AG, Burton ME, Walter PF, Langberg JJ. Wide complex tachycardia due to automaticity in an accessory pathway. Pacing Clin Electrophysiol 1995; 18: 2106-2108.

48. McHenry PL, Knoebel SB, Fisch C. The Wolff-Parkinson-White (WPW) syndrome with supernormal conduction through the anomalous bypass. Circulation 1966; 34: 734-739.

49. Calabrò MP, Saporito F, Carerj S, Oreto G. "Early" capture beats in advanced A-V block: by which mechanism? J Cardiovasc Electrophysiol 2005; 16: 1108-1109.

50. Chang M, Miles WM, Prystowsky EN. Supernormal conduction in accessory atrioventricular connections. Am J Cardiol 1987; 59: 852-856.

51. Przybylski J, Chiale PA, Sánchez RA, et al. Supernormal conduction in the accessory pathway of patients with overt or concealed ventricular preexcitation. J Am Coll Cardiol 1987; 9: 1269-1278.

52. Belhassen B, Misrahi D, Shapira I, Laniado S. Longitudinal dissociation in an anomalous accessory atrioventricular pathway. Am Heart J 1983; 106: 1441-1443.

53. Atié J, Brugada P, Brugada J, et al. Longitudinal dissociation of atrioventricular accessory pathways. J Am Coll Cardiol 1991; 17: 161-166.

54. Sternick EB, Sosa E, Scanavacca M, Wellens HJ. Dual conduction in a Mahaim fiber. J Cardiovasc Electrophysiol 2004; 15: 1212-1215.

55. Barbhaiya C, Rosman J, Hanon S. Preexcitation and AV block. J Cardiovasc Electrophysiol 2012; 23: 106-107.

56. Seidl K, Hauer B, Zahn R, Senges J. Unexpected complete AV block following transcatheter ablation of a left posteroseptal accessory pathway. Pacing Clin Electrophysiol 1998; 21: 2139-2142.

第 **10** 章
顺向型房室折返性心动过速

> **引言**
>
> 　　顺向型房室折返性心动过速（ORT）是引起阵发性室上性心动过速（SVT）的第二大常见原因，是由经典旁路（AP）介导的心动过速。
>
> **本章目的**
>
> 　　1. 探讨 ORT 的机制和电生理特性。
>
> 　　2. 通过对移行区（TZ）的分析来诊断 ORT。
>
> 　　3. 了解诊断 ORT 的特殊起搏操作流程。

一、机　　制

　　ORT 是旁路介导的大折返性心动过速，折返环中房室结-浦肯野纤维为其前传通道（真性或"顺向"），旁路为逆传通道。心室通过浦肯野纤维激动，QRS 波群宽度正常。心室激动后，依次激动旁路和心房（"呈串联"）。P 波由旁路逆传激动心房形成，其轴向可反映旁路位置。

二、电生理特征

（一）12 导联心电图

　　ORT 的 12 导联心电图表现：①规则的窄 QRS 心动过速（NCT）；②短 RP 间期≥70ms；③P 波轴向大致反映旁路位置（通常向上）[1, 2]。旁路逆向传导通常较快，但是因为心室和心房依次激动，RP 间期≥70ms，且 P 波埋于 ST 段中。若 QRS 波群窄且 RP 间期＜70ms 则可以排除顺向型折返性心动过速。P 波电轴右偏[aVR（+），aVL（−）]提示左侧旁路，P 波电轴左偏[aVR（−），aVL（+）]则提示右侧旁路。P 波电轴在中线、偏上的位置[aVR（+），aVL（+）]提示间隔旁路。前间隔旁路 P 波电轴可向下[3]。

（二）电生理检查

ORT的电生理特性：①前传希氏束电位在QRS波群之前；②室房间期（VA间期）≥70ms；③在旁路所在的位置心房最早激动（**图10-1**，**图10-2**）[1, 2]。心腔内电图的室房

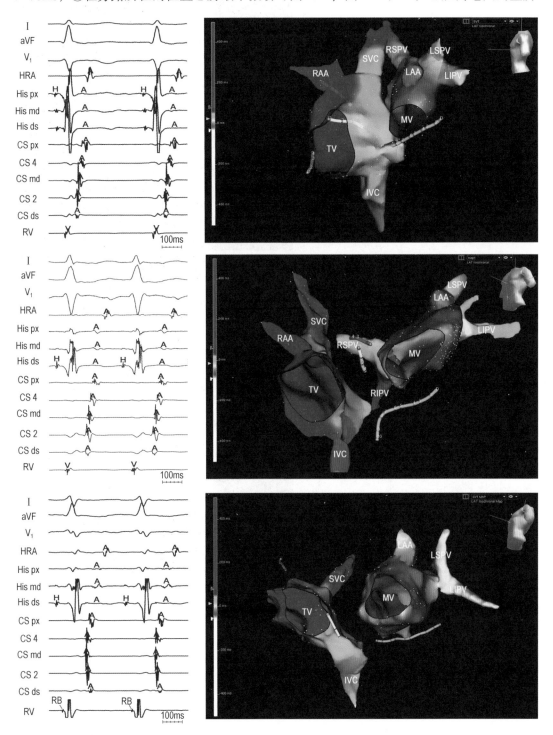

图10-1　经左前侧壁（上图）、侧壁（中图）和后侧壁（下图）旁路的ORT。白色部分为旁路逆传心房最早激动点

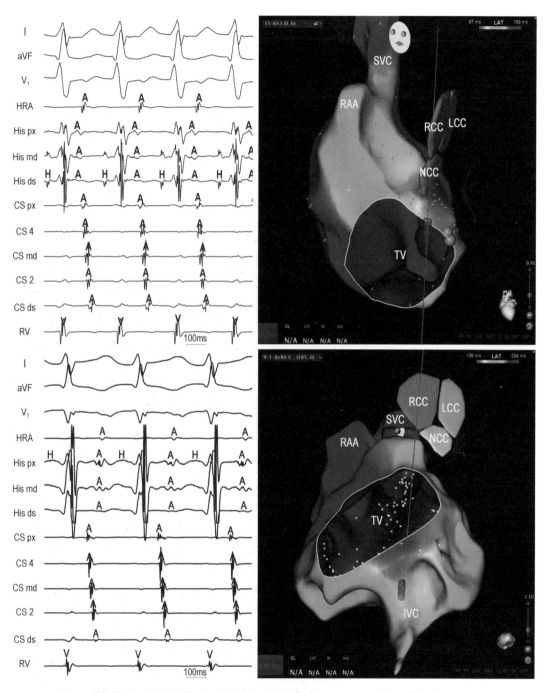

图 10-2　经前间隔（上图）和偏后 - 后间隔（下图）旁路的ORT。红色为逆传心房的最早激动点

间期（VA间期）等同于体表心电图的RP间期，且≥70ms。因为旁路的位置不同，心房激动可以是向心性的，也可以是偏心性的[4]。间隔旁路（前间隔、后间隔）为向心性传导模式，右侧和左侧游离壁旁路则分别呈右偏心性和左偏心性传导。由于旁路跨越三尖瓣或二尖瓣环，因此心房最早的激动常位于瓣环附近。总体来说，NCT时如果心房最早激动的

位置远离瓣环，则不考虑ORT，提示房性心动过速可能。当然，也有些少见的情况下存在非瓣环旁路（如心耳旁路）。

1. 房室关系 除了经结-束旁路和结-室旁路[结束折返性心动过速（NFRT）]，所有的ORT均需要心房和心室的参与（房室必须以1∶1传导）[5]。因此，如果发生房室传导阻滞，则无法发生ORT（见图9-21、图9-22）[6, 7]。但是，在NFRT时，可发生ORT同时合并房室分离（见图11-11、图11-12）[8]。由于ORT依赖于房室结，且旁路逆传通常较快且固定，AH间期和HH间期的变化先于VV间期并可以预测VV间期和随后的AA间期。

2. 束支传导阻滞 NCT时差异性传导诱导的周长变化反映了希氏束-浦肯野系统参与了心动过速，这种变化是ORT所特有的。ORT经最短的功能性环路维持折返，因此，同侧的束支被整合为环路的一部分。心动过速发生时，旁路同侧束支发生束支传导阻滞（BBB）迫使对侧束支前向传导，并通过跨间隔传导扩大折返环路（图10-3）。跨间隔传导导致必然的VA间期延长和心动过速周长有可能增加（Coumel征）（图10-4～图10-7）[9-13]。VA间期的延长程度取决于旁路的位置：游离壁旁路的VA间期增加＞35ms，间隔旁路的VA间期增加＜25ms[10]。合并同侧束支传导阻滞时，心动过速周长（TCL）延长提示VA间期延长无法被AV间期缩短抵消（通常是AH间期）。相反的，旁路同侧束支传导阻滞恢复导致心率加快。极少数情况下，如果VA间期缩短被AV间期延长所抵消（房室结的递减传导，或者从快径路转换到慢径路传导），束支传导阻滞恢复后，出现心动过速的反常减慢（图10-5，图10-6）[14]。因此，对于评估房室传导阻滞对ORT的影响，VA间期（而不是心动过速周长）是非常重要的变量。一旦建立，由于重复的、隐匿的跨间隔传导，从非阻滞的束支到阻滞的束支（跨间隔关联），BBB得以持续[15]。

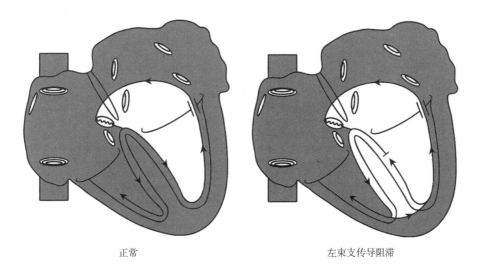

正常　　　　　　　　　　　　　　　　左束支传导阻滞

图10-3　Coumel征模式图。经左侧游离壁旁路的ORT。左束支传导阻滞（旁路同侧）迫使前向传导经过右束支和跨间隔，扩大环路并必然使VA间期延长。经间隔隐匿性逆传（"穿间隔联系"）使束支传导阻滞持续。右束支传导阻滞（旁路对侧）不影响环路

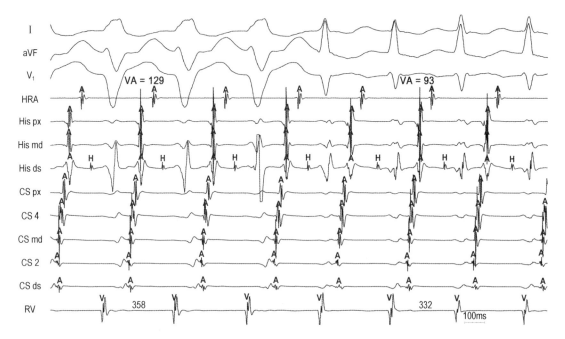

图 10-4 Coumel 征（经左侧游离壁旁路的 ORT）。心房激动呈左偏心性；左束支传导阻滞消失则使 VA 间期缩短 36ms 并使心动过速频率增加

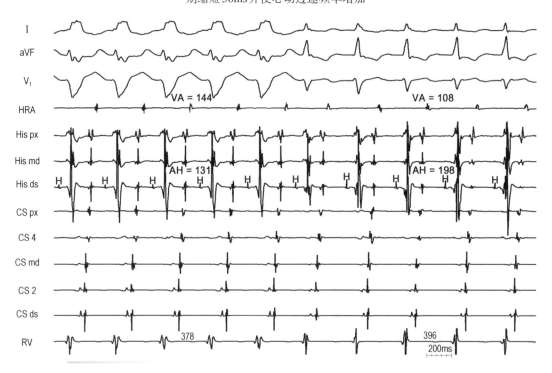

图 10-5 Coumel 征（经左侧游离壁旁路的 ORT）。心房激动呈左偏心性。左束支传导阻滞消失则使 VA 间期缩短 36ms，但 AH 间期延长 67ms（由于房室结的递减传导），反而使心动过速减慢。在评估房室传导阻滞对 ORT 的影响方面，VA 间期比心动过速周长（TCL）更重要

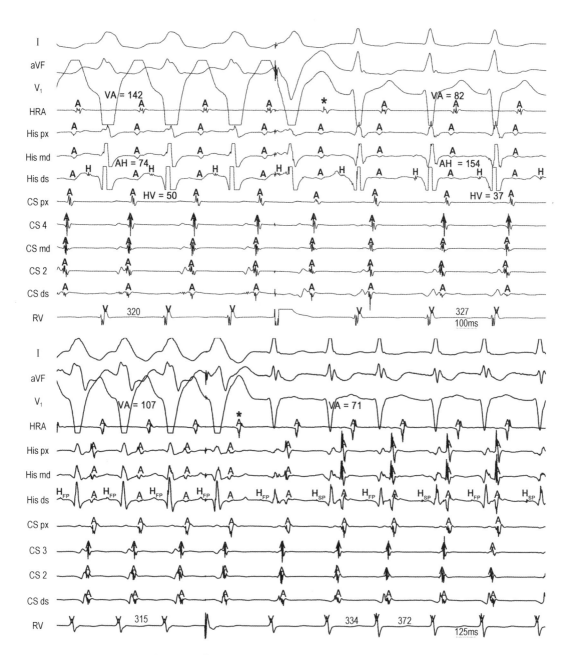

图 10-6　Coumel 征（经左侧游离壁旁路的 ORT）。心房激动呈左偏心性。上图：希氏束不应期内右心室早搏刺激，跨间隔经旁路提前激动心房（*），阻断了引起 LBBB 持续的跨间隔关联。左束支传导阻滞消失则使 VA 间期缩短 60ms，但 AH 间期延长 80ms（由于房室结的递减传导），反而使心动过速减慢。下图：希氏束不应期内右心室早搏刺激，刺激经旁路提前激动心房（*），阻断了引起 LBBB 持续的跨间隔关联，并且诱发了房室结双径路（快径路/慢径路交替）。左束支传导阻滞消失则使 VA 间期缩短 36ms，但快径路/慢径路的递减传导反而使心动过速减慢和周长交替

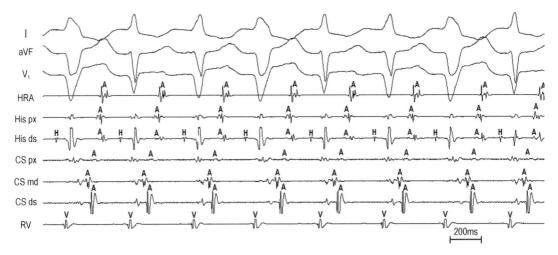

图10-7　Coumel征合并3∶2左束支传导阻滞的文氏现象（经左侧游离壁旁路的ORT）。心房激动的最早点位于冠状窦电极的中部（CS md导联）。伴随正常或不完全左束支传导阻滞时VA间期相似（VA=93ms），但伴随完全性左束支传导阻滞时VA间期更长（VA=147ms）。注意伴随左束支传导阻滞文氏现象，AA间期延长连续3个的重复呈现，其中无左束支传导阻滞时最短，完全性左束支传导阻滞时最长，AA间期囊括这两种情况

三、过 渡 区

（一）诱发

1. 心房刺激　通过心房刺激诱发ORT（程序性刺激或触发刺激）需要一个关键脉冲落在心动过速的时间窗内（定义为房室结和旁路前传不应期的差值）。关键脉冲是指：①无法经过旁路传导（单向阻滞）；②只能通过房室结-希氏束-浦肯野纤维轴传导（缓慢传导）。对于显性旁路，该心房刺激在旁路前传受阻，导致心动过速发作时PR间期突然延长和QRS波群正常化。经过房室结-希氏束-浦肯野轴的房室传导显著延长，允许旁路兴奋性恢复，并触发心动过速发生[16]。这种AV的显著延长可以发生在房室结、希氏束和（或）束支（特别是旁路同侧的束支传导阻滞）（图10-8～图10-10）。房室结传导的充分延迟（AH延长）有两种机制：生理性递减传导或由快径路转换为慢径路传导。希氏束-浦肯野系统传导的延迟触发ORT，表现为HV间期延长，和（或）旁路同侧的束支传导阻滞。同侧的束支传导阻滞迫使激动从对侧束支前传，通过间隔传导使环路扩大，有更多时间使旁路恢复兴奋性。束支不应期的恢复（周长依赖）和纵向分离为使用长-短程序性心房早搏刺激尤其是长周期时诱导功能性束支传导阻滞提供了有利条件[17]。

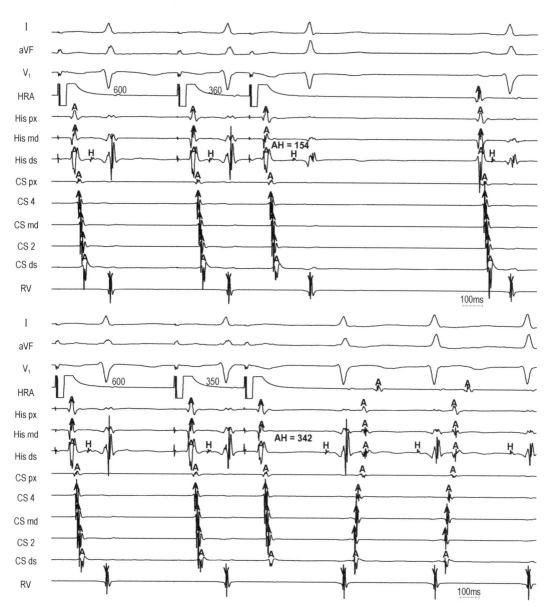

图 10-8　经慢径路传导诱发的 ORT。联律间期为 360ms 时，激动经快径路传导（AH=154ms）；350ms 时，早搏刺激遇到快径路不应期（快径路前传不应期），通过慢径路传导（AH=342ms），AV 间期延长诱发经左侧游离壁旁路的 ORT

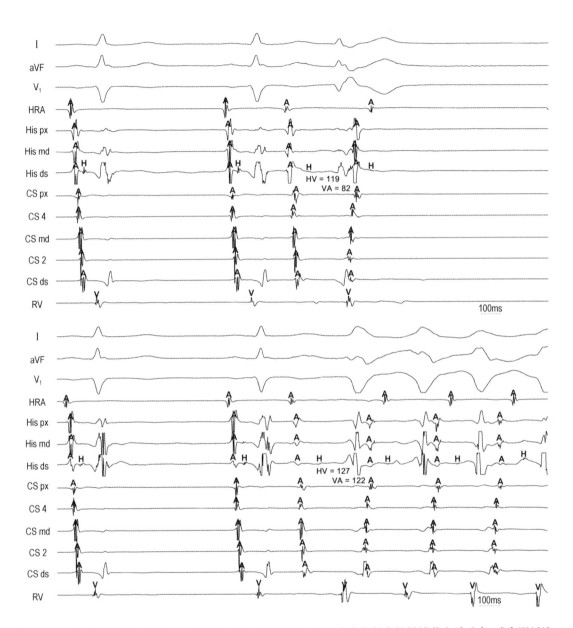

图10-9 同侧束支传导阻滞触发ORT。上图：窦性节律下，一个自发的房性早搏落在希氏束-浦肯野纤维的不应期，下传导致HV延长（119ms）及右束支传导阻滞，经左侧游离壁旁路传导引起单个心房回波，但希氏束以下房室传导阻滞并未触发ORT。下图：在稍长的窦性节律之后，相似联律间期的房性早搏伴HV延长（127ms）合并左束支传导阻滞；左束支传导阻滞使回波的VA间期延长，使希氏束-浦肯野系统有足够的时间恢复兴奋性，从而触发ORT合并左束支传导阻滞

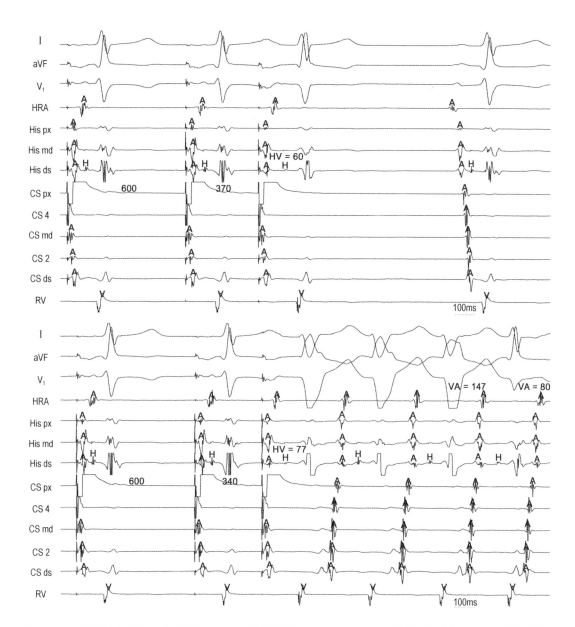

图 10-10　同侧束支传导阻滞触发 ORT。配对间期为 370ms 时，激动经快径路-希氏束-浦肯野纤维轴（HV=60ms）传导。配对间期为 340ms 时，激动落在希氏束-浦肯野纤维不应期，导致 HV 间期显著延长（77ms）和左束支传导阻滞，这使得 AV 间期足够延长，从而触发经左侧游离旁路的顺向型房室折返性心动过速。注意：VA 间期（67ms）和心动过速周长缩短时伴 LBBB 消失（Coumel 征）

2. 心室刺激　心室刺激诱发 ORT（程序性刺激或触发刺激）需要一个关键脉冲落在心动过速的时间窗内（定义为希氏束-浦肯野-房室结轴和旁路逆传不应期的差值）。关键脉冲指的是：①不能通过希氏束-浦肯野-房室结轴逆传（单向阻滞）；②只通过旁路逆传[18]。一次 VA 间期的关键延迟使房室结-希氏束-浦肯野纤维轴恢复传导性并触发心动过速。单向阻滞发生的部位为希氏束-浦肯野系统或房室结，其可由以下两个因素决定：①希氏束电位的逆向传导；②第 1 个和第 2 个 AH 间期（心动过速时）（图 10-11 ~ 图 10-15）。最后一次

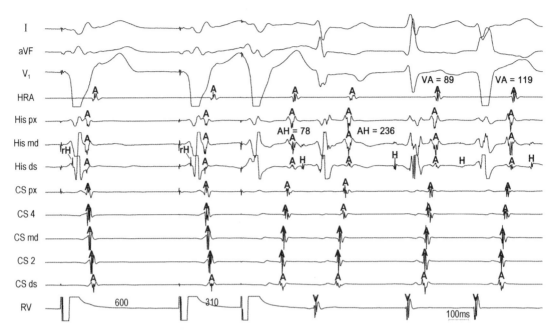

图 10-11　程序性心室刺激在希氏束 - 浦肯野系统逆传受阻触发 ORT。心室基础超速刺激时，心房回波由于经快径路传导呈向心性（最早激动点在希氏束区）。当心室早搏刺激落在希氏束 - 浦肯野系统逆传不应期时，显示出左侧游离壁旁路（左偏心性心房激动，最早激动点在冠状窦远端）。由于没有进入房室结的逆向隐匿性传导，在心动过速发作时，后续激动可以经快径路前传（AH=78ms），其后紧接着经慢径路传导（AH=236ms）。从慢径路到快径路的隐匿性传导（"关联"）导致部分快径路处于不应期及后续第 3 个 AH 间期轻度延长。长 - 短序列导致左束支传导阻滞型差异性传导改变伴 VA 间期延长（Coumel 征）。注意，心室早搏刺激后希氏束形态和心动过速时相似，而和基础拖带刺激前传不同，提示为前向传导（而不是逆传）激动

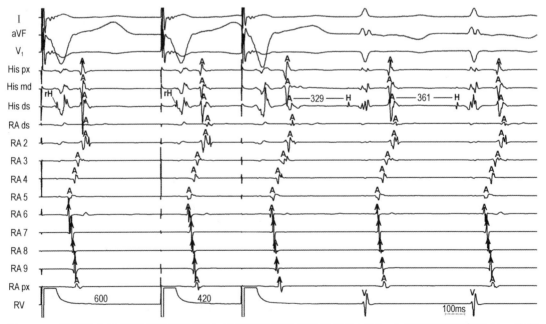

图 10-12　程序性心室早搏刺激在希氏束 - 浦肯野系统逆传受阻触发 ORT。心室基础超速刺激时，从右侧游离壁旁路逆传（右偏心性传导，心房刺激最早点在 RA 6）。心室程序性刺激落在希氏束 - 浦肯野系统逆传不应期内并触发频率较慢的 ORT。由于没有进入房室结的逆向隐匿性传导，使得第 1 个 AH 间期（329ms）比后续的 AH 间期（361ms）更短

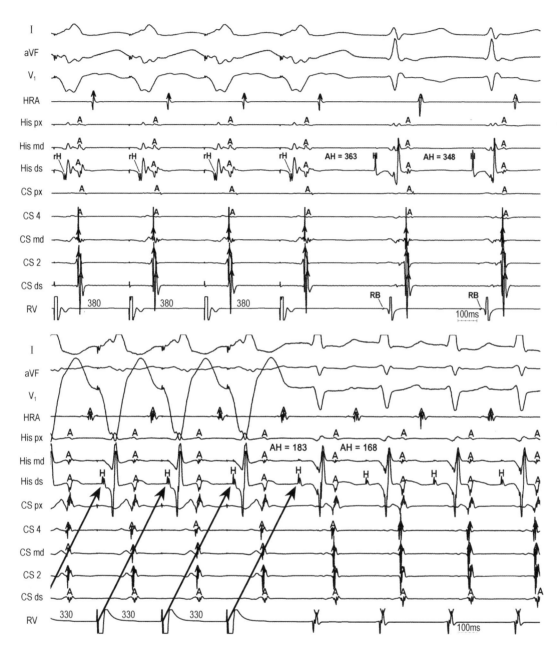

图10-13　快速心室起搏伴房室结（上图）和希氏束-浦肯野系统（下图）逆传受阻触发ORT。上图：在快速心室起搏的过程中，经希氏束和后间隔旁路逆传，起搏终止时触发ORT。心动过速发作时，隐匿性逆传进入房室结导致AH间期延长（363ms），比后续的AH间期（348ms）稍长。下图：在快速心室起搏过程中，激动经左后间隔旁路逆传，但在希氏束-浦肯野系统远端受阻，心动过速发作时，导致希氏束的顺向性夺获。第1个AH间期（183ms）长于随后的AH间期（168ms），这是因为心室起搏引起心房率加速，落入房室结相对不应期。心室起搏顺向性夺获希氏束提示旁路存在

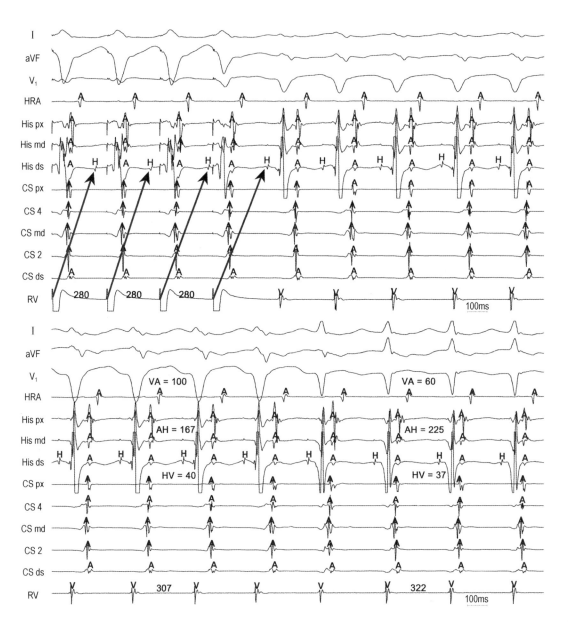

图10-14　上图：快速心室起搏在希氏束-浦肯野系统逆传受阻触发ORT。在快速心室起搏的过程中，逆传的激动经左后侧旁路传导，但在希氏束-浦肯野系统远端阻滞，导致顺行夺获希氏束。加速的房性节律侵入房室结不应期导致AH间期逐渐延长直到起搏终止。足够的AH间期延长触发ORT伴左束支传导阻滞（心动过速发生时，右心室刺激使较晚的逆传侵入左束支，导致左束持续处于不应期）。下图：左束支传导阻滞消失使VA间期缩短40ms，但AH间期延长58ms，从而导致心动过速反常减慢

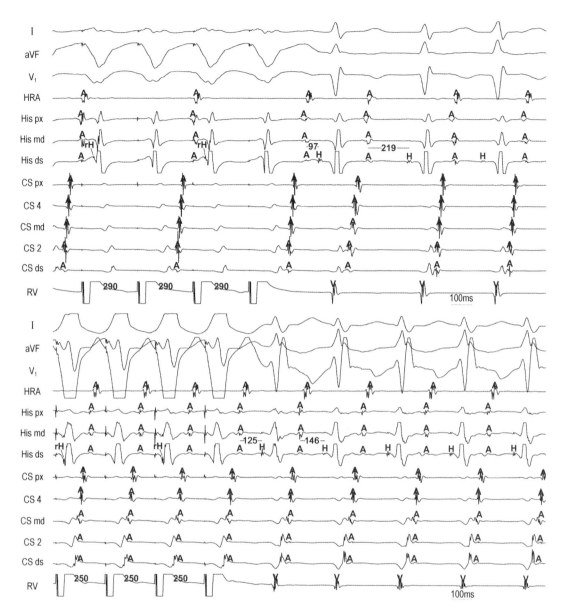

图 10-15　快速心室起搏在希氏束-浦肯野系统逆传受阻触发 ORT。上图：在快速心室起搏的过程中，左侧游离壁旁路和希氏束之间交替发生逆传，最后一次起搏的逆传在希氏束-浦肯野系统受阻（单向阻滞），经间隔传导至左侧游离壁旁路（传导延迟），触发 ORT。在心动过速发作时，由于没有进入房室结的隐匿性逆传，激动先经快径路前传（AH=97ms），再经慢径路前传（AH=219ms）。从慢径路到快径路（"关联"）的隐匿性传导使快径路处于相对不应期，进而使第 3 个 AH 间期轻度延长。下图：在快速心室刺激的过程中，左侧游离壁旁路以 1∶1 逆传，但希氏束以 2∶1 逆传。在最后一次心室起搏，由于没有进入房室结的隐匿性逆传，所以心动过速起始时，第 1 个 AH 间期（125ms）较随后的 AH 间期（146ms）更短

起搏刺激后没有逆传的希氏束电位（当逆传希氏束电位在其他时候存在时），且第 1 个 AH 间期（心动过速时）比第 2 个 AH 间期（心动过速时）短，提示逆传激动在希氏束-浦肯野系统受阻，并无法通过房室结逆传。在最后一次起搏刺激后，出现一个逆传的希氏束电位，且第 1 个 AH 间期（心动过速时）比第 2 个 AH 间期（心动过速时）长，则表明在阻滞

前已通过房室结（除非希氏束被顺向激动，图10-13）。

3. 束支折返激动（"V₃反应"） 左侧旁路参与的ORT的一个显著特征是可在心室程序性刺激时被束支折返激动触发（图10-16，图10-17）。典型的束支折返激动：①跟随于"VH跳跃"；②表现出左束支传导阻滞的形态；③希氏束电位领先（$HV_{BBR} \geqslant HV_{无预激NSR}$）。

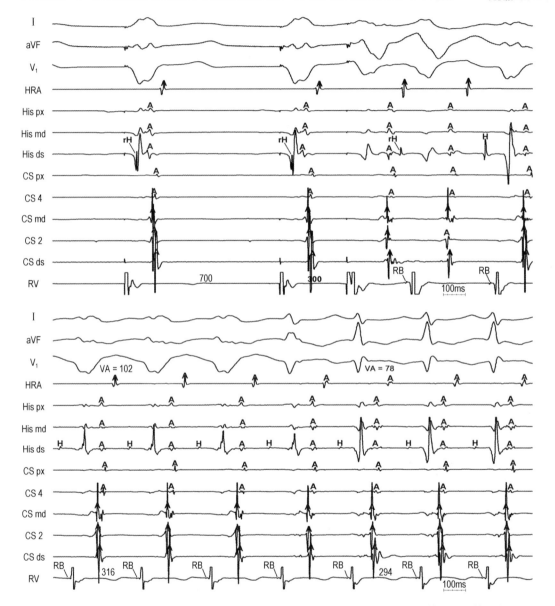

图10-16 束支折返激动触发经左侧旁路ORT。在心室超速刺激时，由于经快径路传导，逆传心房的激动是向心性的（最早激动点在希氏束区）。额外刺激落在右束支逆传不应期触发"VH跳跃"（226ms）并显露左后侧旁路（最早的心房激动点在冠状窦的中部CS md）。注意心房激动先于逆传希氏束激动（rH）提示结外旁路。"VH跳跃"导致单个束支折返激动，后者不能通过左束支逆传到希氏束（单向阻滞），只能通过旁路，并有足够的间隔延迟（慢传导）触发ORT。心动过速发作时，近期除极的左束支持续处于不应期导致LBBB，其维持机制主要是通过间隔关联。随后的左束支不应期的适应和缩短，使QRS波群正常化。LBBB差异性传导的消失使VA间期（24ms）和周长（22ms）缩短（Coumel征）

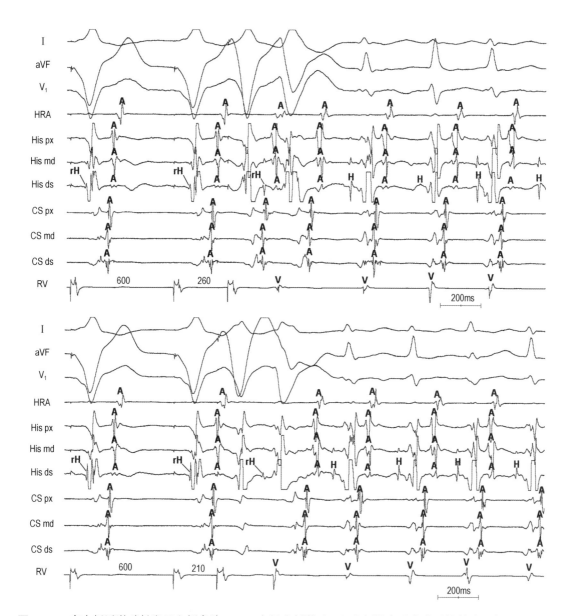

图 10-17　束支折返激动触发经左侧旁路 ORT。在超速刺激时，经左侧游离壁旁路逆传激动心房（最早激动点在冠状窦远端 CS ds）。上图：心室早搏刺激经旁路传导，但落在右束支不应期内，诱发 "VH 跳跃"（VH=175ms）和束支折返搏动；该束支折返激动跨过间隔，经左束支逆传不能激动希氏束（单向阻滞），但因穿过间隔的时间延迟，可经旁路传导触发 ORT。下图：较短联律间期的心室刺激落在旁路和右束支的不应期诱发了更长的 "VH 跳跃"（VH=220ms）和束支折返搏动，后者再次触发 ORT。注意，在心动过速开始时，下图的 AH 间期比上图短，因为下图刺激后无旁路逆传，消除了随后对房室结的顺行隐匿性激动

单次心室刺激无法沿右束支传导（右束支逆传的有效不应期），于是通过室间隔激动左束支和希氏束（"VH跳跃"）。逆传延迟时间足够长使右束支的兴奋性恢复，经右束支前传并诱发单个束支折返激动（"V_3反应"）。单个束支折返激动通过室间隔，无法经左束支传导（单向阻滞），只能经左侧旁路传导触发心动过速（与心房刺激合并左束支传导阻滞经左侧旁路触发ORT的条件类似）。

（二）终止

ORT脆弱的折返环由房室结-希氏束轴和旁路组成，任何部位阻滞都可以终止心动过速。

1. 自发性 ORT期间房室必须以1∶1比例下传，提示无论房室传导阻滞还是室房传导阻滞均可阻止诱发心动过速或终止心动过速。前向阻滞可能发生在以下任一部位：①房室结；②希氏束-浦肯野系统。房室结内传导阻滞后心动过速自发终止提示心动过速依赖房室结，可排除房性心动过速（图10-18）。罕见情况下，由于房室结以下位置的阻滞而出现心动过速终止，提示心动过速依赖于希氏束-浦肯野系统，可同时排除房室结内折返性心动过速和房性心动过速（图10-19）[7]。逆传旁路阻滞可发生于房侧或室侧的插入点（图10-20）[6, 19, 20]。

2. 诱发 在心动过速的舒张期（舒张期扫描），单个心室早搏刺激（VPD）可打入折返环，消除折返。其逆传波峰和心动过速碰撞，而顺传波形遇到旁路不应期，无法到达心房（室房传导阻滞），但能终止心动过速。合并室房传导阻滞的心室早搏刺激能终止窄QRS波心动过速（NCT）则排除房性心动过速。

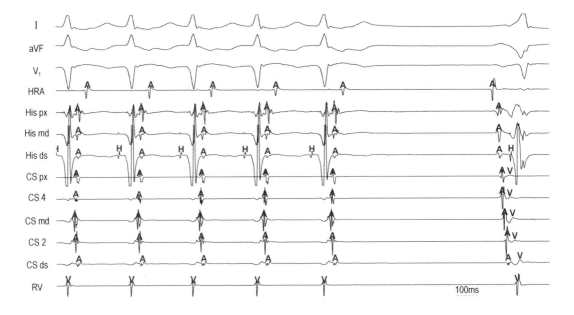

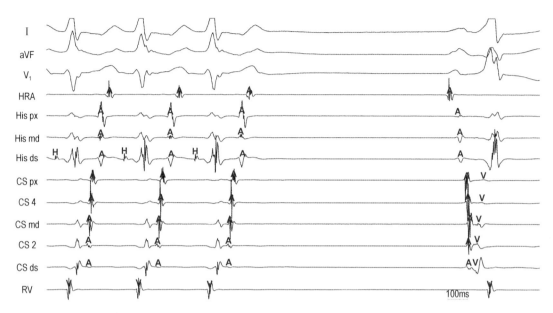

图 10-18　房室结内传导阻滞终止 ORT。心动过速在终止前心率减慢是因为 AH 间期延长先于房室传导阻滞（房室结文氏传导），提示房室结依赖。在 ORT 和预激的窦性心律中，心房和心室的最早激动部位分别在右后室间隔（上图）和左侧游离壁（下图）

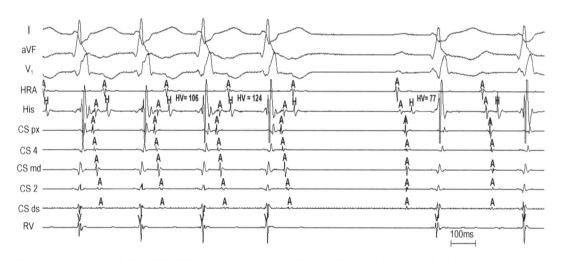

图 10-19　希氏束下的房室传导阻滞终止 ORT。经右后间隔旁路的 ORT（最早心房激动点在冠状窦近端 CS px），HV 间期显著延长是因为存在潜在的右束支传导阻滞或左后分支传导阻滞（RBBB/LPFB）。心动过速终止前心率减慢是因为 HV 间期延长（左前分支文氏现象），提示心动过速对希氏束 - 浦肯野系统的依赖（排除房室结内折返性心动过速和房性心动过速）

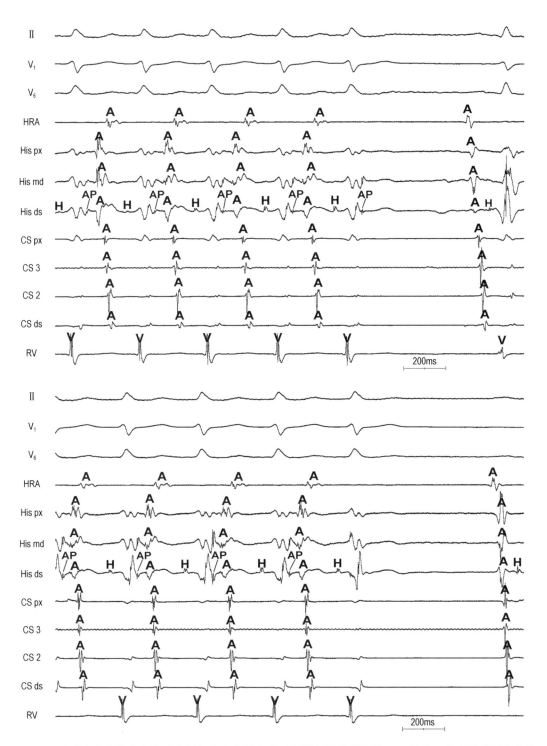

图10-20 希氏束旁旁路在心房（上图）和心室插入点（下图）逆传受阻使ORT终止。在有希氏束电位的希氏束电极上，心室波和心房波之间记录到高频旁路电位。伴随室房传导阻滞，这个电位的持续和消失，提示它不是心房波或心室波的一部分，它代表一个真正的旁路电位。在下图中，较慢的ORT导致更长的旁路不应期促进心室插入部位发生阻滞

3. 希氏束不应期VPD 是晚联律间期室性早搏，其逆向波峰和心动过速波峰在希氏束以下碰撞（希氏束本身被心动过速"占领"）。这样VPD无法经过希氏束传导，因此只能通过旁路逆传至心房。希氏束不应期VPD合并室房传导阻滞可终止NCT，提示旁路存在，可排除单纯的房性心动过速和AVNRT，强烈支持ORT的诊断（图10-21～图10-23）。但希氏束不应期VPD在存在旁观的结-束/结-室旁路时可以终止AVNRT（图6-12，图11-16）[21]。

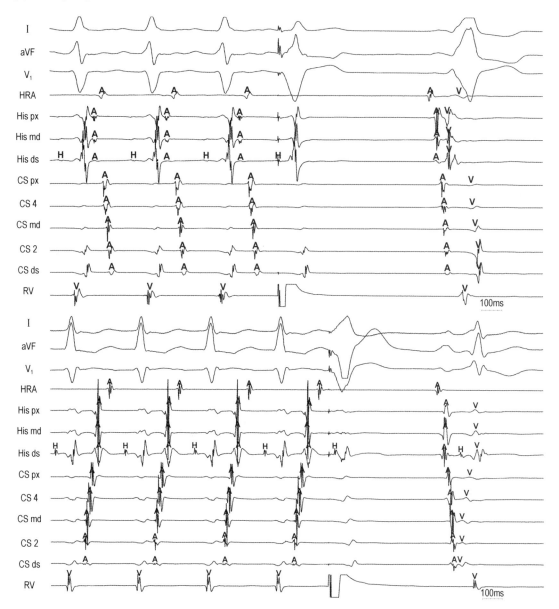

图10-21 希氏束不应期VPD合并室房传导阻滞终止ORT。ORT和预激的窦性心律时心房和心室的最早激动点是一致的：前间隔（上图）和左侧游离壁（下图）

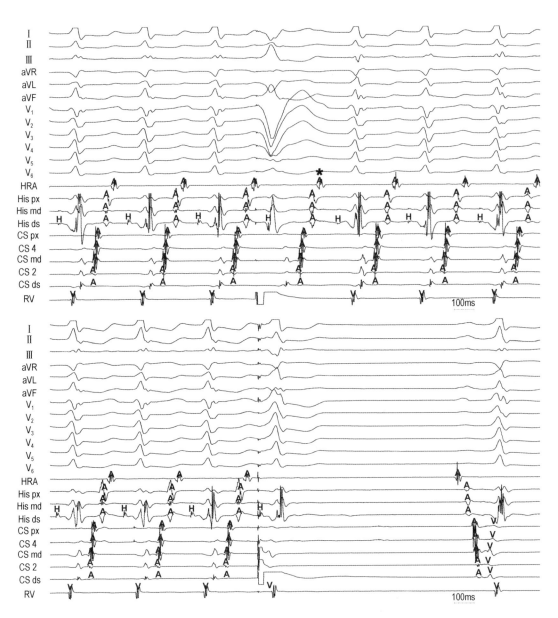

图 10-22 分别通过希氏束不应期右心室和左心室 VPD 重整（上图）和终止（下图）左侧旁路 ORT。希氏束不应期右心室心尖 VPD 刺激提前激动心房（∗）。希氏束不应期的左心室基底部 VPD（冠状窦心室分支刺激）在室房传导阻滞时终止心动过速。左心室来源的 VPD 离旁路更近，尽管联律间期更长，但可以终止心动过速。ORT 时，心房波和心室波最早出现的导联及窦性心律预激在 CS 2 最早均提示左后侧壁旁路

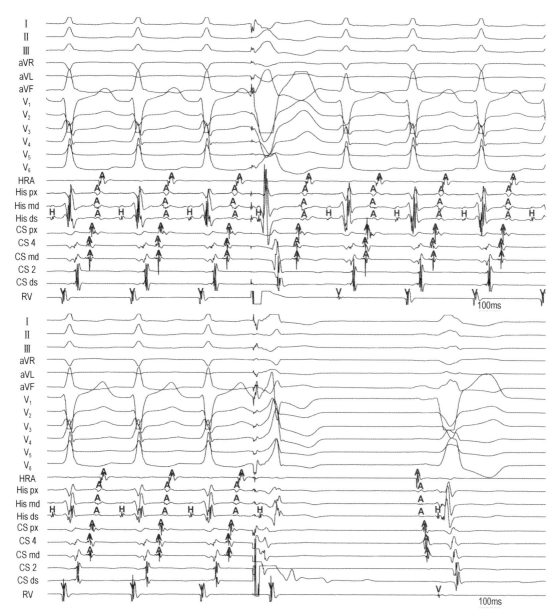

图 10-23　左侧旁路 ORT 对希氏束不应期右心室和左心室 VPD 的阴性（上图）和阳性（下图）反应。在 ORT 时，经左后侧旁路（最早心房激动点在冠状窦的中部 CS md），希氏束不应期的右心室心尖部 VPD 无法侵入折返环而影响心动过速，但希氏束不应期的左心室基底部 VPD（由冠状窦心室分支起搏发放）距旁路近，室房传导阻滞时终止心动过速。窦性心律时有自发的右心室 VPD

四、心室程序性刺激

通过心室起搏刺激可帮助诊断 ORT（反向原则）。

（一）舒张期 VPD

舒张期从右心室发放的单个刺激可侵入 ORT 的折返环，干扰心动过速（重整或终止）[22,23]。

1. 预激指数　在舒张期扫描中，通过旁路提前激动心房的最长联律间期可确定预激指数（PI）[24]。PI（PI=心动过速周长−提前激动心房的最长联律间期）和右心室起搏位置与旁路之间的距离直接相关。间隔旁路PI小（<45ms），而左侧游离壁旁路PI大（>75ms）。

2. 希氏束不应期VPD（V在H上模式）　希氏束不应期VPD除了能通过室房传导阻滞终止NCT外，还能通过重整心动过速提示旁路存在。重整可以提前兴奋心房（预激）或延迟兴奋心房（后兴奋）（图10-22～图10-26）。重整或终止都是证实旁路存在的证据，但旁路不一定参与心动过速（在存在旁观的结-束/结-室旁路时，希氏束不应期VPD可重整或终止AVNRT）。后兴奋延迟见于慢传导递减旁路（长RP心动过速）（参见第6章）。

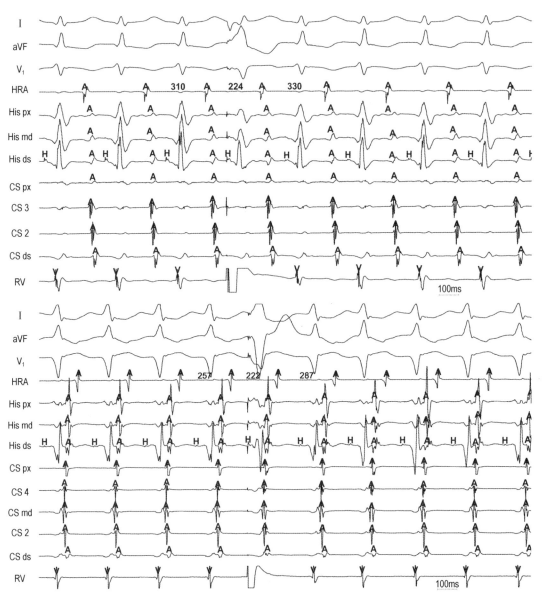

图10-24　希氏束不应期内的右心室早搏重整经右侧游离壁（上图）和左后侧旁路（下图）的ORT。上图：希氏束不应期内室性早搏使心房波（最早激动点位于高位右心房）提前86ms。下图：希氏束不应期内室性早搏使心房波（最早激动点位于冠状窦中部CS md）提前35ms。注意相似的联律时期的心室期前刺激（相对于希氏束），右侧旁路提前更多

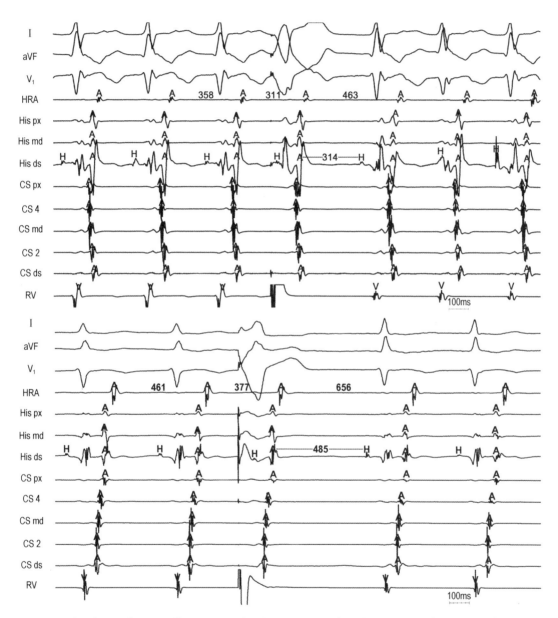

图 10-25　希氏束不应期室性早搏重整经左后间隔（上图）和左侧游离壁（下图）旁路的ORT。在这两种情况下，提前的心房波落在房室结的相对不应期，导致重整时前向AH间期显著延长

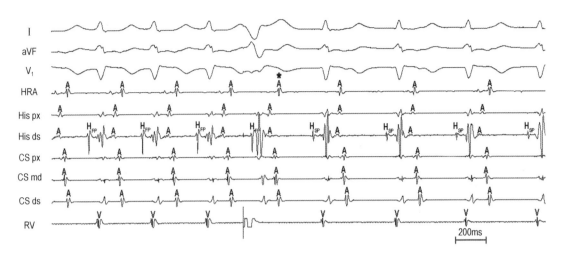

图10-26 ORT合并房室结的纵向分离。经前间隔旁路的ORT时（最早心房激动点在希氏束区），一个希氏束不应期的室性早搏使心房波提前（*），后者遇到快径路的不应期（有效不应期更长），进而从慢径路传导（有效不应期较短），导致心动过速突然减速。从慢径路向快径路隐匿性传导（"关联"）使慢径路传导持续，并使心动过速减慢

（二）心室起搏拖带

以比周长稍短的频率超速起搏心室，可以打入ORT的环路，能在不终止心动过速的情况下将心房率加速到起搏周长。在拖带的过程中，每n个顺传的波峰和n+1个逆传的波峰相碰撞。顺传和逆传的波峰碰撞可发生在希氏束记录位置之下（较慢的起搏频率）或之上（较快的起搏频率）（进行性融合）（第4个拖带标准）（图2-6）[25-28]。

1. 顺向夺获希氏束 顺向夺获希氏束（等同于被希氏束不应期室性早搏持续重整）是旁路存在的证据并更倾向于诊断ORT（图10-27，图10-28，见图5-21）。顺向夺获希氏束的重要证据是起搏引起QRS融合波（由旁路附近的基底部起搏引起）和确认被拖带的最后一个希氏束电位被加速至心动过速周长（后者和心动过速的形态一致）[29]。

2. "AV"反应 ORT对心室拖带的反应是必须满足1∶1房室传导（图10-27，图10-28，见图5-21）[30]。

3. 起搏后间期 从右心室心尖部起搏拖带ORT，起搏后间期（PPI）短于起搏周长（PPI–TCL≤115ms），原因是起搏点距心动过速环路非常近（图10-27，见图5-21）[31]。但快起搏频率时，特别是逆传夺获希氏束，可导致PPI–TCL＞115ms，原因是逆传穿过房室结和房室结前传加速（图10-27）[32, 33]。这个误差可以通过以下两种方式减到最小，调整起搏周长比实际周长短10～20ms或校正因房室结传导延迟延长的PPI[34, 35]。

4. ΔHA值 在ORT拖带时，经希氏束、旁路希氏束和心房被同时激动（逆向夺获希氏束），但在心动过速时是依次激动。因此，$HA_{拖带}＜HA_{ORT}$或$\Delta HA = HA_{拖带}-HA_{ORT}＜0$（图10-27，见图5-21）[25, 32, 36]（在顺向夺获希氏束情况下，仍然存在$HA_{拖带}＜HA_{ORT}$或$\Delta HA＜0$，因为相对于提前顺向夺获的希氏束，心房被心室起搏加速）。

5. ΔVA值　ORT拖带期间的刺激-心房（SA）间期和心动过速VA间期的差值（ΔVA=SA−VA≤85ms）（图10-27，图5-21）[31]。

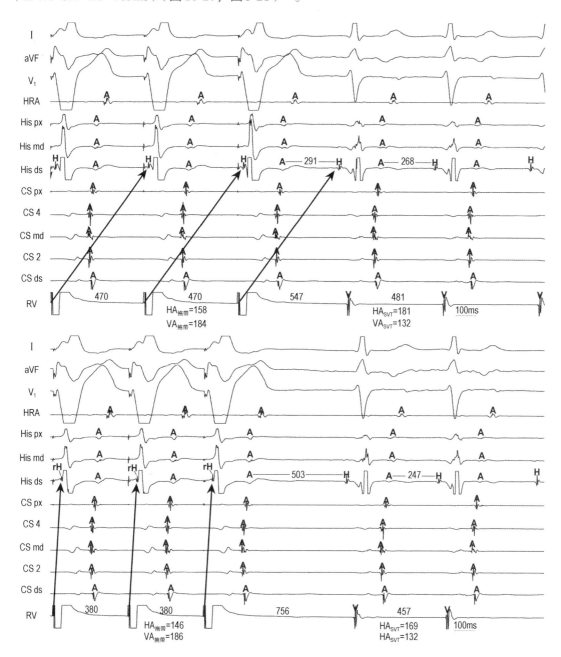

图10-27　经左侧游离壁旁路的ORT拖带后顺向（上图）和逆向（下图）夺获希氏束。上图：拖带并顺向夺获希氏束提示旁路存在。PPI−TCL=66ms，校正PPI（cPPI）=43ms，ΔHA=−23ms，ΔVA=52ms证实为ORT。下图：一个更快的起搏速度导致逆向夺获希氏束和一个很长PPI−TCL，PPI−TCL=299ms，cPPI=43ms，ΔHA=−23ms，ΔVA=54ms，提示ORT。注意在顺向夺获和心动过速时，希氏束形态一样

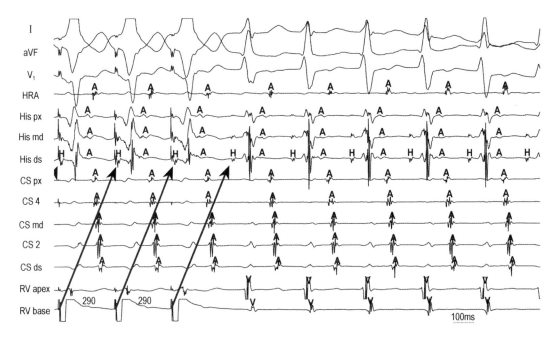

图 10-28　经前间隔旁路并顺向夺获希氏束的 ORT 拖带。起搏的心室波形提示固定的 QRS 融合（暂时性拖带的第 1 条标准）。拖带并仅顺向夺获希氏束提示旁路存在，是诊断 ORT 的强指征，可以不需要测量 PPI、cPPI、Δ VA 和 Δ HA 值。注意在正向夺获和心动过速时，希氏束形态是相同的

（三）心室超速起搏诱发

心动过速由于反复起搏导致心动过速终止而无法被拖带时，可以通过在移行区内（逐渐融合的起搏 QRS 波群）心动过速被重整（提前或延迟激动心房）或终止（室房传导阻滞），以及一个完全起搏的 QRS 波群来诊断 ORT（图 10-29，见图 5-24、图 5-25）[37, 38]（移行区起搏的心室波是融合波，因此为"希氏束不应期"）。

五、心房程序性刺激

ORT 还是房性心动过速（VA 关系）

心房超速起搏后的第 1 次搏动，其 VA 间期与心动过速（传统方法）或其后的递减或差异性心房起搏有关：ORT 时 Δ VA < 10ms，房性心动过速时 Δ VA > 10ms（见图 5-26）。房性心动过速时 VA 间期并不是真实的传导间期，而是依赖于在起搏部位的房性心动过速恢复间期（它本身取决于起搏部位与房性心动过速起源部位的距离）和 AV 间期[2, 39-41]。

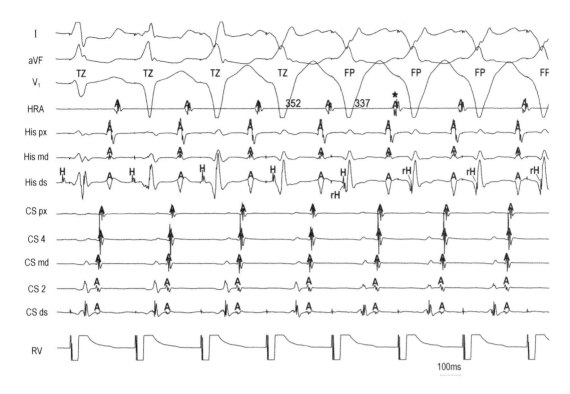

图 10-29　经左侧游离壁旁路的 ORT 发作时心室超速起搏起始。移行区后第 1 个完全起搏（快径路）的波形仍然处于希氏束不应期并领先心房 15ms（ * ）提示存在旁路。注意第 1 个希氏束电图显示的是融合电位，包含前传和逆传的成分

六、特殊电生理现象

（一）周长交替

周长交替是 ORT 时心搏与心搏之间周长的变化，主要由纵向分离的房室结（前传 [快径路和慢径路] ）或纵向分离的旁路（逆传）导致（图 10-30，图 10-31）[42-44]。

（二）QRS 波电交替

QRS 波电交替是在稳定的心动过速时心搏 - 心搏之间 R 波振幅的变化（1mm）。虽然有学者认为 QRS 波电交替预示着 ORT 出现，但它更可能是一种与心率相关的现象（在心率快时发生）且不是这种心动过速所特有的机制 [45-47]。

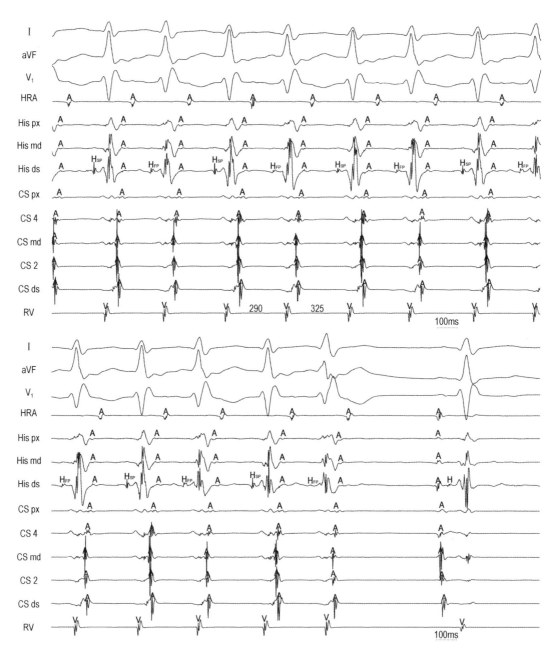

图10-30 ORT终止合并周长交替和慢径路文氏现象。上图：由于房室结的纵向分离（快径路/慢径路交替），导致经右后间隔旁路的ORT（心房最早激动点在冠状窦近端CS px）周长改变。长-短序列诱发程度更重的右束支传导阻滞型差异性传导（但VA间期无变化）。在心动过速终止前，慢径路的文氏现象所致周长改变导致心动过速减慢

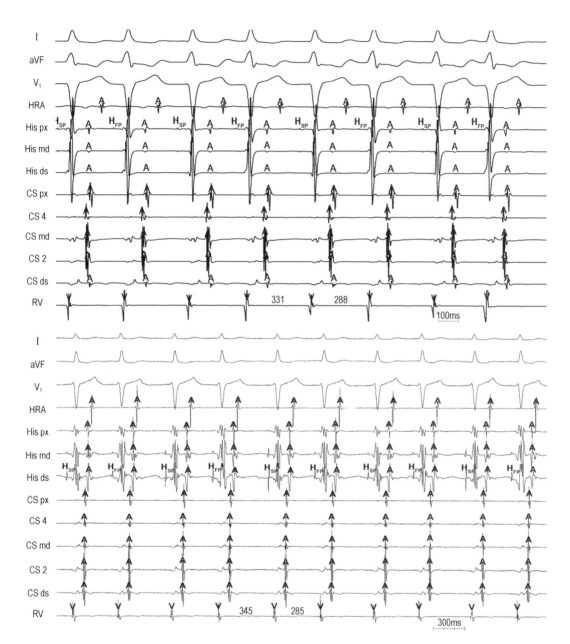

图 10-31　ORT 合并房室结纵向分离。左后侧游离壁（上图）和左侧游离壁（下图）旁路的 ORT，经快径路和慢径路交替传导，导致周长交替变化

（三）三尖瓣峡部 / 二尖瓣峡部 / 上腔静脉阻滞

由于心房是 ORT 环路的一部分，对于右侧或左侧旁路，分别在三尖瓣峡部（CTI）或二尖瓣峡部（中间的）发生侧阻滞，导致心房激动改变（如果在旁路外侧没有放置的记录电极，出现"假性向心"模式）和环路扩大，导致必然的 AV 间期延长和非必然的心动过速周长增加——假如 AV 间期延长没有被 VA 间期缩短所抵消（如递减性旁路），则周长延

长（"心房的Coumel定律"）（图6-22）[48-51]。旁观者部位（如上腔静脉）的传导阻滞并不影响ORT（图10-32）。

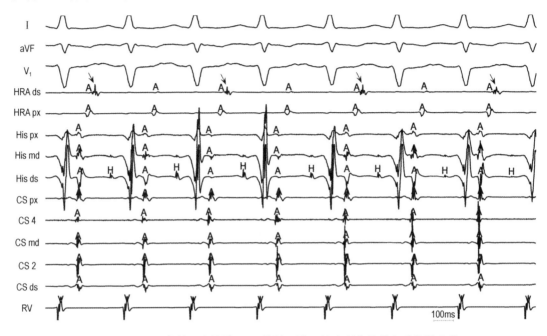

图10-32　ORT合并上腔静脉2∶1传导阻滞，箭头所指的是上腔静脉电位

（汪璐芸　赵春霞　译）

参 考 文 献

1. Benditt D, Pritchett E, Smith W, Gallagher J. Ventriculoatrial intervals: diagnostic use in paroxysmal supraventricular tachycardia. Ann Intern Med 1979; 91: 161-166.

2. Knight BP, Ebinger M, Oral H, et al. Diagnostic value of tachycardia features and pacing maneuvers during paroxysmal supraventricular tachycardia. J Am Coll Cardiol 2000; 36: 574-582.

3. Tai C, Chen S, Chiang C, Lee S, Chang M. Electrocardiographic and electrophysiologic characteristics of anteroseptal, midseptal, and para-Hisian accessory pathways. Implication for radiofrequency catheter ablation. Chest 1996; 109: 730-740.

4. Josephson M, Scharf D, Kastor J, Kitchen J. Atrial endocardial activation in man. Electrode catheter technique of endocardial mapping. Am J Cardiol 1977; 39: 972-981.

5. Wellens H, Durrer D. The role of an accessory atrioventricular pathway in reciprocal tachycardia. Observations in patients with and without the Wolff-Parkinson-White syndrome. Circulation 1975; 52: 58-72.

6. Ho RT, DeCaro M. Narrow QRS complex tachycardia with a high-frequency potential recorded near the His bundle: what is the mechanism? Heart Rhythm 2005; 2: 664-666.

7. Chan KH, Obeyesekere M, Klein GJ, Sy RW. Wide complex tachycardia with telltale termination: what is the mechanism? Heart Rhythm 2013; 10: 1730-1731.

8. Ho RT. A narrow complex tachycardia with atrioventricular dissociation: what is the mechanism? Heart Rhythm 2017; 14: 1570-1573.

9. Coumel P, Attuel P. Reciprocating tachycardia in overt and latent preexcitation. Influence of functional bundle

branch block on the rate of the tachycardia. Eur J Cardiol 1974; 1: 423-436.

10. Kerr C, Gallagher J, German L. Changes in ventriculoatrial intervals with bundle branch block aberration during reciprocating tachycardia in patients with accessory atrioventricular pathways. Circulation 1982; 66: 196-201.

11. Pritchett E, Tonkin A, Dugan F, Wallace A, Gallagher J. Ventriculo-atrial conduction time during reciprocating tachycardia with intermittent bundle-branch block in Wolff-Parkinson-White syndrome. Br Heart J 1976; 38: 1058-1064.

12. Jazayeri M, Caceres J, Tchou P, Mahmud R, Denker S, Akhtar M. Electrophysiologic characteristics of sudden QRS axis deviation during orthodromic tachycardia. Role of functional fascicular block in localization of accessory pathway. J Clin Invest 1989; 83: 952-959.

13. Ho RT, Rhim ES. Metamorphosis of a tachycardia: what is the mechanism? Heart Rhythm 2008; 5: 155-157.

14. Sauer WH, Jacobson JT. Paradoxical slowing of orthodromic reciprocating tachycardia with loss of bundle branch block ipsilateral to the accessory pathway. J Cardiovasc Electrophysiol 2009; 20: 347-348.

15. Spurrell R, Krikler D, Sowton E. Retrograde invasion of the bundle branches producing aberration of the QRS complex during supraventricular tachycardia studied by programmed electrical stimulation. Circulation 1974; 50: 487-495.

16. Goldreyer B, Damato A. The essential role of atrioventricular conduction delay in the initiation of paroxysmal supraventricular tachycardia. Circulation 1971; 43: 679-687.

17. Lehmann M, Denker S, Mahmud R, Tchou P, Dongas J, Akhtar M. Electrophysiologic mechanisms of functional bundle branch block at onset of induced orthodromic tachycardia in the Wolff-Parkinson-White syndrome. Role of stimulation method. J Clin Invest 1985; 76: 1566-1574.

18. Akhtar M, Shenasa M, Schmidt D. Role of retrograde His Purkinje block in the initiation of supraventricular tachycardia by ventricular premature stimulation in the Wolff-Parkinson-White syndrome. J Clin Invest 1981; 67: 1047-1055.

19. Jackman W, Friday K, Scherlag B, et al. Direct endocardial recording from an accessory atrioventricular pathway: localization of the site of block, effect of antiarrhythmic drugs, and attempt at nonsurgical ablation. Circulation 1983; 68: 906-916.

20. Kuck K, Friday K, Kunze K, Schlüter M, Lazzara R, Jackman W. Sites of conduction block in accessory atrioventricular pathways. Basis for concealed accessory pathways. Circulation 1990; 82: 407-417.

21. Ho RT, Levi SA. An atypical long RP tachycardia—what is the mechanism? Heart Rhythm 2013; 10: 1089-1090.

22. Zipes DP, DeJoseph RL, Rothbaum DA. Unusual properties of accessory pathways. Circulation 1974; 49: 1200-1211.

23. Benditt D, Benson DW Jr, Dunnigan A, et al. Role of extrastimulus site and tachycardia cycle length in inducibility of atrial preexcitation by premature ventricular stimulation during reciprocating tachycardia. Am J Cardiol 1987; 60: 811-819.

24. Miles W, Yee R, Klein G, Zipes D, Prystowsky E. The preexcitation index: an aid in determining the mechanism of supraventricular tachycardia and localizing accessory pathways. Circulation 1986; 74: 493-500.

25. Ho RT, Mark GE, Rhim ES, Pavri BB, Greenspon AJ. Differentiating atrioventricular nodal reentrant tachycardia from atrioventricular reentrant tachycardia by ΔHA values during entrainment from the ventricle. Heart Rhythm 2008; 5: 83-88.

26. Nagashima K, Kumar S, Stevenson WG, et al. Anterograde conduction to the His bundle during right ventricular overdrive pacing distinguishes septal pathway atrioventricular reentry from atypical atrioventricular nodal reentrant tachycardia. Heart Rhythm 2015; 12: 735-743.

27. Waldo AL, Maclean WA, Karp RB, Kouchoukos NT, James TN. Entrainment and interruption of atrial flutter with atrial pacing: studies in man following open heart surgery. Circulation 1977; 56: 737-745.

28. Waldo AL, Plumb VJ, Arciniegas JG, et al. Transient entrainment and interruption of the atrioventricular bypass pathway type of paroxysmal atrial tachycardia. A model for understanding and identifying reentrant arrhythmias. Circulation 1983; 67: 73-83.

29. Boyle PM, Veenhuyzen GD, Vigmond EJ. Fusion during entrainment of orthodromic reciprocating tachycardia is enhanced for basal pacing sites but diminished when pacing near Purkinje system end points. Heart Rhythm 2013; 10: 444-451.

30. Knight B, Zivin A, Souza J, et al. A technique for the rapid diagnosis of atrial tachycardia in the electrophysiology laboratory. J Am Coll Cardiol 1999; 33: 775-781.

31. Michaud GF, Tada H, Chough S, et al. Differentiation of atypical atrioventricular node re-entrant tachycardia from orthodromic reciprocating tachycardia using a septal accessory pathway by the response to ventricular pacing. J Am Coll Cardiol 2001; 38: 1163-1167.

32. Rhim ES, Hillis MB, Mark GE, Ho RT. The ΔHA value during entrainment of a long RP tachycardia: another useful criterion for diagnosis of supraventricular tachycardia. J Cardiovasc Electrophysiol 2008; 19: 559-561.

33. Michaud GF. Entrainment of a narrow QRS complex tachycardia from the right ventricular apex: what is the mechanism? Heart Rhythm 2005; 2: 559-560.

34. Michaud GF, Morady F. Letterstotheeditor. Heart Rhythm 2006; 7: 1114-1115.

35. González-Torrecilla E, Arenal A, Atienza F, et al. First postpacing interval after tachycardia entrainment with correction for atrioventricular node delay: a simple maneuver for differential diagnosis of atrioventricular nodal reentrant tachycardias versus orthodromic reciprocating tachycardias. Heart Rhythm 2006; 3: 674-679.

36. Mark GE, Rhim ES, Pavri BB, Greenspon AJ, Ho RT. Differentiation of atrioventricular nodal reentrant tachycardia from orthodromic atrioventricular reentrant tachycardia by ΔHA intervals during entrainment from the ventricle [abstract]. Heart Rhythm 2006; 3: S321.

37. AlMahameed ST, Buxton AE, Michaud GF. New criteria during right ventricular pacing to determine the mechanism of supraventricular tachycardia. Circ Arrhythm Electrophysiol 2010; 3: 578-584.

38. Dandamudi G, Mokabberi R, Assal C, et al. A novel approach to differentiating orthodromic reciprocating tachycardia from atrioventricular nodal reentrant tachycardia. Heart Rhythm 2010; 7: 1326-1329.

39. Kadish AH, Morady F. The response of paroxysmal supraventricular tachycardia to overdrive atrial and ventricular pacing: can it help determine the tachycardia mechanism? J Cardiovasc Electrophysiol 1993; 4: 239-252.

40. Maruyama M, Kobayashi Y, Miyauchi Y, et al. The VA relationship after differential atrial overdrive pacing: a novel tool for the diagnosis of atrial tachycardia in the electrophysiologic laboratory. J Cardiovasc Electrophysiol 2007; 18: 1127-1133.

41. Sarkozy A, Richter S, Chierchia G, et al. A novel pacing manoeuvre to diagnose atrial tachycardia. Europace 2008; 10: 459-466.

42. Csanadi Z, Klein GJ, Yee R, Thakur RK, Li H. Effect of dual atrioventricular node pathways on atrioventricular reentrant tachycardia. Circulation 1995; 91: 2614-2618.

43. Sung R, Styperek J. Electrophysiologic identification of dual atrioventricular nodal pathway conduction in patients with reciprocating tachycardia using anomalous bypass tracts. Circulation 1979; 60: 1464-1476.

44. Atié J, Brugada P, Brugada J, et al. Longitudinal dissociation of atrioventricular accessory pathways. J Am Coll Cardiol 1991; 17: 161-166.

45. Green M, Heddle B, Dassen W, et al. Value of QRS alteration in determining the site of origin of narrow QRS supraventricular tachycardia. Circulation 1983; 68: 368-373.

46. Kay G, Pressley J, Packer D, Pritchett E, German L, Gilbert M. Value of the 12-lead electrocardiogram in discriminating atrioventricular nodal reciprocating tachycardia from circus movement atrioventricular tachycardia utiliz-ing a retrograde accessory pathway. Am J Cardiol 1987; 59: 296-300.

47. Morady F. Significance of QRS alternans during narrow QRS tachycardias. Pacing Clin Electrophysiol 1991; 14: 2193-2198.

48. Ho RT, Yin A. Spontaneous conversion of a long RP to short RP tachycardia: what is the mechanism? Heart Rhythm 2014; 11: 522-525.

49. Ilkhanoff L, Couchonnal LF, Goldberger JJ. Implications of cavotricuspid isthmus block complicating ablation of a posteroseptal accessory pathway. J Interv Card Electrophysiol 2012; 35: 81-83.

50. Bulava A, Hanis J, Sitek D. Mitral isthmus conduction block: intriguing result of radiofrequency catheter ablation for a left concealed accessory pathway. Europace 2010; 12: 579-581.

51. Mahajan R, Rohit M, Talwar K. Activation sequence change during left free wall pathway ablation: what is the mechanism? J Cardiovasc Electrophysiol 2009; 20: 1174-1175.

第11章
非典型房室旁路

引言

　　典型房室旁路（AP）（肯特束）是由跨越三尖瓣环或二尖瓣环的肌束构成，具有非递减性传导特性。与单旁路不同，多旁路在顺向型或逆向型房室折返性心动过速中可产生非常规的心室预激和（或）心房逆传激动顺序。非典型旁路包括表现为递减传导的旁路和（或）起源于或插入房室（AV）结-希氏束-浦肯野系统的旁路[如结-束旁路（NF AP）]。

本章目的

　　1. 讨论提示多旁路的12导联心电图和腔内电生理线索。
　　2. 讨论持续性交界区折返性心动过速（PJRT）的电生理特点。
　　3. 讨论起源于或插入房室结-希氏束-浦肯野系统旁路的电生理特点。

一、多 旁 路

　　多旁路可导致各种顺向型折返性心动过速（ORT）和逆向型折返性心动过速（ART）环路。当出现逆向型折返性心动过速时，需警惕多旁路存在的可能[1, 2]。其中以右侧游离壁和后间隔旁路的组合最为多见，Ebstein畸形与多旁路相关可能是由三尖瓣环发育异常所致[2]。12导联心电图和腔内电生理检查中的几个征象可提示多旁路存在。

（一）12导联心电图

　　提示多旁路存在的心电图线索：①不典型或非常规的预激图形，不能由单一旁路前传解释；②存在≥2种心室预激图形；③ORT时出现≥2种P波形态；④ORT时自发出现预激性心动过速（ORT经伴旁观预激）[3-5]。当心房颤动发作时，可观察到两种及以上的心室预激图形并拟似多型性室性心动过速，发生于不同的预激性心动过速时，或者使用普鲁卡因胺或阿义马林导致一条旁路被选择性阻滞之后。

（二）电生理检查

　　电生理检查提示多旁路的线索：①前传-逆传不匹配（显性预激中最早心室激动点和

ORT时最早心房激动点不一致）；②≥2种心室预激图形；③ORT时，≥2种心房出口位点或心房激动模式；④逆向型心动过速时心动过速经另一条旁路逆传心房（双传导心动过速）（图11-1～图11-3）[3, 4, 6, 7]。

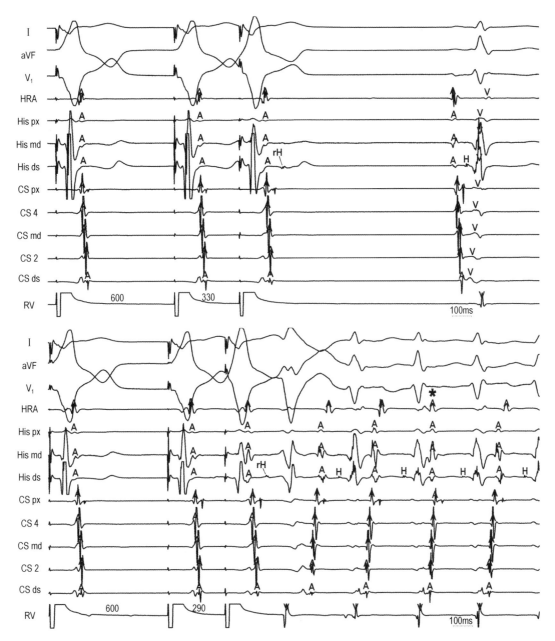

图11-1　多旁路。上图：心室程序性期前刺激时，逆传心房激动经右侧游离壁旁路逆传，呈右偏心性传导。旁路的其他证据为期前刺激诱发"VH跳跃"（rH），使心房逆传激动领先于希氏束。窦性心律下，HV间期较短（32ms），最早心室激动位于二尖瓣环侧壁（冠状窦远端），证实同时存在左侧游离壁旁路。下图：尽管在心室起搏下激动经右侧游离壁旁路逆传，但心室早搏刺激经左侧游离壁旁路逆传并诱发ORT。第三个心房波（*）代表同时经双旁路逆传产生的融合波

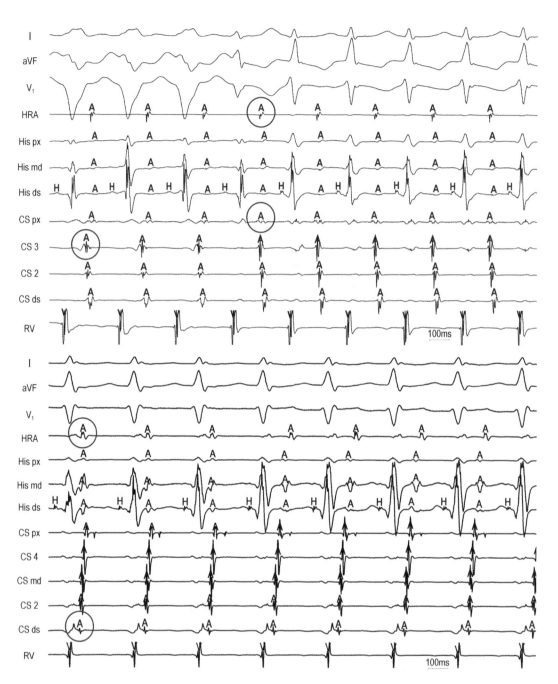

图 11-2　多旁路。上图：ORT伴LBBB时，激动经左后间隔旁路逆传心房（最早心房激动点位于CS 3）。无LBBB时，逆传激动经间隔逆传使心动过速周长缩短，达到左后间隔旁路不应期后逆传激动转而经右后间隔和右侧游离壁旁路逆传（CS px和高位右心房领先）（注意LBBB时高位右心房A波也较早，提示为经右侧游离壁旁路逆传产生的融合波）。下图：ORT时，前三个心搏出现经左侧和右侧游离壁旁路的逆传融合波，随后右侧游离壁旁路逆传消失而心动过速继续不变，表示主要参与ORT的旁路位于左侧游离壁

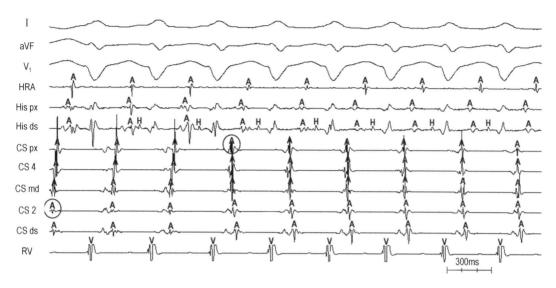

图 11-3　多旁路。LBBB 型 ORT 自发地由左后间隔旁路逆传（CS 2 领先）变为右后间隔旁路逆传（CS px 领先）。注意 LBBB 型 ORT 时由于不需跨间隔传导，经右侧旁路逆传的心动过速频率较快

二、持续性交界区折返性心动过速

持续性交界区折返性心动过速（PJRT）是一种近乎无休止的长 RP 间期顺向型心动过速，其发作需通过隐匿性旁路，具有缓慢和递减传导的特点（参见第 6 章）[8-13]。患者因其持续发作的特性可继发出现心动过速性心肌病。通常，这些旁路分布于冠状窦附近的后间隔区域，但目前也有其他部位的报道[10]。PJRT 在窦性心律下无预激表现，被认为是房室结-希氏束-浦肯野系统经旁路反复隐匿性传导所导致的前传不应期延长，而不是旁路心室传入处的"阻抗失匹配"，因为在房室传导阻滞时 PJRT 可表现为显性预激[11]。在后间隔类"金字塔"区域内，该旁路的蜿蜒迂曲走行所导致的轴向变化，或可以解释其心率依赖的特性[11]。

（一）电生理特点

1. 12 导联心电图　PJRT 的典型心电图表现为规律的长 RP 间期窄 QRS 心动过速，下壁导联 P' 波倒置，V$_1$ 导联的 P 波轻微正向（由于旁路邻近冠状窦口）（见图 6-3）[9]。

2. 电生理检查　心动过速时 VA 间期较长，最早逆行心房激动点在冠状窦口附近（见图 6-8～图 6-10），必定为 1 : 1 房室传导[9, 11]。

（二）移行区 / 过渡区

1. 诱发　与典型的 ORT 不同，PJRT 可在窦性心律下自行发作，而无需早搏刺激，这构成其近乎无休止的发作特性（图 11-4）[9]，其发作依赖于达到一个关键的窦性心率，而不依赖于房室传导的关键延缓。由于旁路缓慢和递减的逆传特性，允许并接受沿着房室

结-希氏束-浦肯野系统传导的窦性激动,当旁路(如旁路-心室连接水平)发生前向阻滞时,窦性心律下即可诱发心动过速。

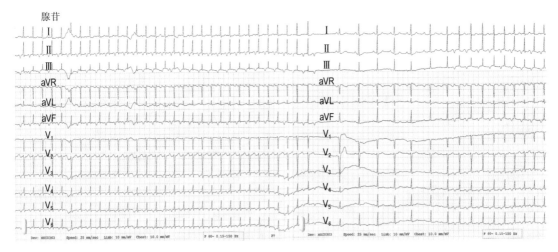

图 11-4 腺苷终止 PJRT 的心动过速发作。腺苷可使 PR 间期延长且房室传导阻滞,导致心动过速减缓并终止。结果表明房室结参与心动过速当中。无早搏即可再次诱发心动过速,体现了其无休止的特性

2. 终止 严格的 1∶1 房室关系表明,PJRT 可以因房室前传或室房逆传阻滞而终止。房室传导阻滞导致心动过速自行终止,可排除房性心动过速(AT),早期偶联的心室期前刺激(VPD)导致的室房逆传阻滞终止心动过速也可排除 AT,希氏束不应期内心室期前刺激出现室房逆传阻滞终止心动过速,可排除单纯的非典型房室结内折返性心动过速(AVNRT)和 AT[但不能除外结-束折返性心动过速(NFRT)或伴有旁观者结-束旁路插入慢径路(SP)的非典型 AVNRT](图 11-5,见图 6-11、图 6-12)。

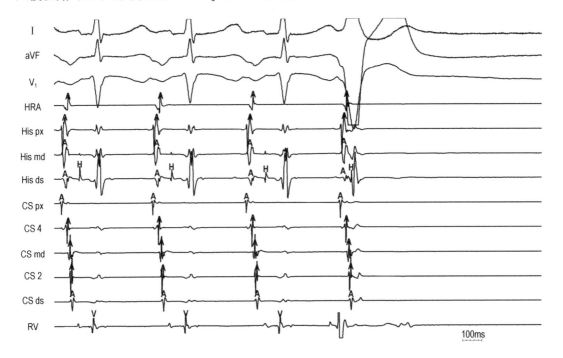

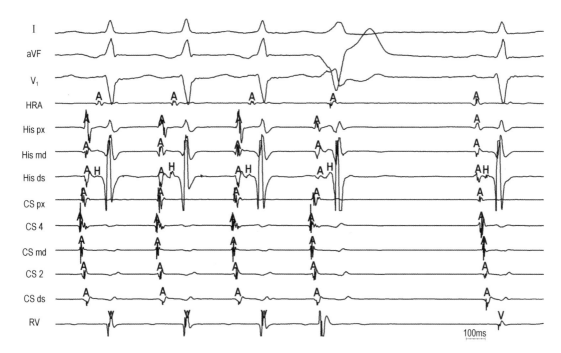

图 11-5 希氏束不应期内心室早搏刺激致室房传导阻滞终止 PJRT。其 RP 间期较长，最早心房激动点邻近冠状窦口 [CS px（上图）、CS 4（下图）]。在希氏束不应期内发放心室早搏刺激，旁路逆传阻滞可终止心动过速

（三）心室起搏方法

1. 希氏束不应期内心室早搏刺激 希氏束不应期内心室早搏刺激可提前激动心房或反常延迟心房激动——后者是旁路显著递减传导特性所致（图 11-6，见图 6-14）[14, 15]。

2. 心室拖带 心室超速起搏可将 PJRT 加速至起搏周长，拖带反应呈 "AV" 传导[16]。但由于旁路的缓慢递减传导可产生假性 "AAV" 反应的房室激动顺序，导致误诊为 AT（图 11-7，见图 6-14）。拖带后希氏束的顺向夺获提示存在旁路（见图 2-6）。然而 PJRT 可出现起搏后间期（PPI）–心动过速周长（TCL）≤ 115ms，校正 PPI < 110ms，ΔHA 间期（拖带 HA 间期–心动过速 HA 间期）< 0，以及 ΔVA 间期（SA–VA）≤ 85ms。旁路显著递减传导也可导致以上指标数值偏大，导致误诊为非典型 AVNRT（图 11-7～图 11-9）[17-21]。

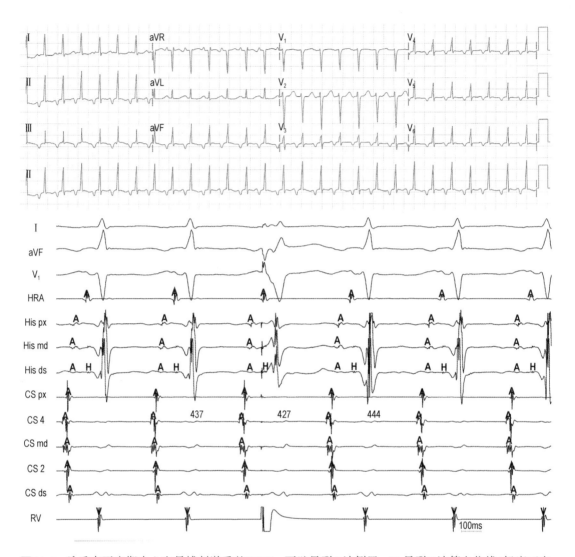

图 11-6　希氏束不应期内心室早搏刺激重整 PJRT。下壁导联 P 波倒置，V_1 导联 P 波等电位线/轻度正向波。最早心房激动点邻近冠状窦口。发放一次心室早搏刺激使心房激动提前 10ms

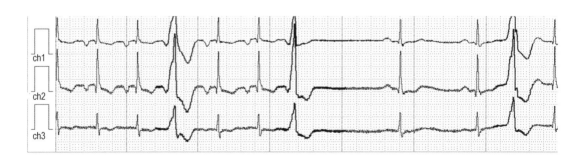

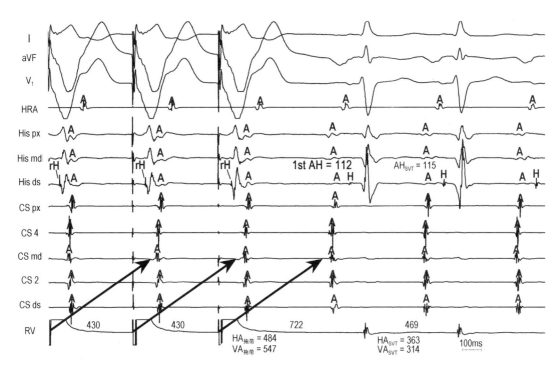

图 11-7　PJRT 中的"假性 AAV"反应。上图：希氏束不应期内自发心室早搏终止心动过速伴室房逆传阻滞，提示旁路存在。下图：心室拖带逆向夺获希氏束，呈"假性 AAV 传导"（实为房室前向传导）。需要注意的是，由于旁路的递减传导特性，PPI–TCL 较长，为 253ms，校正 PPI（cPPI）=256ms，ΔHA=121ms，ΔVA=233ms，易误诊为非典型 AVNRT

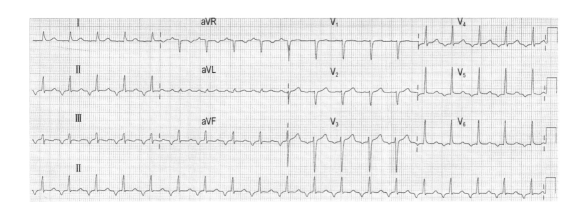

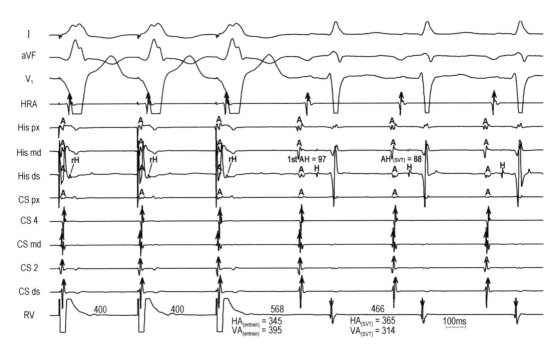

图11-8 PJRT时心室拖带逆向夺获希氏束。下壁导联P波倒置，V_1导联P波等电位线/轻度正向波。心室拖带呈"AV"反应。PPI–TCL=102ms，cPPI=93ms，ΔHA=−20ms，ΔVA=81ms

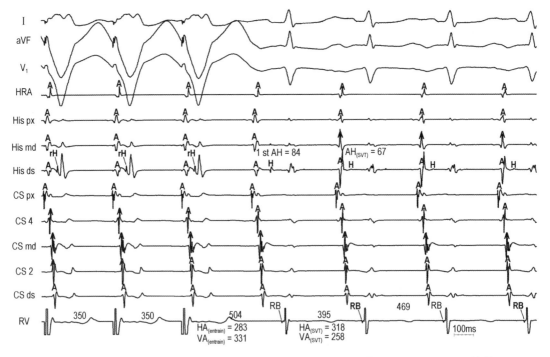

图11-9 PJRT时心室拖带逆向夺获希氏束。心房最早激动点位于冠状窦口（CS px）。心室拖带呈"AV"反应。PPI–TCL=109ms，cPPI=92ms，ΔHA=−35ms，ΔVA=73ms

3. 心室拖带初期　与典型ORT相似，PJRT可被处于过渡区内的心室起搏重整（提前或延后）或终止（相当于希氏束不应期内室性期前刺激）（图11-10）。

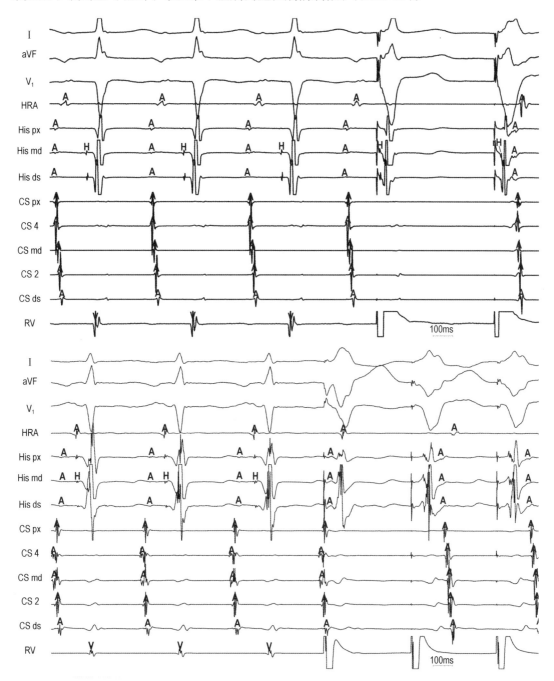

图 11-10　心室超速起搏初期终止PJRT。在以上2例病例中，第1个起搏QRS波群形态为融合波（希氏束不应期内），因室房传导阻滞终止心动过速。在心动过速终止后，激动经快径路逆传

三、起源于或插入房室结-希氏束-浦肯野系统的旁路

房-结旁路（James束）和房-束旁路罕见。隐匿性房-结旁路介导的ORT，与以下心律失常有相似之处：①AT[心房呈偏心性激动（以右侧为著）]，以及即使房室传导发生阻滞，心动过速仍可持续（房室结插入点远端阻滞）；②AVNRT（心室拖带PPI较长，希氏束不应期内心室早搏刺激不能重整心动过速）；③ORT（心室起搏室房传导呈偏心性）[22, 23]。存在房-束旁路的线索：①短AH间期（PR间期）；②心房期前刺激无AH间期延长（递减传导）；③室上性心动过速（SVT）/AT时心室率较快[24]。Mahaim纤维是多种具有类似电生理特性变异的总称：①经典起源（如房室结）和（或）插入点位于[结-束（NF）旁路]或邻近[结-室（NV）旁路]右束支（RB），发作时QRS呈典型的LBBB型形态（尽管左侧纤维也已有报道）；②频率依赖（递减性），仅有前向传导功能（但结-束/结-室旁路已被报道有隐匿性逆传功能）；③窦性心律下，预激轻微（束-室旁路）或无预激（结-束/结-室或房-束旁路），由于具有缓慢前向传导的特性，仅在心房起搏或逆向性心动过速时被显示（隐匿性旁路）。Mahaim纤维包括了结-束/结-室旁路、房-束旁路（或长房室纤维插入点邻近RB）和束-室旁路。结-束/结-室旁路近端起源于房室结（常来自慢径路），远端位于右心室心尖前部，插入或邻近RB。房-束旁路（或长房-室旁路）起点位于三尖瓣环侧壁（前侧壁或后侧壁），插入点位于或邻近RB。束-室旁路起自RB，止于右心室。

（一）结-束/结-室旁路

这些旁路与房室结双径路现象和其他房室连接有关[25, 26]。

1. 电生理特点　HV间期可正常，基线状况通常无预激表现[25, 26]。由于旁路的递减传导特性，采用递减的心房起搏或心房早搏刺激时，可见典型LBBB型预激伴刺激波（St）-δ间期延长。当达到最大预激时，房室结内（在旁路起源点远端）发生阻滞时，导致激动仅经旁路传导，随后逆向激动希氏束（"VH"间期）。进一步缩短心房起搏周长或联律间期导致刺激波-δ间期延长，但VH间期和预激程度保持不变。由于旁路绕过希氏束，除非早搏起源于房室结近端邻近旁路的位置，希氏束起源早搏才可使QRS波正常化[26]。希氏束旁起搏可以鉴别结-束旁路（房室结反应）和结-室旁路（旁路反应）[27, 28]。

2. 房室传导阻滞　结-束/结-室旁路的特点之一是可以自发出现房室传导阻滞[29, 30]。当窦性激动沿着房室结-希氏束-浦肯野轴下传，其后返回经结性旁路逆传，对于下一个窦性激动，造成房室结的生理性不应（假性房室传导阻滞）。一次返回可导致单次房室传导阻滞，反复折返可诱发NFRT。

3. 顺向性结-束折返性心动过速　经结-束/结-室旁路的ORT是唯一一种可出现房室分离的ORT。其通过经希氏束不应期内室性早搏刺激重整（提前或延后）希氏束或终止心动过速（图11-11～图11-13），可予以诊断[31-35]。当无房室分离时，可以根据AH间期差值

（拖带或以心动过速周长起搏的 AH 间期－心动过速发作时的 AH 间期）＞40ms，或反常的表现，心动过速的 AH 间期＜窦性心律的 AH 间期，以鉴别顺向型 NFRT 与 PJRT（房-室旁路）（图 11-14，图 11-15）（另见表 6-1）[27, 36, 37]。

有研究提示，顺向型 NVRT 可在右心室拖带时出现显性融合波，而与顺向型 NFRT 相鉴别[38]。由于顺向型 NFRT 的折返环位于特殊的传导系统中，穿透进入心动过速的可激动间隙并拖带心动过速，需要侵入希氏束-浦肯野系统和完全起搏的心室波（与 AVNRT 的隐匿性拖带类似），所以不应出现室性融合波。当顺向和逆向激动碰撞点邻近希氏束分支处近端（房室结或希氏束）而不是在希氏束远端（接近结-束旁路插入点的右束支），就会出现上述情况。在后一种情形中，希氏束经左束支激动左心室可被顺向激动，与右心室起搏 QRS 波群相融合。

4. 逆向性结束折返性心动过速　经结-束旁路发生逆向性心动过速的电生理特点：①发作时 QRS 波群呈固定、最大程度预激的 LBBB 型 QRS 波群；②HV 间期为负，且较短（＜30ms）；③希氏束-RB 逆向激动顺序（右束支近端—希氏束远端—希氏束近端）；④心房激动顺序呈向心性（经房室结逆传），伴长 A-δ 间期（因旁路递减传导）或室房分离（房室结-心房阻滞）[25, 26, 39, 40]。因为旁路插入点位于或邻近右束支，预激 QRS 波群形态表现为 LBBB 型。由于右束支远端插入点及希氏束邻近，激动同时经希氏束逆传和右束支前传至心室（假性 HV 间期），导致希氏束电位（VH＜30ms）紧跟在 QRS 波群起始之后

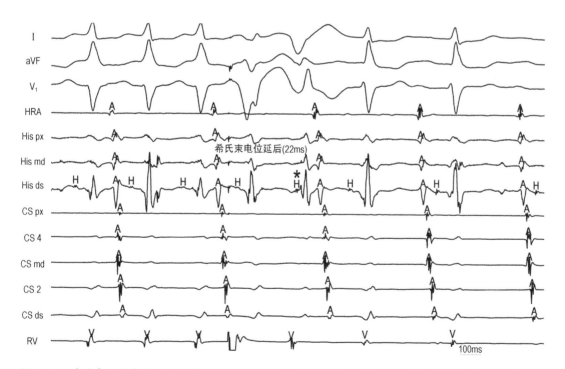

图 11-11　希氏束不应期内心室早搏刺激重整 NFRT。希氏束不应期内心室早搏刺激使希氏束电位延后 22ms（*）。心动过速终止于第 2 个自发的心室早搏（希氏束也处于不应期内），随后的窦性心律经部分不应的房室结下传，AH 间期轻度延长

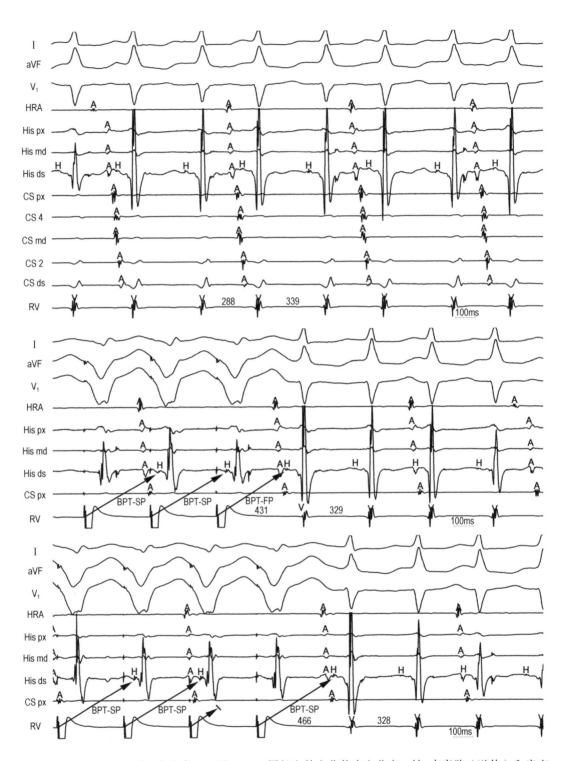

图 11-12 与图 11-11 为同一名患者。上图：NFRT 周长交替变化伴房室分离。结 - 束旁路（逆传）和房室结（前传）的纵向分离可解释周长的变化。中图和下图：快速心室起搏诱发 NFRT，顺向夺获希氏束，由于前传分别经快径路、慢径路，可见短 / 长 PPI（PPI–TCL=102ms/138ms）（或经纵向分离的结 - 束旁路逆传）

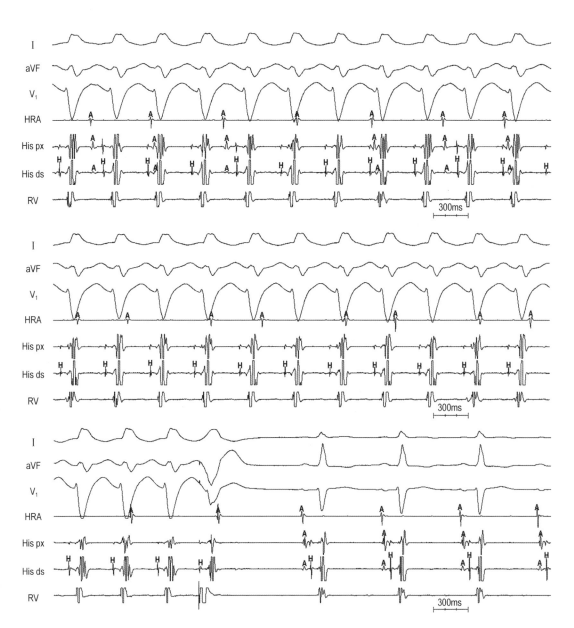

图 11-13　顺向型NFRT伴室房分离（上图）及房室结-心房3∶2文氏传导（中图）。希氏束电位领先于典型LBBB型QRS波群且HV间期正常，考虑差异性传导可能并排除预激性结-束旁路介导的心动过速。希氏束不应期内心室早搏刺激终止心动过速（下图）则证实旁路存在，伴房室分离，证实为结-束旁路

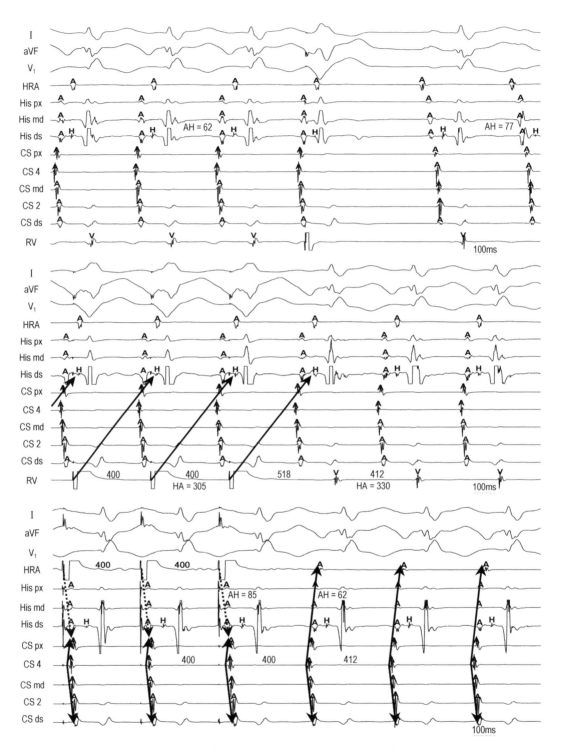

图11-14 顺向型NFRT。由于结-束旁路插入房室结慢径路区，因此RP间期较长。上图：因发放希氏束不应期内心室早搏刺激，发生房室传导阻滞终止心动过速，证实旁路存在。矛盾的是，AH间期（室上性心动过速）＜AH间期（窦性心律），排除PJRT诊断。中图：心室拖带顺向夺获希氏束，再次证实旁路存在。PPI-TCL=106ms，ΔHA=-25ms。下图：心房拖带显示持续显性融合，最后一搏顺向性心房拖带腔内电图显示与起搏周长相等（一过性拖带）。这些表现证实大折返性心动过速，排除伴结-束旁路旁观的非典型AVNRT

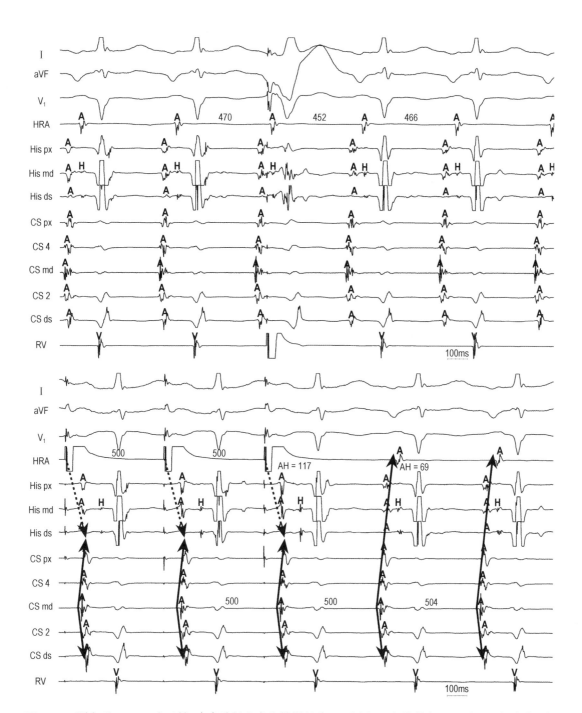

图 11-15 顺向型 NFRT。由于结-束旁路插入房室结慢径路区，因此 RP 间期较长。上图：因发放希氏束不应期内心室期前刺激，心房激动提前 18ms，证实旁路存在。下图：心房拖带显示持续显性房性融合波，最后一搏顺向性心房拖带腔内电图显示与起搏周长相等（一过性拖带）。这些表现证实大折返性心动过速，排除了伴有结-束旁路旁观的非典型 AVNRT。△ AH 间期=48ms 可排除 PJRT 诊断

（恰与经房室旁路的经典逆向性心动过速中的真性 VH 间期较长相反）。然而当近端逆传右束支阻滞时，可导致短 VH 间期转变为长 VH 间期心动过速，由于左束支整合进入折返环，心动过速的周长则相应延长（"反 Coumel 征"）。因为心房不是折返环的一部分，逆向性 NFRT 是唯一可出现房室分离的逆向性心动过速[26, 41]。

5. AVNRT 伴显性/隐匿性结-束旁观旁路 支持 AVNRT 伴显性前传结-束旁观旁路的电生理特点：①预激程度变化或无预激时心动过速不受影响；②正向的 HV 间期且间期较短（≥0）；③希氏束-右束支顺序激动（希氏束近端—希氏束远端—右束支近端）[25, 26, 39, 40] [如果右束支由结-束旁路逆向激动，且希氏束由房室结顺向激动，右束支电位可能与希氏束电位发生重叠（His–RB=0）]。

诊断隐匿性结-束旁观旁路的最佳诊断方法为希氏束不应期发放心室早搏刺激，可重整或终止 AVNRT（或顺向型折返性心动过速被终止于房室结的前向传导）[27, 42, 43]。房室结慢径路区是最常见的结-束旁路插入位置，通过发放希氏束不应期内心室早搏刺激可发现：①重整或终止非典型 AVNRT（快-慢型），伴室房逆传阻滞（逆传支）；②重整或终止典型 AVNRT（慢-快型），伴房室传导阻滞（前传支）（图 11-16～图 11-18）[44-47]。结-束旁路插入快径路区的情况比较罕见，通过在希氏束不应期内发放心室早搏刺激可发现：①影响非典型 AVNRT（快-慢型）的前传支（FP）；②在下一个心动过速周期时影响典型 AVNRT（慢-快型）的逆传支（FP）（希氏束不应期内心室早搏刺激不会立即影响典型 AVNRT，因为相比于结-束旁路至快径路的传导，快径路的逆传优先）（图 11-19）[48]。

（二）房-束旁路（或长房-室旁路）

1. 电生理特点 与结-束旁路相似，HV 间期可正常，基础状态下可无预激（Ⅲ 导联 QRS 波群呈 rS 型表示预激程度较轻）[49]。心房起搏时可产生典型的 LBBB 型预激波，刺激波-δ 间期较长（隐匿性预激），但与结-束/结-室旁路不同，房-束旁路的预激程度在右心房比冠状窦起搏时更明显，因为这一类旁路起源于三尖瓣环游离壁区域[50, 51]。旁路的远端插入点可位于右束支（房-束旁路）或邻近右束支的心室肌（"长房-室旁路"）[52]。支持束支插入点的线索包括：①快速的类本位曲折和典型 LBBB 型图形；②QRS 波群的时程更短（＜140ms）；③逆向型心动过速时 VH 间期非常短（＜30ms）[53, 54]。当存在预激时，希氏束额外刺激可使 QRS 波群正常化。已有报道这类旁路可能具有自律性（可能由于其类房室结的特征）和纵向分离的特性[55, 56]。

2. 逆向性房束折返性心动过速 房-束旁路相关的典型心动过速是逆向型房束折返性心动过速（AFRT），与逆向型 NFRT 有相似特性，包括：①固定的最大预激程度 LBBB 型 QRS 波群；②HV 间期为负且缩短（＜30ms）；③沿右束支-希氏束逆传激动顺序（右束支近端—希氏束远端—希氏束近端）；④心房呈向心性激动（房室结逆传），伴长 A-δ 间期

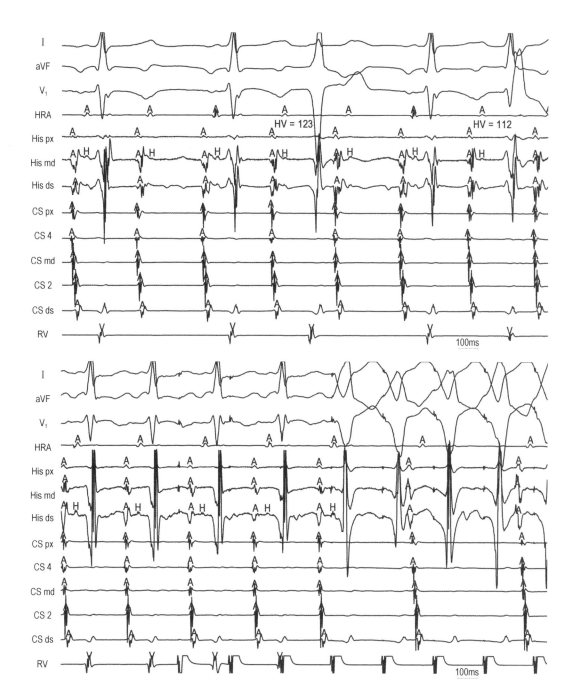

图 11-16　非典型 AVNRT 伴结 - 束旁路 - 慢径路旁观。上图：心动过速时希氏束以下部位出现 2：1 和 3：2 文氏传导阻滞伴 LBBB/RBBB 交替，排除顺向型心动过速（PJRT/NFRT）。下图：心室超速起搏时，第一个起搏波处于希氏束不应期，因室房逆传阻滞终止心动过速可排除 AT。同时证实旁路存在——本例中结 - 束旁插入慢径路（非典型 AVNRT 的逆传支）

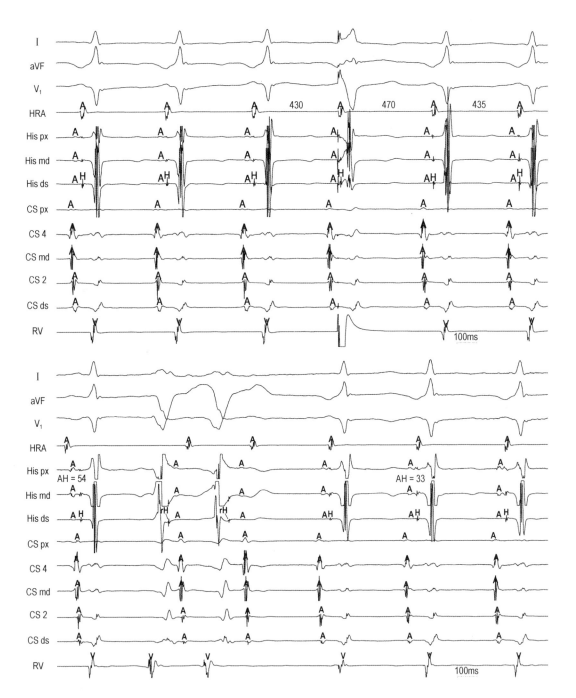

图 11-17 非典型 AVNRT 伴结 - 束旁路 - 慢径路旁观。上图：希氏束不应期内心室早搏刺激使心房激动延后 40ms，证实旁路存在。下图：由一个成对的室性早搏产生"真性 AAV"反应（激动同时经快径路和结 - 束旁路 - 慢径路激动），PPI 非常长——后者更倾向于非典型 AVNRT。另外心动过速时 AH 间期很短（33ms），但矛盾的是，AH 间期（室上性心动过速）< AH 间期（窦性心律）。结 - 束旁观旁路插入房室结慢径路（非典型 AVNRT 逆传支）

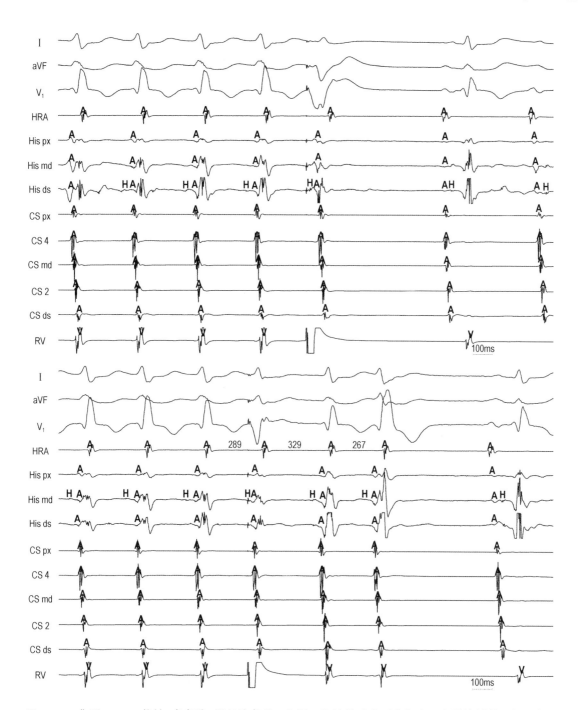

图 11-18 典型 AVNRT 伴结-束旁路-慢径路旁观。上图：发放希氏束不应期内心室早搏刺激，发生房室传导阻滞而终止典型 AVNRT，表明结-束旁观旁路插入房室结慢径路（典型 AVNRT 前传支）。旁路的束支插入部位高于右束支传导阻滞部位的近端。下图：希氏束不应期内心室早搏刺激重整典型 AVNRT，慢径路前传延迟，两搏后房室传导阻滞终止心动过速

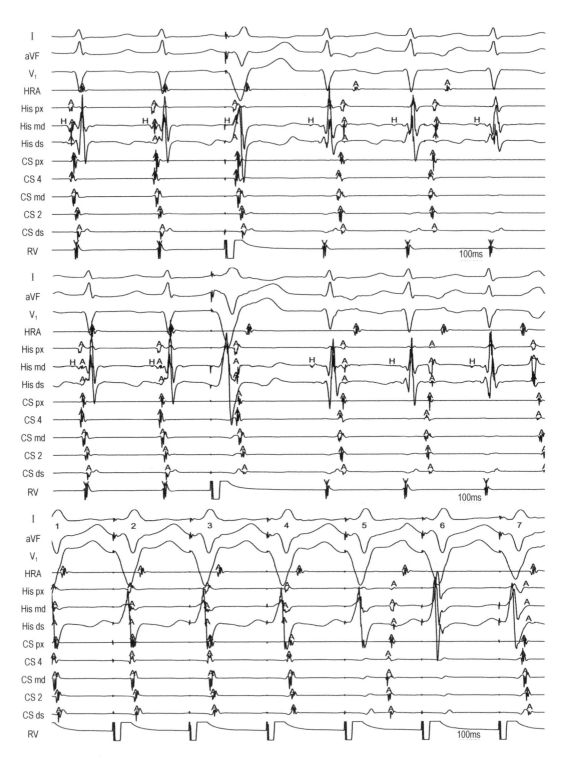

图 11-19　典型 AVNRT 伴结-束旁路-快径路旁观。希氏束不应期内（上图）和早期配对的（中图）心室早搏刺激，引起快径路逆向阻滞，不是即刻而在下一搏使典型（慢-快型）AVNRT 转变成非典型（快-慢型）AVNRT。心室拖带典型 AVNRT（下图）不能将心房加速到起搏心率。然而第 4 搏经结-束旁路逆传使快径路发生隐匿性传导，引起一个周期后阻滞，所以第 5 搏在心动过速终止前经慢径路逆传

（由于递减传导特性，≥150ms 或 AV/TCL≥55%）（图 11-20）[57]。右束支近端发生逆传阻滞时，由于左束支整合参与折返环，心动过速的 VH 间期延长，进而 TCL 延长（"反 Coumel 征"），此时 QRS 波群变宽，电轴左偏（因为当右束支逆传时，经左前分支前传可产生室性融合波，而在此时该融合波消失）[53, 58]。鉴别逆向型 AFRT 与 NFRT 的要点如下：①室房分离；②结区不应期内的心房早搏刺激。逆向型 NFRT 可能出现室房分离，但 AFRT 必须保持恒定的 1∶1 房室关系。记录到间隔心房波后（结区不应期内）于三尖瓣环游离壁行心房早搏刺激，可通过房-束旁路重整（提前或延后）或终止逆向型心动过速，而结-束旁路无此特性[50, 54, 59, 60]。

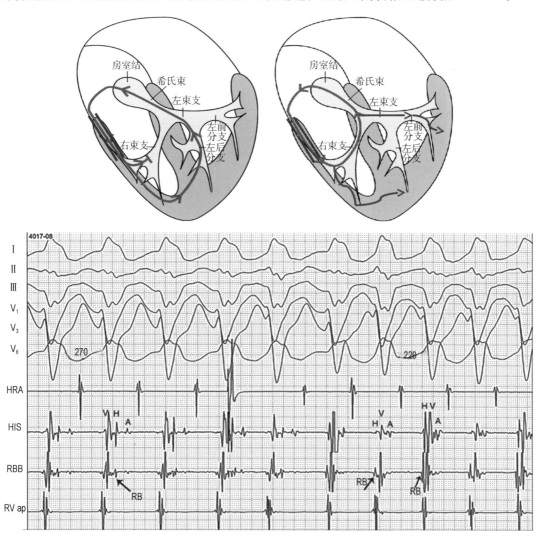

图 11-20　逆向型 AFRT（反 Coumel 征）。心动过速时 AV 间期较长，QRS 波群呈典型 LBBB 型，激动顺序为右束支-希氏束逆传。经右束支逆传导致心动过速时 VH 间期较短（220ms）的心动过速，希氏束电位领先局部心室激动，右束支电位位于或邻近 QRS 波群起始。逆传时发生右束支阻滞导致长 VH 间期（270ms）的心动过速，激动被迫沿室间隔逆传，导致希氏束电位晚于局部心室波，心动过速周长延长 50ms。VH 间期和心动过速周期的延长伴旁路同侧的束支逆传支阻滞（BBB），表明心动过速的维持依赖于希氏束-浦肯野系统，为逆向型心动过速独特表现（反 Coumel 征）（转载自 Gandavadi M，et al.Characterization of the distal insertion of atriofascular accessory pathways and mechanisms of QRS patterns in atriofascular antidromic tachycardia. Heart Rhythm，2013，10：1385-1392. 已获 Elsevier 授权）

（三）束 - 室旁路

电生理特点 束-室旁路的特点为短而固定的HV间期，预激程度恒定（图11-21）[40,61,62]。因为束-室旁路不绕行房室结，与前间隔旁路相比，其预激程度较小，QRS波群较窄（～120ms）[63]。心房递减起搏或心房早搏刺激导致AH间期和刺激波-δ间期平行延长，但HV间期和预激程度不变，直至发生旁路传导阻滞（除非旁路呈递减传导，HV间期延长而预激程度反而减少）[64]。不同于房-室旁路，束-室旁路的前传经房室结传导，因此希氏束起源早搏刺激不能使QRS波群恢复正常。应用腺苷有助于从以下几点鉴别束-室旁路与房-室旁路：①当P-R间期延长或腺苷诱发心房颤动时预激程度保持恒定；②房室传导阻滞时预激消失；③持续性预激伴交界性逸搏心律[61]。束-室旁路在任何心动过速中仅表现为旁观者，而不参与心动过速。

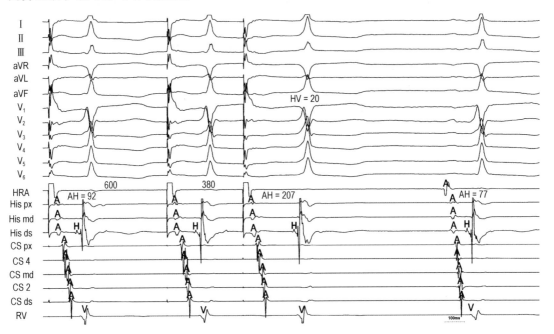

图11-21 束-室旁路。程序性心房刺激中，HV间期较短（20ms），QRS波群呈轻微预激。虽然出现了3种不同的AH间期（拖带、额外刺激和窦性心律），但较短的HV间期和预激程度保持不变，可除外房室结外旁路，且表明旁路起源于希氏束远端

四、特殊电生理现象

双心动过速（ORT和AVNRT）：一种不常见的旁路介导性心动过速类型是房室结双径路现象合并旁路，在ORT或少见的ORT合并AVNRT时，可见心动过速周长交替变化（图11-22，图11-23）[65,66]。

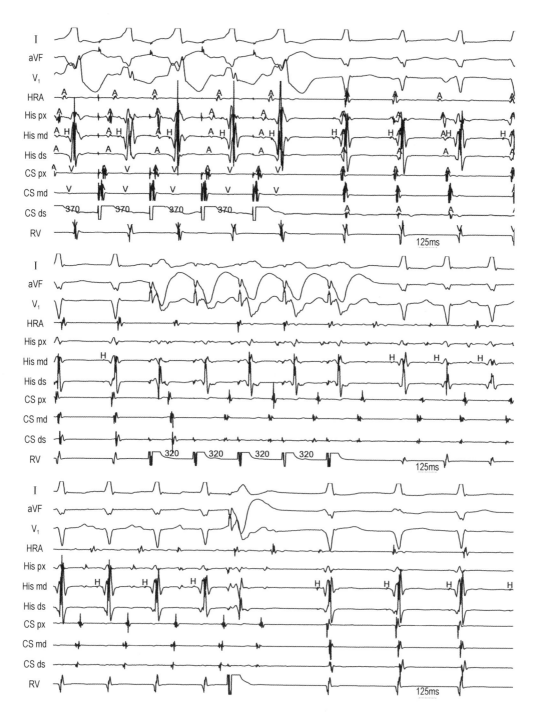

图 11-22　典型 AVNRT 转变为 ORT（反之亦然）。上图：快速心房起搏经左心室后侧壁旁路前传心室，诱发典型 AVNRT 发作，出现 3 种逆传表现（快径路、慢径路和旁路）。AVNRT 期间，激动经希氏束 - 浦肯野系统隐匿性逆传至旁路，导致旁观的旁路不能产生预激。中图：心室超速起搏将典型 AVNRT 转变为 ORT。第 2 搏起搏波由于导致快径路逆传阻滞终止 AVNRT，所以激动由旁路逆传。停止起搏后出现"AV"反应，PPI 较长（由于房室结前传延迟），并诱发 ORT。下图：早期配对的心室早搏刺激将 ORT 转变为典型 AVNRT。心室期前刺激经旁路显著提前激动心房，导致侵入快径路的绝对不应期（有效不应期较长）。因此，冲动仅经慢径路下传（有效不应期较短），再次诱发典型 AVNRT（快径路逆传优先于旁路）

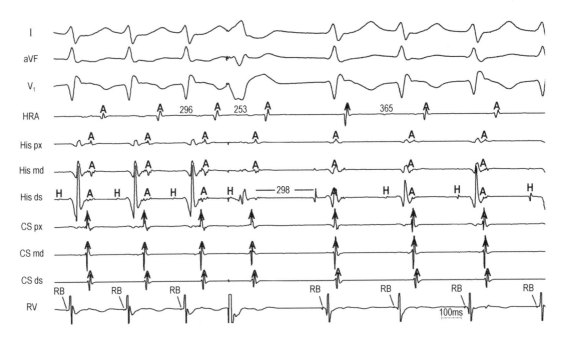

图 11-23 一次希氏束不应期内心室早搏刺激将 ORT 转变为 AVNRT。心室刺激经右后间隔旁路激动心房，因 A 波提前程度足够（43ms），因此侵入快径路的绝对不应期（有效不应期较长），激动只经慢径路下传（有效不应期较短）（AH 间期为 298ms），诱发相对较慢的典型 AVNRT（快径路逆传优先于旁路）

（龙德勇　译）

参 考 文 献

1. Bardy GH, Packer DL, German LD, Gallagher JJ. Preexcited reciprocating tachycardia in patients with Wolff-Parkinson-White syndrome: incidence and mechanisms. Circulation 1984; 70: 377-391.

2. Colavita PG, Packer DL, Pressley JC, et al. Frequency, diagnosis and clinical characteristics of patients with multiple accessory atrioventricular pathways. Am J Cardiol 1987; 59: 601-606.

3. Wellens HJ, Atié J, Smeets JL, Cruz FE, Gorgels AP, Brugada P. The electrocardiogram in patients with multiple accessory atrioventricular pathways. J Am Coll Cardiol 1990; 16: 745-751.

4. Akiyama T. Electrocardiographic clues for multiple accessory pathways in patients with pre-excitation syndromes. J Am Coll Cardiol 1990; 16: 1029-1031.

5. Fananapazir L, German LD, Gallagher JJ, Lowe JE, Prystowsky EN. Importance of preexcited QRS morphology during induced atrial fibrillation to the diagnosis and localization of multiple accessory pathways. Circulation 1990; 81: 578-585.

6. Heddle WF, Brugada P, Wellens HJ. Multiple circus movement tachycardias with multiple accessory pathways. J Am Coll Cardiol 1984; 4: 168-175.

7. Buch E, Nakahara S, Shivkumar K. Diagnostic maneuver during narrowcomplex tachycardia: what is the arrhythmia mechanism? Heart Rhythm 2009; 6: 716-717.

8. Coumel P, Cabrol C, Fabiato A, Gourgon R, Slama R. Tachycardie permanente par rhythme reciproque. Arch Mal Coeur 1967; 60: 1830-1864.

9. Coumel P. Junctional reciprocating tachycardias. The permanent and paroxysmal forms of A-V nodal

reciprocating tachycardias. J Electrocardiol 1975; 8: 79-90.

10. Ticho BS, Saul JP, Hulse E, De W, Lulu J, Walsh EP. Variable location of accessory pathways associated with the permanent form of junctional reciprocating tachycardia and confirmation with radiofrequency ablation. Am J Cardiol 1992; 70: 1559-1564.

11. Critelli G, Gallagher JJ, Monda V, Coltorti F, Scherillo M, Rossi L. Anatomic and electrophysiologic substrate of the permanent form of junctional reciprocating tachycardia. J Am Coll Cardiol 1984; 4: 601-610.

12. Gallagher JJ, Sealy WC. The permanent form of junctional reciprocating tachycardia: further elucidation of the underlying mechanism. Eur J Cardiol 1978; 8: 413-430.

13. Klein GJ, Kostuk WJ, Ko P, Gulamhusein S. Permanent junctional reciprocating tachycardia in an asymptomatic adult: further evidence for an accessory ventriculoatrial nodal structure. Am Heart J 1981; 102: 282-286.

14. Ho RT, Patel U, Weitz HH. Entrainment and resetting of a long RP tachycardia: which trumps which for diagnosis? Heart Rhythm 2010; 7: 714-715.

15. Bardy G, Packer D, German L, Coltorti F, Gallagher J. Paradoxical delay in accessory pathway conduction during long R-P' tachycardia after interpolated ventricular premature complexes. Am J Cardiol 1985; 55: 1223-1225.

16. Knight B, Zivin A, Souza J, et al. A technique for the rapid diagnosis of atrial tachycardia in the electrophysiology laboratory. J Am Coll Cardiol 1999; 33: 775-781.

17. Michaud GF, Tada H, Chough S, et al. Differentiation of atypical atrioventricular node re-entrant tachycardia from orthodromic reciprocating tachycardia using a septal accessory pathway by the response to ventricular pacing. J Am Coll Cardiol 2001; 38: 1163-1167.

18. Ho RT, Mark GE, Rhim ES, Pavri BB, Greenspon AJ. Differentiating atrioventricular nodal reentrant tachycardia from atrioventricular reentrant tachycardia by ΔHA values during entrainment from the ventricle. Heart Rhythm 2008; 5: 83-88.

19. Mark GE, Rhim ES, Pavri BB, Greenspon AJ, Ho RT. Differentiation of atrio-ventricular nodal reentrant tachycardia from orthodromic atrio-ventricular reentrant tachycardia by ΔHA intervals during entrainment from the ventricle [abstract]. Heart Rhythm 2006; 3: S321.

20. Ho RT, Rhim ES. The ΔHA interval during entrainment of a long RP tachycardia—another useful criterion for the diagnosis of supraventricular tachycardia. J Cardiovasc Electrophysiol 2008; 19: 559-561.

21. Arias MA, Castellanos E, Puchol A, Rodríguez-Padial L. Ventricular entrainment of a long-RP supraventricular tachycardia. J Cardiovasc Electrophysiol 2010; 21: 466-468.

22. Zivin A, Morady F. Incessant tachycardia using a concealed atrionodal bypass tract. J Cardiovasc Electrophysiol 1998; 9: 191-195.

23. Okabe T, Tyler J, Daoud EG, Kalbfleisch SJ. An incessant repetitive tachycardia in a patient with prior AVNRT ablation: what is the mechanism? Heart Rhythm 2015; 12: 1395-1397.

24. Brechenmacher CJ. Atrio-hisian fibers anatomy and electrophysiology. Pacing Clin Electrophysiol 2013; 36: 137-141.

25. Ellenbogen KA, Ramirez NM, Packer DL, et al. Accessory nodoventricular (Mahaim) fibers: a clinical review. Pacing Clin Electrophysiol 1986; 9: 868-884.

26. Hoffmayer KS, Lee BK, Vedantham V, et al. Variable clinical features and ablation of manifest nodofascicular/ventricular pathways. Circ Arrhythm Electrophysiol 2015; 8: 117-127.

27. Ho RT, Frisch DF, Pavri BB, Levi SA, Greenspon AJ. Electrophysiological features differentiating the atypical atrioventricular node-dependent long RP supraventricular tachycardia. Circ Arrhythm Electrophysiol 2013; 6: 597-605.

28. Ho RT, Pavri BB. A long RP-interval tachycardia: what is the mechanism? Heart Rhythm 2013; 10: 456-458.

29. Tuohy S, Saliba W, Pai M, Tchou P. Catheter ablation as a treatment of atrio-ventricular block. Heart Rhythm 2018; 15: 90-96.

30. Roberts-Thomson KC, Seiler J, Raymond JM, Stevenson WG. Exercise induced tachycardia with atrioventricular dissociation: what is the mechanism? Heart Rhythm 2009; 6: 426-428.

31. Ho RT. A narrow complex tachycardia with atrioventricular dissociation: what is the mechanism? Heart Rhythm 2017; 14: 1570-1573.

32. Shimizu A, Ohe T, Takaki H, et al. Narrow QRS complex tachycardia with atrioventricular dissociation. Pacing Clin Electrophysiol 1988; 11: 384-393.

33. Mantovan R, Verlato R, Corrado D, Buia G, Haissaguerre M, Shah DC. Orthodromic tachycardia with atrioventricular dissociation: evidence for a nodoventricular (Mahaim) fiber. Pacing Clin Electrophysiol 2000; 23: 276-279.

34. Gula LJ, Posan E, Skanes AC, Krahn AD, Yee R, Klein GJ. Tachycardia with VA dissociation: an unusual tachycardia mechanism. J Cardiovasc Electrophysiol 2005; 16: 663-665.

35. Hamdan MH, Kalman JM, Lesh MD, et al. Narrow complex tachycardia with VA block: diagnostic and therapeutic implications. Pacing Clin Electrophysiol 1998; 21: 1196-1206.

36. Ho RT, Luebbert J. An unusual long RP tachycardia: what is the mechanism? Heart Rhythm 2012; 9: 1898-1901.

37. Okabe T, Hummel JD, Kalbfleisch SJ. A long RP supraventricular tachycardia: what is the mechanism? Heart Rhythm 2017; 14: 462-464.

38. Quinn FR, Mitchell LB, Mardell AP, Dal Disler RN, Veenhuyzen GD. Entrainment mapping of a concealed nodoventricular accessory pathway in a man with complete heart block and tachycardia-induced cardiomyopathy. J Cardiovasc Electrophysiol 2008; 19: 90-94.

39. Bardy GH, German LD, Packer DL, Coltorti F, Gallagher JJ. Mechanism of tachycardia using a nodofascicular Mahaim fiber. Am J Cardiol 1984; 54: 1140-1141.

40. Gallagher JJ, Smith WM, Kasell JH, Benson DW Jr, Sterba R, Grant AO. Role of Mahaim fibers in cardiac arrhythmias in man. Circulation 1981; 64: 176-189.

41. Mark AL, Basta LL. Paroxysmal tachycardia with atrioventricular dissociation in a patient with a variant of pre-excitation syndrome. J Electrocardiol 1974; 7: 355-364.

42. Chugh A, Elmouchi D, Han J. Termination of tachycardia with a ventricular extrastimulus: what is the mechanism? Heart Rhythm 2005; 2: 1148-1149.

43. Kalbfleisch SJ, Tyler J, Weiss R. A supraventricular tachycardia terminated with ventricular pacing: what is the tachycardia mechanism? Heart Rhythm 2012; 9: 1163-1164.

44. Ho RT, Fischman DL. Entrainment versus resetting of a long RP tachycardia: what is the diagnosis? Heart Rhythm 2012; 9: 312-314.

45. Ho RT, Levi SA. An atypical long RP tachycardia—what is the mechanism? Heart Rhythm 2013; 10: 1089-1090.

46. Bansal S, Berger RD, Spragg DD. An unusual long RP tachycardia: what is the mechanism? Heart Rhythm 2015; 12: 845-846.

47. Ho RT, Kenia AS, Chhabra SK. Resetting and termination of a short RP tachycardia: what is the mechanism? Heart Rhythm 2013; 10: 1927-1929.

48. Ho RT. Unusual termination of a short RP tachycardia: what is the mechanism? Heart Rhythm 2017; 14: 935-937.

49. Sternick EB, Timmermans C, Sosa E, et al. The electrocardiogram during sinus rhythm and tachycardia in patients with Mahaim fibers: the importance of an "rS" pattern in lead III. J Am Coll Cardiol 2004; 44: 1626-1635.

50. Tchou P, Lehmann MH, Jazayeri M, Akhtar M. Atriofascicular connection or a nodoventricular Mahaim fiber?

Electrophysiologic elucidation of the pathway and associated reentrant circuit. Circulation 1988; 77: 837-848.

51. Klein GJ, Guiraudon GM, Kerr CR, et al. "Nodoventricular" accessory pathway: evidence for a distinct accessory atrioventricular pathway with atrioventricular node-like properties. J Am Coll Cardiol 1988; 11: 1035-1040.

52. Sternick EB, Timmermans C, Rodriguez LM, Wellens HJ. Mahaim fiber: an atriofascicular or a long atrioventricular pathway? Heart Rhythm 2004; 1: 724-727.

53. Gandhavadi M, Sternick EB, Jackman WM, Wellens HJ, Josephson ME. Characterization of the distal insertion of atriofascicular accessory pathways and mechanisms of QRS patterns in atriofascicular antidromic tachycardia. Heart Rhythm 2013; 10: 1385-1392.

54. Sternick EB, Lokhandwala Y, Timmermans C, et al. Atrial premature beats during decrementally conducting antidromic tachycardia. Circ Arrhythm Electrophysiol 2013; 6: 357-363.

55. Sternick EB, Sosa EA, Timmermans C, et al. Automaticity in Mahaim fibers. J Cardiovasc Electrophysiol 2004; 15: 738-744.

56. Sternick EB, Sosa E, Scanavacca M, Wellens HJ. Dual conduction in a Mahaim fiber. J Cardiovasc Electrophysiol 2004; 15: 1212-1215.

57. Sternick EB, Lokhandwala Y, Timmermans C, et al. The atrioventricular interval during pre-excited tachycardia: a simple way to distinguish between decrementally or rapidly conducting accessory pathways. Heart Rhythm 2009; 6: 1351-1358.

58. Sternick EB, Rodriguez LM, Timmermans C, et al. Effects of right bundle branch block on the antidromic circus movement tachycardia in patients with presumed atriofascicular pathways. J Cardiovasc Electrophysiol 2006; 17: 256-260.

59. Grogin HR, Lee RJ, Kwasman M, et al. Radiofrequency catheter ablation of atriofascicular and nodoventricular Mahaim tracts. Circulation 1994; 90: 272-281.

60. Sternick EB, Scarpelli RB, Gerken LM, Wellens HJ. Wide QRS tachycardia with sudden rate acceleration: what is the mechanism? Heart Rhythm 2009; 6: 1670-1673.

61. Sternick EB, Gerken LM, Vrandecic MO, Wellens HJ. Fasciculoventricular pathways: clinical and electrophysiologic characteristics of a variant of preexcitation. J Cardiovasc Electrophysiol 2003; 14: 1057-1063.

62. Ali H, Sorgente A, Lupo P, et al. Nodo-and fasciculoventricular pathways: electrophysiological features and a proposed diagnostic algorithm for preexcitation variants. Heart Rhythm 2015; 12: 1677-1682.

63. Sternick EB, Rodriguez LM, Gerken LM, Wellens HJ. Electrocardiogram in patients with fasciculoventricular pathways: a comparative study with anteroseptal and midseptal accessory pathways. Heart Rhythm 2005; 2: 1-6.

64. Dey S, Tschopp D, Morady F, Jongnarangsin K. Fasciculoventricular bypass tract with decremental conduction properties. Heart Rhythm 2006; 3: 975-976.

65. Ho RT, Rhim ES. Metamorphosis of a tachycardia: what is the mechanism? Heart Rhythm 2008; 5: 155-157.

66. Balog JD, Frisch D, Whellan DJ, Ho RT. Alternating short and long RP tachycardias: what are the mechanisms? Heart Rhythm 2010; 7: 1907-1909.

第12章

旁 路 消 融

引言

　　导管消融是治疗高危或症状性旁路（AP）非常有效的方法。

本章目的

　　1. 讨论旁路消融的标测技术与靶点标准。

　　2. 讨论解剖位置或电生理特性少见的旁路消融。

一、典型房-室旁路（肯特束）

　　典型房-室（AV）旁路（肯特束）是心肌纤维组织跨过房室沟，插入三尖瓣环或二尖瓣环附近的基底部心室肌。通过房间隔（卵圆孔未闭，经房间隔穿刺）或主动脉入路，可到达二尖瓣环及左侧旁路。经主动脉入路时，消融导管头端应弯曲成猪尾状，以免损伤冠状动脉，经主动脉瓣逆行进入左心室，沿二尖瓣环向后和逆时针方向旋转进行定位。冠状窦（CS）记录导管提供了有价值的参考标志，这种电极可在左侧房室沟覆盖旁路，有助于标测左侧旁路。三尖瓣环无类似的静脉结构时，沿三尖瓣环心内膜面走行的多极"Halo"导管可指导消融右侧旁路。三尖瓣环与右侧旁路入路有下腔静脉（IVC）（下位入路）或上腔静脉（SVC）（上位入路）。

（一）标测

　　1. 顺行标测　在显性预激时，心室最早激动点[预激的窦性心律，逆向型折返性心动过速（ART）]可识别旁路的心室插入点。顺行标测时旁路消融的靶点标准：①旁路电位（肯特电位）；②相对 δ 波开始前心室的最早激动（领先 δ 波）（图 12-1～图 12-9）[1, 2]。旁路电位反映局部旁路快速激动，是位于心房与心室电图间的尖锐高频波形，早于预激的窦性心律下的 δ 波及顺向型折返性心动过速（ORT）时的心房激动（图 12-10）[1-4]。可沿着旁路标测记录旁路电位，旁路电位与高频的心房和心室电位分离，因此可以与心房和心室电位鉴别（肯特验证法）（见图 10-20）。局部心室电位较 δ 波起始部（领先 δ 波）提前越早，消融成功率越高，领先 δ 波的时限＞10ms 的消融成功率为 50%[2]。瓣环部位（心房与心室）

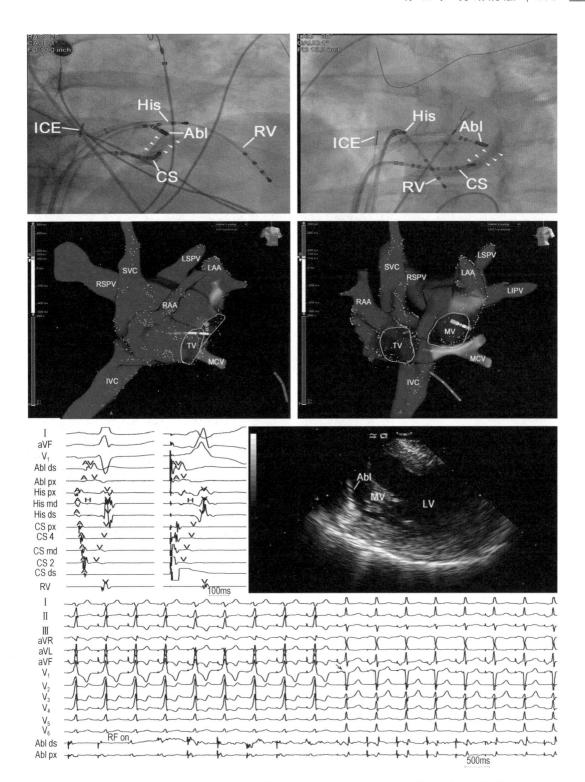

图 12-1 左侧游离壁旁路的消融。经旁路逆向传导时心房最早激动点位于二尖瓣环侧壁（白色），同时记录了预激窦性心律及冠状窦起搏时（提前δ波×30ms）心室最早激动，开始射频消融3.8s内预激波消失（黑箭头），白色箭头提示造影时冠状静脉窦

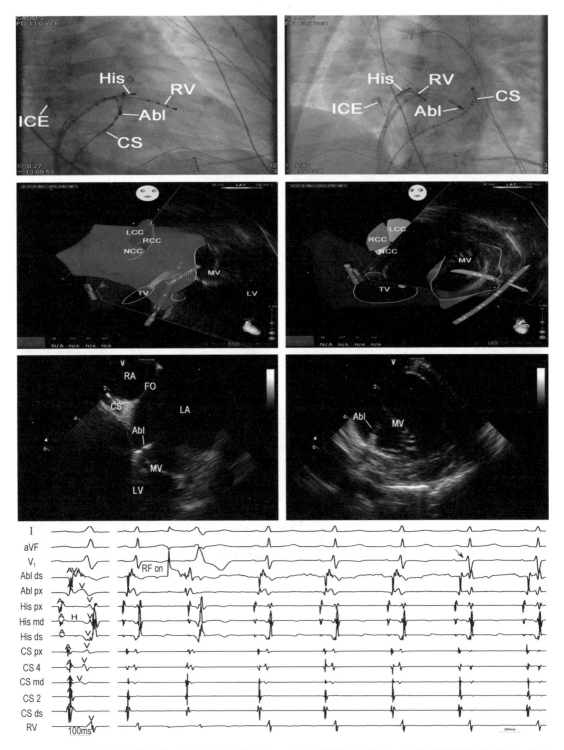

图 12-2　左后侧壁旁路的消融。经旁路逆向传导时，心房最早激动点位于二尖瓣环后侧壁（红色），此处同时记录了预激时（提前δ波×28ms）心室最早激动点。射频消融开始3.0s内预激波消失（箭头）

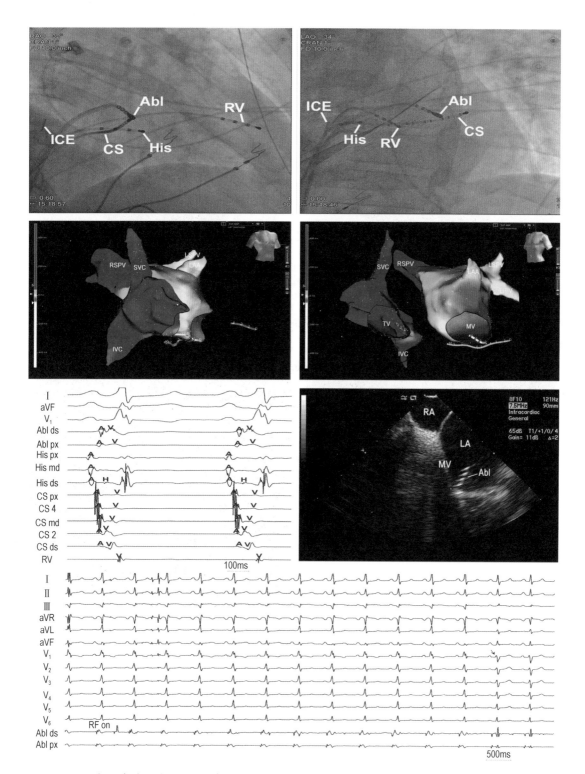

图 12-3　左后侧壁旁路的消融。在经旁路逆向传导时，心房最早激动点位于二尖瓣环后侧壁（白色），此处同时记录了预激时（提前δ波×21ms）心室最早激动点。射频消融开始7.7s内预激波消失（箭头）

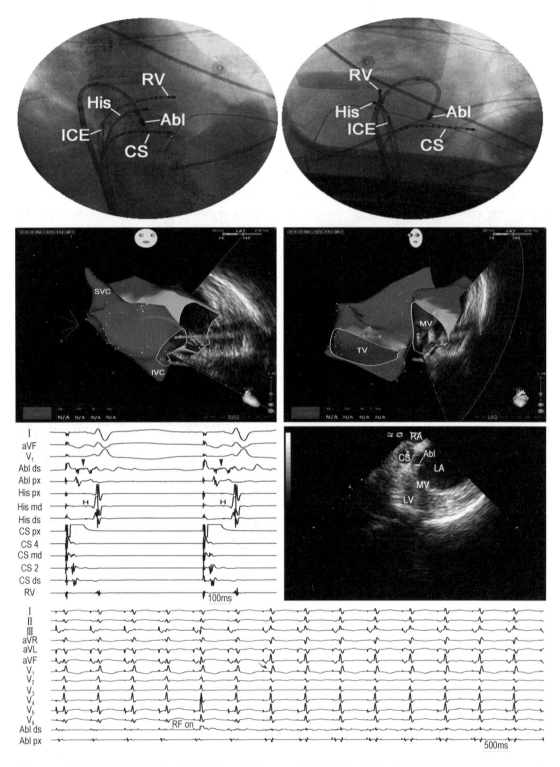

图 12-4　左后间隔旁路的消融。经旁路逆向传导时，心房最早激动点位于二尖瓣环后间隔部（红色），此处同时记录了预激时心房与心室电图间微小旁路电位（垂直下行箭头），射频消融开始1个心搏后预激波消失（箭头）

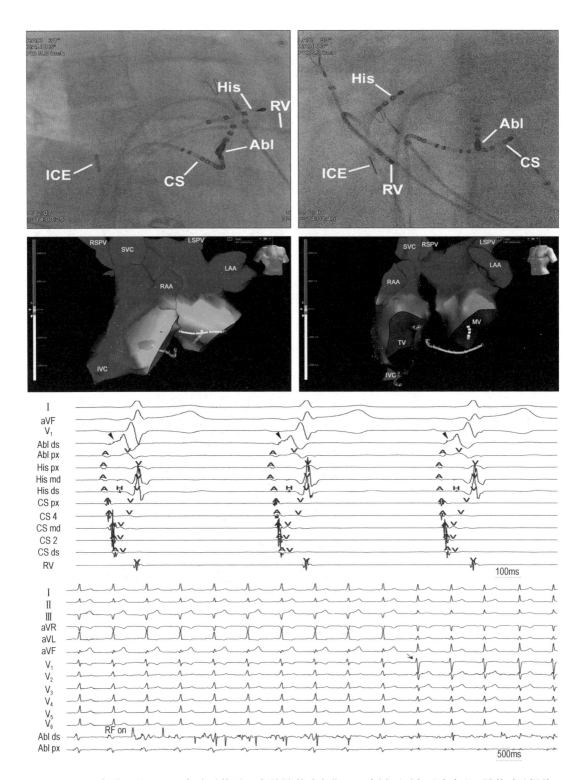

图 12-5　左后旁路的消融。经旁路逆传时心房最早激动点位于二尖瓣环后部（白色），预激时（提前 δ 波 ×32ms）记录心室最早激动点（箭头），开始射频消融 5.6s 内预激波消失

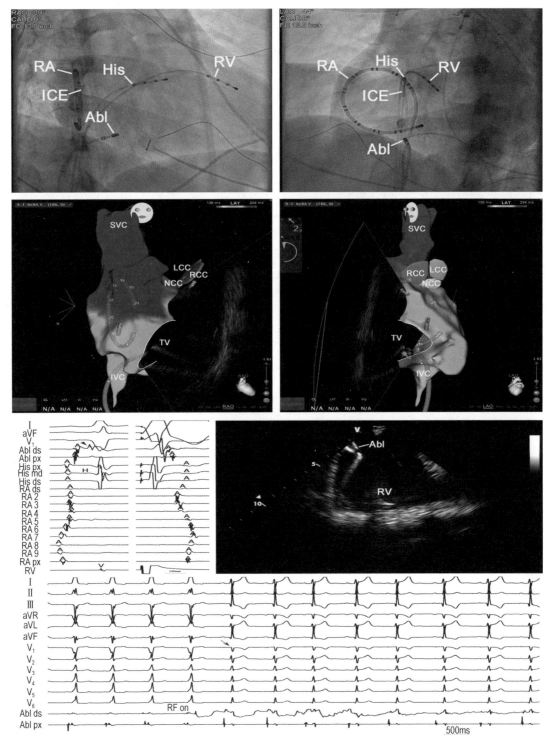

图12-6　右后旁路的消融。经旁路逆传时心房最早激动点位于三尖瓣环下部（红色），此处同时记录了预激性窦性心律时（提前δ波×20ms）心室最早激动点，射频消融开始放电时预激波立即消失（箭头）。注意消融导管位于欧式嵴

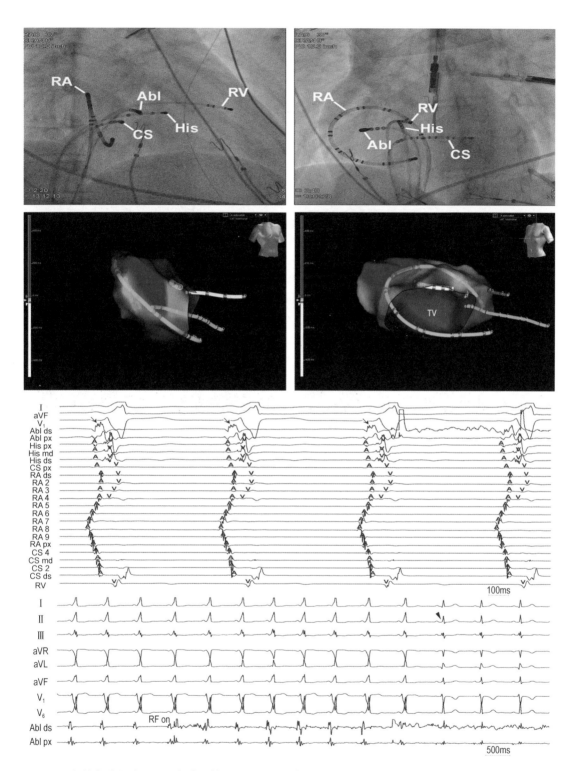

图 12-7　右前旁路的消融。经旁路逆传时，心房最早激动点位于三尖瓣环前部（白色），此处同时记录了预激时心房与心室电图的连续电活动（箭头），射频消融开始 5.3s 内预激波消失（箭头）

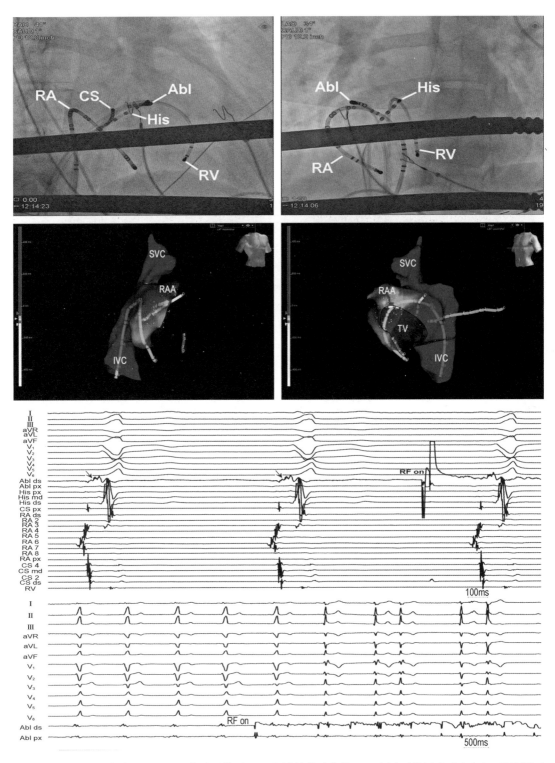

图 12-8　右前侧壁旁路的消融。经旁路逆传时，心房最早激动点位于三尖瓣环前侧壁（白色），此处同时记录了显性预激时心房与心室电图的连续电活动（箭头），射频消融开始1个心搏后预激波消失

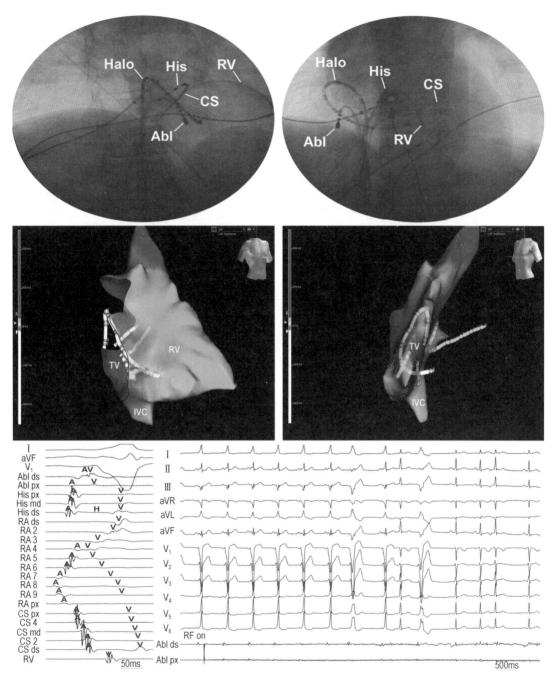

图 12-9　右后侧壁旁路的消融。预激时心室最早激动点位于三尖瓣环后侧壁（白色），局部心室电图提前δ波 26ms。射频消融开始 6.9s 内预激波消失

电位常融合，有时很难分开。心房或心室起搏操作（快速起搏/期前刺激）分别导致房室传导阻滞或室房传导阻滞（"起搏导致传导阻滞"），或从不同部位起搏以逆传激动波峰方向，有助于识别标测电图中心房和心室成分[3, 5]。由于旁路走行可能为斜行，将房室融合作为消融靶点的定位标准可能会产生误导。当激动波峰沿斜行旁路同向传导时，房室融合发生在旁路下游[3]。而当激动波峰与斜行旁路传导方向相反时，旁路部位的心房和心室成

分（记录AP电位的部位）则不会发生融合。

2. 逆行标测 经旁路逆向传导时，心房最早的激动位点（心室起搏，ORT）可以明确旁路在心房的插入点。心室起搏标测的一个局限性是快径路（FP）传导优先于旁路传导，这对于希氏束附近的前间隔旁路尤其困难。可能采取的解决方案包括：①快速起搏（导致FP延迟/阻滞）；②从希氏束旁起搏并仅夺获右心室（延迟经FP的传导）；③给予负性变传导的药物（减慢FP传导）；④ORT时进行标测（仅经旁路逆向传导）。逆向传导标测时旁路消融的靶点标准：①旁路电位；②经旁路传导时心房的最早激动部位；③期前刺激终止ORT而不能夺获全部心肌的部位（见图12-6，图12-10～图12-20）[1-7]。逆行标测时，窦性心律时分析心电图或"起搏导致传导阻滞"有助于定义心房与心室电位成分。对于斜行旁路，室房融合可能会造成误导，而慢传导的旁路并不存在室房融合。

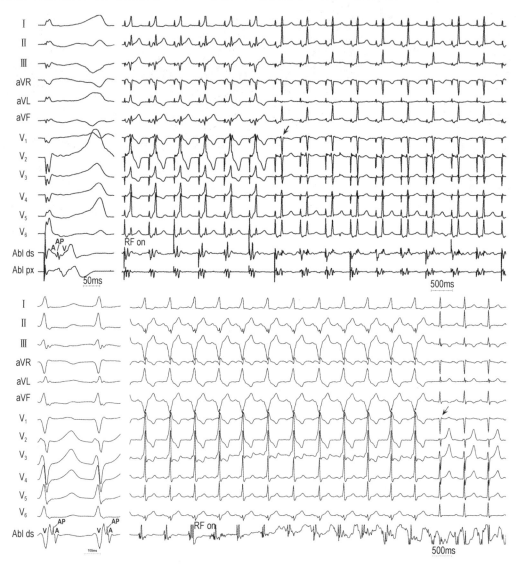

图12-10 预激时（上图）与顺向型房室折返性心动过速（下图）时的旁路电位。上图：消融导管位于二尖瓣环后部，冠状窦起搏时记录心房与心室电图间明显旁路电位。射频消融开始后预激波消失（箭头）。下图：消融导管位于二尖瓣环后部，顺向型房室折返性心动过速时记录心房与心室电图间存在明显的旁路电位。射频消融开始5.9s内预激波消失（箭头）

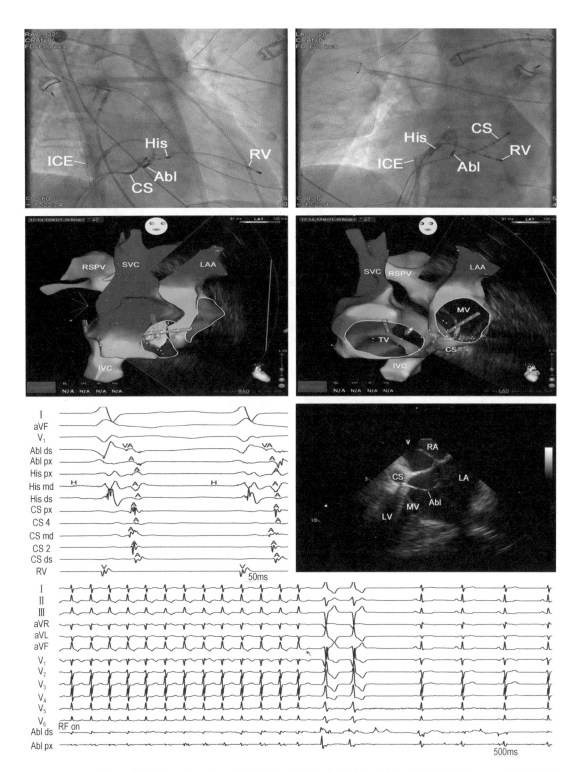

图 12-11　隐匿性左后间隔旁路的消融。顺向型房室折返性心动过速时心房最早激动点位于二尖瓣环后间隔部（红色）。射频消融能量释放通过阻断旁路终止心动过速（箭头）。注意心腔内超声心动图（ICE）显示沿二尖瓣环心内膜的消融导管与位于心外膜的冠状窦非常邻近

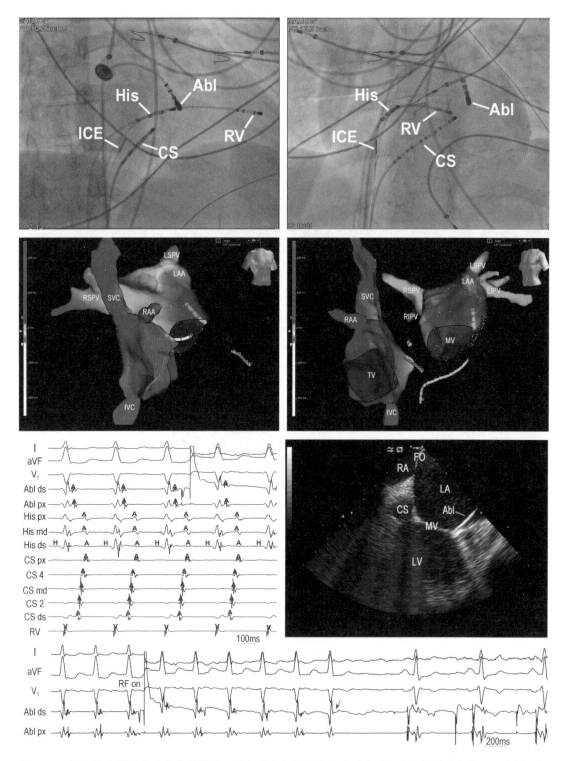

图 12-12　隐匿性左侧游离壁旁路的消融。顺向型房室折返性心动过速时心房最早激动点位于二尖瓣环侧壁（白色）。射频消融能量释放通过阻断旁路终止该心动过速（箭头）。注意射频消融能量释放时，ICE 显示组织回声增强

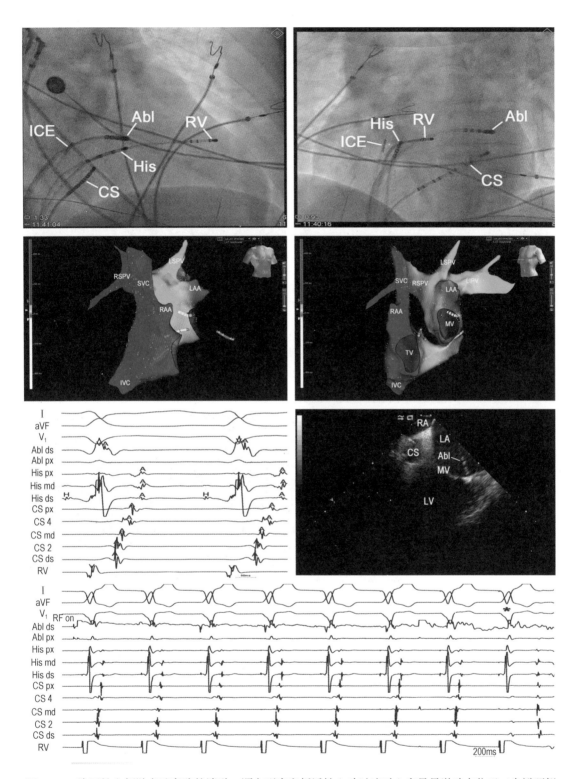

图 12-13 隐匿性左侧游离壁旁路的消融。顺向型房室折返性心动过速时心房最早激动点位于二尖瓣环侧壁（白色）。右心室起搏时，射频消融开始4.2s内旁路逆传阻滞（＊）。注意射频消融开始时，ICE 显示组织回声增强

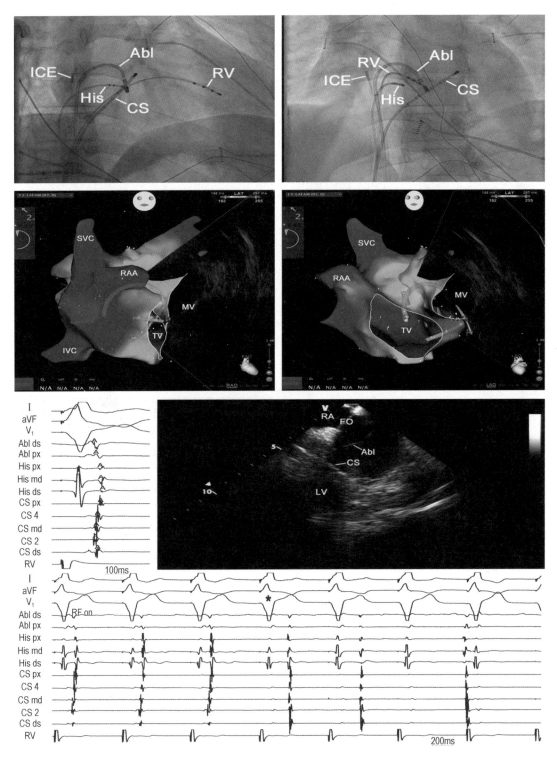

图 12-14　隐匿性左心室后壁旁路的消融。经旁路逆传时，心房最早激动点位于二尖瓣环后壁（红色）。射频消融开始6.7s内旁路传导消失（箭头）

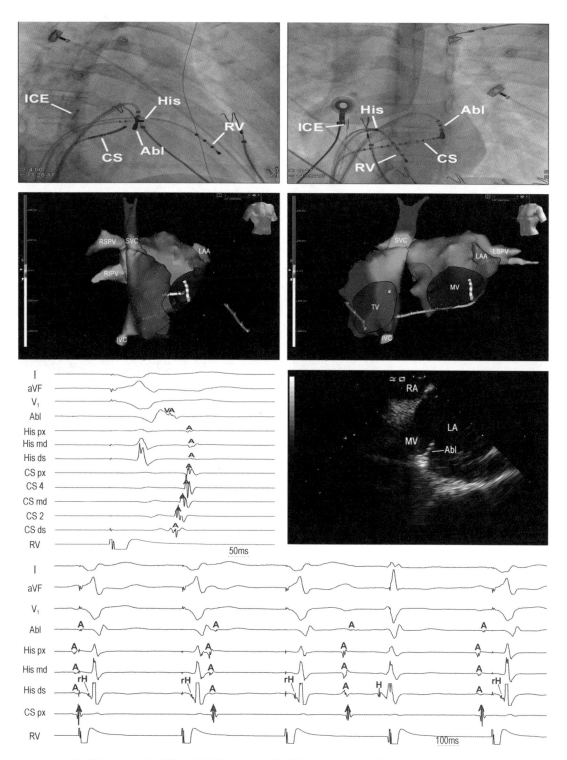

图 12-15　隐匿性左心室后侧壁旁路的消融。经旁路逆传时，心房最早激动点位于二尖瓣环后侧壁（白色）。射频消融后可见室房分离。注意射频消融时，ICE显示组织回声增强

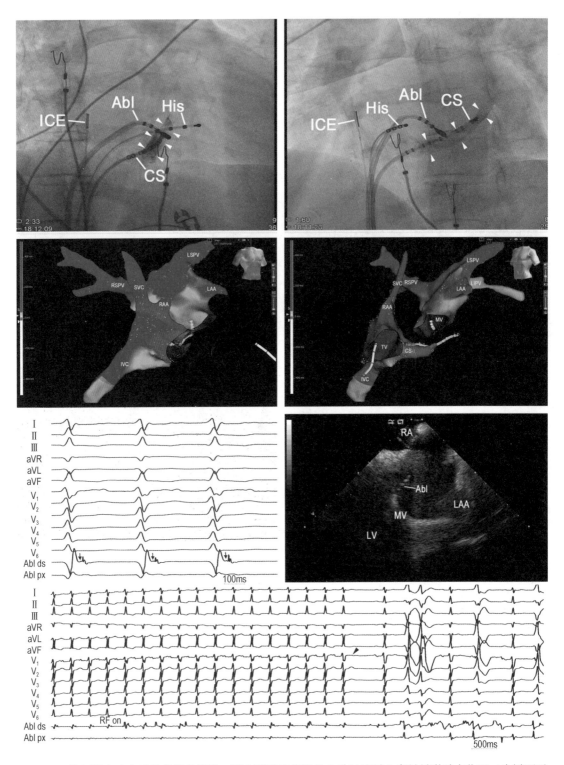

图 12-16 隐匿性左心室后壁旁路的消融。顺向型房室折返性心动过速时心房最早激动点位于二尖瓣环后部（白色），此时可记录到微小旁路电位（垂直向下箭头）。射频消融能量释放阻断旁路逆传，终止顺向型房室折返性心动过速（黑箭头）。白箭头指示造影时的冠状窦

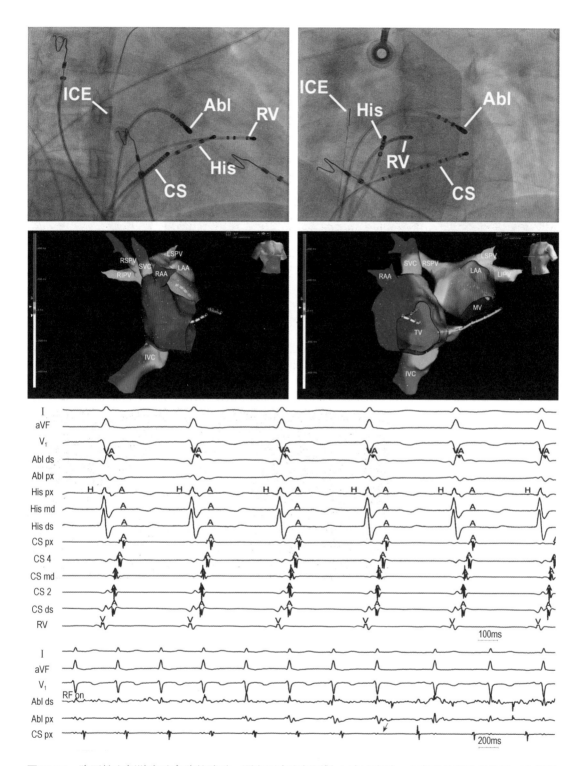

图 12-17　隐匿性左侧游离壁旁路的消融。顺向型房室折返性心动过速时，心房最早激动点位于二尖瓣环侧壁（白色）。射频消融能量释放阻断旁路逆向传导，终止顺向型房室折返性心动过速（箭头）

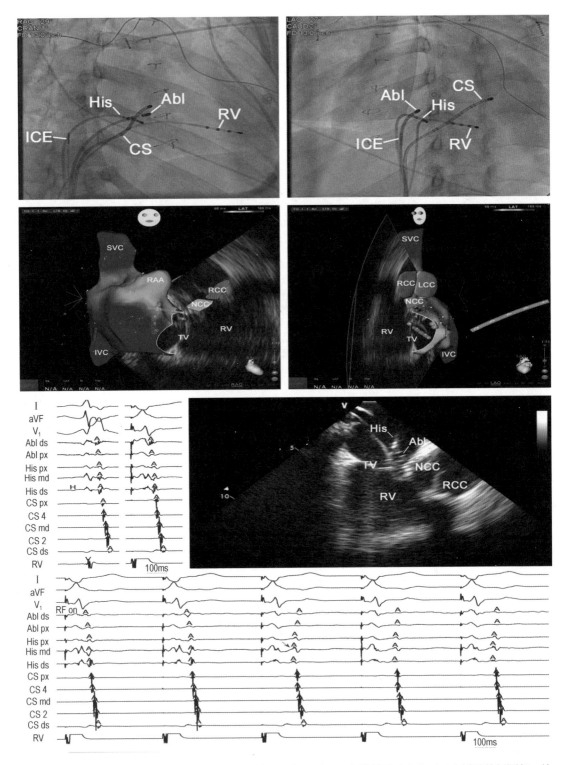

图 12-18 隐匿性前间隔旁路的消融。经旁路逆传（红色）时，心房最早激动点位于三尖瓣环前间隔部，恰位于主动脉瓣无冠窦下。给予射频消融阻断旁路而经快径路逆传（箭头）（主动脉瓣无冠窦处消融未成功）

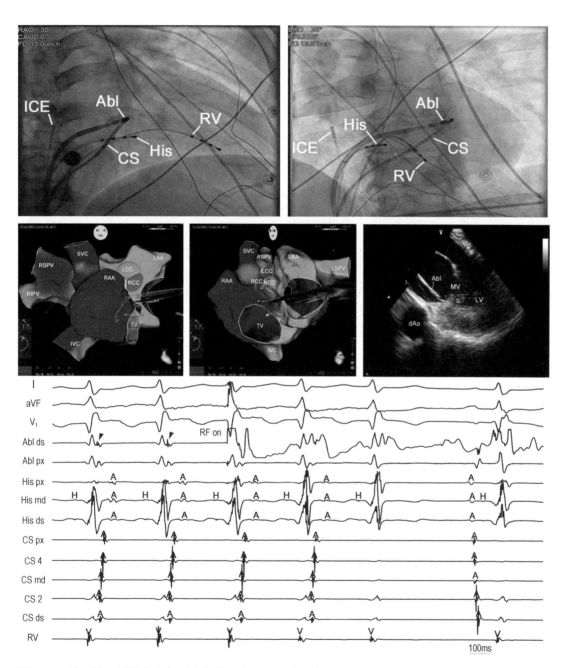

图12-19　隐匿性左侧游离壁旁路的消融。顺向型房室折返性心动过速时，心房最早激动点位于二尖瓣环侧壁（红色，箭头，领先冠状窦2×13ms），射频消融在0.72s阻断旁路逆传

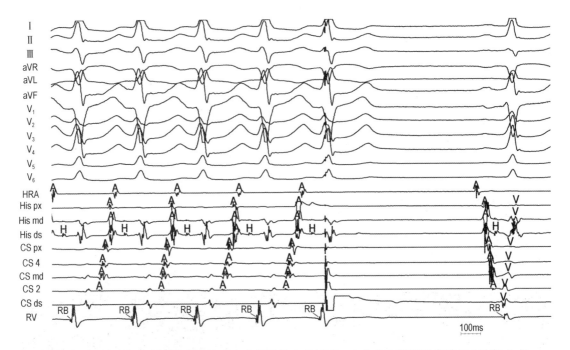

图 12-20 非扩布期前刺激终止顺向型房室折返性心动过速。在左心室游离壁旁路的心室插入点，希氏束不应期期前刺激终止心动过速，未全部夺获心室。窦性心律时，冠状窦远端的局部心室电图比 δ 波提前 20ms。期前刺激既不夺获心房，也不夺获心室，仅除极旁路，使旁路处于不应期并终止心动过速

（二）消融

腔内电图的稳定性（在射频消融前的 3～5 搏，激动房室比例改变＜10% 和未出现主要波形反折改变）是射频消融持久性成功的重要决定因素[2]。ORT 时进行消融，心动过速突然终止可能导致导管从消融成功的部位移位。在消融时，保持导管位置稳定的一个策略是整个放电过程中从心室拖带心动过速[8, 9]。若特定的消融治疗策略对旁路治疗无效，可选择：①标测方法（顺行与逆行）；②改变入路（经主动脉与经房间隔）；③消融导管类型。消融后给予腺苷有助于：①确认急性消融成功（通过诱发房室传导阻滞/室房传导阻滞）；②预测旁路复发（通过导致旁路细胞膜超极化及钠通道重新激活，可直接恢复旁路的兴奋性）（**图 12-21**）[10, 11]。

（三）特殊部位旁路

一些可能起源于游离壁的难治性旁路（右前壁、左前侧壁）很难消融，因其起源于心耳组织[12, 13]。右心耳（RAA）旁路的心房插入端，可从 RAA 底部或下叶的心内膜进行定位，但左心耳（LAA）旁路似乎需要从心外膜入路。间隔旁路的消融也十分困难，因为其可以位于室间隔左侧或右侧，邻近房室结-希氏束。

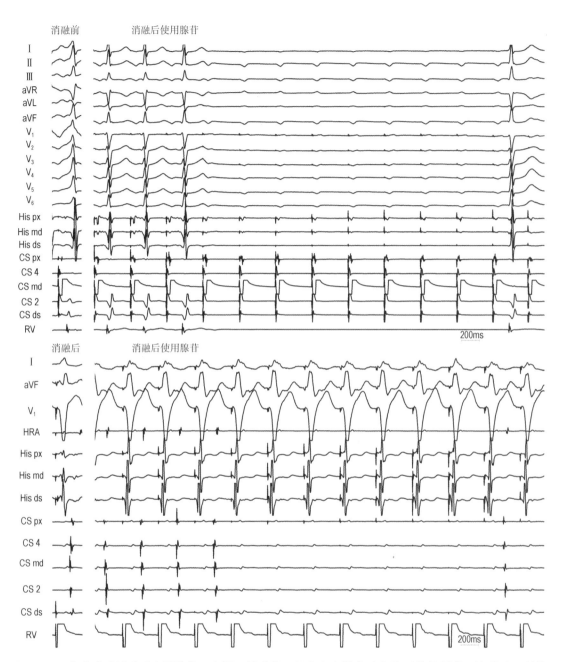

图 12-21 旁路成功消融后应用腺苷。上图：消融前，经左心室游离壁旁路下传的预激。消融后，预激消失。应用腺苷诱发短暂房室传导阻滞，未能显示预激。下图：消融前，经左心室后侧壁旁路逆传，为偏心性传导。消融后，为经房室结的向心性逆向传导。应用腺苷诱发一过性室房传导阻滞，未显示经旁路逆传

　　1. 右心室或左心室或后间隔冠状窦旁路　后间隔旁路有 3 种解剖组成部分：①三尖瓣环（右室心内膜）；②二尖瓣环（左室心内膜）；③冠状窦/心中静脉（心外膜）[14-18]。冠状窦憩室内也可见旁路[19-21]。鉴别这些旁路可依据：①预激性 QRS 波群形态；②冠状窦-

心房激动顺序；③ΔVA（VA$_{His\,A}$–VA$_{最早A}$）；④心室超速起搏开始时希氏束区心房重整早于室间隔区电图[17, 22-24]。

提示冠状窦（心外膜）旁路的12导联心电图特征：①Ⅱ导联负向δ波（包括左侧冠状窦）；②aVR导联陡直（≥45°）正向的δ波（起始部40ms）；③V$_6$导联深S波（R≤S）[17]。除与左心房直接相连外，冠状窦近端由横纹肌覆盖（近端与右心房肌相连，远端延伸至心中静脉），这是心外膜旁路的潜在来源。因此，在顺向型房室折返性心动过速/心室起搏时，冠状窦心房电图显示两种成分[粗钝的心内膜左心房（远场）和尖锐的心外膜冠状窦（近场）][22]。心房最早激动点出现粗钝/锐利的激动顺序（相对心外膜的冠状窦，心内膜的左心房起始激动），表明二尖瓣环心内膜旁路，这时需经左侧入路。锐利/粗钝的激动顺序（相对于心内膜的左心房，心外膜冠状窦起始激动），表明心内膜的三尖瓣环或心外膜的冠状窦旁路，此时可经右侧入路消融。由于右后间隔至右侧希氏束区的传导时间较经左后间隔短，ORT发作期间，经右心室心内膜或冠状窦口旁路传导时，ΔVA（VA$_{His\,A}$–VA$_{最早A}$）<25ms，而经左心室心内膜旁路传导则≥25ms[23]。心室开始拖带时，心房电位的提前早于希氏束区的室间隔部心室电位提前[相当于希氏束不应期发放的晚期融合的室性早搏（VPD）提前激动心房]，对于明确右后间隔旁路具有特异性[24]。

右心室起搏位点与左侧旁路间距离较远，相比右侧ORT，左侧ORT重整与拖带更难[除非存在左束支传导阻滞（LBBB）]。虽然在本质上对明确后间隔旁路无特异性，但以下情况更支持左侧旁路（与右侧旁路相比）：①预激指数>75ms（因为左侧ORT重整需要偶联期间更早的VPD；②校正PPI-TCL>55ms（因为右心室刺激远离左侧ORT）；③移行区内出现固定的刺激波-A（St-A）间期<2个起搏波（因心室超速起搏时，加速左侧旁路ORT晚于右侧旁路ORT）[25-27]。

心中静脉内成功消融的位点可显示相对较大的旁路电位[AP/A和（或）AP/V振幅比≥1][16]。由于靠近RCA或LCx及其分支，消融心中静脉内AP推荐行冠状动脉造影。若射频消融能量释放点距离冠状动脉<5mm（特别是<2mm），则就会发生冠状动脉损伤；冷冻消融可能是更安全的替代方法[28]。

2. 希氏束旁或无冠窦 一些旁路位于前间隔，射频消融可损伤希氏束。希氏束旁区旁路是指心房或心室插入点的希氏束电位>0.1mV的旁路。提示希氏束旁区旁路的12导联心电图特征如下：①Ⅰ、Ⅱ、aVF导联正向δ波；②V$_1$、V$_2$导联负向δ波或V$_1$+V$_2$导联初始r波总和<0.5mV（因为初始向量背离V$_1$导联和V$_2$导联，而这2个导联均与覆盖室间隔膜部的胸骨中线等距）[29, 30]。希氏束旁区心内膜旁路在导管操作时容易发生机械性阻滞，表明相比于中心纤维体内穿透更深的希氏束，旁路在心内膜下表面走行。记录旁路电位和最小的（远场）希氏束电位是成功消融而不是引起房室传导阻滞的重要靶点标准[29, 31]。射频消融起始能量应较低，逐渐递增消融能量（"慢而低"）十分重要，应在出现交界性节律时立即终止消融，持续消融10s旁路仍持续传导时也应立即终止消融[29]。然而，在尝试消融邻近希氏束的右侧旁路时，标测主动脉瓣无冠窦（NCC）应作为一个消融替代位点，此处发生房室传导阻滞的风险较低。无冠窦和右冠窦（RCC）的连接点位于希氏束正上方，因其穿过室间隔膜部。主动脉瓣尖附近（三角区域）的旁路最常见起源于NCC，很少见起源于左冠窦（LCC）[32-37]。

二、不典型旁路

（一）持续性交界区折返性心动过速

持续性交界区折返性心动过速是一种近乎持续性的ORT，经隐匿性缓慢传导的递减性房室旁路下传。旁路通常（但不总是）位于后间隔区，并在心室起搏或心动过速时通过确认心房的最早激动点进行标测（见**图6-18～图6-20**）[38, 39]。

（二）Mahaim 纤维

Mahaim纤维统称为变异型旁路，包括：①房-束旁路；②结-束（或结-室）旁路；③束-室旁路。经典的Mahaim纤维是一条递减性、仅顺向传导的旁路，起源/插入右束支（分支）或其附近（心室），引起典型LBBB样预激。递减性传导可能发生于旁路本身或旁路与房室结连接处[直接（结-束/结-室旁路）或间接（束-室旁路）]。已经报道可以形成ORT的隐匿性（仅逆向）旁路。与其采用早期的词汇Mahaim纤维，根据其起源/插入的解剖位点可以更精确地描述这些旁路。在右束支处或其附近[有引起右束支传导阻滞（RBBB）的风险]，通过识别心室位点，可对这些旁路的远端插入点进行标测并定位，方法包括：①完美的起搏标测（符合起搏或自发性LBBB样QRS波群）；②相对于预激性QRS波群，局部的心室最早激动；③未滤过的单极导管记录时出现陡峭的QS心电图模式[40]。可以通过近端起源点标测和消融这些旁路。大多数房-束旁路起源于三尖瓣环外侧壁（由后到前），心房插入点可通过以下情况识别：①心房与心室电图间的Mahaim电位（希氏束样电位）；②恒定心房起搏时，最短的刺激波-δ波间期；③逆向型折返性心动过速过程中，房室交界区不应期内最长偶联间期的房性早搏提前激动心室；④导管操作时机械性阻滞部位（**图12-22**）[41-44]。尽管罕见，结-束（或结-室）旁路似乎起源于慢径路，因此可通过以下方式进行标测：①在经旁路逆向传导时，确定心房最早激动或高频旁路电位的部位；②沿后间隔或中间隔，选择性消融房室结的慢径路[45, 46]。

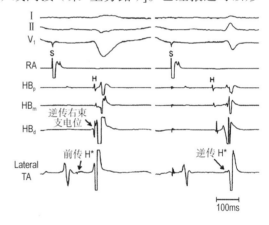

图12-22 消融房-束旁路。消融前（左）：心房起搏经房-束旁路下传伴典型LBBB样预激。沿三尖瓣环侧壁记录到一个前传Mahaim电位（H*），伴逆传激动右束支与希氏束中段（His md）。经房室结前传激动希氏束近端（希氏束近端早于希氏束中段）。注意右束支激动几乎与QRS波群起始部同时开始。消融后（右）：LBBB样预激消失。经房室结前传激动希氏束与右束支，随后经Mahaim纤维逆传激动。注意希氏束中段与右束支电图的极性反转，其原因是激动由逆传变为前传（引自Gandhavadi M，et al. Characterization of the distal insertion of atriofascicular accessory pathways and mechanisms of QRS patterns in atriofascicular antidromic tachycardia . Heart Rhythm，2013，10：1385-1389，获Elsevier授权）

（刘 彤 译）

参 考 文 献

1. Jackman WM, Wang X, Friday KJ, et al. Catheter ablation of accessory atrioventricular pathways (Wolff-Parkinson-White syndrome) by radiofrequency current. N Engl J Med 1991; 324: 1605-1611.

2. Calkins H, Kim Y, Schmaltz S, et al. Electrogram criteria for identification of appropriate target sites for radiofrequency catheter ablation of accessory atrioventricular connections. Circulation 1992; 85: 565-573.

3. Otomo K, Gonzalez MD, Beckman KJ, et al. Reversing the direction of paced ventricular and atrial wavefronts reveals an oblique course in accessory AV pathways and improves localization for catheter ablation. Circulation 2001; 104: 550-556.

4. Ho RT, DeCaro M. Narrow QRS complex tachycardia with a high-frequency potential recorded near the His bundle: what is the mechanism? Heart Rhythm 2005; 2: 664-666.

5. Jackman WM, Friday KJ, Yeung-Lai-Wah JA, et al. New catheter technique for recording left free-wall accessory atrioventricular pathway activation. Identification of pathway fiber orientation. Circulation 1988; 78: 598-611.

6. Logue JP, Greenspon AJ, Ho RT. Termination of a narrow complex tachycardia by a single extrastimulus: what is the mechanism? Heart Rhythm 2018; 15: 1889-1890.

7. Miller J, Suleman A, Hadian D. Termination of orthodromic supraventricular tachycardia with a nonpropagated stimulus. J Cardiovasc Electrophysiol 2003; 14: 439.

8. Okumura K, Yamabe H, Yasue H. Radiofrequency catheter ablation of accessory pathway during entrainment of the atrioventricular reciprocating tachycardia. Am J Cardiol 1993; 72: 188-193.

9. Li HG, Klein GJ, Zardini M, Thakur RK, Morillo CA, Yee R. Radiofrequency catheter ablation of accessory pathways during entrainment of AV reentrant tachycardia. Pacing Clin Electrophysiol 1994; 17: 590-594.

10. Keim S, Curtis AB, Belardinelli L, Epstein ML, Staples ED, Lerman BB. Adenosineinduced atrioventricular block: a rapid and reliable method to assess surgical and radiofrequency catheter ablation of accessory atrioventricular pathways. J Am Coll Cardiol 1992; 19: 1005-1012.

11. Spotnitz MD, Markowitz SM, Liu CF, et al. Mechanisms and clinical significance of adenosine-induced dormant accessory pathway conduction after catheter ablation. Circ Arrhythm Electrophysiol 2014; 7: 1136-1143.

12. Guo X, Sun Q, Ma J, et al. Electrophysiological characteristics and radiofrequency catheter ablation of accessory pathway connecting the right atrial appendage and the right ventricle. J Cardiovasc Electrophysiol 2015; 26: 845-852.

13. Mah D, Miyake C, Clegg R, et al. Epicardial left atrial appendage and biatrial appendage accessory pathways. Heart Rhythm 2010; 7: 1740-1745.

14. Wen MS, Yeh SJ, Wang CC, King A, Lin FC, Wu D. Radiofrequency ablation therapy of the posteroseptal accessory pathway. Am Heart J 1996; 132: 612-620.

15. Langberg JJ, Man KC, Vorperian VR, et al. Recognition and catheter ablation of subepicardial accessory pathways. J Am Coll Cardiol 1993; 22: 1100-1104.

16. Giorgberidze I, Saksena S, Krol RB, Mathew P. Efficacy and safety of radiofrequency catheter ablation of left-sided accessory pathways through the coro-nary sinus. Am J Cardiol 1995; 76: 359-365.

17. Takahashi A, Shah DC, Jaïs P, Hocini M, Clementy J, Haïssaguerre M. Specific electrocardiographic features of manifest coronary vein posteroseptal accessory pathways. J Cardiovasc Electrophysiol 1998; 9: 1015-1025.

18. Kobza R, Hindricks G, Tanner H, et al. Paraseptal accessory pathway in Wolff-Parkinson-White-Syndrom: ablation from the right, from the left or within the coronary sinus/middle cardiac vein? J Interv Card

Electrophysiol 2005; 12: 55-60.

19. Lesh MD, Van Hare G, Kao AK, Scheinman MM. Radiofrequency catheter ablation for Wolff-Parkinson-White Syndrome associated with a coronary sinus diverticulum. Pacing Clin Electrophysiol 1991; 14: 1479-1484.

20. Lewalter T, Yang A, Schwab JO, Lüderitz B. Accessory pathway catheter ablation inside the neck of a coronary sinus diverticulum. J Cardiovasc Electrophysiol 2003; 14: 1386.

21. Morin DP, Parker H, Khatib S, Dinshaw H. Computed tomography of a coronary sinus diverticulum associated with Wolff-Parkinson-White syndrome. Heart Rhythm 2012; 9: 1338-1339.

22. Pap R, Traykov VB, Makai A, Bencsik G, Forster T, Sághy L. Ablation of posteroseptal and left posterior accessory pathways guided by left atriumcoronary sinus musculature activation sequence. J Cardiovasc Electrophysiol 2008; 19: 653-658.

23. Chiang CE, Chen SA, Tai CT, et al. Prediction of successful ablation site of concealed posteroseptal accessory pathways by a novel algorithm using baseline electrophysiological parameters: implication for an abbreviated ablation procedure. Circulation 1996; 93: 982-991.

24. Calvo D, Ávila P, García-Fernández FJ, et al. Differential responses of the septal ventricle and the atrial signals during ongoing entrainment: a method to differentiate orthodromic reciprocating tachycardia using septal accessory pathways from atypical atrioventricular nodal reentry. Circ Arrhythm Electrophysiol 2015; 8: 1201-1209.

25. Miles W, Yee R, Klein G, Zipes D, Prystowsky E. The preexcitation index: an aid in determining the mechanism of supraventricular tachycardia and localizing accessory pathways. Circulation 1986; 74: 493-500.

26. Akerström F, Pachón M, García-Fernández FJ, et al. Number of beats in the transition zone with fixed SA interval during right ventricular overdrive pacing determines accessory pathway location in orthodromic reentrant tachycardia. Pacing Clin Electrophysiol 2016; 39: 21-27.

27. Boonyapisit W, Methavigul K, Krittayaphong R, et al. Determining the site of accessory pathways in orthodromic reciprocating tachycardia by using the response to right ventricular pacing. Pacing Clin Electrophysiol 2016; 39: 115-121.

28. Stavrakis S, Jackman WM, Nakagawa H, et al. Risk of coronary artery injury with radiofrequency ablation and cryoablation of epicardial posteroseptal accessory pathways within the coronary venous system. Circ Arrhythm Electrophysiol 2014; 7: 113-119.

29. Haissaguerre M, Marcus F, Poquet F, Gencel L, Le Métayer P, Clémenty J. Electrocardiographic characteristics and catheter ablation of parahissian accessory pathways. Circulation 1994; 90: 1124-1128.

30. Gonzàlez-Torrecilla E, Peinado R, Almendral J, et al. Reappraisal of classical electrocardiographic criteria in detecting accessory pathways with a strict para-Hisian location. Heart Rhythm 2013; 10: 16-21.

31. Schlüter M, Kuck KH. Catheter ablation from right atrium of anteroseptal accessory pathways using radiofrequency current. J Am Coll Cardiol 1992; 19: 663-670.

32. Xu G, Liu T, Liu E, et al. Radiofrequency catheter ablation at the noncoronary cusp for the treatment of para-hisian accessory pathways. Europace 2015; 17: 962-968.

33. Tada H, Naito S, Nogami A, Taniguchi K. Successful catheter ablation of an anteroseptal accessory pathway from the noncoronary sinus of Valsalva. J Cardiovasc Electrophysiol 2003; 14: 544-546.

34. Suleiman M, Powell BD, Munger TM, Asirvatham SJ. Successful cryoablation in the noncoronary aortic cusp for a left anteroseptal accessory pathway. J Interv Card Electrophysiol 2008; 23: 205-211.

35. Suleiman M, Brady PA, Asirvatham SJ, Friedman PA, Munger TA. The noncoronary cusp as a site for successful ablation of accessory pathways: electrogram characteristics in three cases. J Cardiovasc Electrophysiol 2011; 22: 203-209.

36. Huang H, Wang X, Ouyang F, Antz M. Catheter ablation of anteroseptal accessory pathway in the

noncoronary aortic sinus. Europace 2006; 8: 1041-1044.

37. Shenthar J, Rai MK. Preexcited tachycardia mimicking outflow tract ventricular tachycardia ablated from the left coronary cusp. J Cardiovasc Electrophysiol 2014; 25: 653-656.

38. Ticho BS, Saul P, Hulse JE, De W, Lulu J, Walsh EP. Variable location of accessory pathways associated with the permanent form of junctional reciprocating tachycardia and confirmation with radiofrequency ablation. Am J Cardiol 1992; 70: 1559-1564.

39. Gaita F, Haissaguerre M, Guistetto C, et al. Catheter ablation of permanent junctional reciprocating tachycardia with radiofrequency current. J Am Coll Cardiol 1995; 25: 648-654.

40. Haissaguerre M, Warin JF, Le Metayer P, et al. Catheter ablation of Mahaim fibers with preservation of atrioventricular nodal conduction. Circulation 1990; 82: 418-427.

41. McClelland JH, Wang X, Beckman KJ, et al. Radiofrequency catheter ablation of right atriofascicular (Mahaim) accessory pathways guided by accessory pathway activation potentials. Circulation 1994; 89: 2655-2666.

42. Klein LS, Hackett FK, Zipes DP, Miles WM. Radiofrequency catheter ablation of Mahaim fibers at the tricuspid annulus. Circulation 1993; 87: 738-747.

43. Cappato R, Schlüter M, Weiss C, et al. Catheter-induced mechanical conduction block of right-sided accessory fibers with Mahaim-type preexcitation to guide radiofrequency ablation. Circulation 1994; 90: 282-290.

44. Mönnig G, Wasmer K, Milberg P, et al. Predictors of long-term success after catheter ablation of atriofascicular accessory pathways. Heart Rhythm 2012; 9: 704-708.

45. Grogin HR, Lee RJ, Kwasman M, et al. Radiofrequency catheter ablation of atrio-fascicular and nodoventricular Mahaim tracts. Circulation 1994; 90: 272-281.

46. Hluchy J, Schlegelmilch P, Schickel S, et al. Radiofrequency ablation of a concealed nodoventricular Mahaim fiber guided by a discrete potential. J Cardiovasc Electrophysiol 1999; 10: 603-610.

第13章
房性心动过速

引言

房性心动过速（AT）可分为两种类型：局灶性AT和大折返性AT。局灶性AT起源于一个"点源"，并由于自律性增强、触发活动或微折返，离心扩散到心房的其余部分。这些心动过速倾向聚集于特定的解剖部位，包括：①界嵴（"嵴心动过速"）；②三尖瓣环和二尖瓣环；③心耳；④房间隔；⑤冠状窦口（CSos）；⑥肺静脉[1]。大折返性AT发生在心房瘢痕周围（如患者有心脏手术、消融史），这会造成峡部慢传导，从而促进折返。

本章目的

1. 通过12导联心电图定位局灶性AT。

2. 讨论AT的电生理特点。

3. 讨论局灶性AT和大折返性AT的消融标测技术。

一、12导联心电图

AT时的P波形态由其起源的解剖部位决定，因此其对定位有价值[2-5]。在房室传导阻滞期间，当不被QRS波群或T波遮挡时，P波显示效果最好（心动过速时，快速心室起搏可使P波与QRS波群/T波分离）。

（一）左右对比

对区分左右侧AT最有帮助的导联是V_1导联和aVL导联[6]。一般情况下，由于右心房相对于左心房（LA）是前置的，右侧AT会产生向后[V_1导联：负向或双向（正-负）]和向左（aVL导联：正向）的P波轴[2, 6]。相反，左侧AT可产生向前[V_1导联：正向或双向（负-正）]和向右（aVL导联：负向或等电位）的P波轴（需除外：右上肺静脉起源在aVL导联中P波可为正）。

（二）上下对比

高位病灶（如高位界嵴、上肺静脉、心耳）在下壁导联产生正向P波。随着心动过速起始点下移（低位界嵴、下肺静脉、CSos、低位瓣环），下壁导联P波振幅降低，甚至变为负向。

（三）房间隔与游离壁对比

离房间隔较近的心动过速P波（如右侧肺静脉）通常比距房间隔较远的心动过速P波（如左侧肺静脉）窄。

（四）特异性P波形态

1. 窦性形态　界嵴是右侧AT最常见的部位。因为它靠近窦房结，所以产生类似窦性P波[V$_1$导联双向（正-负），下轴负向，aVR导联负向]（图13-1）[7]。偶有界嵴上心动过速在V$_1$导联出现正向P波，这种情况下，正常窦性心律（NSR）时V$_1$导联也有正向P波（这是心脏的解剖位置相对于V$_1$所致）。这与右肺静脉心动过速不同，右肺静脉心动过速在正常窦性心律期间显示正常的V$_1$导联双向（正-负）P波[2]。右心耳和三尖瓣环上部心动过速在V$_1$导联表现为负向P波，并伴有不同的胸前移行和下位电轴，由于其解剖位置相近，很难相互区分[8, 9]。

2. 非典型AVNRT样形态　由于房室结的慢径路（SP）位于CSos附近，起源于CSos的心动过速具有相似的特征性形态[V$_1$导联等电位后正向或双向P波（负-正）和下壁导联倒置的P波]（图13-1）[10]。CS内心动过速表现为胸前导联P波极性演变。起源于CSos（V$_2$导联）的心动过速较起源于CS远端（V$_4$导联）的心动过速更早从正向转变为负向[11]。

3. 双向（负-正）形态　V$_1$导联和（或）下壁导联异常狭窄的双向（负-正）P波形态应引起对间隔起源的怀疑：无冠窦（NCC）、主动脉-二尖瓣延续区（二尖瓣环上部）、结周或房间隔（图13-2）[5, 12-16]。

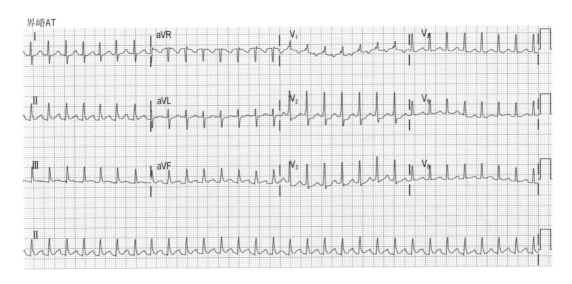

界嵴AT

冠状窦口AT

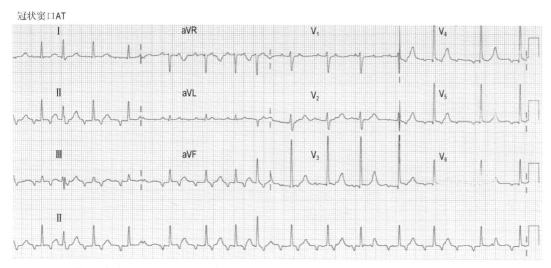

图 13-1　AT 的 12 导联心电图，起源于界嵴（上图）和CSos（下图）。"界嵴心动过速"的P波与窦性心动过速相似，因为它们靠近窦房结。窦性心动过速的P波类似于非典型AVNRT，因为慢径路位于CS的窦口附近

主动脉无冠窦房性心动过速

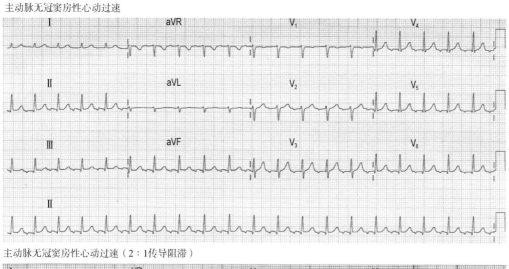

主动脉无冠窦房性心动过速（2∶1传导阻滞）

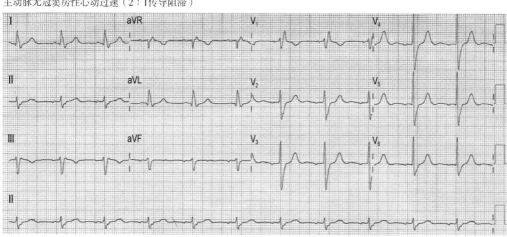

图 13-2　AT 起源于主动脉瓣无冠窦的 12 导联心电图。房室 1∶1（上图）和 2∶1（下图）传导。P波在下壁导联表现为特征性的双向（负-正）形态

4. 一致性 P波在下壁导联倒置且在胸前导联呈负向提示起源于下部的三尖瓣环（心房的最前部结构）（图13-3）[9]。相反，胸前导联P波一致正向提示起源于肺静脉（心房的最后方结构，也是左心房来源AT最常见的部位）（图13-3）[17]。与右侧肺静脉相比，起源于左侧肺静脉的AT更宽，并且切迹更常见。由于它们解剖特点相近，较难区分左前肺静脉（LSPV）和左心耳心动过速。左心耳心动过速在aVL导联可能表现为较深的负向P波（因为其位置较左）和较低的正向一致性（因为其位置较靠前）。

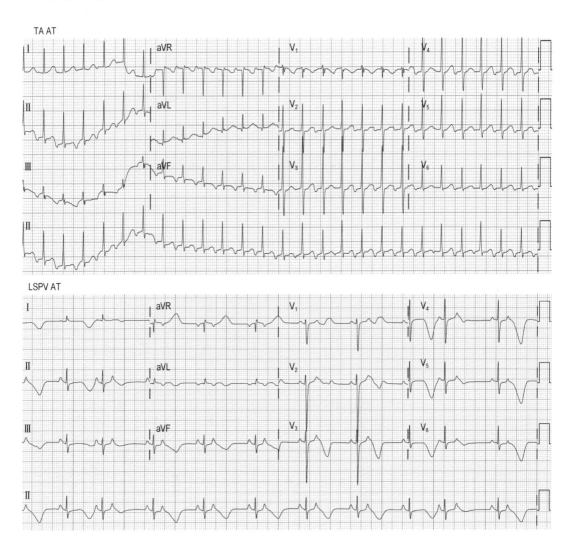

图13-3　起始于低位三尖瓣环（TA）（上图）和LSPV（下图）的AT。12导联心电图分别显示胸前导联负向和正向的一致性。LSPV心动过速表现为肺静脉间歇性4:2文氏传导阻滞，引起相对心动过缓和QT间期延长

二、电生理特点

心腔内心房激动模式可帮助AT进一步定位，尤其是当P波在12导联心电图上难以辨

认时。某些特点可帮助区分 AT 和房室结内折返性心动过速（AVNRT）及顺向型折返性心动过速（ORT）。

（一）房室关系

房室传导阻滞在 AT 期间常见，而在 AVNRT 中不常见，且通常是暂时的，并且在 ORT 中从不发生。

（二）束支传导阻滞

与 ORT 不同，AT 不依赖于希氏束 - 浦肯野系统，因此不受束支传导阻滞的影响。

（三）移行区

自律性 AT 的心动过速会逐渐加速（温醒现象）。首个 P 波和随后 P 波的形态与心房激动模式是相同的，因为它们都是由相同的异位病灶驱动的，由自发的房性早搏突然诱发，其发生与触发活动或折返相关，在这种情况下，第一个（启动）P 波和随后的 P 波可能不同。心动过速逐渐减速（降温现象）在自律性 AT 时发生，而突然终止可见于触发活动和折返。因为 AT 并不依赖于房室结，因此窄 QRS 波心动过速在房室传导阻滞时反复自发终止可排除 AT。

（四）心室起搏动作（"AAV"反应）

AVNRT 和 ORT 对心室拖带的反应是"AV"（或"AH"），而 AT 则是"AAV"（"AAH"）（见图 5-23）[18, 19]。极少数情况下，大折返性 AT 可在以下情况下产生"AV"反应：①AT 环路时间 > AVJ 不应期；②记录的心房位置在拖带过程中被顺向夺获（逆向夺获的节点会生成"AAV"反应[20]）。

（五）心房起搏操作（无 VA 关联）

心房超速起搏后，AVNRT 和 ORT 均显示室房（VA）关联（ΔVA < 10ms），AT 无室房（VA）关联（ΔVA > 10ms）（见图 5-27）[21, 22]。然而，如果心房超速起搏终止 AT，则可能发生明显的 VA 关联，其之后由典型的房室结回波（而不是起搏本身）重新启动（图 13-4）。

三、标测和消融

（一）局灶性房性心动过速

AT 的起源部位可通过激动标测、起搏标测、心房超速起搏确定[23-27]。创建心房的三维解剖模型便于在心房腔内标测，并克服了二维透视的局限性。

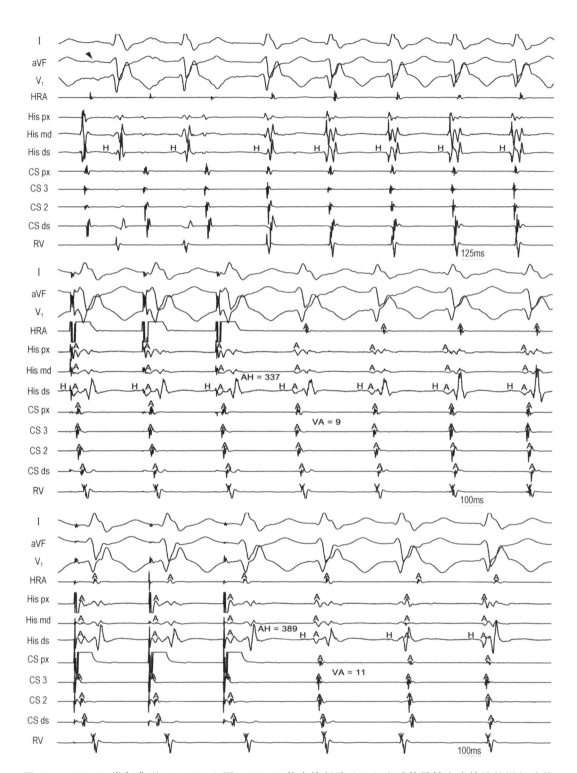

图 13-4　NCC AT类似典型AVNRT。上图：NCC AT伴有快径路（FP）文氏传导转变为持续的慢径路传导，导致房室同时激活。起源于NCC（靠近FP）的心房激动的A在V上型心动过速与典型AVNRT相似。然而，P波形态[aVF导联双向（负-正）（箭头）]排除了AVNRT。中图和下图：明显的室房连接。尽管差异性心房起搏（高位右心房和CS）停止时的AH间期不同，但由于典型的房室结回波（本身不是心房起搏），ΔVA=2ms重新启动AT

1. 激动标测　心动过速期间，相对于 P 波起始点（P 波前）或参考心房电图，激动标测确定最早的心房激动部位（**图 13-5 ~ 图 13-17**）。虽然有变异，正常位点通常显示 P 波前 ≥ 20 ~ 30ms。成功的心电图可以为碎裂的（特别是源于界嵴，该处细胞间耦合不良导致传导缓慢），可在局部心房电位前显示分离的高频电位并在窦性心律下反转（特别是源于 CS 的肌性部分），或者在单极记录上显示 QS 形态（见**图 13-7**、**图 13-12**）[4, 7, 11, 24, 25]。因为离膈神经

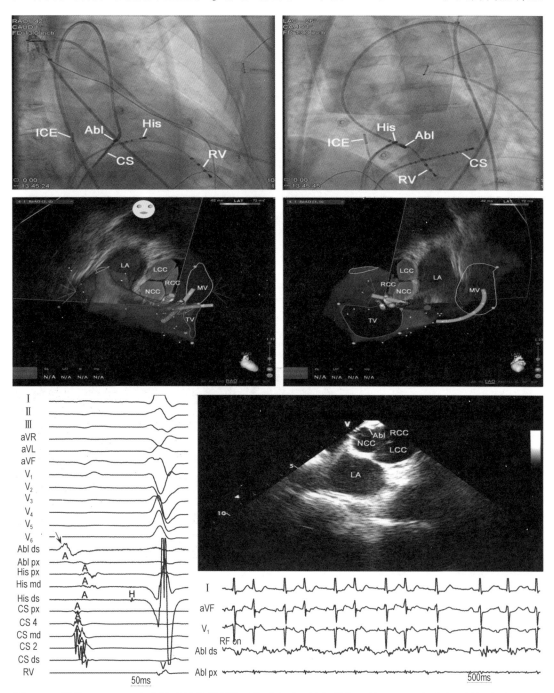

图 13-5　消融 NCC AT。心房激动的最早部位（箭头）比 P 波起始位置早 52ms，此时应用射频消融（红色标记）终止心动过速。请注意，黄色标记表示右侧希氏束，蓝色标记表示右心房最早的位置

很近，在消融界嵴起源的心动过速之前，应该进行高电压起搏，以确保没有膈神经夺获。存在膈肌刺激的情况下，用放置于右锁骨下静脉的导管刺激右上膈神经，可以在射频消融（RF）期间监测膈神经（如同右侧肺静脉冷冻消融术中所做的那样）。当心房激动的最早部位记录在希氏束区时，应特别提及，在这种情况下，应考虑 NCC AT（图 13-5～图 13-8）。标测 NCC 有可能确定心房激动的最早部位，并使消融更安全，使房室传导阻滞的风险更低[12-15]。

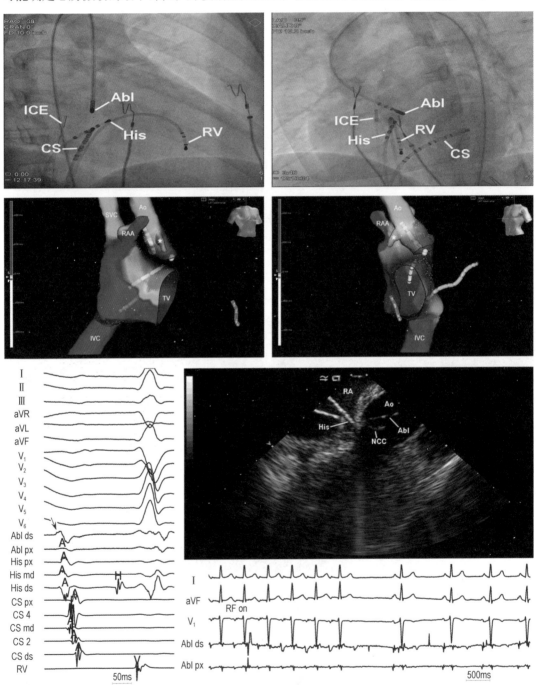

图 13-6　消融 NCC AT。心房激动的最早部位（白色，箭头）比 P 波起始位置早 24ms，射频消融启动后 1.9s 内终止心动过速。注意 NCC 中的消融导管与间隔另一侧的希氏束之间的距离。请注意，黄色标记表示左侧希氏束，星号表示右冠状动脉

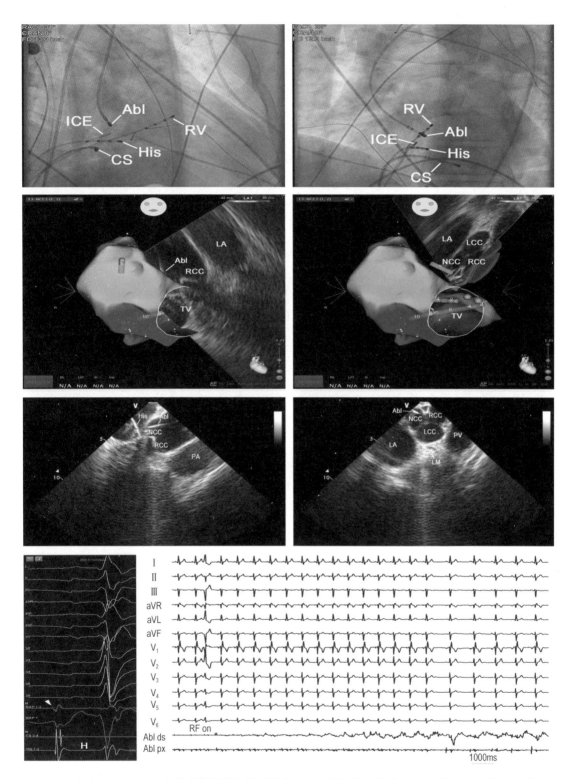

图 13-7　消融 NCC AT。心房激动的最早部位（箭头）比 P 波起始部位早 59ms，并记录到单极 QS 信号。射频消融 11.6s 终止心动过速。请注意，黄色标记表示希氏束

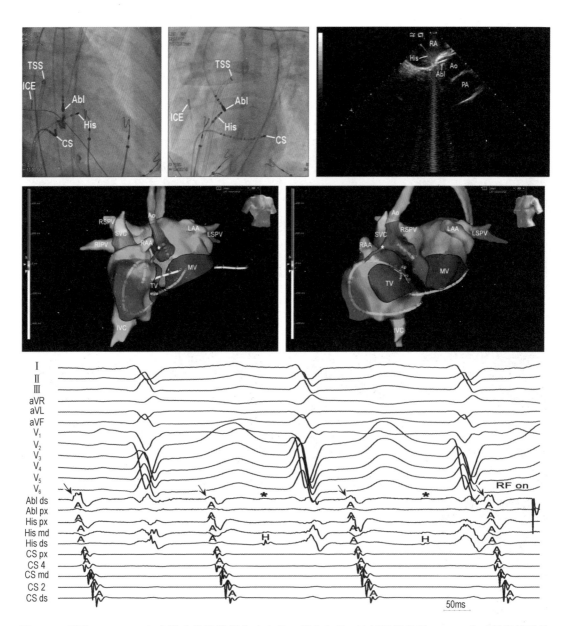

图13-8　消融NCC AT。心房激动的最早部位（白色，箭头）比P波起始部位早18ms，此时射频消融终止了心动过速。注意消融导管上记录的非常小的远场希氏束电图（黑色星号），以及它与希氏束导管的距离。请注意，白色星号表示右冠状动脉。TSS. 穿间隔长鞘

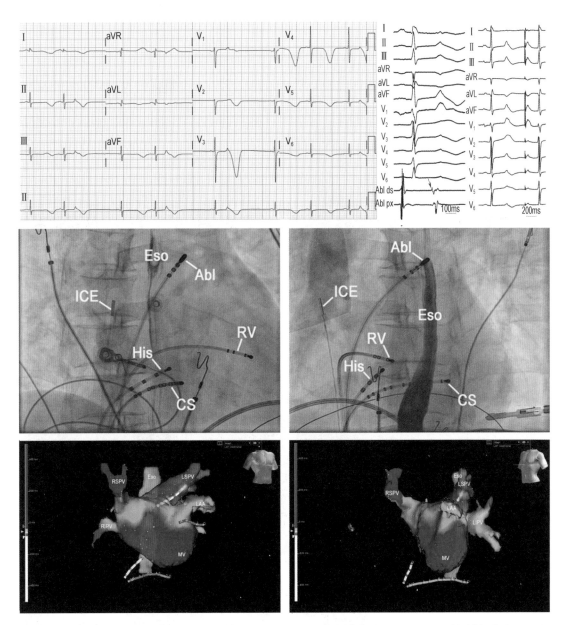

图 13-9　消融 LSPV AT。最早的心房激动部位（箭头）比 P 波起始部位早 41ms，此时起搏与临床 APC 相匹配，射频消融终止 AT。钡剂突出食管，勾勒出它与消融点的距离

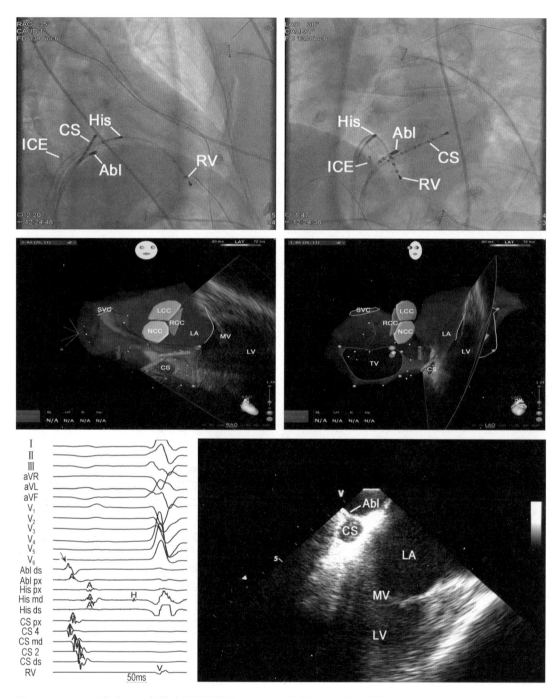

图13-10　CS AT消融。心房激动的最早部位（红色，箭头）比P波起始部位早24ms，此时射频消融终止了心动过速。请注意，黄色标记表示希氏束

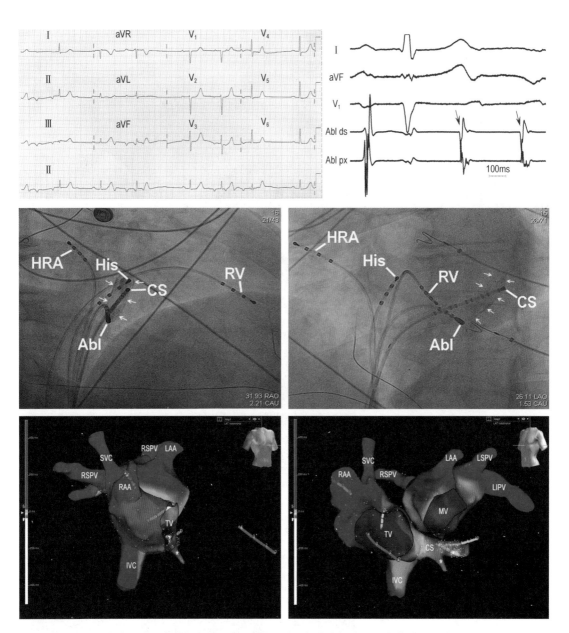

图 13-11　CS AT 消融。消融成功的部位记录到最早的心房激动部位（黑色箭头，白色），比 P 波开始时间早 24ms。静脉造影勾勒出 CS（白色箭头）

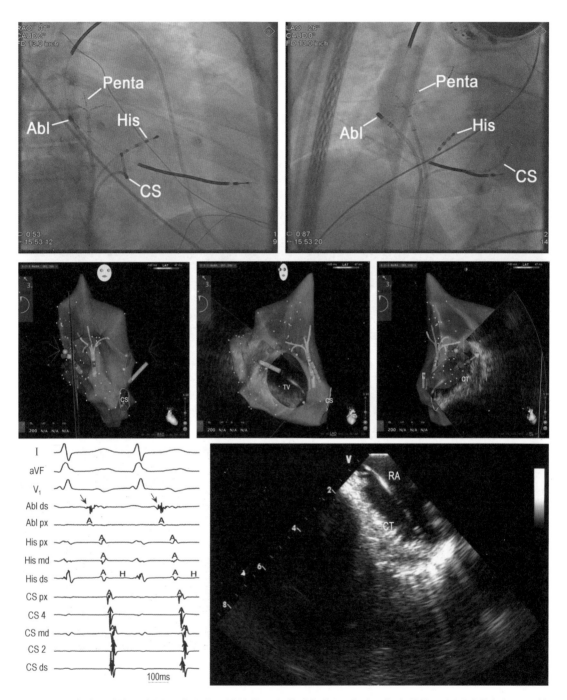

图 13-12　消融"界嵴"来源心动过速。最早的心房激动部位记录到一个碎裂的心电图（黄色标记，箭头），它比 P 波起始部位早 39ms，但在起搏时刺激右侧膈神经（蓝色标记）。射频消融能量在较低位置释放（红色标记），此处无膈神经刺激，成功消融 AT。Penta. PentaRay 导管

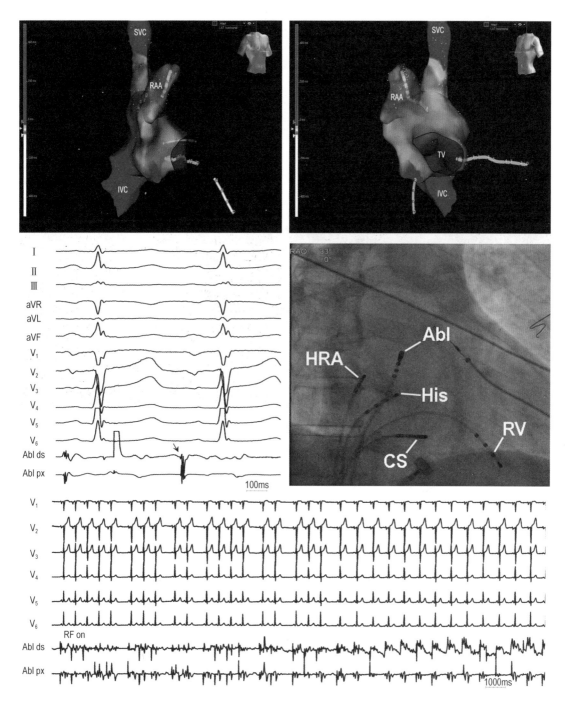

图13-13 右心耳消融术。心房激动的最早部位（白色，箭头）比P波起始部位早18ms，射频消融在3.4s 内终止心动过速。注意窦性心律（左）和AT（右）的P波形态略有不同

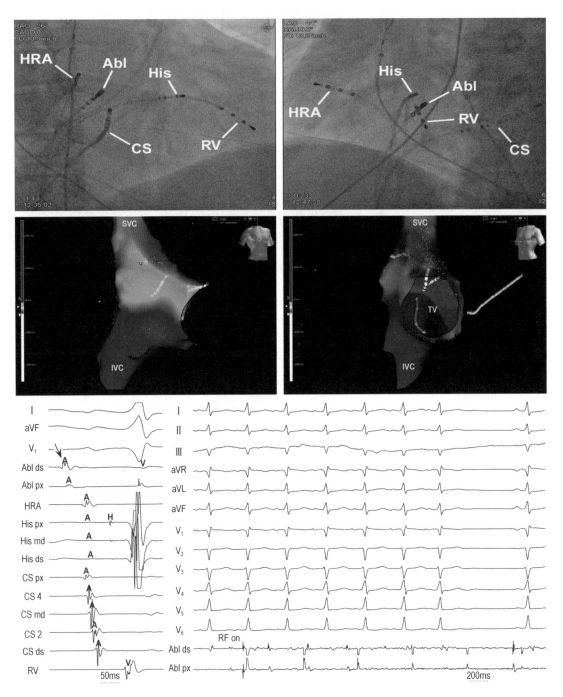

图 13-14　前三尖瓣环 AT 消融术。心房激动的最早部位（白色，箭头）比 P 波起始部位早 62ms，而射频消融在 2.3s 内终止 AT。记录到一个大的心房 / 小的心室电图

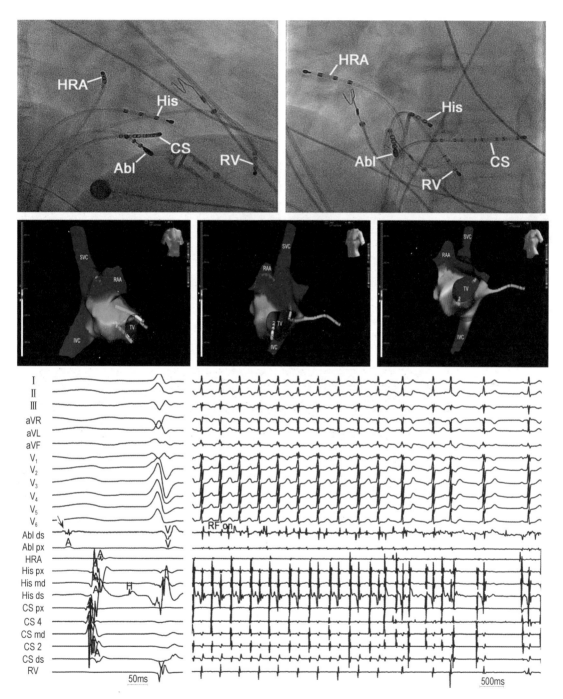

图13-15 下三尖瓣环AT消融术。最早的心房激动部位（白色，箭头）比P波起始部位早55ms，此时射频消融减慢AT，然后在5.9s内终止AT。记录到瓣环区（心房和心室）心电图

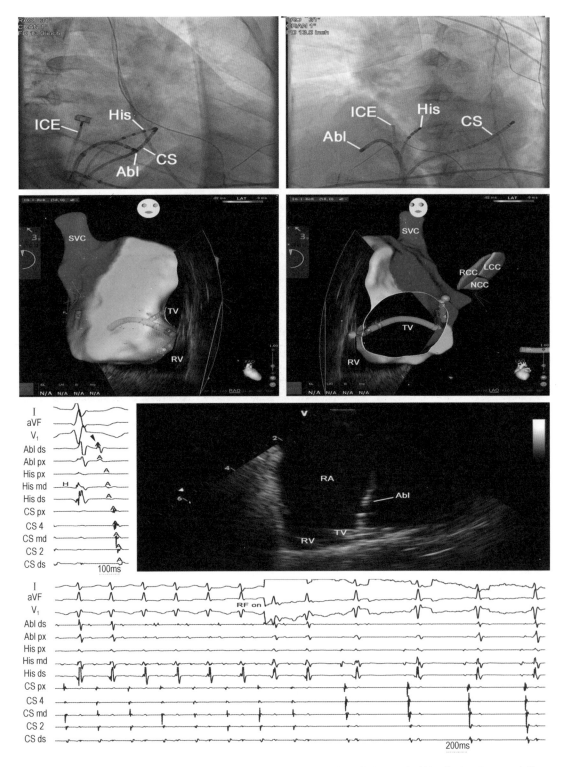

图13-16 外侧三尖瓣环AT消融术。于心房最早激动部位（红色，箭头）进行射频消融，在0.74s内终止AT。记录到瓣环（心房和心室）心电图

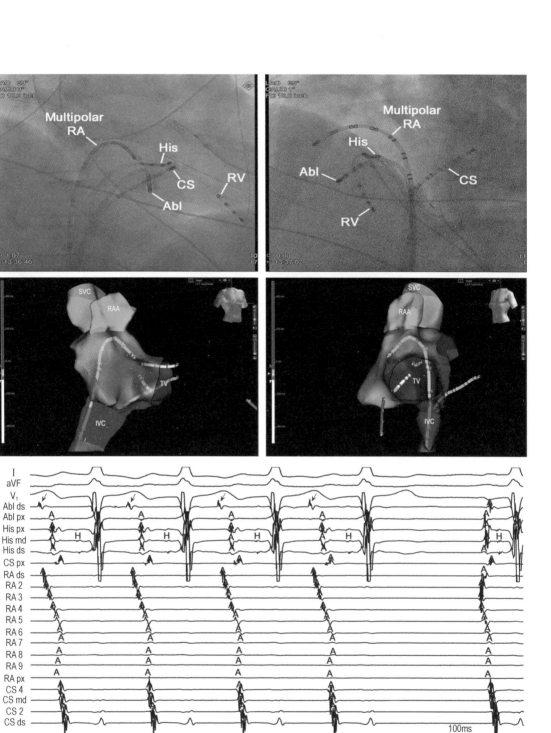

图 13-17　外侧三尖瓣环 AT 消融术。对心房最早激动部位（白色，箭头）施加射频消融能量可终止 AT。记录到瓣环（心房和心室）心电图

2. 起搏标测 AT可产生特殊的P波形态和心房激动模式，起搏时可从起始点起搏（图 13-9）[26]。起搏标测对于难以维持且不易接受激动标测的短暂AT是有用的。

3. 心房超速起搏 尽管局灶性AT不能被拖带，但以频率比心动过速稍快的心房超速起搏可用于定位起始位点[27]。起搏后间期与心动过速周长的差值（PPI–TCL）与起搏部位 - 心动过速病灶之间的距离直接相关。PPI–TCL＜20ms的起搏点是消融的目标（图 13-18）。

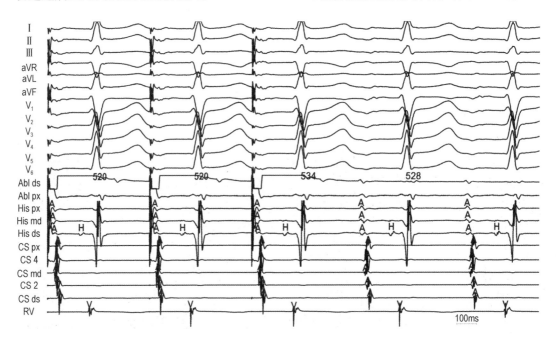

图 13-18 心房超速起搏后的起搏后间期（PPI）。在NCC AT消融成功的部位，起搏激动顺序与AT匹配，PPI–TCL=6ms

（二）大折返性房性心动过速

1. 起搏标测 对于大折返性AT，P波形态和相应的心房激动模式反映了环路的出口位置。从慢传导的出口部位或受保护的峡部起搏，可产生与心动过速相同的起搏P波形态和心房激动模式（图 13-19）。短的刺激波 -P（St-P）间期和完美的起搏图提示出口部位的刺激。较长的St-P间期和有效的起搏标测提示刺激来自环路内传导缓慢的区域（如中央峡部、邻近旁观者部位）。然而，心动过速时的功能屏障在窦性心律时不存在，尽管在环路内从一个心动过速的关键部位进行刺激，但仍可能产生不完美的起搏。

2. 拖带标测 消融的目标部位是通过拖带标测确定的缓慢传导的关键峡部或在两个解剖屏障之间创建一条阻滞线来切断环路[28-30]。类似于瘢痕相关室性心动过速的拖带标测，三个标准被用来定义每个部位：①对比于心动过速的起搏P波形态（和心房激动模式）；②St-P与电图P间期（egm-P）；③PPI–TCL[28]。不同的拖带部位如表 13-1所示，关键峡部是最佳消融靶点（图 13-20）。基于拖带标测的三维电解剖色彩编码图可以帮助识别合适的消融靶点[31]。

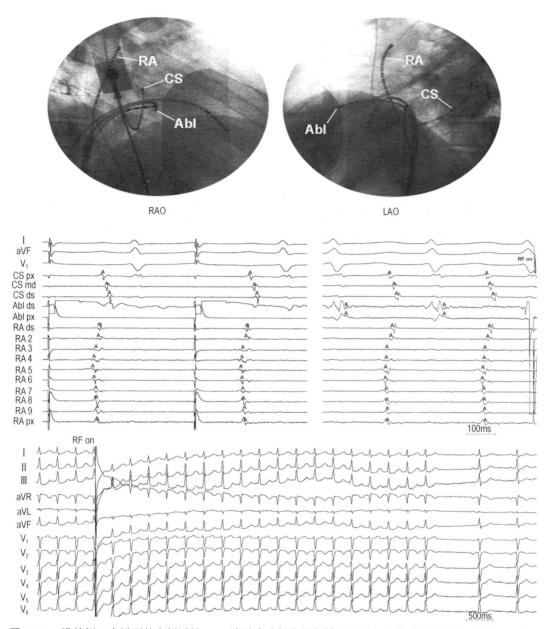

图 13-19 沿外侧三尖瓣环的大折返性 AT，消融成功部位的起搏（左图）和激动（右图）。起搏和心动过速的心房激动模式是相同的。较长的 St-P 间期与 EGM-P 间期相匹配，表明为环路内的峡部（慢传导区）。射频消融 6.2s 终止心动过速

表 13-1 大折返性 AT 环路位点特性

环路位点	融合类型	St-P–EGM-P	PPI–TCL
出口	隐匿	≤30ms（St-P＜30% TCL）	≤30ms
中央	隐匿	≤30ms（St-P=30%～60% TCL）	≤30ms
入口	隐匿	≤30ms（St-P＞60% TCL）	≤30ms
外环	明显	＞30ms（出口附近除外）	≤30ms
邻近旁观	隐匿	＞30ms	＞30ms
远端旁观	明显	＞30ms	＞30ms

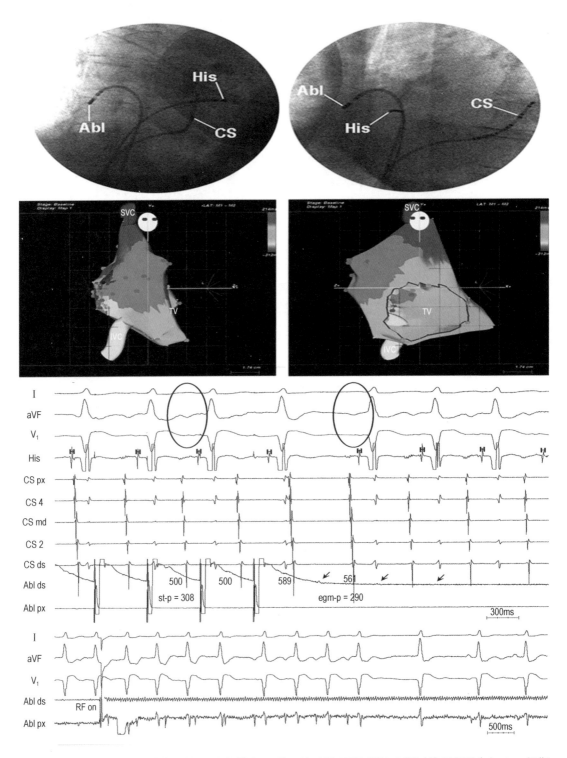

图 13-20　中央峡部（右侧大折返性 AT）起搏和 AT 的 P 波（见环形标识）相同（隐匿性融合）。St-P 间期 [55% 房性心动过速周期（ATCL）] - EGM-P 间期 =18ms。PPI–ATCL=28ms。射频消融 5.0s 内终止心动过速。请注意，灰色区域表示瘢痕，红色标记表示消融损伤，箭头表示舒张期中期电位

3. 无传导的额外刺激　大折返回路的关键峡部也可以通过终止心动过速的无传导的额外刺激识别[32]。这样的刺激可以使关键峡部去极化，导致其不应，而不会传导至心房的其余部分（非全局性夺获）。

四、异常电生理现象

AT 类似房室结内折返性心动过速：伴慢径路传导的 NCCAT 可引起心房和心室同时激动（A 在 V 上型心动过速），并可类似典型 AVNRT，在前间隔最早激活心房（图 13-4）[33]。鉴别需要评估 P 波形态、心室起搏操作（"AAV"反应）和（或）心房起搏操作（缺少室房连接）。

（周　宁　王　炎　译）

参 考 文 献

1. Roberts-Thomson KC, Kistler PM, Kalman JM. Focal atrial tachycardia I: clinical features, diagnosis, mechanisms, and anatomic location. Pacing Clin Electrophysiol 2006; 29: 643-652.

2. Kistler PM, Roberts-Thomson KC, Haqqani HM, et al. P-wave morphology in focal atrial tachycardia: development of an algorithm to predict the anatomic site of origin. J Am Coll Cardiol 2006; 48: 1010-1017.

3. Kistler PM, Kalman JM. Locating focal atrial tachycardias from P-wave morphology. Heart Rhythm 2005; 2: 561-564.

4. Roberts-Thomson KC, Kistler PM, Kalman JM. Focal atrial tachycardia II: management. Pacing Clin Electrophysiol 2006; 29: 769-778.

5. Teh AW, Kistler PM, Kalman JM. Using the 12-lead ECG to localize the origin of ventricular and atrial tachycardias: part 1. Focal atrial tachycardia. J Cardiovasc Electrophysiol 2009; 20: 706-709.

6. Tang CW, Scheinman MM, Van Hare GF, et al. Use of P wave configuration during atrial tachycardia to predict site of origin. J Am Coll Cardiol 1995; 26: 1315-1324.

7. Kalman JM, Olgin JE, Karch MR, Hamdan M, Lee RJ, Lesh MD. "Cristal tachycardias": origin of right atrial tachycardias from the crista terminalis identified by intracardiac echocardiography. J Am Coll Cardiol 1998; 31: 451-459.

8. Roberts-Thomson KC, Kistler PM, Haqqani HM, et al. Focal atrial tachycardias arising from the right atrial appendage: electrocardiographic and electrophysiologic characteristics and radiofrequency ablation. J Cardiovasc Electrophysiol 2007; 18: 367-372.

9. Morton JB, Sanders P, Das A, Vohra JK, Sparks PB, Kalman JM. Focal atrial tachycardia arising from the tricuspid annulus: electrophysiologic and electrocardiographic characteristics. J Cardiovasc Electrophysiol 2001; 12: 653-659.

10. Kistler PM, Fynn SP, Haqqani H, et al. Focal atrial tachycardia from the ostium of the coronary sinus: electrocardiographic and electrophysiological characterization and radiofrequency ablation. J Am Coll Cardiol 2005; 45: 1488-1493.

11. Badhwar N, Kalman JM, Sparks PB, et al. Atrial tachycardia arising from the coronary sinus musculature:

electrophysiological characteristics and long-term outcomes of radiofrequency ablation. J Am Coll Cardiol 2005; 46: 1921-1930.

12. Ouyang F, Ma J, Ho SY, et al. Focal atrial tachycardia originating from the non-coronary aortic sinus: electrophysiological characteristics and catheter ablation. J Am Coll Cardiol 2006; 48: 122-131.

13. Liu X, Dong J, Ho SY, et al. Atrial tachycardia arising adjacent to noncoronary aortic sinus: distinctive atrial activation patterns and anatomic insights. J Am Coll Cardiol 2010; 56: 796-804.

14. Wang Z, Liu T, Shehata M, et al. Electrophysiological characteristics of focal atrial tachycardia surrounding the aortic coronary cusps. Circ Arrhythm Electrophysiol 2011; 4: 902-908.

15. Beukema RJ, Smit JJ, Adiyaman A, et al. Ablation of focal atrial tachycardia from the non-coronary aortic cusp: case series and review of the literature. Europace 2015; 17: 953-961.

16. Kistler PM, Sanders P, Hussin A, et al. Focal atrial tachycardia arising from the mitral annulus: electrocardiographic and electrophysiologic characterization . J Am Coll Cardiol 2003; 41: 2212-2219.

17. Kistler PM, Sanders P, Fynn SP, et al. Electrophysiological and electrocardiographic characteristics of focal atrial tachycardia originating from the pulmonary veins: acute and long-term outcomes of radiofrequency ablation. Circulation 2003; 108: 1968-1975.

18. Knight B, Zivin A, Souza J, et al. A technique for the rapid diagnosis of atrial tachycardia in the electrophysiology laboratory. J Am Coll Cardiol 1999; 33: 775-781.

19. Vijayaraman P, Lee BP, Kalahasty G, Wood MA, Ellenbogen KA. Reanalysis of the "pseudo A-A-V" response to ventricular entrainment of supraventricular tachycardia: importance of His-bundle timing. J Cardiovasc Electrophysiol 2006; 17: 25-28.

20. Jastrzebski M, Kukla P. The V-A-V response to ventricular entrainment during atrial tachycardia: what is the mechanism? J Cardiovasc Electrophysiol 2012; 23: 1266-1268.

21. Maruyama M, Kobayashi Y, Miyauchi Y, et al. The VA relationship after differential atrial overdrive pacing: a novel tool for the diagnosis of atrial tachycardia in the electrophysiologic laboratory. J Cardiovasc Electrophysiol 2007; 18: 1127-1133.

22. Sarkozy A, Richter S, Chierchia G, et al. A novel pacing manoeuvre to diagnose atrial tachycardia. Europace 2008; 10: 459-466.

23. Kay GN, Chong F, Epstein AE, Dailey SM, Plumb VJ. Radiofrequency ablation for treatment of primary atrial tachycardias. J Am Coll Cardiol 1993; 21: 901-909.

24. Lesh MD, Van Hare GF, Epstein LM, et al. Radiofrequency catheter ablation of atrial arrhythmias. Results and mechanisms. Circulation 1994; 89: 1074-1089.

25. Poty H, Saoudi N, Haissaguerre M, Daou A, Clementy J, Letac B. Radiofrequency catheter ablation of atrial tachycardias. Am Heart J 1996; 131: 481-489.

26. Tracy CM, Swartz JF, Fletcher RD, et al. Radiofrequency catheter ablation of ectopic atrial tachycardia using paced activation sequence mapping. J Am Coll Cardiol 1993; 21: 910-917.

27. Mohamed U, Skanes AC, Gula LJ, et al. A novel pacing maneuver to localize focal atrial tachycardia. J Cardiovasc Electrophysiol 2007; 18: 1-6.

28. Kalman JM, VanHare GF, Olgin JE, Saxon LA, Stark SI, Lesh MD. Ablation of 'incisional' reentrant atrial tachycardia complicating surgery for congenital heart disease. Use of entrainment to define a critical isthmus of conduction. Circulation 1996; 93: 502-512.

29. Chen S, Chiang C, Yang C, et al. Radiofrequency catheter ablation of sustained intra-atrial reentrant tachycardia in adult patients. Identification of electrophysiological characteristics and endocardial mapping techniques. Circulation 1993; 88: 578-587.

30. Triedman JK, Saul JP, Weindling SN, Walsh EP. Radiofrequency ablation of intra-atrial reentrant tachycardia after surgical palliation of congenital heart disease. Circulation 1995; 91: 707-714.

31. Esato M, Hindricks G, Sommer P, et al. Color-coded three-dimensional entrainment mapping for analysis and treatment of atrial macroreentrant tachycardia. Heart Rhythm 2009; 6: 349-358.

32. Scott LR, Hadian D, Olgin JE, Miller JM. Termination of reentrant atrial tachycardia by a nonpropagated extrastimulus. J Cardiovasc Electrophysiol 2001; 12: 388.

33. Barkagan M, Michowitz Y, Glick A, Tovia-Brodie O, Rosso R, Belhassen B. Atrial tachycardia originating in the vicinity of the noncoronary sinus of Valsalva: report of a series including the first case of ablation-related complete atrioventricular block. Pacing Clin Electrophysiol 2016; 39: 1165-1173.

第**14**章
心房扑动

引言

心房扑动是一种大折返性房性心动过速，可根据折返环的位置和峡部缓慢传导区分类。最常见的类型是逆钟向（CCW）三尖瓣峡部（CTI）依赖性心房扑动。CTI是三尖瓣环与下腔静脉（IVC）之间缓慢传导区，也是消融CTI依赖性心房扑动的靶点[1-4]。CTI依赖性心房扑动围绕三尖瓣环旋转，最常见的是逆钟向型（典型），也有顺钟向型（非典型），相应地产生从外侧到内侧或从内侧到外侧的峡部激动。非CTI依赖性心房扑动（也为"非典型"）发生在有病变的心房，包括：①手术后右心房扑动（如环绕心房切开处或房间隔缺损处的切口性心房扑动）；②左心房扑动（图14-1）。左心房扑动在心房结构正常的患者中很少见，常出现在心房颤动消融后（如通过不完全消融线、围二尖瓣环或心房顶的"裂隙"心房扑动）或二尖瓣手术后。本章重点介绍CTI依赖性心房扑动的诊断和消融治疗。

本章目的

1. CTI的解剖结构。

2. CTI依赖性心房扑动的折返环和电生理特点，以及证实CTI依赖性心房扑动的方法。

3. CTI的消融和消融线裂隙的定位。

4. CTI消融成功的程序终点。

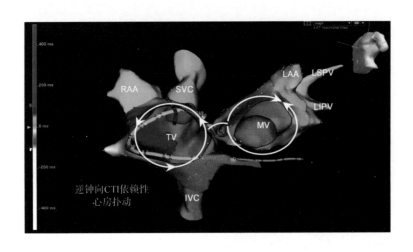

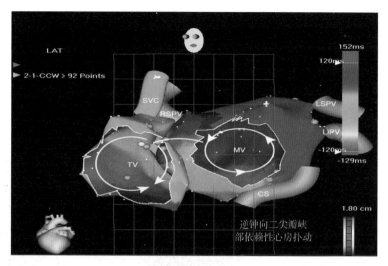

图 14-1　逆钟向 CTI 依赖性（上图）和二尖瓣峡部依赖性（下图）心房扑动。注意右心房和左心房的"头尾相接"模式图，以及对侧心房被动激动情况

一、下腔静脉至三尖瓣之间的峡部解剖结构

CTI 是以下腔静脉为后界和三尖瓣环为前界的右心房组织，这些解剖上的障碍形成一个缓慢传导的保护区，在 CTI 依赖性心房扑动中起关键作用。CTI 可分为 3 个部分：间隔部、中央部（左前斜位透视下 6 点方向）和外侧部[5]。较厚的间隔部峡部以冠状窦（CS）口和较厚的欧氏嵴为界，靠近房室（AV）结的右下部和房室结动脉。外侧部峡部最长，包含界嵴的梳状肌，最靠近右冠状动脉心内膜。中央部峡部是最短和最薄的，但有可能存在囊状凹处。峡部消融是指在峡部连续消融产生一条阻滞线（LOB），具体连接以下区域：①三尖瓣环到下腔静脉（后部线横跨中央部或外侧部峡部）；②三尖瓣环到冠状窦口—冠状窦口到欧氏嵴/瓣（间隔线横跨间隔部峡部与欧氏嵴/瓣，作为冠状窦口到下腔静脉间的阻滞线）[2-4, 6]。由于间隔线有较高的房室传导阻滞风险，且需要穿过较厚的肌性欧氏嵴，增加了消融难度。而后部线（特别是横跨较短、较薄的中央部峡部）是首选的消融靶点[5, 7]。

二、峡部依赖性心房扑动

（一）环路

逆钟向 CTI 依赖性心房扑动的折返环限于右心房（RA），由外侧穿过峡部向内侧传导（图14-2）。逆钟向激动波沿冠状窦口附近的CTI内侧向上至房间隔，除极右心房顶部，然后沿右心房前侧壁向下，最后除极CTI外侧。左心房是被动激动，不参与折返环的形成。一些解剖屏障可以阻碍该折返通路上更短的折返环形成，包括：①三尖瓣环（前界）；②下腔静脉、欧氏嵴（内侧）和界嵴（外侧）（后界）；③右心房内膜面的腔隙[6, 8, 9]。顺钟向CTI依赖性心房扑动与典型心房扑动的折返环相反，由内侧向外侧激动CTI（图14-3）。

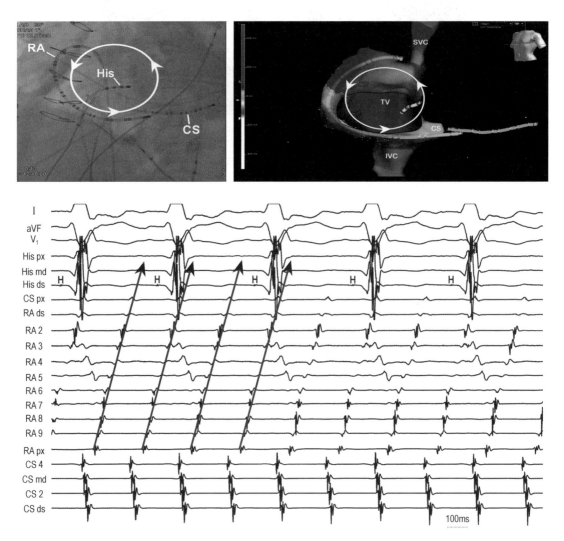

图14-2　逆钟向CTI依赖性心房扑动。注意围绕三尖瓣环的逆钟向激动时"头尾相接"模式图（白色区域/紫色区域交界面）

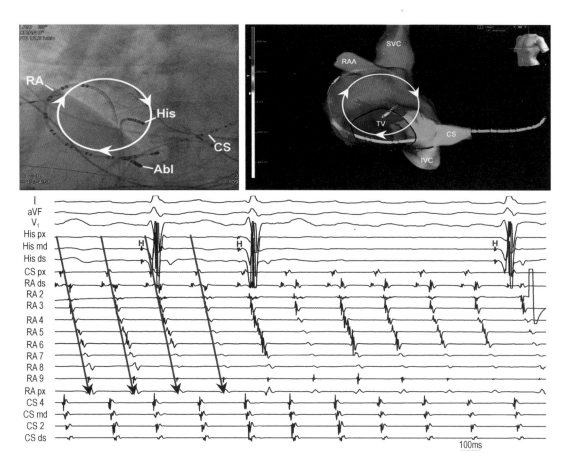

图14-3 顺钟向CTI依赖性心房扑动。注意围绕三尖瓣环顺钟向激动时出现"头尾相接"模式图（白色区域/紫色区域交界面）

（二）电生理学的特点

1. 12导联心电图 典型逆钟向CTI依赖性心房扑动的扑动波在心电图上的特征性形态：①在V_1导联呈正向；②在Ⅱ、Ⅲ和aVF导联呈负向（"锯齿"型）；③无等电位线（V_1导联除外）（V_1/Ⅱ导联不一致）（**图14-4**）。"锯齿"状扑动波的下降支、最低点和上升支分别反映房间隔的向上激动、右心房顶部的除极和前侧壁的向下激动。峡部的出口在冠状窦口附近的后间隔位置，产生一个向前的向量，因此扑动波在V_1导联呈正向。右心房的连续激动跨越了整个扑动周长，导致扑动波之间的等电位线缺失。顺钟向CTI依赖性心房扑动与逆钟向心房扑动的形态相反：①在V_1导联呈负向；②Ⅱ、Ⅲ和aVF导联呈正向（通常伴有切迹）（V_1/Ⅱ导联不一致）（**图14-4**）。心房扑动波形呈现V_1/Ⅱ导联一致性（如在V_1和Ⅱ导联呈正向）表明为非CTI依赖性心房扑动（如左心房扑动）。

逆钟向心房扑动

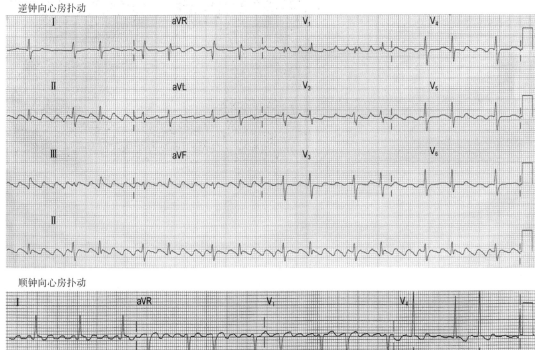

顺钟向心房扑动

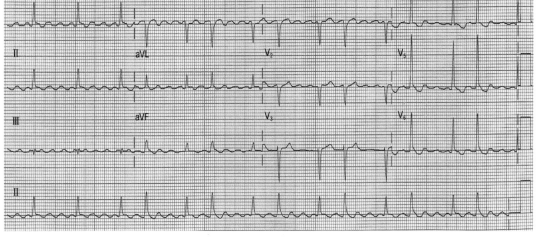

图14-4 逆钟向和顺钟向CTI依赖性心房扑动的12导联心电图。注意V$_1$导联和下壁导联心房扑动波方向的不一致性。上图：心房扑动波在V$_1$导联呈正向，而在下壁导联呈负向（锯齿状）。下图：V$_1$导联心房扑动波呈负向，下壁导联呈正向。两组心电图均显示由于房室传导为双层阻滞而出现的成对QRS波群（上层：2:1；下层：文氏周期）

2. 电生理检查 CTI依赖性心房扑动在右心房的逆钟向和顺钟向激动可以使用多导记录仪多部位来标测右心房：①前侧壁和CTI（Halo导管）；②冠状窦口（后间隔）；③希氏束（前间隔）或三维电解剖电标测系统。短阵猝发起搏较程序性期前刺激更易诱发逆钟向CTI依赖性心房扑动，特别是从光滑的右心房（内侧）起搏可引起内侧向外侧的CTI传导阻滞（单向阻滞）（图14-5）。从有小梁的右心房（外侧）起搏会诱发顺钟向CTI依赖性心房扑动[10]。

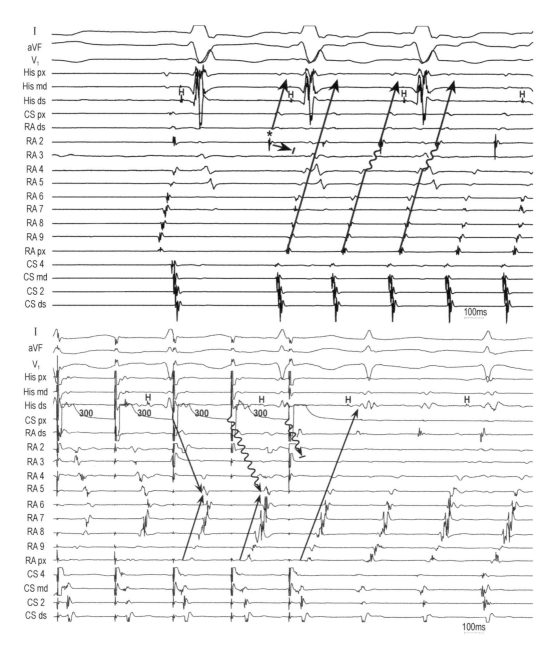

图14-5 逆钟向CTI依赖性心房扑动可以被房性早搏（星号）（上图）和快速心房起搏（下图）诱发。在这两种情况下，内侧向外侧的CTI传导阻滞（"单向阻滞"），随后绕三尖瓣环的逆钟向激动（"缓慢传导"），可引起大折返

（三）峡部依赖性

心房扑动对CTI拖带反应的不同决定了其是否为峡部依赖性（图14-6）[8, 9]。以短于扑动频率10～30ms的周长起搏刺激CTI，夺获心房并侵入其可激动间隙，每个重整的刺激产生逆向和顺向的激动波。第一个刺激（n）的逆向波遭遇心动过速的激动波。顺向波离开峡部，

提高心动过速的频率，并与下一个刺激（$n+1$）的逆行波相遇。第n个顺向波与第$n+1$个逆行波相遇，直到停止起搏。最后一个刺激的顺向波没有逆向波与之相遇，绕环路传导1周后心房扑动恢复。刺激导管上从最后一个起搏刺激到记录的第一个心房波的间距为起搏后间期（post-pacing interval，PPI），等于心房扑动周长。峡部拖带满足下列标准证明CTI依赖性：①隐性融合；②刺激-扑动波＝心内电图-扑动波；③PPI–心房扑动周长≤20ms（图14-6）。尽管拖带和心动过速的体表心电图形态是相同的，但是在起搏位置的上游逆向夺获心内电图发生融合。除非拖带的周长明显短于心动过速的周长，导致频率依赖的CTI传导延迟和PPI延长，否则PPI–心房扑动周长＞20ms表明非CTI依赖性心房扑动（图14-7）[11]。

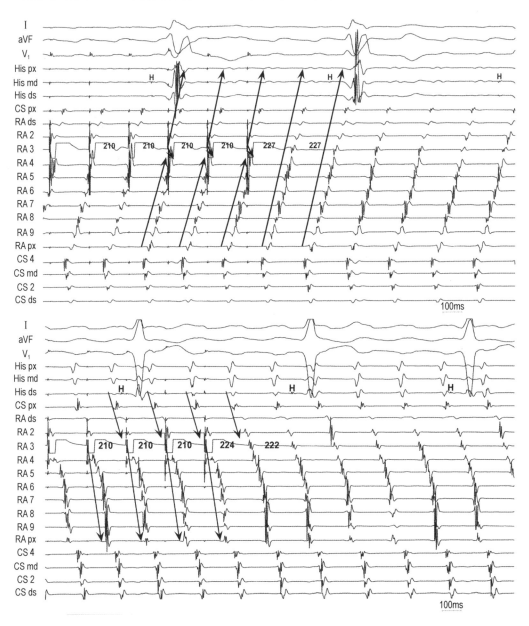

图14-6 逆钟向（上图）和顺钟向（下图）CTI依赖性心房扑动的峡部拖带。在这两种情况下，拖带呈现隐性融合和PPI≈TCL（＜20ms），表明为CTI依赖性

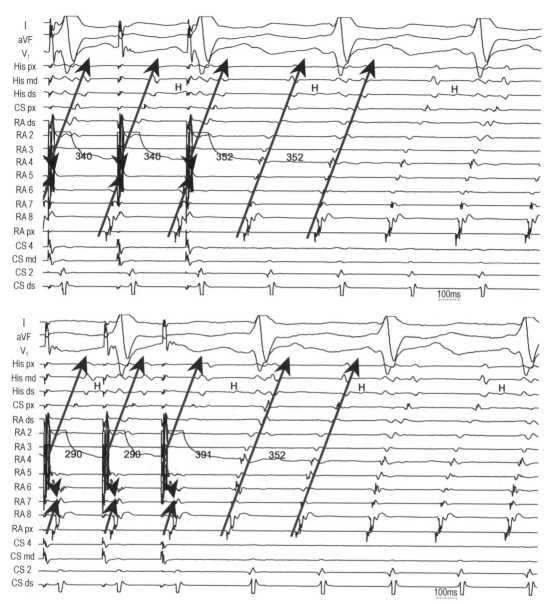

图14-7 进行性融合和长PPI的逆钟向CTI依赖性心房扑动的拖带。上图：在起搏周长为340ms时，拖带导致固定的隐性融合，最后的顺向夺获发生在起搏周长内 [顺向波/逆向波融合点下调（RA 4和RA 5）]，且PPI=TCL（暂时性拖带的第1条标准）。以更快的起搏周长290ms拖带可产生进行性融合 [起始于起搏点的逆向夺获更快，导致融合点上调（RA 6和RA 7）]，且PPI–TCL=39ms

三、峡部的标测和消融

（一）标测

　　CTI具有明确的解剖定位，可以在窦性心律（冠状窦起搏）或心房扑动期间进行消融[12, 13]。然而，对于正在发作的心房扑动，需要通过拖带和消融使心房扑动终止证实其是CTI依赖性的。将消融导管置于CTI的三尖瓣环最低点，该处可记录到小心房波和大心室波。导管从三尖瓣环回撤至下腔静脉口的过程中穿过CTI，射频消融（RF）能量以一个点接一个点的形式释放（"逐点消融"）或连续回拉导管（"拖拽"）。尖锐、高频的A波振幅降低和消失是消融损伤有效的表现（通常伴有右肩的牵涉性疼痛）。右前斜位透视评价导管沿着CTI向后移动的程度，而左前斜位观察导管自消融线向内侧或外侧的移位。

1. 心房扑动发作时 在CTI依赖性心房扑动发作过程中，成功的CTI射频消融导致周长延长和（或）CTI依赖性心房扑动终止。最后记录到的心房波稍早于消融线（图14-8～图14-11）。

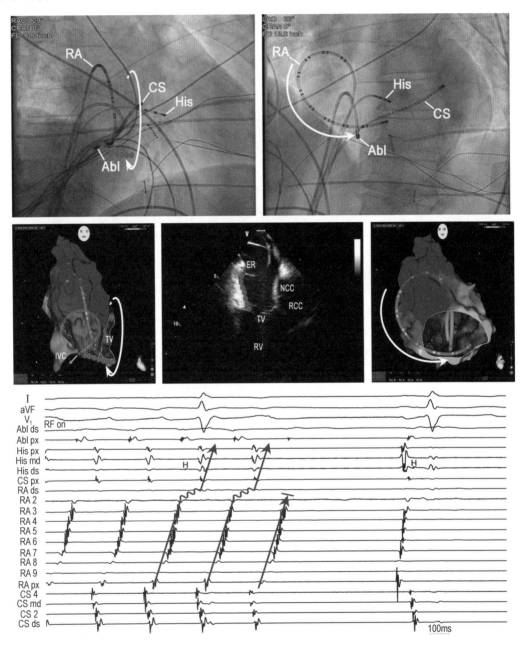

图14-8 逆钟向CTI依赖性心房扑动在射频消融过程中终止。注意导管倒弯技术主要是针对较厚的欧氏嵴后部。红色标记表示沿CTI的消融部位

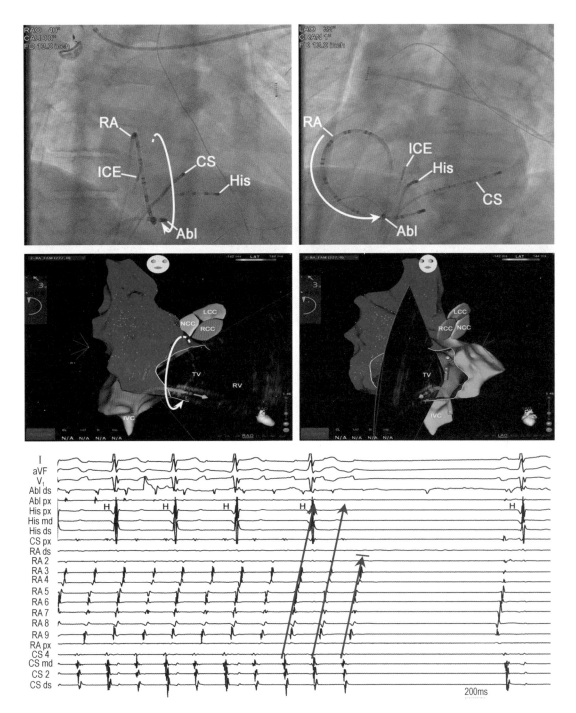

图14-9　逆钟向CTI依赖性心房扑动在消融过程中终止。在CTI线性消融过程中心房扑动终止，证实其为峡部依赖性

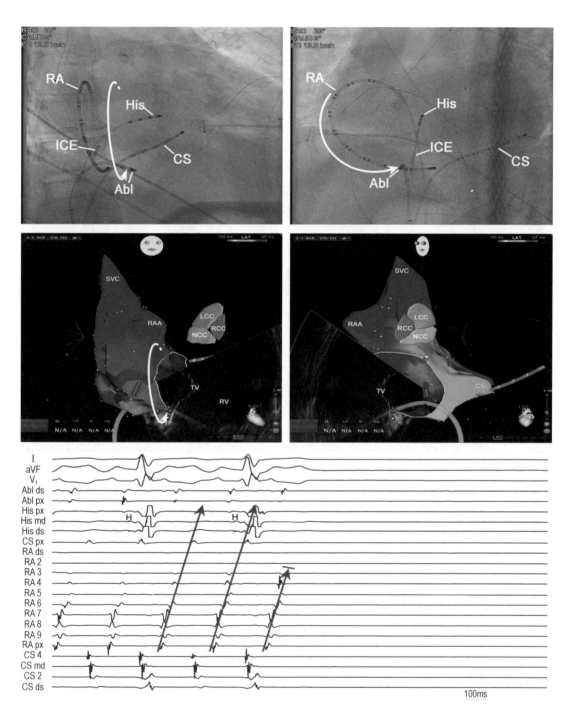

图14-10　逆钟向CTI依赖性心房扑动在消融过程中终止。在CTI线性消融过程中心房扑动终止,证实其为峡部依赖性

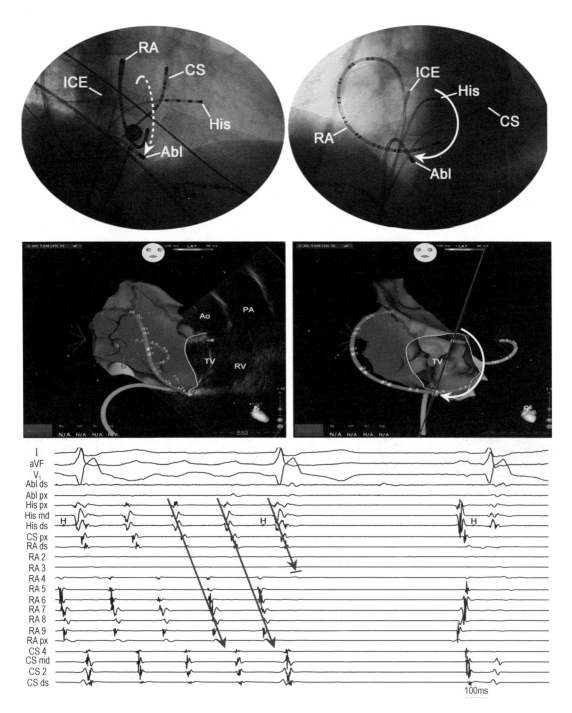

图14-11 逆钟向CTI依赖性心房扑动在消融过程中终止。在CTI线性消融过程中心房扑动终止,证实其为峡部依赖性

2. 正常窦性心律时 消融前后,在拟消融线的内侧和外侧起搏以评估CTI传导。

(1)消融前:冠状窦起搏可代替在CTI消融线内侧的直接刺激。冠状窦起搏产生两种激活波(一个通过CTI的顺钟向波和一个沿房间隔向上激动的逆钟向波),两者在右心房前侧壁融合，在Halo电极上记录到"V"字形的激动顺序（图14-12）。起搏消融线外侧也产生两种激动波（一个沿右心房前侧壁向上激动的顺钟向波和一个通过CTI的逆钟向波），两者在右心房前间隔融合，使冠状窦口的心房激动领先于希氏束，或两者同时激动（图14-13）。

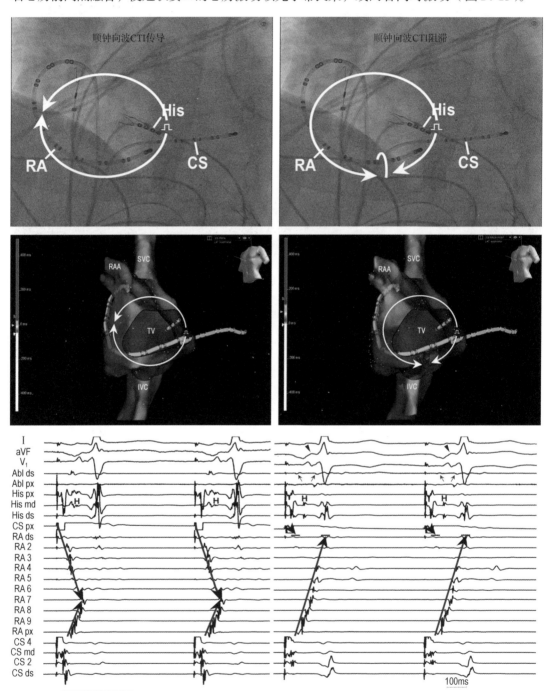

图14-12　CTI消融前后顺钟向（内侧到外侧）传导（左图）和阻滞（右图）的情况。消融前，冠状窦近端起搏时，沿右心房前外侧壁（RA 7，紫色）出现最晚的心房激动，在"Halo"导管上呈现出"V"字形图形。消融后，因为最晚的心房激动已经位于消融线另一侧，因此沿消融线上记录到宽间距的双电位（箭头所示，116ms），注意Ⅱ导联P波终末电位呈正向（无尾箭头）

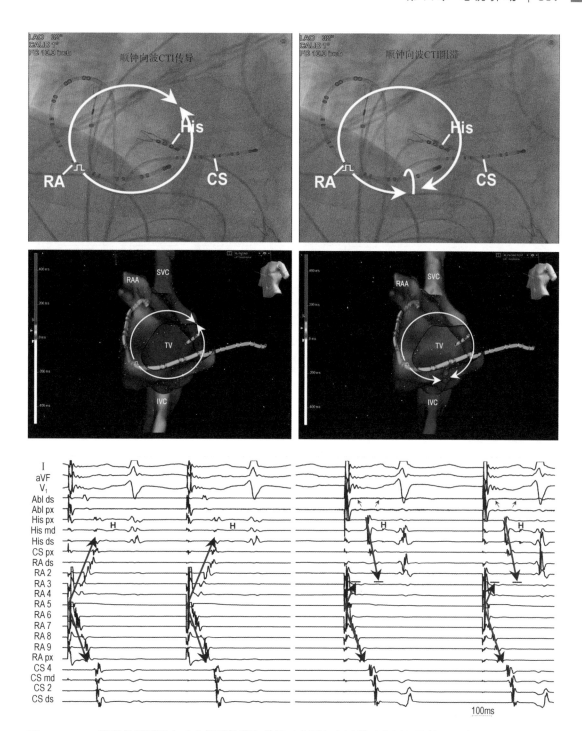

图14-13 CTI消融前后顺钟向（内侧到外侧）传导（左图）和阻滞（右图）的情况。消融前，RA 5起搏时，沿右心房前间隔（希氏束区，紫色）出现最晚的心房激动。消融后，因为最晚的心房激动已经位于消融线另一侧，因此沿消融线上记录到宽间距的双电位（箭头所示，121ms）

（2）消融后：冠状窦起搏时，顺钟向波不能通过消融线，大部分右心房包括CTI外侧由逆钟向波激动（图14-12）。同样，在消融线外侧起搏，逆钟向波不能通过消融线，大部分右心房包括CTI内侧由顺钟向波激动，希氏束的心房激动早于冠状窦口（希氏束-冠状窦颠倒）（图14-13）。在消融线任意一侧起搏时，顺钟向波和逆钟向波在消融线融合，在消融线的全程可记录到宽间距的双电位（double potential，DP）。少数情况下，峡部阻滞为频率依赖性的（图14-14）。顺钟向CTI阻滞可以通过房室结逆传[心室起搏或房室结内折返性心动过速（AVNRT）]或后间隔动作电位[内侧（房间隔）到阻滞线]来证实（图14-15，图14-16）[14]。

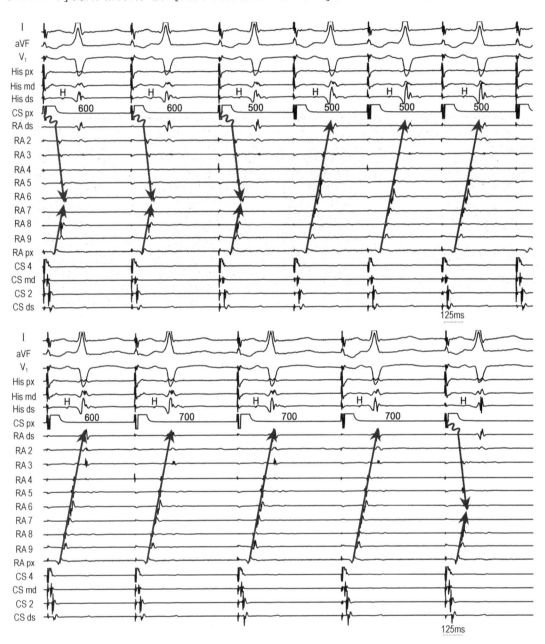

图14-14　频率依赖性CTI阻滞及滞后反应。以600ms的周长起搏时，产生跨CTI的顺钟向延迟。进一步缩短起搏周长（500ms）会导致CTI阻滞，即使将周长再增加至600ms，CTI阻滞仍然存在，直到进一步延长周长至700ms为止

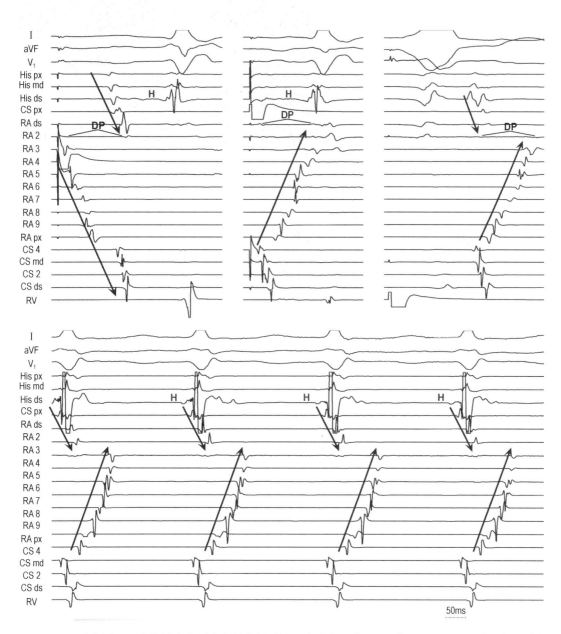

图14-15 心房起搏、心室起搏和典型房室结内折返性心动过速证明CTI阻滞。RA 4和冠状窦电极近端起搏（上图左侧和中间）证明跨CTI的双向阻滞。在心室起搏（上图右侧）和典型房室结内折返性心动过速（下图）时，后者通过快径路（FR）传导，两种情况可证实顺钟向CTI阻滞。沿消融线（RA 2）可记录到宽间距的双电位（双电位间距=125ms）。CTI阻滞时，房室结内折返性心动过速模拟类似逆钟向CTI依赖性心房扑动，但是右心房激动时间只占心动过速周长（TCL）的37%

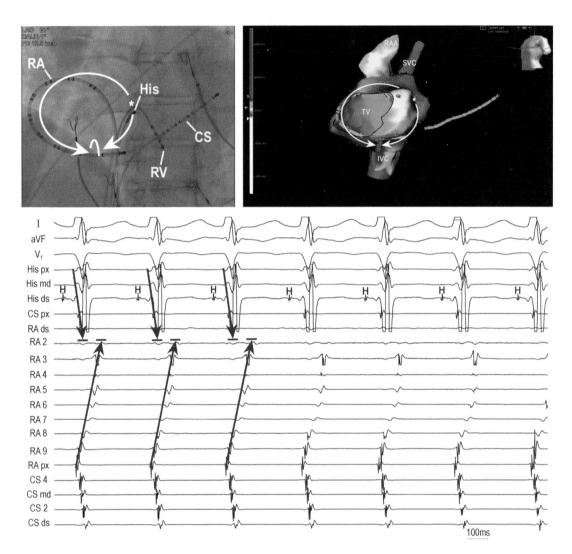

图 14-16　CTI阻滞时，典型房室结内折返性心动过速的表现。心房最早激动点（白色星号）在右心房前间隔的快径路（FP）。由于存在CTI顺钟向阻滞，在消融线上（RA 2上的红色标记）可记录到宽间距的双电位

（二）裂隙标测

　　持续峡部裂隙的常见解剖部位包括：①前部（三尖瓣环后部的前庭）；②后部（下腔静脉-右心房交界处和欧氏嵴）[15, 16]。沿消融线是否存在裂隙，可通过在其附近记录到单个电位或碎裂电位来标测，表现为消融线附近区域的窄间距双电位（图14-17，图14-18）[17]。双电位表明消融线局部传导阻滞，而激动发生在线的两侧[18, 19]。窄间距双电位是由于通过裂隙的单个波激动了消融线的两侧。双电位分离的程度与距离裂隙的远近直接相关。越靠近裂隙，双电位间距就越窄，直到在裂隙处记录到一个单电位或碎裂电位。成功消融的特殊靶点是非扩布性额外刺激可以终止心房扑动处。这样的刺激除极环路的关键部分，使其难以夺获周围心房（非整体夺获）[20]。

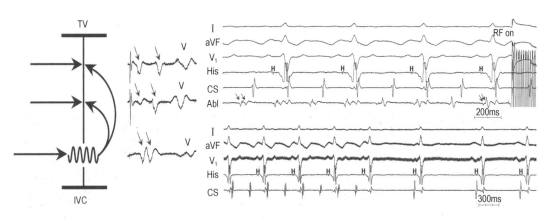

图14-17 裂隙标测。沿消融线移动标测导管，当靠近裂隙时，记录到窄间距的双电位（箭头所示）——
第2个双电位电压更高。在该部位放电消融，心房扑动终止

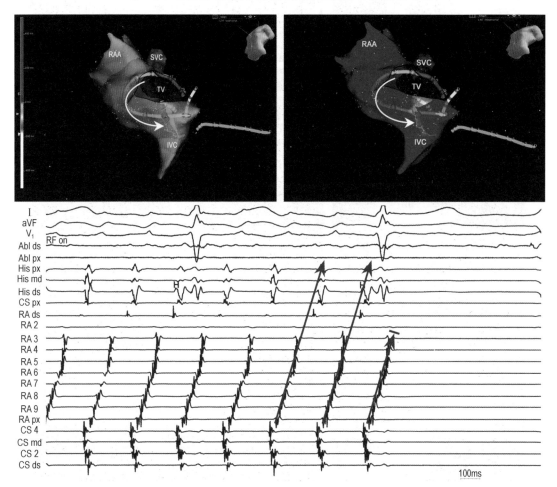

图14-18 裂隙标测。CTI初步线性消融后，在该线的远端与心室末端有一个裂隙，此处激动可以突破
CTI（紫色激动图上的白色区域）。在裂隙处消融，心房扑动终止

（三）困难的三尖瓣峡部消融

解决困难的CTI消融方法：①使用长鞘（增加稳定性）或灌注消融导管（提供更大功

率）；②在初始消融线外侧再消融一条线（避开较厚的间隔部峡部）；③取最大A波处作为靶点（"肌肉束"假说）；④利用心腔内超声（ICE）来识别解剖异常（如很厚的欧氏嵴及袋状凹陷），从而指导消融（图14-19）[21, 22]。当欧氏嵴呈"垂直或直角状"时，回撤导管消融变得十分困难，此时采用导管倒弯技术特别有效（图14-8，图14-19）[23]。

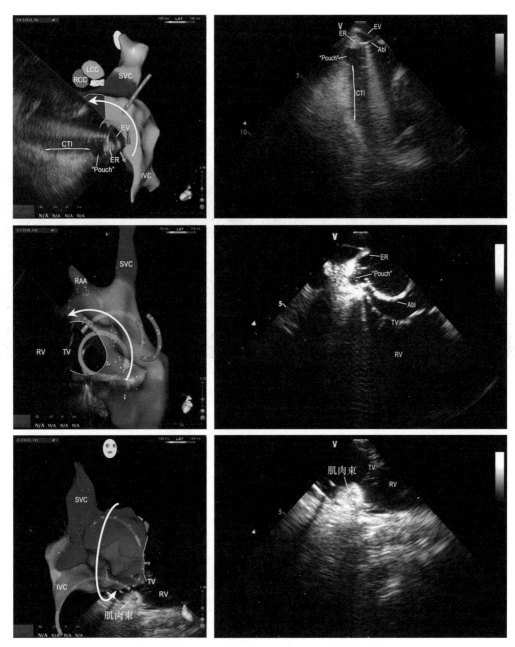

图14-19　复杂CTI解剖图。上图：欧氏嵴下囊袋（Pouch）和较厚的欧氏嵴。导管倒弯技术和心腔内超声对于较厚、圆形、肌性嵴部和囊袋周围图像的显示，有助于心房扑动终止和CTI双向阻滞。中图：导管倒弯技术使导管成功到达欧氏嵴下囊袋和较厚的、阶梯状、直角状嵴部。下图：位于三尖瓣前庭处存在粗圆形肌肉束，这使得在此处的直接、多次消融只能造成短暂的阻滞。在肌肉束外侧消融实现了CTI的持续阻滞。ER.欧氏嵴；EV.欧氏瓣

四、手术终点

心房扑动终止和不能诱发不是CTI依赖性心房扑动成功消融的可靠终点。消融的目标是CTI两侧达到双向阻滞[13, 17]。消融成功后短期内，可以利用腺苷或异丙肾上腺素检测CTI的休眠传导[24-27]。

（一）宽间距的双电位

CTI达到双向阻滞的金标准是起搏消融线的内侧和外侧时沿消融线记录到宽间距（≥110ms）的双电位（见图14-12、图14-13）[17]。起搏过程中，顺钟向波和逆钟向波分别激动消融线的两侧，从而产生双电位。宽间距的双电位代表完全阻滞，相反，窄间距的双电位（<90ms）则表示未完全阻滞，在消融线上还存在裂隙，需要进一步消融。这些双电位反映单个波通过裂隙激动了消融线的两侧。间距介于两者间的双电位（90～110ms），满足以下条件提示CTI完全阻滞：①双电位之间有等电位线；②第2个电位呈负向（DP_2）（反映消融线对侧电图极性颠倒）；③沿消融线全程记录到的双电位之间的最大变异<15ms（平行双电位）。

（二）心房激动和电图极性颠倒

消融前，在CTI一侧起搏，可经CTI传导激动对侧。消融后，CTI丧失传导功能，导致消融线对侧心房激动颠倒。在对侧位置起搏时，CTI激动方向改变引起心房激动顺序和电图极性颠倒[28-30]。

（三）P波终末电势

在CTI外侧和内侧起搏时体表心电图下壁导联P波终末电势呈正向提示CTI可能阻滞[31]。消融前，起搏CTI时同时出现的顺钟向波和逆钟向波呈尾-头方向激动右心房。CTI阻滞后，在消融线一侧起搏，使对侧右心房呈头-尾方向激动，从而在下壁导联产生正向P波终末电势（图14-12）。但是，正向P波终末电势不能区分CTI传导延迟和传导阻滞。

（四）心房不同部位起搏

心房不同部位起搏是区分CTI传导延迟与传导阻滞的有效方法[28, 32]。评估CTI逆钟向阻滞，可比较消融线外侧（部位A）和部位A稍外侧（部位B）的起搏刺激至消融线内侧（部位D）记录电图的时间。AD＞BD表示CTI逆钟向阻滞，而AD＜BD表示CTI传导延迟（图14-20）。评价CTI顺钟向阻滞，可比较部位D和部位D稍内侧（部位C）的起搏刺激至部位A记录电位的时间。DA＞CA表明CTI顺钟向阻滞，而DA＜CA表示CTI传导延迟（图14-21）。

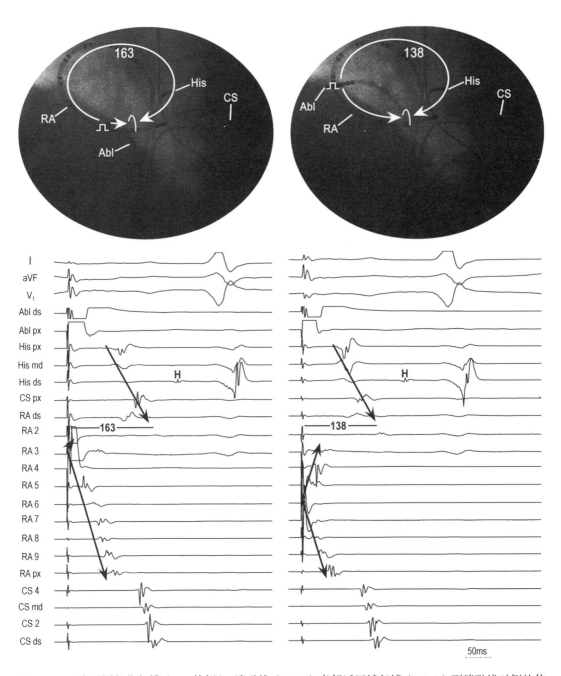

图 14-20 心房不同部位起搏（CTI外侧）。消融线（RA 2）旁邻近区域起搏（RA 3）到消融线对侧的传导时间较长（163ms），当在更外侧（RA 6）起搏时传导时间缩短（138ms）。以上表现说明存在跨CTI的逆钟向阻滞

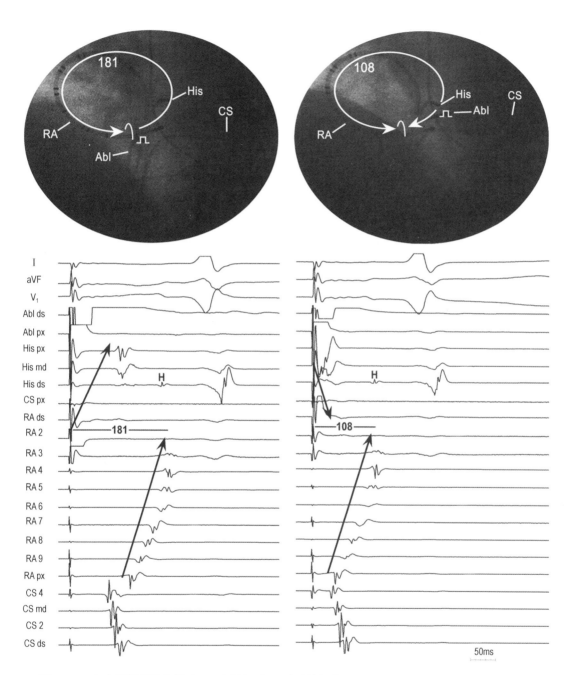

图 14-21　心房不同部位起搏（CTI内侧）。邻近消融线起搏（RA 2）传导至消融线对侧的传导时间较长（181ms），当在更远侧起搏（希氏束）时传导时间缩短（108ms）。以上表现说明存在跨CTI的顺钟向阻滞

五、少见的电生理现象

（一）双波折返性心房扑动

双波折返性心房扑动是一种短暂的、加速性逆钟向CTI依赖性心房扑动，可由程控的心房期前刺激诱发。适当的期前刺激引起CTI逆向阻滞，而顺向传导造成同一个环路中出现两个大折返波（双波）。心房扑动有足够大的可激动间隙可以容纳两个心动过速的波长时就可出现双波折返[33]。

（二）低位环形折返性心房扑动

低位环形折返性心房扑动是一种CTI依赖性心房扑动的亚型，界嵴构成的后界下部不完整时就可出现。低位环路可以是大折返环路缩短。低位环形折返性心房扑动可与逆钟向CTI依赖性心房扑动同时或交替出现[34]。

（三）峡部内心房扑动

峡部内心房扑动是另一种CTI依赖性心房扑动亚型，其折返环主要局限于冠状窦口周围的CTI房间隔侧，这也被认为是CTI消融后心房扑动复发的潜在原因[35, 36]。诊断的方法是沿三尖瓣环拖带标测，呈现显性融合（包括CTI侧部）和PPI–TCL（心动过速周长）差值较大（>25ms），而在CTI中间部例外，这里可以出现隐匿拖带及PPI–TCL≤25ms。沿三尖瓣环周围激动可以出现电图融合（"局灶性"伴离心性传导）或逆钟向/顺钟向激动（"假性大折返性"具有头尾相接）（CTI功能性传导阻滞导致的逆钟向激动）。成功消融的心电图特征表现为较宽（35%～70% TCL）的碎裂信号[35]。

（四）心脏移植后心房扑动

在房-房原位心脏移植后，心房扑动可来源于受体残余的心房组织，但更常见的是来自供体的心房组织（受体或供体心房扑动）（图14-22）[37-39]。心房吻合处的缝线形成一个屏障，将受体与供体心房的电活动隔离（通过缝线的裂隙可出现间歇性传导）。心室由供体心房的节律主导。

窦性心律下

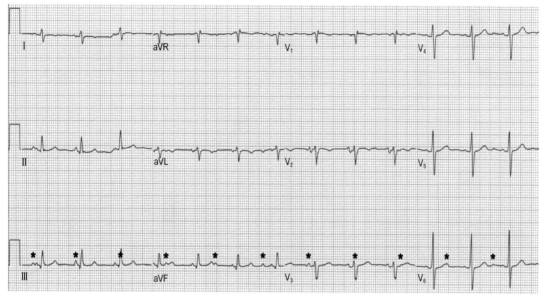

受体心房扑动

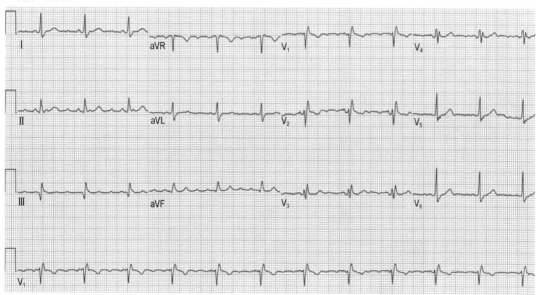

图 14-22 心脏移植后心房扑动。上图：受体（﹡）和供体心房都是窦性节律，两者相互分离。值得注意的是，由于迷走神经去神经支配，供体窦性心率更快。下图：受体心房为心房扑动，而供体心房仍然是窦性心律并夺获心室

（五）峡部的纵向分离

CTI存在两条通道，即连接冠状窦近端肌袖的快通道[有效不应期（ERP）较长]和连接冠状窦中部的慢通道（有效不应期较短）。这会使拖带时心房扑动加速（快通道的功能

性传导阻滞）或消融时变慢（消融快通道），导致冠状窦图形发生改变[40]。

（六）少见的房室传导比

1. 1：1房室传导 1：1房室传导的心房扑动经常伴有差异性传导，容易被误认为室性心动过速（VT）（图14-23），它发生在心房扑动折返环周长大于房室结及希氏束有效不应期时：①使用钠通道阻滞剂（延长心房扑动折返环的周长并延缓希氏束-浦肯野系统的传导时间）的同时不合并房室结传导阻滞；②运动诱发的心房扑动（交感神经张力增高会缩短房室结的有效不应期）。其他奇数比的房室传导（如3：1）并不常见，可以在抗心律失常药物治疗过程中见到。

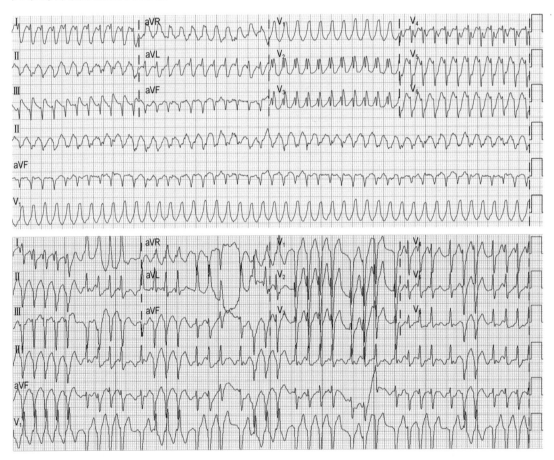

图14-23　1：1房室传导的心房扑动。上图：频率相关性右束支传导阻滞（RBBB）形似单形性室性心动过速。下图：频率相关性右束支传导阻滞和左束支传导阻滞（LBBB）形似多形性室性心动过速

2. 交替的文氏周期 另一种不常见的房室传导方式是交替的文氏周期，这是由房室交界区存在的两级阻滞（双层阻滞）所引起的。在文氏周期中可交替出现3个连续未下传的扑动波，其上下层分别是2：1和文氏传导阻滞。阻滞形式颠倒（上层为文氏传导阻滞，下层为2：1传导阻滞）导致文氏周期中出现2个连续未下传的扑动波（见图14-4，图14-24，图14-25）[41, 42]。

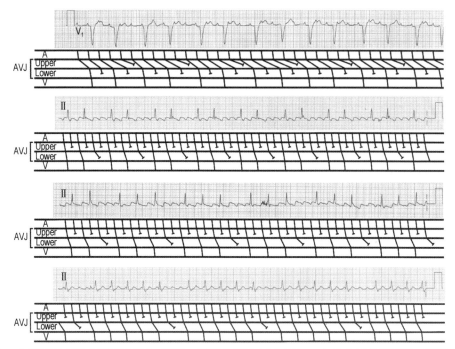

图14-24 文氏间期交替（两层阻滞）。顶图：房室交界区上层（Upper）为文氏传导阻滞，下层（Lower）为2∶1传导阻滞（文氏周期中出现2个未下传的扑动波）。下面三个图：上层为2∶1传导阻滞，下层为文氏传导阻滞（文氏周期中有3个未下传的扑动波），呈二联律、三联律和五联律房室传导的形式

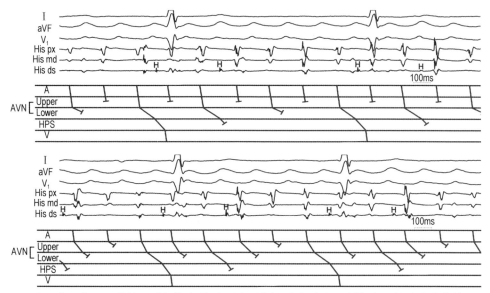

图14-25 希氏束下传导阻滞伴文氏间期交替（三层阻滞）。在每个文氏周期中，扑动波或者传导或者阻滞到希氏束，AH在阻滞前逐渐延长（文氏周期交替），形成6∶2和5∶2的心房-希氏束传导比。上图：在房室结内上层为2∶1传导阻滞，而下层为文氏传导阻滞，导致文氏周期内有3个未下传的扑动波。下图：在房室结内上层为文氏传导阻滞，而下层为2∶1传导阻滞（导致文氏周期内有2个未下传的扑动波）。对于这2例病例，希氏束以下存在三层阻滞，分别导致房室传导比为6∶1和5∶1（阻滞点可能在希氏束远端，超出了希氏束记录位点，从而形成较窄的QRS波群）

（白 杨 吕家高 译）

参 考 文 献

1. Olshansky B, Okumura K, Hess PG, Waldo AL. Demonstration of an area of slow conduction in human atrial flutter. J Am Coll Cardiol 1990; 16: 1639-1648.

2. Cosio FG, López-Gil M, Goicolea A, Arribas F, Barroso JL. Radiofrequency ablation of the inferior vena cava-tricuspid valve isthmus in common atrial flutter. Am J Cardiol 1993; 71: 705-709.

3. Feld GK, Fleck RP, Chen P, et al. Radiofrequency catheter ablation for the treatment of human type 1 atrial flutter. Identification of a critical zone in the reentrant circuit by endocardial mapping techniques. Circulation 1992; 86: 1233-1240.

4. Schwartzman D, Callans DJ, Gottlieb CD, Dillon SM, Movsowitz C, Marchlinski FE. Conduction block in the inferior vena caval-tricuspid valve isthmus: association with outcome of radiofrequency ablation of type I atrial flutter. J Am Coll Cardiol 1996; 28: 1519-1531.

5. Cabrera JA, Sánchez-Quintana D, Farré J, Rubio JM, Ho SY. The inferior right atrial isthmus: further architectural insights for current and coming ablation technologies. J Cardiovasc Electrophysiol 2005; 16: 402-408.

6. Nakagawa H, Lazzara R, Khastgir T, et al. Role of the tricuspid annulus and the eustachian valve/ridge on atrial flutter. Relevance to catheter ablation of the septal isthmus and a new technique for rapid identification of ablation success. Circulation 1996; 94: 407-424.

7. Passman RS, Kadish AH, Dibs SR, Engelstein ED, Goldberger JJ. Radiofrequency ablation of atrial flutter: a randomized controlled trial of two ana-tomic approaches. Pacing Clin Electrophysiol 2004; 27: 83-88.

8. Kalman JM, Olgin JE, Saxon LA, Fisher WG, Lee RJ, Lesh MD. Activation and entrainment mapping defines the tricuspid annulus as the anterior barrier in typical atrial flutter. Circulation 1996; 94: 398-406.

9. Olgin JE, Kalman JM, Fitzpatrick AP, Lesh MD. Role of right atrial endocardial structures as barriers to conduction during human type I atrial flutter. Activation and entrainment mapping guided by intracardiac echocardiography. Circulation 1995; 92: 1839-1848.

10. Olgin JE, Kalman JM, Saxon LA, Lee RJ, Lesh MD. Mechanism of initiation of atrial flutter in humans: site of unidirectional block and direction of rotation. J Am Coll Cardiol 1997; 29: 376-384.

11. Vollmann D, Stevenson WG, Lüthje L, et al. Misleading long post-pacing interval after entrainment of typical atrial flutter from the cavotricuspid isthmus. J Am Coll Cardiol 2012; 59: 819-824.

12. Poty H, Saodi N, Nair M, Anselme F, Letac B. Radiofrequency catheter ablation of atrial flutter. Further insights into the various types of isthmus block: application to ablation during sinus rhythm. Circulation 1996; 94: 3204-3213.

13. Poty H, Saoudi N, Abdel Aziz AA, Nair M, Letac B. Radiofrequency catheter ablation of type 1 atrial flutter. Prediction of late success by electrophysiological criteria. Circulation 1995; 92: 1389-1392.

14. Vijayaraman P, Kok LC, Wood MA, Ellenbogen KA. Right ventricular pacing to assess transisthmus conduction in patients undergoing isthmus-dependent atrial flutter ablation: a new useful technique? Heart Rhythm 2006; 3: 268-272.

15. Shah D, Haïssaguerre MK, Jaïs P, Takahashi A, Hocini M, Clémenty J. High-density mapping activation through an incomplete isthmus ablation line. Circulation 1999; 99: 211-215.

16. Sra J, Bhatia A, Dhala A, et al. Electroanatomic mapping to identify breakthrough sites in recurrent typical human flutter. Pacing Clin Electrophysiol 2000; 23: 1479-1492.

17. Tada H, Oral H, Sticherling C, et al. Double potentials along the ablation line as a guide to radiofrequency ablation of typical atrial flutter. J Am Coll Cardiol 2001; 38: 750-755.

18. Cosio FG, Arribas F, Barbero JM, Kallmeyer C, Goicolea A. Validation of double-spike electrograms as

markers of conduction delay or block in atrial flutter. Am J Cardiol 1988; 61: 775-780.

19. Shimizu A, Nozaki A, Rudy Y, Waldo AL. Characterization of double potentials in a functionally determined reentrant circuit: multiplexing studies during interruption of atrial flutter in the canine pericarditis model. J Am Coll Cardiol 1993; 22: 2022-2032.

20. Francisco GM, Sharma S, Dougherty A, Kantharia BK. Atrial tachyarrhythmia: what is the ideal site for successful ablation. J Cardiovasc Electrophysiol 2008; 19: 759-761.

21. Redfearn DP, Skanes AC, Gula LJ, Krahn AD, Yee R, Klein GJ. Cavotricuspid isthmus conduction is dependent on underlying anatomic bundle architecture: observations using a maximum voltage-guided ablation technique. J Cardiovasc Electrophysiol 2006; 17: 832-838.

22. Gami AS, Edwards WD, Lachman N, et al. Electrophysiological anatomy of typical atrial flutter: the posterior boundary and causes for difficulty with ablation. J Cardiovasc Electrophysiol 2010; 21: 144-149.

23. Sporton SC, Davies DW, Earley MJ, Markides V, Nathan AW, Schilling RJ. Catheter inversion: a technique to complete isthmus ablation and cure atrial flutter. Pacing Clin Electrophysiol 2004; 27(Pt 1): 775-778.

24. Vijayaraman P, Dandamudi G, Naperkowski A, Oren J, Storm R, Ellenbogen KA. Adenosine facilitates dormant conduction across cavotricuspid isthmus following catheter ablation. Heart Rhythm 2012; 9: 1785-1788.

25. Morales GX, Macle L, Khairy P, et al. Adenosine testing in atrial flutter ablation: unmasking of dormant conduction across the cavotricuspid isthmus and risk of recurrence. J Cardiovasc Electrophysiol 2013; 24: 995-1001.

26. Morales G, Darrat YH, Lellouche N, et al. Use of adenosine to shorten the post ablation waiting period for cavotricuspid isthmus-dependent atrial flutter. J Cardiovasc Electrophysiol 2017; 28: 876-881.

27. Nabar A, Rodriguez LM, Timmermans C, Smeets J, Wellens HJ. Isoproterenol to evaluate resumption of conduction after right atrial isthmus ablation in type 1 atrial flutter. Circulation 1999; 99: 3286-3291.

28. Chen J, deChillou C, Basiouny T, et al. Cavotricuspid isthmus mapping to assess bidirectional block during common atrial flutter radiofrequency ablation. Circulation 1999; 100: 2507-2513.

29. Tada H, Oral H, Sticherling C, et al. Electrogram polarity and cavotricuspid isthmus block during ablation of typical atrial flutter. J Cardiovasc Electrophysiol 2001; 12: 393-399.

30. Yamabe H, Okumura K, Misumi I, et al. Role of bipolar electrogram polarity mapping in localizing recurrent conduction in the isthmus early and late after ablation of atrial flutter. J Am Coll Cardiol 1999; 33: 39-45.

31. Hamdan MH, Kalman J, Barron HV, Lesh MD. P-wave morphology during right atrial pacing before and after atrial flutter ablation—a new marker for success. Am J Cardiol 1997; 79: 1417-1420.

32. Shah D, Haïssaguerre M, Takahashi A, Jaïs P, Hocini M, Clémenty J. Differential pacing for distinguishing block from persistent conduction through an ablation line. Circulation 2000; 102: 1517-1522.

33. Cheng J, Scheinman MM. Acceleration of typical atrial flutter due to double-wave reentry induced by programmed electrical stimulation. Circulation 1998; 97: 1589-1596.

34. Cheng J, Cabeen WR Jr, Scheinman MM. Right atrial flutter due to lower loop reentry: mechanism and anatomic substrates. Circulation 1999; 99: 1700-1705.

35. Yang Y, Varma N, Badhwar N, et al. Prospective observations in the clinical and electrophysiological characteristics of intra-isthmus reentry. J Cardiovasc Electrophysiol 2010; 21: 1099-1106.

36. Yang Y, Varma N, Keung EC, Scheinman MM. Reentry within the cavotricuspid isthmus: an isthmus dependent circuit. Pacing Clin Electrophysiol 2005; 28: 808-818.

37. Heist EK, Doshi SK, Singh JP, et al. Catheter ablation of atrial flutter after orthotopic heart transplantation. J Cardiovasc Electrophysiol 2004; 15: 1366-1370.

38. Marine JE, Schuger CD, Bogun F, et al. Mechanism of atrial flutter occurring late after orthotopic heart

transplantation with atrio-atrial anastomosis. Pacing Clin Electrophysiol 2005; 28: 412-420.

39. Aryana A, Heist EK, Ruskin JN, Singh JP. Masking of sinus rhythm by recipient atrial flutter in a patient with orthotopic heart transplant. J Cardiovasc Electrophysiol 2008; 19: 876-877.

40. Shen MJ, Knight BP, Kim SS. Fusion during entrainment at the cavotricuspid isthmus: what is the mechanism? Heart Rhythm 2018; 15: 787-789.

41. Amat-y-Leon F, Chuquimia R, Wu D, et al. Alternating Wenckebach periodicity: a common electrophysiological response. Am J Cardiol 1975; 36: 757-764.

42. Halpern MS, Nau GJ, Levi RJ, Elizari MV, Rosenbaum MB. Wenckebach periods of alternate beats. Clinical and experimental observations. Circulation 1973; 48: 41-49.

引言

心房颤动是最常见的心律失常，可引起快速、混乱而不协调的心房收缩。根据临床表现分类：①阵发性心房颤动（发作2次或者以上，每次均不超过7天）；②持续性心房颤动（持续发作7天以上，或需要药物复律或电复律）；③永久性心房颤动（复律不成功或未尝试复律）[1]。长程持续性心房颤动是指心房颤动持续时间＞1年。

本章目的

1. 讨论心房颤动的病理生理机制。
2. 讨论心房颤动的不同导管消融方法。
3. 讨论心房颤动消融后左心房（LA）心房扑动/房性心动过速的消融。

一、病理生理机制

心房颤动的发生和持续需要触发因素和易感心房基质的共同作用。心房颤动的发生机制：①局灶触发；②致心律失常基质；③调控因素。

（一）局灶触发

肺静脉（PV）肌袖延伸至PV内1～3cm，结构复杂，其纵向和螺旋纤维走行易发生各向异性传导和局部折返，其自发快速放电已被确定为触发心房颤动的主要原因（图15-1）[2, 3]。这些局灶放电机制包括折返、自律性和触发活动[4, 5]。心房颤动的非PV触发因素[左心房后壁；界嵴；房间隔；其他胸内静脉，如上腔静脉（SVC）、冠状窦（CS）、马歇尔静脉]和室上性心动过速[如房室结内折返性心动过速（AVNRT）、顺向型房室折返性心动过速（ORT）]都有报道（图15-2）[6-9]。来自心律失常的PV灶的持续、快速放电不仅会触发心房颤动，而且会驱动心房颤动（局灶触发、转子和静脉波假设）[10]。这些局灶放电会导致自维持的高频折返转子，当遇到无法进行1∶1传导的组织时，会发生空间碎裂和纤颤性传导[11]。

（二）致心律失常基质

促进颤动的条件包括心房不应期的不均匀性（不应期的离散）和心房纤维化导致的缓慢传导，从而促成心房内折返[12]。由于需要一定数量的子波来维持纤颤，因此较大量的心房组织是必需的（多子波假说）[13]。每个折返小波随机传播，与即将到来的小波碰撞或自发碎裂。心房颤动本身会引起电重构和解剖重构（心动过速介导的心房心肌病），从而引起更多的心房颤动。

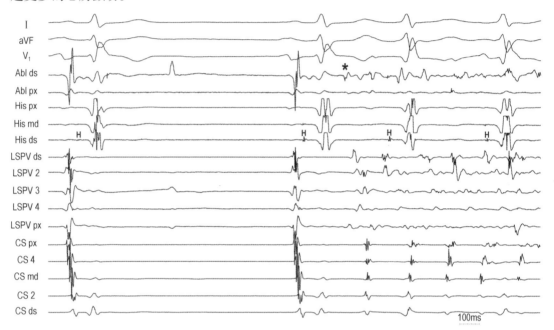

图 15-1　自发性左上肺静脉（LSPV）放电触发心房颤动。从 LSPV 中消融导管记录的早期心房电活动（＊）触发心房颤动

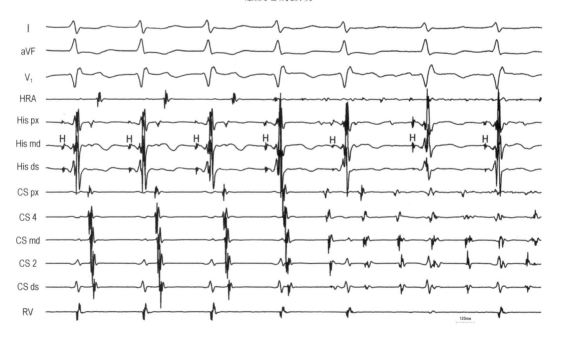

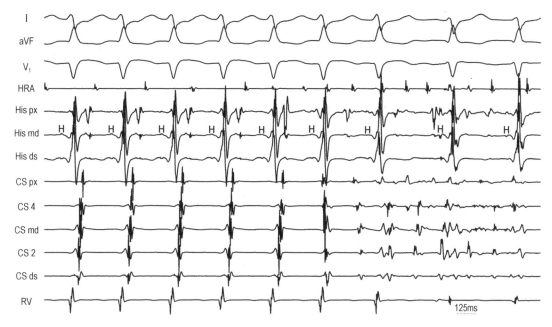

图 15-2　AVNRT（上图）和ORT（下图）蜕变为心房颤动。ORT经左侧游离壁旁路介导

（三）调控因素

自主神经系统在心房颤动的进展中起着至关重要的作用。在发病前，交感神经和副交感神经张力都增加[14, 15]。交感神经刺激增强了自律性和触发活动。迷走神经节丛刺激触发 PV 放电，缩短心房不应期，并增加心房折返的离散。四个神经节丛多位于左上肺静脉（LSPV）和心房顶部交界处的心外膜脂肪垫及左下肺静脉（LIPV）和右下肺静脉（RIPV）的后下交界处、右上肺静脉（RSPV）的前缘。

二、心房颤动消融

在导管消融问世以前，心房颤动已经开始外科治疗如 Cox 迷宫手术，该手术基于多子波假说，并通过一系列预先设置的手术切口来分隔心房以减少心房内膜面积[16-18]。尝试复制外科策略的经静脉导管消融手术成功率不高，耗时长，并伴有较高的并发症发生率[19]。当证明了局部 PV 触发灶的消融可以消除心房颤动时，人们转而开始关注 PV[2, 3, 20]。纵向和螺旋走行的肌袖从漏斗状的前庭延伸至 PV，促进各向异性传导和折返。这种方法的并发症之一是 PV 狭窄，后来将导管消融靶点转移到 PV 口（或前庭），如果 PV 与心房之间被电隔离，即使 PV 放电也不会引起心房颤动[21]。基于导管的心房颤动治疗策略包括：① PV 隔离（PVI）和非 PV 触发灶的消融；②基质改良；③去迷走神经。术前影像学检查（CT/MRI）和术中影像学检查[心内超声心动图（ICE）、肺静脉造影]有助于了解消融过程中的 PV 解剖形态（图 15-3，图 15-4）。

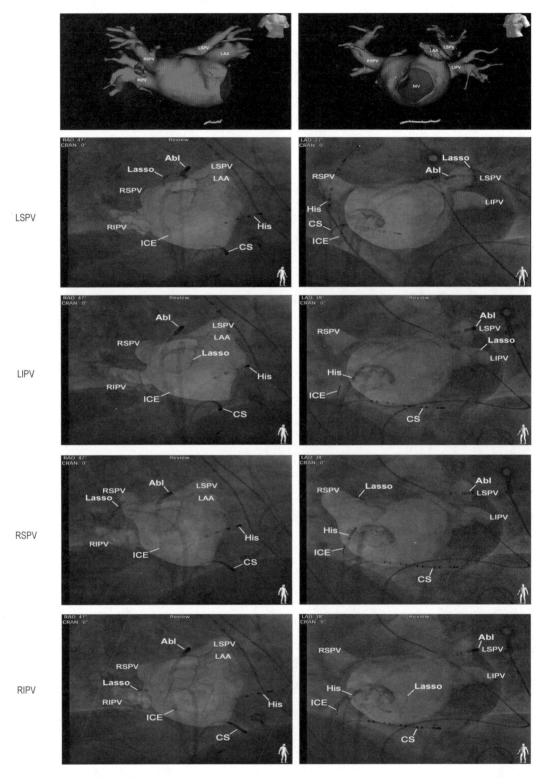

图15-3　PV解剖[三维旋转心房成像（ATG）]。消融导管在LSPV中。环形标测导管（Lasso）分别位于4个PV中。请注意，左侧的PV口在右心房视图（RAO）中是正面的，在左心房视图（LAO）中是"纵向"的。右侧的PV口则相反。纵向视图允许可视化导管离开心脏轮廓

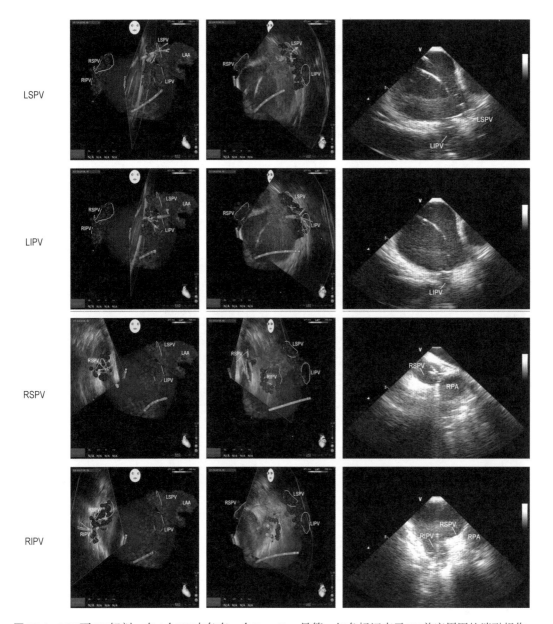

图 15-4　ICE 下 PV 解剖。在 4 个 PV 中各有一个 PentaRay 导管。红色标记表示 PV 前庭周围的消融损伤

（一）局灶触发

无论是射频消融还是冷冻消融，心房颤动消融的基石是 PVI。

1. 射频消融术　电生理指导的 PVI 包括从位于靶静脉口的环状导管（如标测导管）记录 PV 电位，因此除非使用双重或保留的导丝入路，否则通常需要 2 次房间隔穿刺。为了避免将导管卡在二尖瓣结构中，当出鞘时，环状标测导管应顺时针（向后）旋转并置于 PV 中以远离位置相对较前方的二尖瓣。环状标测导管记录由钝左心房电位（远场）和高频 PV 电位（近场）组成的融合电图。在左侧 PV 消融过程中，由于同步激动，

这些电图在窦性心律时重叠，最好通过冠状窦远端起搏分离其成分（图15-5）。两种治疗PVI的方法包括口部节段性消融和大环消融（WACA），后者成功率较高[22-27]。口部节段性消融依次靶向环状标测导管周围PV电位的最早突破部位，直到PV传导被消除或从LA中隔离出来（图15-6）[22]。WACA的目标是PV前庭（在PV口外≥5mm），缩小心房，并采用围绕PV周围的连续灶性病变（单独、同侧或完全成块）导致PVI（图15-7）[23]。在环形隔离区域内的电压降低（≤0.05mV），确证了消融径路的连续性。导管在PV中而不宜消融的线索：①X线显示导管头端超出心脏轮廓；②ICE发现导管头端超过PV口；③无电信号；④导管阻抗（＞140～150Ω）。PVI的终点是传入阻滞（从LA中消除或隔离PV电位）和传出阻滞（PV刺激夺获PV而不传导到心房）（图15-8～图15-12）。

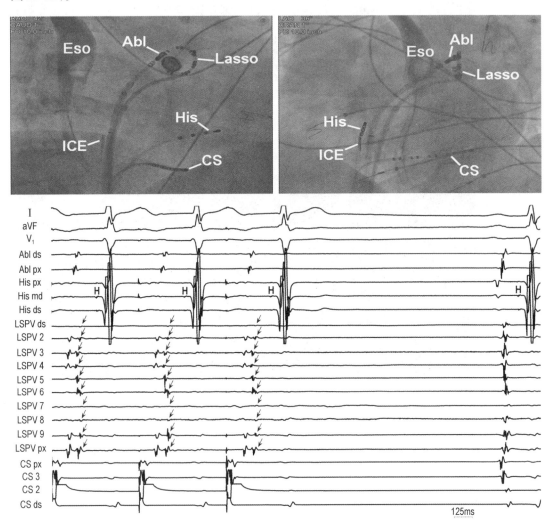

图15-5 通过冠状窦起搏从左心房电图中分离LSPV电位。冠状窦起搏分离了高频LSPV电位（近场）（箭头）和左心房电位（远场），否则两者在窦性心律时重叠。钡剂显示了食管及其与消融部位的接近程度

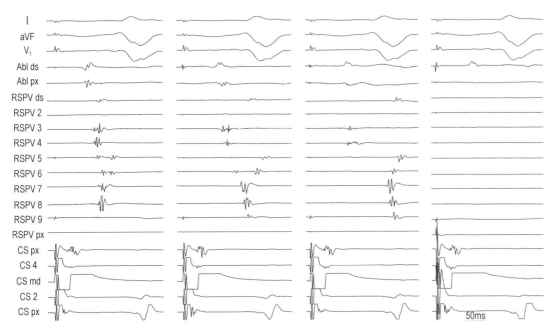

图15-6 节段性开口消融。环形消融RSPV周围的传导束，在环状标测导管上可见激动顺序逐渐变化，直到实现电隔离

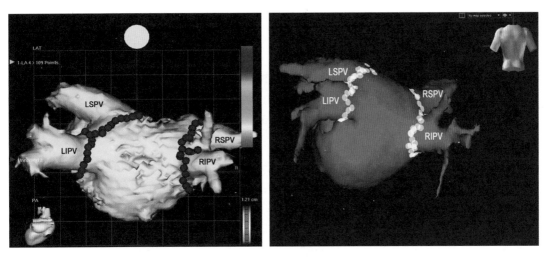

图15-7 WACA。红色和白色标记表示消融损伤

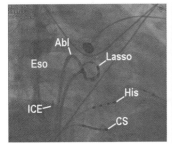
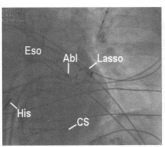
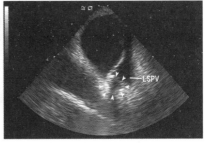

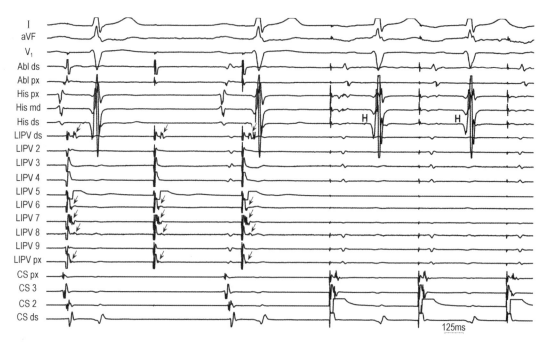

图15-8 传入和传出阻滞。LIPV起搏夺获肌袖（箭头）而没有传到心房（传出阻滞）。冠状窦起搏夺获心房，但未能传入LIPV（传入阻滞）。白色箭头表示ICE上的环状标测导管（Lasso）

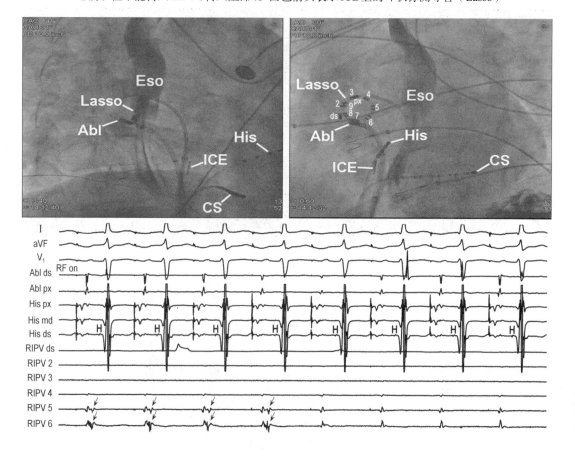

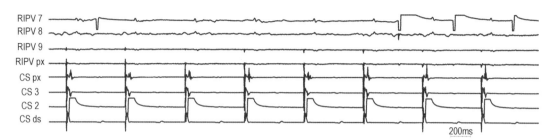

图 15-9　传入阻滞。射频消融能量释放到 RIPV（第 7 个标测导管电极对）的下口导致 PV 电位（箭头）突
然消失。钡剂显示了食管及其与消融部位的邻近程度

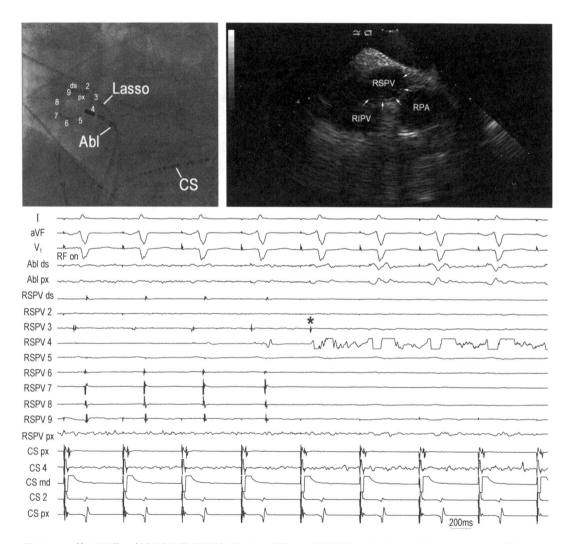

图 15-10　传入阻滞。射频消融能量释放到 RSPV（第 4 个标测导管电极对）会导致 PV 电位突然消失（＊）。
白色箭头表示 RSPV 中的环状标测导管（Lasso）

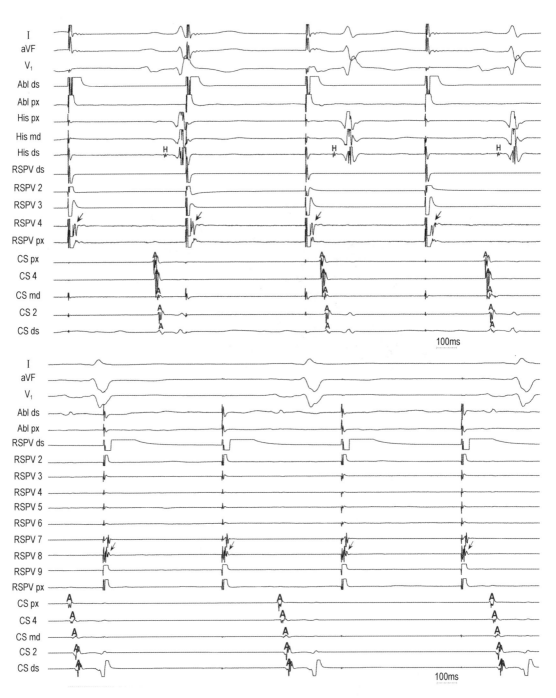

图 15-11 传入和传出阻滞。在上图这 2 例病例中，RSPV 起搏夺获肌袖（箭头）而不传到心房（传出阻滞），而窦性激动不能传入静脉（传入阻滞）

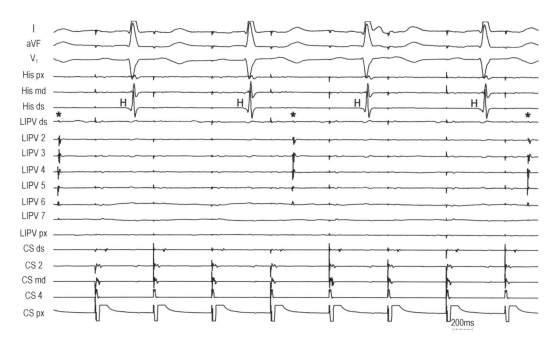

图 15-12 自发的 PV 放电。冠状窦起搏未能传入 LIPV（传入阻滞），而 LIPV（*）内的自发放电未能传到心房（传出阻滞）

（1）并发症：在菲薄的左心房壁广泛消融会对邻近结构（食管、膈神经）造成间接损伤。可能有助于避免后壁消融过程中食管损伤的技术：①限制射频能量 [如 25W 或高功率 / 短持续时间（50W/2～5s）]；②降低组织接触压力（避免导管头端和左心房后壁的垂直贴靠）；③在射频传递过程中移动消融导管头端（避免时间累积的组织过热）；④消融过程中进行实时食管监测 [腔内食管温度（LET）探针，ICE 可视化，食管钡剂]（图 15-13）[4, 28]。特别是在 RSPV 附近进行消融时；有助于避免膈神经损伤的技术：①在消融部位进行高输出起搏，以确保在射频能量释放之前没有膈神经刺激；②在右锁骨下静脉进行膈神经起搏或 X 线透视，以确保在消融期间连续的右侧隔肌功能 [4]。

（2）PV 潜在陷阱：在 PVI 之后，腺苷或异丙肾上腺素可以暴露潜在的 PV 传导和（或）非 PV 触发灶，因此需要进一步消融 [29-32]。来自相邻结构远场的电活动 [LSPV 相对左心耳（LAA）和 RSPV 相对 SVC] 可能被误解为 PV 电位，导致不必要的射频消融，尤其是在具有较大"天线"的间距较宽的电极对中（图 15-14，图 15-15）。远场电图可以通过形态、分布和起搏技术与真实 PV 电位区分。PV 电位表现出近场特性（高频、锐、窄），并在 PV 周围分布，而远场电图（低频、钝、宽）节段分布于覆盖电活性的相邻结构。起搏相邻结构（如 LAA）并夺获电图（电位参与）确认远场信号（图 15-14）[33, 34]（相反地，当在 PV 内起搏显示传出阻滞时，重要的是不要通过远场夺获电信号相邻结构和心房，因为这可能被错误地解释为持续传导）。

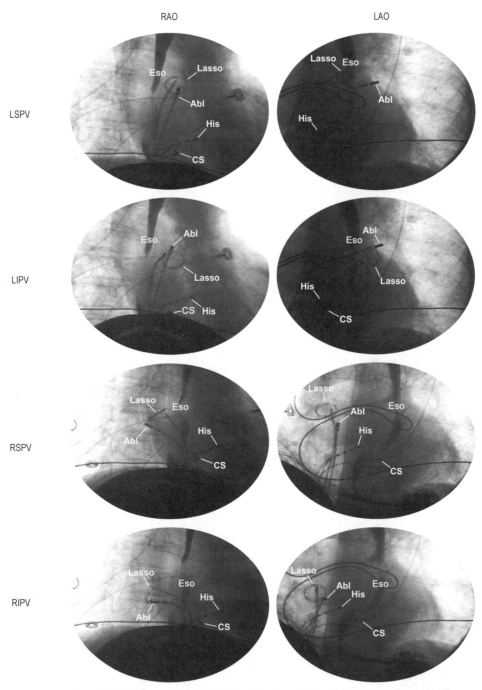

图15-13 钡剂造影食管图。吞咽钡剂造影显示食管和邻近4个PV及相应的消融部位

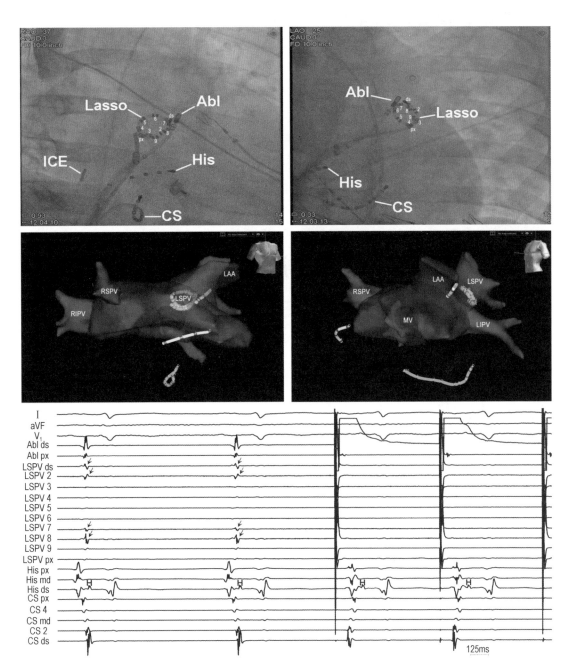

图15-14　假PV电位（远场LAA）。从与LAA（消融导管）相邻的LSPV前缘（Lasso远端、2、7、8）记录PV样电位（箭头）。从LAA起搏夺获并"拖入"这些电位（电位预期），表明它们不是真正的PV电位，而是来自后LAA的远场信号。注意它们的节段性（非环性）分布

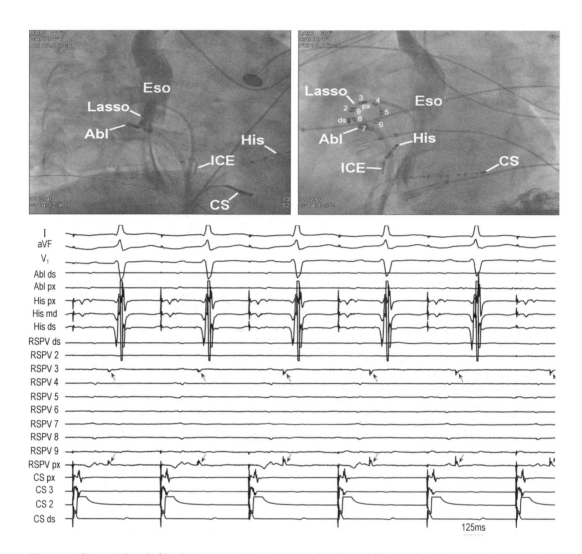

图 15-15　假 PV 电位。相邻双极（RSPV 3 和 RSPV px）之间的环状标测导管上的"环"产生假 PV 电位（箭头），可被误认为持续 PV 传导

2. 冷冻消融　与逐点法局灶射频消融不同，冷冻消融是一种替代性 PVI 技术，它应用球囊导管封堵 PV 和应用液氮冻结其前庭[35-37]。通过冷冻球内腔插入的环状标测导管，可以监测 PV 电位，同时提供远端支撑，因此只需要一次房间隔穿刺即可。经间隔穿刺的位置应在卵圆窝的下方和前方，允许冷冻导管有较大的转弯半径到达后静脉和上静脉[特别是难度较大的右下肺静脉（RIPV）]。保持冷冻球囊与 PV 同轴，保持前向压力，将鞘推进球囊的后半球进行近端支撑，并使用环状标测导管作为不同静脉分支中的远端腔支撑（"轨道"）（下静脉向下 / 上静脉向上）促进球囊阻塞靶静脉。由于球囊向上朝向 PV 前庭，因此在初次尝试进行静脉阻塞时，常见下方泄漏（球囊与 PV 接触的最差部位），密封可以通过"向下拉"技术（将整个组件向下拉以防止球囊"向上骑"）或弯曲冷冻鞘，并将组件向下推至前庭（"曲棍球"征，特别是 RIPV）被密封。大的共干或椭圆形口会使完全阻塞变得困难。PV 阻塞的迹象：①造影剂注射困难，造影剂滞留在静脉（"悬挂"）；②彩

色多普勒超声显示无渗漏；③肺静脉压波形[从左心房（静脉 A 和 V 波）向肺动脉的过渡（只有较高的压力 V 波）]。由于造影剂和生理盐水的黏度不同，为了准确记录肺静脉压力，必须充分冲洗冷冻球囊腔内的任何造影剂（图 15-16～图 15-20）[38]。最佳冷冻消融终点包括：①最低温度（＜−50℃）；②隔离时间（TTI）＜60s；③冷冻时间（−30℃达 30s，−40℃达 60s）（快速冷冻，冷冻时间较短，与有效冷冻消融有关）；④复温时间（间隔解冻时间为 0℃≥10s）（较长的复温时间表明组织和冰在 0℃时有更多的治疗性冰结晶）[39-42]。与射频消融过程中 PV 电位突然丧失（意味着传入阻滞）相反，冷冻消融会导致在 PV 电位消失之前 LA-PV 延迟（图 15-21）[43]（远端定位的环状标测导管可在冷冻10s 内被拉回到冷冻球囊的前端，以记录中央腔冻结前的 PV 电位）。从环状标测导管的起搏也可以显示 PV-LA 电位延迟发生于传出阻滞之前。冷冻消融应用的能量和持续时间取决于如何成功地实现冷冻消融终点[如 180s（TTI＜90s）或 150s（TTI＜30s）]。冷冻后，在融化过程中温度达到 35℃之前，请勿操作冷冻球囊，以免组织因冷冻黏附而撕裂。

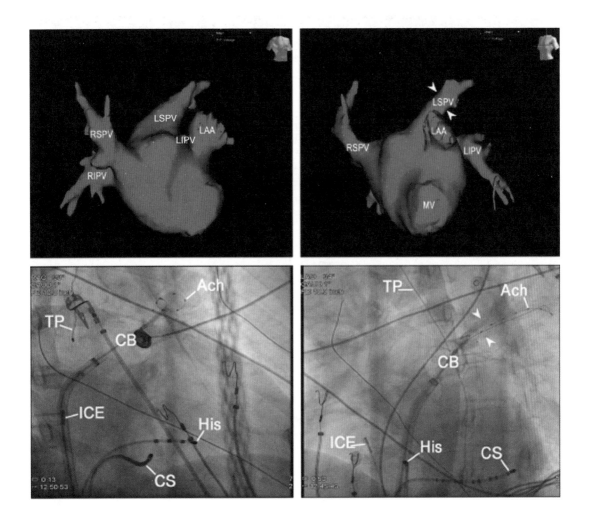

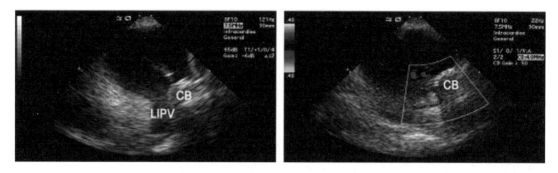

图 15-16　LSPV 的冷冻消融。LSPV（箭头）阻塞通过造影剂注入过程中造影剂滞留来证实。彩色多普勒超声显示无可见的泄漏（红色血流信号源自 LIPV）。ICE 显示了冷冻球囊的"带球座的高尔夫球"外观。Ach. Achieve 环状标测导管；CB. 冷冻球囊；TP. 食管中的温度探头

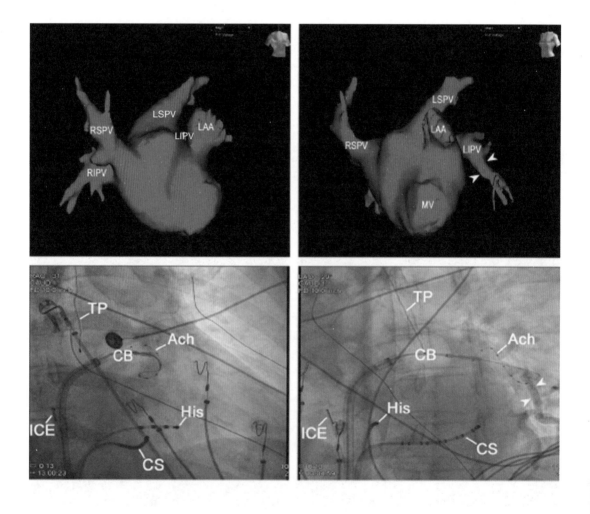

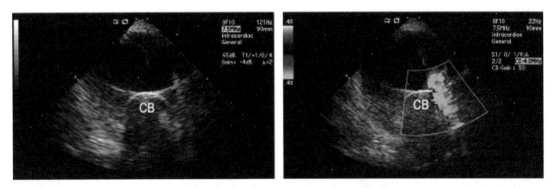

图 15-17　LIPV 的冷冻消融。LIPV（箭头）阻塞通过造影剂注入过程中造影剂滞留来证实。彩色多普勒超声显示无可见的泄漏（蓝色血流信号源自 LSPV）

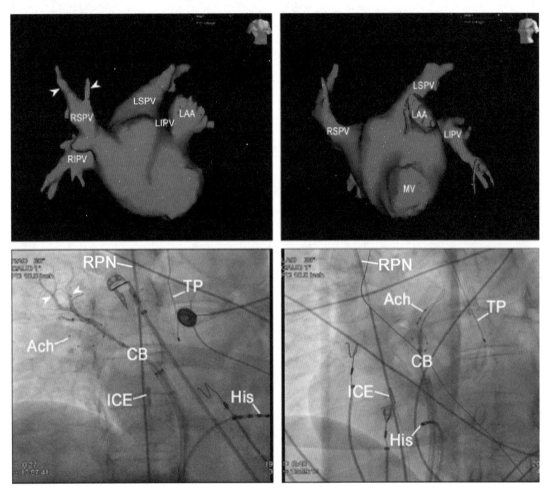

图 15-18　RSPV 的冷冻消融。RSPV（箭头）阻塞通过造影剂注入过程中造影剂滞留来证实。RPN. 起搏右侧膈神经的导管

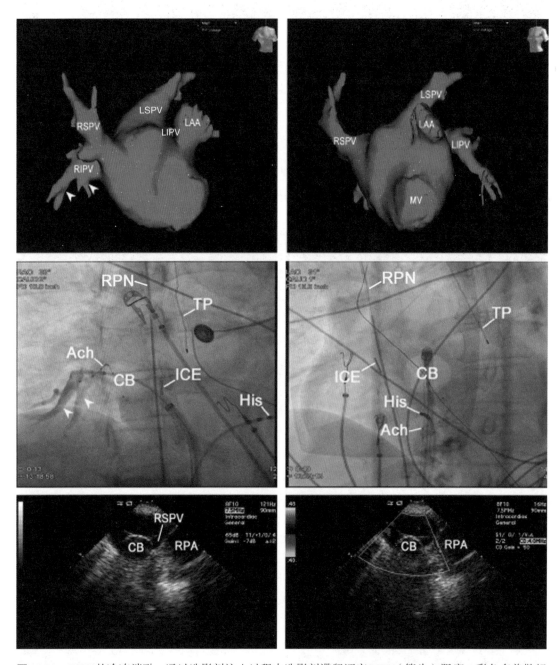

图15-19 RIPV的冷冻消融。通过造影剂注入过程中造影剂滞留证实RIPV（箭头）阻塞。彩色多普勒超声显示无可见的泄漏

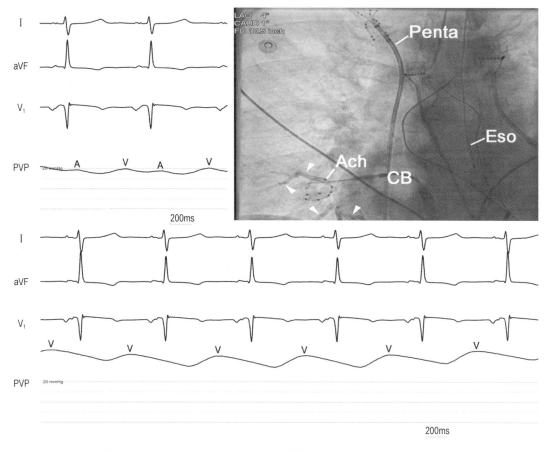

图 15-20　肺静脉压。在阻塞之前（左上方），PVP波形显示A波和V波。阻塞（底部）只引起较高压力V波的肺动脉波形。白色箭头表示RIPV阻塞期间的造影剂滞留。Penta. 起搏右侧膈神经的PentaRay导管

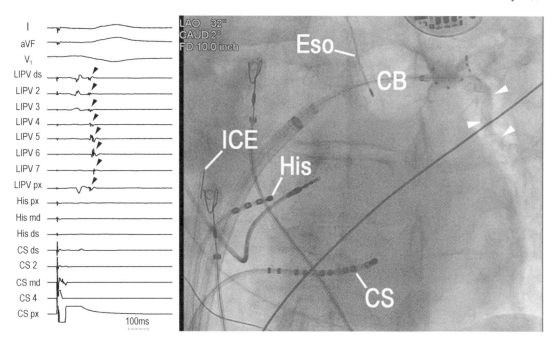

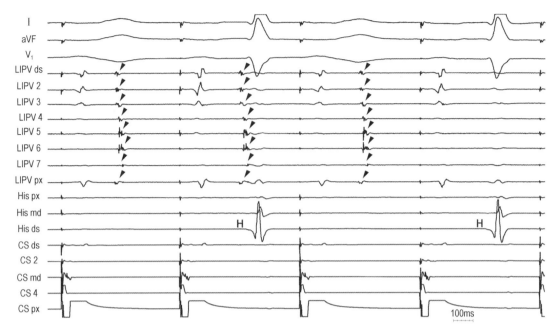

图15-21 传入阻滞（冷冻消融）。LIPV（白色箭头）阻塞通过造影剂注入过程中造影剂滞留来证实。与射频消融导致的PV电位突然脱落相反，冷冻消融会导致在阻滞之前PV传导逐渐延迟（黑色箭头）

（1）并发症：球囊在PV中"深置"时，患者会发生冷冻并发症，导致球囊出现"棉花糖"征，超低温，<-55℃，或温度迅速或急剧下降（在30s内降到-40℃）（图15-22）。近端密封技术通过建立初始静脉阻塞，缓慢地拉回球囊以允许少量造影剂泄漏，然后在冻结开始时推进球囊（因为初始注入制冷剂会导致球囊扩张），从而防止冷冻球囊深置。然而，这种球囊膨胀也会导致在冻结开始时PV前庭中一个密封良好的球囊"弹出"现象。

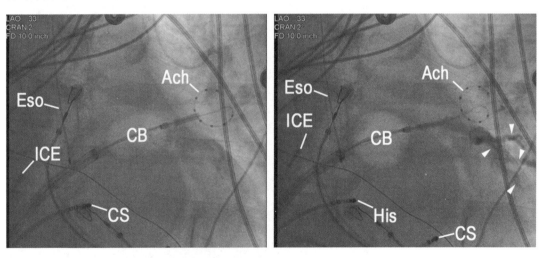

图15-22 深置的冷冻球囊（CB）。左图：LSPV中冷冻球囊的"棉花糖"征。右图：冷冻球囊拉回到前庭的圆形外观，阻塞了LSPV（箭头）

（2）膈神经损伤：右侧 PV 的冷冻消融会引起低温损伤，并与右膈神经（右锁骨下静脉中导管起搏神经处的假想"垂直线"）和冷冻球囊之间的距离有关。通过在右锁骨下静脉[上腔静脉（SVC）与右锁骨下静脉交界处，或右前外侧心房（RA）-SVC 交界处]放置导管起搏监测膈神经，并在冷冻过程中在 PV 上方起搏。膈神经损伤的迹象：①膈肌收缩丧失，触诊、可视化（透视/ICE）或听诊（心前区听诊）；②膈复合运动动作电位（CMAP）下降 35%（图 15-23）。用改良的 I 导联（或膈下肝静脉中的电极导管）测量 CMAP，该导管覆盖右膈肌，并提供最早的膈神经损伤检测[44, 45]。其间膈神经刺激，CMAP 降低 35% 可预测膈神经损伤。使用双停止技术可使球囊立即收缩，并使组织快速复温。然而，由于冰冻黏附，气囊在充分复温之前不能移动。

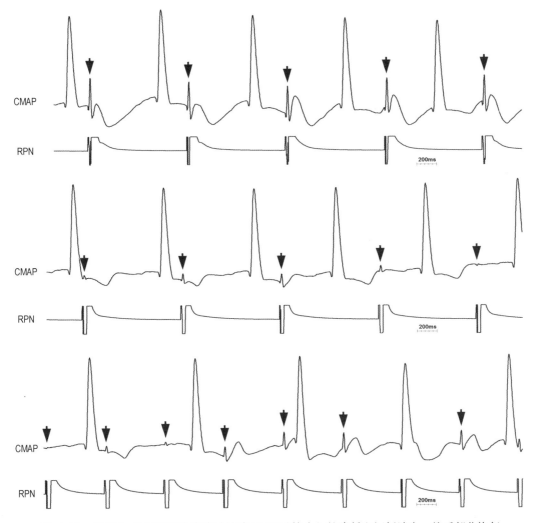

图 15-23 CMAP。RSPV 的冷冻消融导致 CMAP（箭头）的降低和短暂消失，然后部分恢复

（3）心房-食管瘘：冷冻消融引起的心房-食管瘘最常见的发生部位是 LIPV[46]。有学者提出，胃酸反流导致食管溃疡的"两次打击"现象加剧了瘘管的形成（因此预防性使用了质子泵抑制剂）。在 LET 15℃ 下中断冷冻消融可降低食管损伤的风险[47]。

（二）基质改良

虽然PVI可单独治疗阵发性或短时间持续性心房颤动，但对于长期持续性心房颤动通常是不够的，需要辅助消融[48]。其他改良致心律失常基质的方法包括：①基于电图消融[复杂而碎裂的心房电图（CFAE）]；②线性损伤；③基于机制消融。这些技术可以终止心房颤动或将其转化为心房扑动/心动过速（将颤动转化为较慢、可标测的心动过速）。

1. 基于电图消融 心房颤动期间，整个心房的电图频率呈分层分布，在左心房-肺静脉交界处优先具有较高的电位频率。以较小的折返源（转子）和较远的位置之间的频率梯度的这种分布支持转子假说。消融策略的目标区域是最高的主频、CFAE或电图显示了两个紧密间隔的双极间的局部时间梯度（小的折返电路）[49-53]。CFAE与小波折返的慢传导和枢轴点有关，被定义为具有≥2偏转和（或）受到延长的激动波连续偏转引起的基线干扰，或周期长度很短的心房电图（≤120ms）——两者的记录时间都超过10s（图15-24）。它们倾向聚集在PV、房间隔、左心房顶部、左后间隔二尖瓣环和冠状窦口周围。

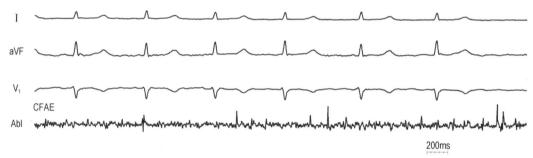

图15-24 CFAE。消融导管上记录了连续的高频电活动

2. 线性损伤 LA消融线包括：①二尖瓣峡部线[二尖瓣环侧壁-LIPV或左心房前壁横切（二尖瓣环前至顶部线或至环形隔离的右侧PV）]；②顶部线（两个上PV之间）；③BOX隔离（＜0.5mV）纤维区[54-56]。二尖瓣峡部阻滞可能需要心内膜和心外膜（CS）消融。双向阻滞跨越消融线是通过如下方法证实：①在线的两侧起搏和记录一个较远间隔的双电位，在线的另一侧逆传心房激动（激动绕行）；②差异心房起搏。对于顺时针二尖瓣峡部阻滞，LAA起搏（线外侧）会产生沿消融线较宽的双电位（＞150ms），CS近端至远端的激动（激动逆传）。对于顶部线，LAA起搏（线前）会导致沿消融线较宽的双电位和后壁的上行激动（逆向激动）。

3. 基于机制消融 与缺乏特异性（旁观位点）的基于电图的方法相比，基于机制的方法是基于心房颤动动力学，并针对患者特异性驱动和维持心房颤动的局部起源（转子核心和局灶性冲动）：局灶冲动和转子调制（FIRM）[57]。

（三）调控因素

去迷走神经作用 副交感神经刺激可减少心房不应期，增加折返的离散，并且诱发心房颤动。去迷走神经作用是心房颤动消融的另一种辅助技术[58]。将射频能量应用于位于

PV 口附近的神经节丛，引起迷走神经反射[窦性心动过缓（＜40 次 / 分）、心搏停止、房室传导阻滞或低血压]，并继续消融直到反射消失（图 15-25）。PV 口周围的所有迷走反射消失时，就会发生完全去迷走神经作用。高频刺激（50ms 周期长度，12V，1～10ms 脉宽）可用于标测神经节丛。

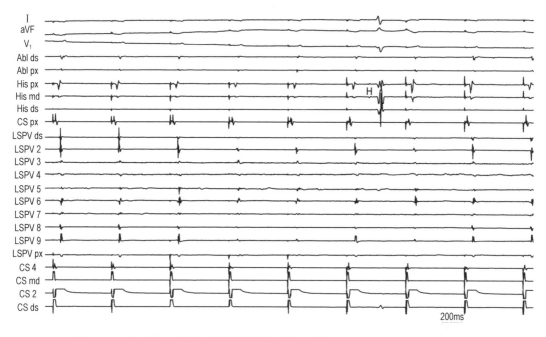

图 15-25　迷走神经反射。射频能量释放到神经节神经丛诱导高度房室传导阻滞

（四）个性化的方法

由于心房颤动机制的异质性，没有单一的消融策略或标准化的消融靶点。单纯 PVI 可能对局灶性 PV 起源和正常心房引起的阵发性心房颤动有效，但对长期持续性心房颤动通常是不够的[59-62]。有必要对后一种情况进行额外的基质改良，理想的方法是根据每个患者的临床和电生理特征制订消融策略[63]。

（五）终点

心房颤动消融的终点取决于所采用的策略和心房颤动的类型。PVI 需要进入 PV 的传入阻滞（从左心房消除或分离 PV 电位）和离开 PV 的传出阻滞（夺获 PV 肌袖而不传导到左心房）。腺苷可用于评估 PV 重新连接；而异丙肾上腺素可用于触发非 PV 病灶。通过演示双向传导阻滞（线路两侧的起搏和记录）验证线性消融的终点，以防止消融线上的间隙导致大折返路径。CFAE 消融术和去迷走神经作用的目的是分别消除所有具有 CFAE 的部位和迷走反射的部位。虽然消融后心房颤动的非诱导性已被认为是阵发性心房颤动的一个有用的终点，但对于长期持续的心房颤动来说，这似乎是不必要的，甚至是不可行的[64, 65]。对于持续性心房颤动，另一个终点是通过消融终止心房颤动。尽管有这些终点，心房颤动在消融后仍然可以出现复发，但通常在病变成熟后的几个月内消失（3个月的空白期）。心房颤动复发的主要因素和重复手术的必要性是PV再连接[66]。

三、消融后左心房扑动/心动过速

虽然心房颤动消融后出现的心房扑动/心动过速可能是先前消融线引起的心律失常的结果，但在实现持久窦性心律之前，它也可以被认为是心房颤动组织中的去除碎裂化的中间步骤。心房颤动消融后左心房扑动/心动过速的两种一般机制是局灶性和大折返性，并取决于首次消融所采用的策略。它们与心房颤动的复发和PV传导的恢复有关[67, 68]。节段性口部消融术可引起局灶性房性心动过速，通常发生在恢复的PV内或附近，在此情况下，静脉再隔离或针对关键的折返峡部有效[69-72]。WACA与大折返左心房扑动相关，其消融环中的残留间隙（≥2）或由线性约束屏障施加的折返回路：包括环绕同侧PV（与顶部相关的扑动）、二尖瓣环（绕二尖瓣环扑动）或在CS内[73-76]。心房颤动消融后左心房扑动/心动过速的第三个机制是局灶性折返与大折返之间的一种称为局部折返的中间状态。在局灶性折返的情况下，大部分（≥75%）的心动过速周期长度是可记录的（"大折返"），但仅限于一个小的、边界明显的区域（≤2cm），左心房发生离心激动（"局灶性"）[77]。该区域的特征电图是低振幅、多相信号，显示一个缓慢传导区（标测导管近端和远端电极对之间的传导梯度），其中PPI–TCL＜30ms。

左心房扑动/心动过速的标测使用激动（拼接）和拖带标测，通常与三维电解剖标测系统相结合[77-83]。

CS心房激活顺序有助于区分顺钟向环绕二尖瓣、左心房侧壁（左侧PV、LAA）的心动过速（CS ds到CS px激活）和逆钟向环绕二尖瓣、左心房间隔（右侧PV）/左心房心动过速（CS px到CS ds激活）[84]。从两个相对的心房节段，快速拖带PPI–TCL＞30ms可排除大折返性左心房心动过速：对于二尖瓣折返在间隔和侧壁左心房（水平左心房轴），而对于顶部依赖折返，采用后部和前部左心房（纵向左心房轴）。

局灶性心动过速表现：①更多的周长变异（＞15%）；②离心激动模式（＜75%的记录周长）；③PPI在其点源（单一心房节段）≤30ms。P波的等电间隔也表明了一种局灶性机制（如小折返环路）。心房颤动消融后，两种最常见的大折返性左心房扑动/心动过速是二尖瓣依赖性折返和顶部依赖性扑动。大折返性心动过速表现：①周长变异性较小（＜15%）；②"早晚相接"激动模式（标测＞75%心动过速周长）；③PPI–TCL≤30ms在两个相对的心房节段。在暂时性拖带过程中恒定心内融合（正向/反向碰撞）也表明了大折返（暂时性拖带的第1条标准）[85]。彩色编码的三维拖带图可识别对折返环路至关重要的区域，并有助于确定是否给予消融[86]。拖带标测可区分构成心动过速的环路（PPI–TCL≤30ms）和旁观者（PPI–TCL＞30ms）的位置，但当心动过速变化或周长变化（多环路心动过速）时很难识别[87]。从下腔-三尖瓣峡部（CTI）拖带具有重要意义，可证明心动过速不是CTI依赖性的，其起因于广泛的左心房消融引起的非典型扑动。对于心房大折返性扑动，消融的目标是一个关键的峡部（宽而碎裂的"间隙电位"）或在瘢痕或解剖学障碍区域之间形成一条横断电学最窄部分的阻滞线（对于顶部相关的心房扑动，连接两个PV上缘的最顶部线，）（图15-26）。由于未扩布的刺激（非整体夺获），终止心房扑动是罕见的发现，可识别关键峡部，并且其也是消融的重要靶点[88]。

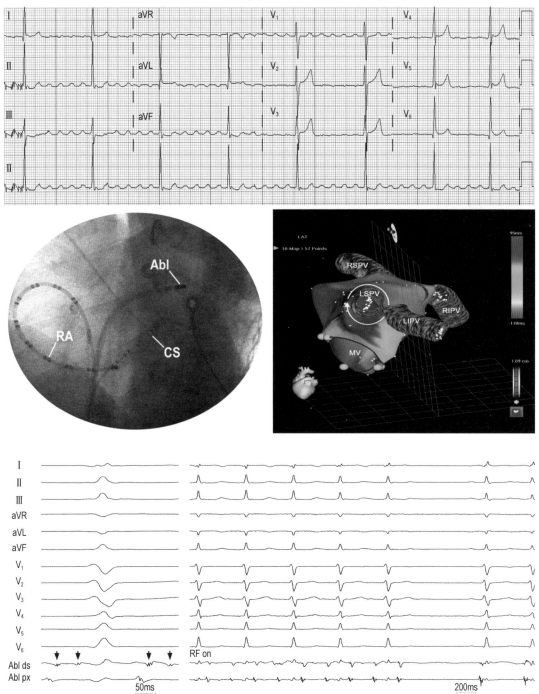

图15-26　心房颤动消融后的左心房扑动/心动过速：左心房扑动[在 V_1 导联和 II 导联正向（V_1/II 一致性）]围绕LSPV旋转。在消融成功的部位，记录到长时程的双电位或"间隙电位"（箭头）

（喻荣辉　王　炎　译）

参 考 文 献

1. Fuster V, Rydén LE, Cannom DS, et al. ACC/AHA/ESC 2006 guidelines for the management of patients with atrial fibrillation—executive summary: a report of the American College of Cardiology/American Heart Association Task Force on Practice Guidelines and the European Society of Cardiology Committee for Practice Guidelines (Writing Committee to Revise the 2001 Guidelines for the Management of Patients With Atrial Fibrillation). J Am Coll Cardiol 2006; 48: 854-906.

2. Haïssaguerre M, Jaïs P, Shah DC, et al. Spontaneous initiation of atrial fibrillation by ectopic beats originating in the pulmonary veins. N Engl J Med 1998; 339: 659-666.

3. Jaïs P, Haïssaguerre M, Shah DC, et al. A focal source of atrial fibrillation treated by discrete radiofrequency ablation. Circulation 1997; 95: 572-576.

4. Calkins H, Brugada J, Packer DL, et al. HRS/EHRA/ECAS expert consensus statement on catheter and surgical ablation of atrial fibrillation: recommendations for personnel, policy, procedures and follow-up. A report of the Heart Rhythm Society (HRS) Task Force on catheter and surgical ablation of atrial fibrillation. Heart Rhythm 2007; 4: 816-861.

5. Natale A, Raviele A, Arentz T, et al. Venice chart international consensus document on atrial fibrillation ablation. J Cardiovasc Electrophysiol 2007; 18: 560-580.

6. Lin W, Tai C, Hsieh M, et al. Catheter ablation of paroxysmal atrial fibrillation initiated by non-pulmonary vein ectopy. Circulation 2003; 107: 3176-3183.

7. Lee S, Tai C, Hsieh M, et al. Predictors of non-pulmonary vein ectopic beats initiating paroxysmal atrial fibrillation: implication for catheter ablation. J Am Coll Cardiol 2005; 46: 1054-1059.

8. Tsai C, Tai C, Hsieh M, et al. Initiation of atrial fibrillation by ectopic beats originating from the superior vena cava: electrophysiological characteristics and results of radiofrequency ablation. Circulation 2000; 102: 67-74.

9. Sauer WH, Alonso C, Zado E, et al. Atrioventricular nodal reentrant tachycardia in patients referred for atrial fibrillation ablation: response to ablation that incorporates slow-pathway modification. Circulation 2006; 114: 191-195.

10. Haïssaguerre M, Sanders P, Hocini M, Jaïs P, Clémenty J. Pulmonary veins in the substrate for atrial fibrillation: the "venous wave" hypothesis. J Am Coll Cardiol 2004; 43: 2290-2292.

11. Jalife J, Berenfeld O, Mansour M. Mother rotors and fibrillatory conduction: a mechanism of atrial fibrillation. Cardiovasc Res 2002; 54: 204-216.

12. Moe GK, Abildskov JA. Atrial fibrillation as a self-sustaining arrhythmia independent of focal discharge. Am Heart J 1959; 58: 59-70.

13. West TC, Landa JF. Minimal mass required for induction of a sustained arrhythmia in isolated atrial segments. Am J Physiol 1962; 202: 232-236.

14. Bettoni M, Zimmermann M. Autonomic tone variations before the onset of paroxysmal atrial fibrillation. Circulation 2002; 105: 2753-2759.

15. Zhou J, Scherlag B, Edwards J, Jackman W, Lazzara R, Po S. Gradients of atrial refractoriness and inducibility of atrial fibrillation due to stimulation of ganglionated plexi. J Cardiovasc Electrophysiol 2007; 18: 83-90.

16. Cox JL, Canavan TE, Schuessler RB, et al. The surgical treatment of atrial fibrillation. II. Intraoperative electrophysiologic mapping and description of the electrophysiologic basis of atrial flutter and atrial fibrillation. J Thorac Cardiovasc Surg 1991; 101: 406-426.

17. Cox JL, Schuessler RB, D'Agostino HJ Jr, et al. The surgical treatment of atrial fibrillation. III. Development of a definitive surgical procedure. J Thorac Cardiovasc Surg 1991; 101: 569-583.

18. Cox JL. The surgical treatment of atrial fibrillation. IV. Surgical technique. J Thorac Cardiovasc Surg 1991;

101: 584-592.

19. Swartz JF, Pellerseis G, Silvers J, Patten L, Cervantez D. A catheter-based curative approach to atrial fibrillation in humans [abstract]. Circulation 1994; 90: I-335.

20. Haïssaguerre M, Jaïs P, Shah DC, et al. Electrophysiological end point for catheter ablation of atrial fibrillation initiated from multiple pulmonary venous foci. Circulation 2000; 101: 1409-1417.

21. Haïssaguerre M, Shah DC, Jaïs P, et al. Electrophysiological breakthroughs from the left atrium to the pulmonary veins. Circulation 2000; 102: 2463-2465.

22. Oral H, Knight BP, Ozaydin M, et al. Segmental ostial ablation to isolate the pulmonary veins during atrial fibrillation: feasibility and mechanistic insights. Circulation 2002; 106: 1256-1262.

23. Pappone C, Rosanio S, Oreto G, et al. Circumferential radiofrequency ablation of pulmonary vein ostia: a new anatomic approach for curing atrial fibrillation. Circulation 2000; 102: 2619-2628.

24. Lemola K, Oral H, Chugh A, et al. Pulmonary vein isolation as an end point for left atrial circumferential ablation of atrial fibrillation. J Am Coll Cardiol 2005; 46: 1060-1066.

25. Ouyang F, Bänsch D, Ernst S, et al. Complete isolation of left atrium surrounding the pulmonary veins: new insights from the double-Lasso technique in paroxysmal atrial fibrillation. Circulation 2004; 110: 2090-2096.

26. Oral H, Scharf C, Chugh A, et al. Catheter ablation for paroxysmal atrial fibrillation: segmental pulmonary vein ostial ablation versus left atrial ablation. Circulation 2003; 108: 2355-2360.

27. Proietti R, Santangeli P, Di Biase L, et al. Comparative effectiveness of wide antral versus ostial pulmonary vein isolation: a systematic review and meta-analysis. Circ Arrhythm Electrophysiol 2014; 7: 39-45.

28. Bunch TJ, Day JD. Novel ablative approach for atrial fibrillation to decrease risk of esophageal injury. Heart Rhythm 2008; 5: 624-627.

29. Arentz T, Macle L, Kalusche D, et al. "Dormant" pulmonary vein conduction revealed by adenosine after ostial radiofrequency catheter ablation. J Cardiovasc Electrophysiol 2004; 15: 1041-1047.

30. Datino T, Macle L, Qi XY, et al. Mechanisms by which adenosine restores conduction in dormant canine pulmonary veins. Circulation 2010; 121: 963-972.

31. Macle L, Khairy P, Weerasooriya R, et al; for the ADVICE trial investigators. Adenosine-guided pulmonary vein isolation for the treatment of paroxysmal atrial fibrillation: an international, multicentre, randomised superiority trial. Lancet 2015; 386: 672-679.

32. Elayi CS, Di Biase L, Bai R, et al. Administration of isoproterenol and adenosine to guide supplemental ablation after pulmonary vein antrum isolation. J Cardiovasc Electrophysiol 2013; 24: 1199-1206.

33. Shah D, Haissaguerre M, Jaïs P, et al. Left atrial appendage activity masquerading as pulmonary vein potentials. Circulation 2002; 105: 2821-2825.

34. Shah D. Electrophysiological evaluation of pulmonary vein isolation. Europace 2009; 11: 1423-1433.

35. Packer DL, Kowal RC, Wheelan KR, et al. Cryoballoon ablation of pulmonary veins for paroxysmal atrial fibrillation: first results of the North American Arctic Front (STOP AF) pivotal trial. J Am Coll Cardiol 2013; 61: 1713-1723.

36. Kuck KH, Brugada J, Fürnkranz A, et al; for FIRE AND ICE Investigators. Cryoballoon or radiofrequency ablation for paroxysmal atrial fibrillation. N Engl J Med 2016; 374: 2235-2245.

37. Su W, Kowal R, Kowalski M, et al. Best practice guide for cryoballoon ablation in atrial fibrillation: the compilation experience of more than 3000 procedures. Heart Rhythm 2015; 12: 1658-1666.

38. Siklódy CH, Minners J, Allgeier M, et al. Pressure-guided cryoballoon isolation of the pulmonary veins for the treatment of paroxysmal atrial fibrillation. J Cardiovasc Electrophysiol 2010; 21: 120-125.

39. Su W, Aryana A, Passman R, et al. Cryoballoon best practices II: practical guide to procedural monitoring and dosing during atrial fibrillation ablation from the perspective of experienced users. Heart Rhythm 2018; 15:

1348-1355.

40. Fürnkranz A, Köster I, Chun K, et al. Cryoballoon temperature predicts acute pulmonary vein isolation. Heart Rhythm 2011; 8: 821-825.

41. Ghosh J, Martin A, Keech AC, et al. Balloon warming time is the strongest predictor of late pulmonary vein electrical reconnection following cryoballoon ablation for atrial fibrillation. Heart Rhythm 2013; 10: 1311-1317.

42. Aryana A, Mugnai G, Singh SM, et al. Procedural and biophysical indicators of durable pulmonary vein isolation during cryoballoon ablation of atrial fibrillation. Heart Rhythm 2016; 13: 424-432.

43. Andrade JG, Dubuc M, Collet D, Khairy P, Macle L. Pulmonary vein signal interpretation during cryoballoon ablation for atrial fibrillation. Heart Rhythm 2015; 12: 1387-1394.

44. Franceschi F, Koutbi L, Mancini J, Attarian S, Prevôt S, Deharo JC. Novel electromyographic monitoring technique for prevention of right phrenic nerve palsy during cryoballoon ablation. Circ Arrhythm Electrophysiol 2013; 6: 1109-1114.

45. Lakhani M, Saiful F, Parikh V, Goyal N, Bekheit S, Kowalski M. Recordings of diaphragmatic electromyograms during cryoballoon ablation for atrial fibrillation accurately predict phrenic nerve injury. Heart Rhythm 2014; 11: 369-374.

46. John RM, Kapur S, Ellenbogen KA, Koneru JN. Atrioesophageal fistula formation with cryoballoon ablation is most commonly related to the left inferior pulmonary vein. Heart Rhythm 2017; 14: 184-189.

47. Fürnkranz A, Bordignon S, Böhmig M, et al. Reduced incidence of esophageal lesions by luminal esophageal temperature-guided second-generation cryoballoon ablation. Heart Rhythm 2015; 12: 268-274.

48. Kottkamp H, Bender R, Berg J. Catheter ablation of atrial fibrillation: how to modify the substrate? J Am Coll Cardiol 2015; 65: 196-206.

49. Sanders P, Berenfeld O, Hocini M, et al. Spectral analysis identifies sites of high-frequency activity maintaining atrial fibrillation in humans. Circulation 2005; 112: 789-797.

50. Nademanee K, McKenzie J, Kosar E, et al. A new approach for catheter ablation of atrial fibrillation: mapping of the electrophysiologic substrate. J Am Coll Cardiol 2004; 43: 2044-2053.

51. Nademanee K, Schwab M, Porath J, Abbo A. How to perform electrogramguided atrial fibrillation ablation. Heart Rhythm 2006; 3: 981-984.

52. Wright M, Haïssaguerre M, Knecht S, et al. State of the art: catheter ablation of atrial fibrillation. J Cardiovasc Electrophysiol 2008; 19: 583-592.

53. O'Neill MD, Jaïs P, Hocini M, et al. Catheter ablation for atrial fibrillation. Circulation 2007; 116: 1515-1523.

54. Jaïs P, Hocini M, O'Neill MD, et al. How to perform linear lesions. Heart Rhythm 2007; 4: 803-809.

55. Jaïs P, Hocini M, Hsu LF, et al. Technique and results of linear ablation at the mitral isthmus. Circulation 2004; 110: 2996-3002.

56. Hocini M, Jaïs P, Sanders P, et al. Techniques, evaluation, and consequences of linear block at the left atrial roof in paroxysmal atrial fibrillation: a prospective randomized study. Circulation 2005; 112: 3688-3696.

57. Narayan SM, Krummen DE, Shivkumar K, Clopton P, Rappel WJ, Miller JM. Treatment of atrial fibrillation by the ablation of localized sources: CONFIRM (CONventional ablation for atrial fibrillation with or without Focal Impulse and Rotor Modulation) trial. J Am Coll Cardiol 2012; 60: 628-636.

58. Pappone C, Santinelli V, Manguso F, et al. Pulmonary vein denervation enhances long-term benefit after circumferential ablation for paroxysmal atrial fibrillation. Circulation 2004; 109: 327-334.

59. Oral H, Knight BP, Tada H, et al. Pulmonary vein isolation for paroxysmal and persistent atrial fibrillation. Circulation 2002; 105: 1077-1081.

60. Haïssaguerre M, Sanders P, Hocini M, et al. Catheter ablation of long-lasting persistent atrial fibrillation:

critical structures for termination. J Cardiovasc Electrophysiol 2005; 16: 1125-1137.

61. Haïssaguerre M, Hocini M, Sanders P, et al. Catheter ablation of long-lasting persistent atrial fibrillation: clinical outcome and mechanisms of subsequent arrhythmias. J Cardiovasc Electrophysiol 2005; 16: 1138-1147.

62. Hocini M, Sanders P, Jaïs P, et al. Techniques for curative treatment of atrial fibrillation. J Cardiovasc Electrophysiol 2004; 15: 1467-1471.

63. Oral H, Chugh A, Good E, et al. A tailored approach to catheter ablation of paroxysmal atrial fibrillation. Circulation 2006; 113: 1824-1831.

64. Oral H, Chugh A, Lemola K, et al. Noninducibility of atrial fibrillation as an end point of left atrial circumferential ablation for paroxysmal atrial fibrillation: a randomized study. Circulation 2004; 110: 2797-2801.

65. Oral H, Pappone C, Chugh A, et al. Circumferential pulmonary-vein ablation for chronic atrial fibrillation. N Engl J Med 2006; 354: 934-941.

66. Verma A, Kilicaslan F, Pisano E, et al. Response of atrial fibrillation to pulmonary vein antrum isolation is directly related to resumption and delay of pulmonary vein conduction. Circulation 2005; 112: 627-635.

67. Kobza R, Hindricks G, Tanner H, et al. Late recurrent arrhythmias after ablation of atrial fibrillation: incidence, mechanisms, and treatment. Heart Rhythm 2004; 1: 676-683.

68. Ouyang F, Antz M, Ernst S, et al. Recovered pulmonary vein conduction as a dominant factor for recurrent atrial tachyarrhythmias after complete circular isolation of the pulmonary veins: lessons from double Lasso technique. Circulation 2005; 111: 127-135.

69. Oral H, Knight BP, Morady F. Left atrial flutter after segmental ostial radiofrequency catheter ablation for pulmonary vein isolation. Pacing Clin Electrophysiol 2003; 26: 1417-1419.

70. Gerstenfeld EP, Callans DJ, Dixit S, et al. Mechanisms of organized left atrial tachycardias occurring after pulmonary vein isolation. Circulation 2004; 110: 1351-1357.

71. Cummings JE, Schweikert R, Saliba W, et al. Left atrial flutter following pulmonary vein antrum isolation with radiofrequency energy: linear lesions or repeat isolation. J Cardiovasc Electrophysiol 2005; 16: 293-297.

72. Villacastín J, Pérez-Castellano N, Moreno J, González R. Left atrial flutter after radiofrequency catheter ablation of focal atrial fibrillation. J Cardiovasc Electrophysiol 2003; 14: 417-421.

73. Mesas CE, Pappone C, Lang CC, et al. Left atrial tachycardia after circumferential pulmonary vein ablation for atrial fibrillation: electroanatomic charac-terization and treatment. J Am Coll Cardiol 2004; 44: 1071-1079.

74. Chae S, Oral H, Good E, et al. Atrial tachycardia after circumferential pulmonary vein ablation of atrial fibrillation: mechanistic insights, results of catheter ablation, and risk factors for recurrence. J Am Coll Cardiol 2007; 50: 1781-1787.

75. Chugh A, Oral H, Lemola K, et al. Prevalence, mechanisms, and clinical significance of macroreentrant atrial tachycardia during and following left atrial ablation for atrial fibrillation. Heart Rhythm 2005; 2: 464-471.

76. Chugh A, Oral H, Good E, et al. Catheter ablation of atypical atrial flutter and atrial tachycardia within the coronary sinus after left atrial ablation for atrial fibrillation. J Am Coll Cardiol 2005; 46: 83-91.

77. Jaïs P, Matsuo S, Knecht S, et al. A deductive mapping strategy for atrial tachycardia following atrial fibrillation ablation: importance of localized reentry. J Cardiovasc Electrophysiol 2009; 20: 480-491.

78. Jaïs P, Shah DC, Haïssaguerre M, et al. Mapping and ablation of left atrial flutters. Circulation 2000; 101: 2928-2934.

79. Ouyang F, Ernst S, Vogtmann T, et al. Characterization of reentrant circuits in left atrial macroreentrant tachycardia: critical isthmus block can prevent atrial tachycardia recurrence. Circulation 2002; 105:

1934-1942.

80. Weerasooriya R, Jaïs P, Wright M, et al. Catheter ablation of atrial tachycardia following atrial fibrillation ablation. J Cardiovasc Electrophysiol 2009; 20: 833-838.

81. Morady F, Oral H, Chugh A. Diagnosis and ablation of atypical atrial tachycardia and flutter complicating atrial fibrillation ablation. Heart Rhythm 2009; 6: S29-S32.

82. Gerstenfeld EP, Marchlinski FE. Mapping and ablation of left atrial tachycardias occurring after atrial fibrillation ablation. Heart Rhythm 2007; 4: S65-S72.

83. Miyazaki H, Stevenson WG, Stephenson K, Soejima K, Epstein LM. Entrainment mapping for rapid distinction of left and right atrial tachycardias. Heart Rhythm 2006; 3: 516-523.

84. Pascale P, Shah AJ, Roten L, et al. Pattern and timing of the coronary sinus activation to guide rapid diagnosis of atrial tachycardia after atrial fibrillation ablation. Circ Arrhythm Electrophysiol 2013; 6: 481-490.

85. Barbhaiya C, Kumar S, Ng J, et al. Overdrive pacing from downstream sites on multielectrode catheters to rapidly detect fusion and to diagnose macroreentrant atrial arrhythmias. Circulation 2014; 129: 2503-2510.

86. Esato M, Hindricks G, Sommer P, et al. Color-coded three-dimensional entrainment mapping for analysis and treatment of atrial macroreentrant tachy-cardia. Heart Rhythm 2009; 6: 349-358.

87. Colombowala IK, Massumi A, Rasekh A, et al. Variability in post-pacing intervals predicts global atrial activation pattern during tachycardia. J Cardiovasc Electrophysiol 2008; 19: 142-147.

88. Lim K, Knight BP. Pace termination of left atrial flutter after ablation for atrial fibrillation: what is the mechanism? Heart Rhythm 2008; 5: 1619-1620.

引言

　　不适当窦性心动过速（IAST）是一种可引起患者虚弱症状甚至导致心动过速性心肌病的罕见状态[1-3]。它通常是在继发病因检查阴性之后的排他性诊断。可能的机制：窦房结（SAN）固有缺陷导致的自律性增强和（或）交感迷走神经张力不平衡[2]。窦房结导管改良术为有症状的难治性IAST的治疗提供了选择。

　　房室（AV）结保证了心房与心室之间的电连续性，并充当电过滤装置，以防止心房颤动期间心室率过快。然而，房室结功能不应期过短可能导致心室率过快，这种情况可能有必要行房室结改良或消融，然后植入永久起搏器以控制心率[4-7]。

本章目的

　　1.介绍窦房结、房室结-希氏束的解剖结构。

　　2.探讨窦房结改良术的技术要点。

　　3.探讨房室结改良/消融术的不同途径。

一、窦房结、房室结-希氏束

　　窦房结是一种新月形的心外膜结构（平均长度为13.5mm），位于右心房（RA）上外侧与上腔静脉（SVC）的交界区，其长轴与界沟（终沟）相平行[8]。由于窦房结头部细胞的放电频率比尾部细胞更快，因此窦房结上部是导管改良术中初始的消融靶点。

　　致密房室结是位于右房间隔和希氏束后下方的心内膜下结构。希氏束位于Koch三角的顶点，Koch三角由冠状窦口、三尖瓣隔瓣和Todaro腱围成。希氏束穿过室间隔的顶部，可以在双侧室间隔上被记录到，据此可实现经左侧和右侧途径的房室结消融。

二、窦房结改良术

窦房结改良术的初始靶点位于窦房结头部，通过标测窦性心动过速时心房最早激动的部位确定（图16-1，图16-2）[9-13]。射频能量的发放可引起窦性心动过速初始加速，由于右膈神经和窦房结之间的距离很近，因此通过高输出起搏检测膈神经是否被捕获是很重要的，

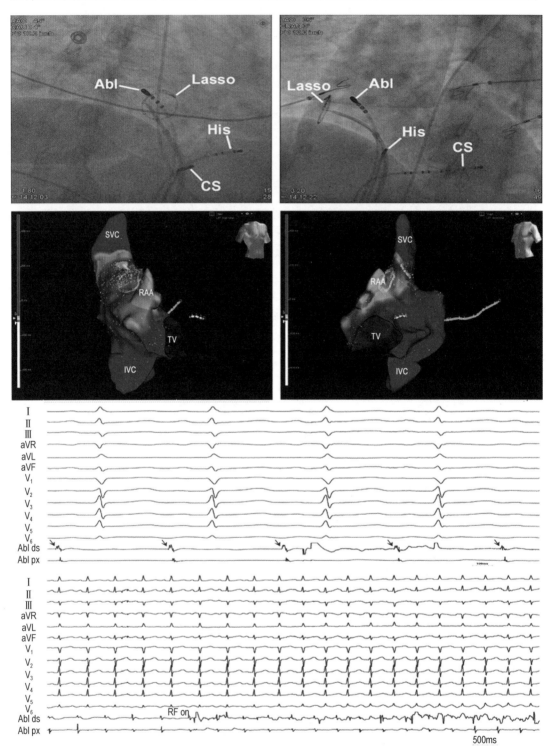

图16-1　窦房结改良术。窦性心动过速时，心房激动最早的部位（白色，箭头）是在腔静脉 - 心房交界处的窦房结上部记录到的。射频能量发放引起窦性心动过速一过性加速

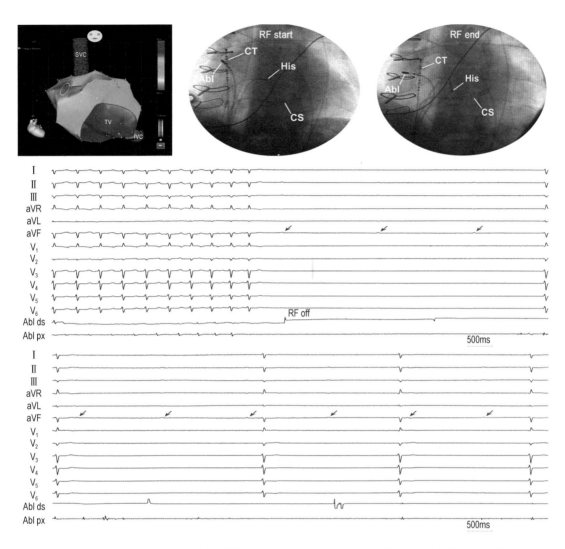

图 16-2　窦房结改良术（移植的心脏）。供体心脏发生 IAST 时，心房最早激动部位是沿 RA 前外侧、邻近腔静脉 - 心房交界处（红色）。射频能量沿窦房结从头部向尾部发放，引起一过性窦性停搏和交界性逸搏心律。注意受体较慢的窦性心率（箭头）持续不变，且不能传导至心室（受体 - 供体吻合线），从而表现为房室传导阻滞。RF start. 射频消融开始；RF end. 射频消融结束

以避免消融过程中膈神经麻痹。在膈肌捕获的情况下，射频消融过程中可以通过放置在右锁骨下静脉的导管对右膈神经起搏来监测膈神经（就像在右肺静脉冷冻消融过程中所做的那样）。随着对窦房结头部的消融，心房激活的最早部位向窦房结尾部移动，引起窦性心率和下壁导联 P 波振幅降低。消融靶点沿着窦房结向尾部逐步转移，直到窦性心率降低 25% 或低于 90 次 / 分（基线状态），心率降低 25%，或低于 120 次 / 分（使用异丙肾上腺素时），伴下壁导联 P 波振幅低平，表明窦房结靶点向尾部移位[10, 11, 13, 14]。通过心内超声心动图定位界嵴（界沟在心腔内的对应部分）上部和灌注消融导管（因为窦房结位于心外膜，并且有较厚的界嵴将窦房结与心内膜腔分隔开）可以促进消融[8, 14, 15]。在复杂病例中，可以通过定位弓形脊（连接界嵴上部至房间隔上缘的心肌带）或心外膜入路实现成功消融[16, 17]。

三、房室结改良/消融

房室结改良/消融的理想目标是控制心室率或促进双心室起搏，同时避免完全依赖起搏器。因此，治疗终点可以是全房室结消融伴三度房室传导阻滞和房室结逸搏心律或心房颤动患者心室率降低（使用异丙肾上腺素时＜120次/分）而不引起完全性房室传导阻滞[6]。

（一）右侧途径

1. 直接消融致密房室结　房室结改良的靶点是致密房室结，消融此处可产生稳定的房室结逸搏心律，避免产生起搏器依赖。消融远端的希氏束会增加出现缓慢且不可预测室性逸搏心律的风险。将消融导管推至右心室后，将导管向后拉至三尖瓣环，沿前间隔顺时针扭转以定位希氏束电位。从该部位开始，导管再慢慢向后拉，直到记录到大的心房信号和小的远场（低振幅/低频）希氏束电图（图16-3～图16-5）和（或）导管位于希氏束的后下方（图16-6，图16-7）。此处发放射频能量会在房室传导阻滞前引起快速的交界性心动过速。当记录到的希氏束电图难以识别时，高输出起搏如可产生窄QRS波有助于确定希氏束的位置[18]。

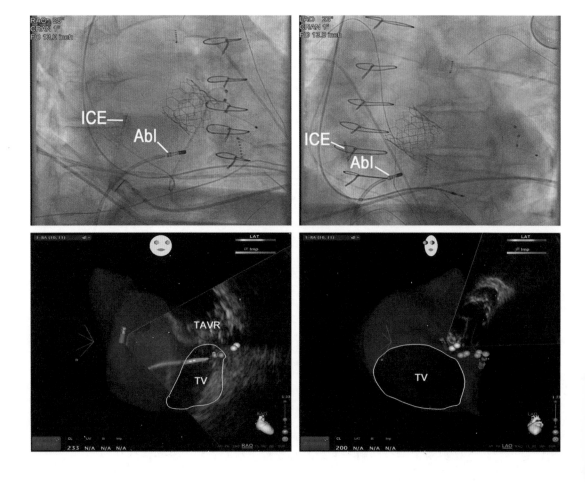

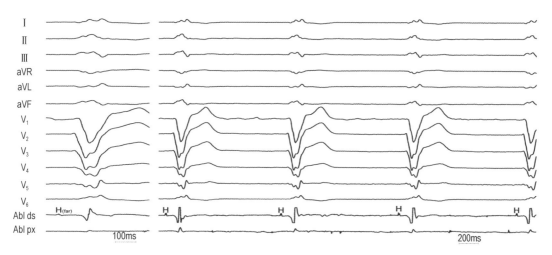

图16-3　房室结改良术。位于希氏束（黄色标记）和右束支（白色标记）后下方的致密房室结被作为靶标，在此处记录到一个小的远场（低振幅/低频）希氏束电图。射频能量引起完全性房室传导阻滞和稳定的交界性逸搏心律。在交界性逸搏心律中记录到一个真实、尖锐的近场希氏束电位。注意经主动脉瓣置换术（TAVR）与希氏束的距离

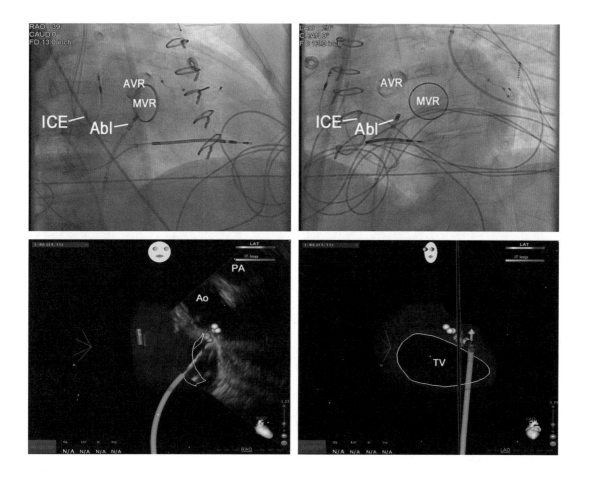

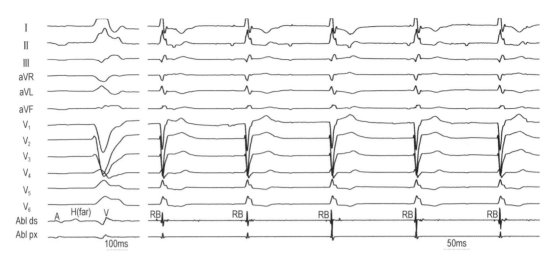

图16-4 房室结改良术。位于希氏束（黄色标记）和右束支（白色标记）后下方的致密房室结被作为靶标，在此记录到一个小的远场（低振幅/低频）希氏束电图。射频能量发放引起完全性房室传导阻滞和稳定的交界性逸搏心律

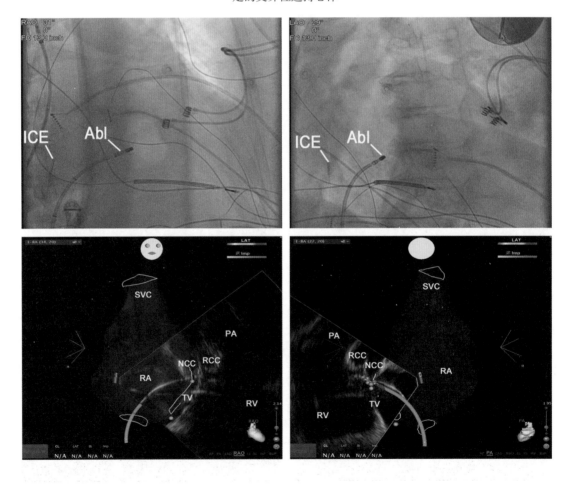

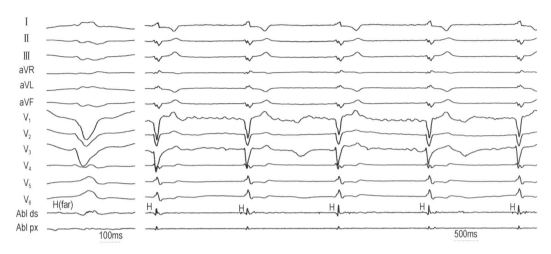

图 16-5 房室结改良术。位于希氏束（黄色标记）后下方的致密房室结被作为靶标，在此记录到一个小的远场（低振幅 / 低频）希氏束电图。射频能量发放引起完全性房室传导阻滞和稳定的交界性逸搏心律。在逸搏心律之间记录到一个尖锐的近场希氏束电位

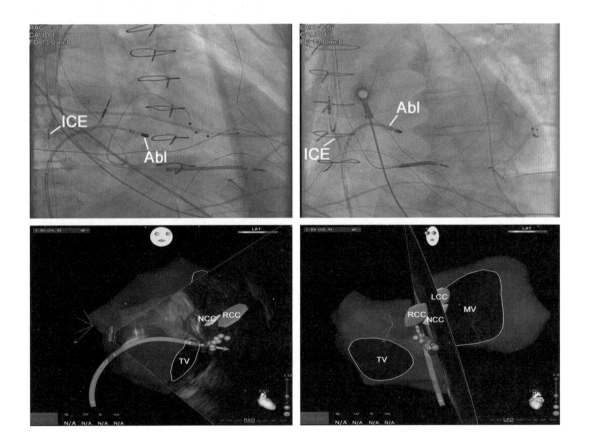

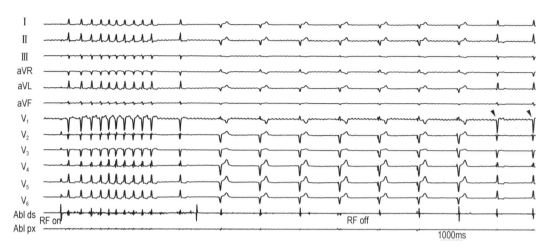

图16-6 房室结改良术。位于希氏束（黄色标记）后下方的致密房室结被作为靶标。射频能量发放导致快速的交界性心动过速，随后是完全性房室传导阻滞和一过性双室起搏。随着射频能量发放终止，交界性逸搏心律（箭头）出现

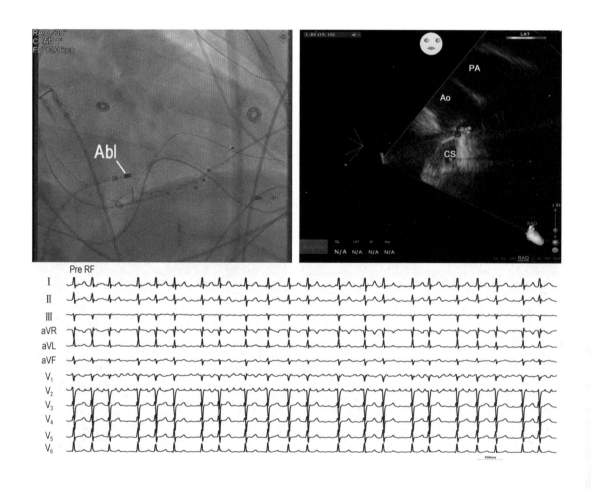

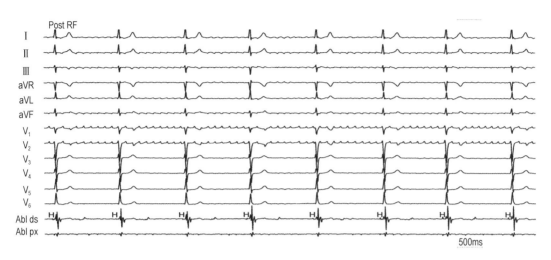

图 16-7　房室结改良术。位于希氏束（黄色标记）后下方的致密房室结被作为靶标。消融前心房颤动的心室率快。消融后出现完全性房室传导阻滞伴交界性逸搏心律

2. 房室结的电隔离　另一种消融策略是一种分步的方法，尝试电隔离或离断房室结与心房肌的连接，从而保留了房室结自律性[19-23]。沿后间隔的房室结慢径路因不应期较短而成为消融靶点。然而，单独的慢径路消融通常不足以达到持久的预期消融结果。随后将射频能量应用于中间隔和前间隔的前部和上部（后者针对 Todaro 腱上方房室结的快径路），直到实现足够的频率控制（图 16-8，图 16-9）。

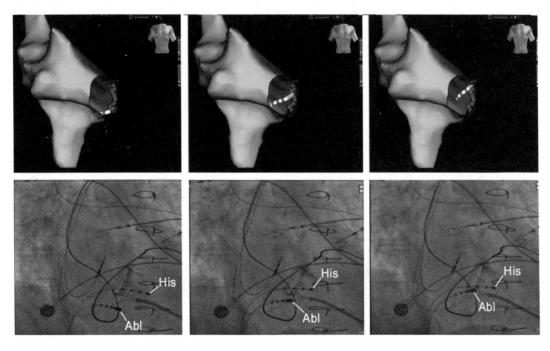

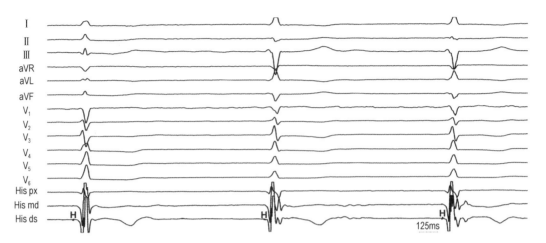

图 16-8　房室结改良术。沿着房间隔的房室结输入作为靶电位（房室结的电隔离）。射频消融灶（红色标记）分布于后间隔至中间隔，这减慢了心房颤动时的心室率

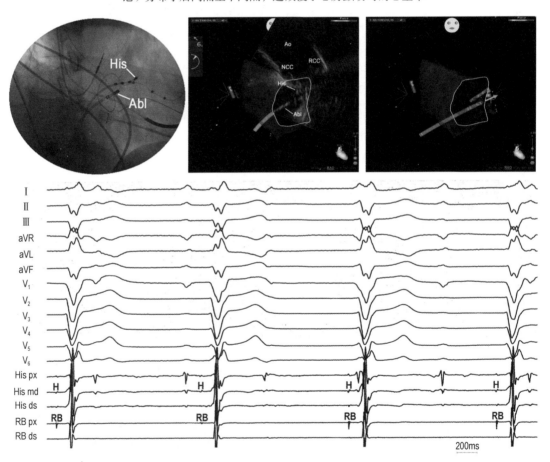

图 16-9　房室结改良术。沿着房间隔的房室结输入作为靶电位（房室结的电隔离）。射频毁损灶（红色标记）分布于后间隔至中间隔[恰在希氏束（黄色标记）下方]，直到完全性房室传导阻滞和交界性逸搏心律[伴下方的左束支传导阻滞（LBBB）]出现

（二）左侧途径

当经右侧途径房室结消融不成功时，由于希氏束穿过室间隔嵴，可将无冠瓣（NCC）/ 右冠瓣（RCC）连接处下方的希氏束作为靶标（图 16-10）[24-26]。左侧希氏束电位可以通过其与右侧希氏束电图的计时比较来验证，或通过高输出起搏来证实捕获希氏束。另一种方法是，当存在潜在的束支传导阻滞时，可定位传导束或分支作为靶标[27]。然而，由于左侧希氏束位于远端，其被消融后导致的室性逸搏心律无法预测，也很容易被心室起搏抑制。

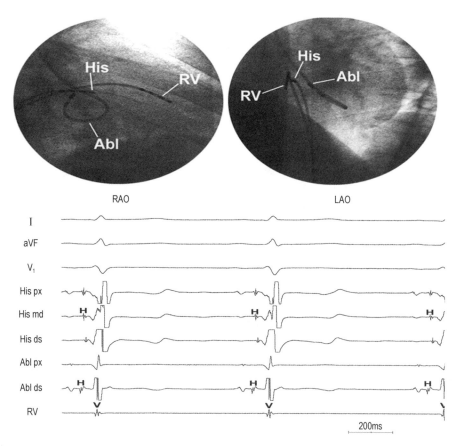

图 16-10　经主动脉入路房室结消融。消融导管逆行下垂跨过主动脉瓣，定位于 NCC/RCC 连接处下方、右侧希氏束导管对面，在此处记录左侧希氏束电位

四、罕见的电生理现象

心脏移植后发生的不适当窦性心动过速

心脏移植后发生的 IAST 很少被提及（见图 16-2，图 16-11）[3]。由于供体心脏处于失神经状态，此时 IAST 是由窦房结细胞的固有缺陷而非交感迷走神经张力不平衡所引起。

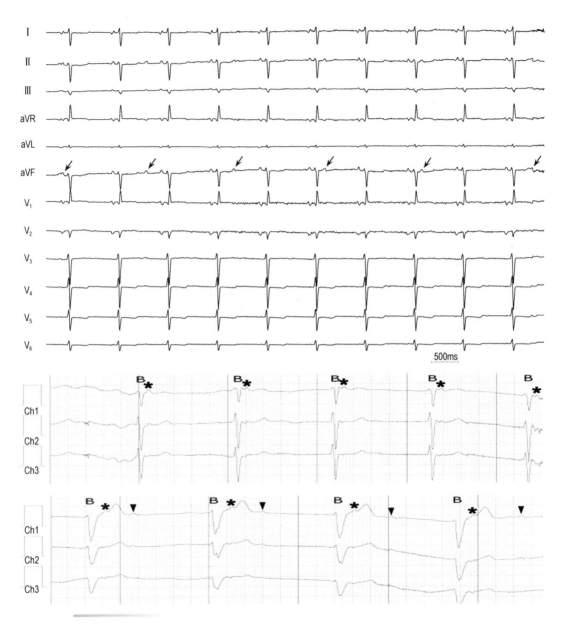

图 16-11　IAST消融术后（移植的心脏）供体心脏一过性窦房结功能障碍。上图：供体窦性节律与较慢的受体窦性节律同时存在[医源性房性并行收缩的一种形式（箭头）]。下图：窦性停搏伴交界性（中间）/室性（底部）逸搏心律和交界区心房/室房传导（*）。注意受体窦性节律（箭头）独立出现

（刘启明　译）

参 考 文 献

1. Bauernfeind RA, Amat-Y-Leon F, Dhingra RC, Kehoe R, Wyndham C, Rosen KM. Chronic nonparoxysmal sinus tachycardia in otherwise healthy persons. Ann Intern Med 1979; 91: 702-710.

2. Olshansky B, Sullivan R. Inappropriate sinus tachycardia. J Am Coll Cardiol 2013; 61: 793-801.

3. Ho RT, Ortman M, Mather PJ, Rubin S. Inappropriate sinus tachycardia in a transplanted heart—further insights into pathogenesis. Heart Rhythm 2011; 8: 781-783.

4. Scheinman MM, Morady F, Hess DS, Gonzalez R. Catheter-induced ablation of the atrioventricular junction to control refractory supraventricular arrhythmias. JAMA 1982; 248: 851-855.

5. Scheinman M, Morady F, Hess D, Gonzalez R. Transvenous catheter technique for induction of damage to the atrioventricular junction in man [abstract] . Am J Cardiol 1982; 49: 1013.

6. Williamson BD, Man KC, Daoud E, Niebauer M, Strickberger SA, Morady F. Radiofrequency catheter modification of atrioventricular conduction to control the ventricular rate during atrial fibrillation. N Engl J Med 1994; 331: 910-917.

7. Feld GK, Fleck RP, Fujimura O, Prothro DL, Bahnson TD, Ibarra M. Control of rapid ventricular response by radiofrequency catheter modification of the atrioventricular node in patients with medically refractory atrial fibrillation. Circulation 1994; 90: 2299-2307.

8. Sánchez-Quintana D, Cabrera JA, Farré J, Climent V, Anderson RH, Ho SY. Sinus node revisited in the era of electroanatomical mapping and catheter ablation. Heart 2005; 91: 189-194.

9. Lee RJ, Kalman JM, Fitzpatrick AP, et al. Radiofrequency catheter modification of the sinus node for "inappropriate" sinus tachycardia. Circulation 1995; 92: 2919-2928.

10. Man KC, Knight B, Tse HF, et al. Radiofrequency catheter ablation of inappropriate sinus tachycardia guided by activation mapping. J Am Coll Cardiol 2000; 35: 451-457.

11. Marrouche NF, Beheiry S, Tomassoni G, et al. Three-dimensional nonfluoroscopic mapping and ablation of inappropriate sinus tachycardia. Procedural strategies and long-term outcome. J Am Coll Cardiol 2002; 39: 1046-1054.

12. Mantovan R, Thiene G, Calzolari V, Basso C. Sinus node ablation for inappropriate sinus tachycardia. J Cardiovasc Electrophysiol 2005; 16: 804-806.

13. Gianni C, Di Biase L, Mohanty S, et al. Catheter ablation of inappropriate sinus tachycardia. J Interv Card Electrophysiol 2016; 46: 63-69.

14. Lin D, Garcia F, Jacobson J, et al. Use of noncontact mapping and saline-cooled ablation catheter for sinus node modification in medically refractory inappropriate sinus tachycardia. Pacing Clin Electrophysiol. 2007; 30: 236-242.

15. Kalman JM, Lee RJ, Fisher WG, et al. Radiofrequency catheter modification of sinus pacemaker function guided by intracardiac echocardiography. Circulation 1995; 92: 3070-3081.

16. Killu AM, Syed FF, Wu P, Asirvatham SJ. Refractory inappropriate sinus tachycardia successfully treated with radiofrequency ablation at the arcuate ridge. Heart Rhythm 2012; 9: 1324-1327.

17. Jacobson JT, Kraus A, Lee R, Goldberger JJ. Epicardial/endocardial sinus node ablation after failed endocardial ablation for the treatment of inappropriate sinus tachycardia. J Cardiovasc Electrophysiol 2014; 25: 236-241.

18. Kanjwal K, Grubb BP. Utility of high-output His pacing during difficult AV node ablation. An underutilized strategy. Pacing Clin Electrophysiol 2016; 39: 616-619.

19. Della Bella P, Carbucicchio C, Tondo C, Riva S. Modulation of atrioventricular conduction by ablation of the "slow" atrioventricular node pathway in patients with drug-refractory atrial fibrillation or flutter. J Am Coll Cardiol 1995; 25: 39-46.

20. Fleck RP, Chen PS, Boyce K, Ross R, Dittrich HC, Feld GK. Radiofrequency modification of atrioventricular conduction by selective ablation of the low posterior septal right atrium in a patient with atrial fibrillation and a rapid ventricular response. Pacing Clin Electrophysiol 1993; 16: 377-381.

21. Stabile G, Turco P, De Simone A, Coltorti F, De Matteis C. Radiofrequency modification of the atrioventricular node in patients with chronic atrial fibrillation: comparison between anterior and posterior approaches. J Cardiovasc Electrophysiol 1998; 9: 709-717.

22. Duckeck W, Engelstein ED, Kuch KH. Radiofrequency current therapy in atrial tachyarrhythmias: modulation versus ablation of atrioventricular nodal conduction. Pacing Clin Electrophysiol 1993; 16: 629-636.

23. Chhabra S, Greenspon AJ, Pavri BB, Frisch DR, Ho RT. Electrical isolation of atrioventricular node: a new technique of atrioventricular junction ablation to preserve a nodal escape rhythm. Heart Rhythm 2012; 9: S169.

24. Sousa J, el-Atassi R, Rosenheck S, Calkins H, Langberg J, Morady F. Radiofrequency catheter ablation of the atrioventricular junction from the left ventricle . Circulation 1991; 84: 567-571.

25. Kalbfleisch SJ, Williamson B, Man KC, et al. A randomized comparison of the right-and left-sided approaches to ablation of the atrioventricular junction . Am J Cardiol 1993; 72: 1406-1410.

26. Fenrich AL Jr, Friedman RA, Cecchin FC, Kearney D. Left-sided atrioventricular nodal ablation using the transseptal approach: clinico-histolopathologic correlation. J Cardiovasc Electrophysiol 1998; 9: 757-760.

27. Sunthorn H, Hasija P, Burri H, Shah D. Unsuccessful AV nodal ablation in atrial fibrillation: an alternative method to achieve complete heart block. Pacing Clin Electrophysiol 2005; 28: 1247-1249.

引言

　　规则的宽QRS波心动过速（WCT）的鉴别诊断主要包括：①室性心动过速（VT）；②室上性心动过速（SVT）伴差异性传导或束支传导阻滞（BBB）；③预激前传的心动过速。高钾及起搏器所致心动过速应该排除在外（图17-1）。临床病史为诊断提供了有用的线索，心肌梗死、充血性心力衰竭或新发的心绞痛所致WCT诊断室性心动过速的可能性大（图17-2）[1]。对于口服Ⅰc类抗心律失常药物治疗阵发性心房颤动的患者，应高度怀疑"药物所致扑动"并1：1房室传导及频率依赖性差异性传导（图17-3）。

本章目的

　　1. 依据12导联心电图鉴别室性心动过速和室上性心动过速伴差异性传导。

　　2. 依据12导联心电图鉴别室性心动过速和旁路前传的心动过速。

　　3. 依据心内电图、起搏和迷走神经干预诊断WCT。

一、12导联心电图

（一）基础状态

　　窦性心律时的心电图，对于形成WCT的基质可提供重要的信息，包括：①基础的束支传导阻滞或差异性传导的QRS波形；②自发性PVC的波形；③心肌梗死波形；④预激综合征；⑤房室传导状态。对于WCT患者，如果其QRS波形与基础BBB相同，除了希氏束相关室性心动过速[如束支折返性心动过速（BBRT）、分支性室性心动过速（见图21-2、图21-15）]外，提示SVT的可能[2]。相反，若WCT患者的QRS波形与基础BBB的波形不同甚至更窄，或者其波形与自发性PVC相同，则倾向诊断室性心动过速[3]。若WCT合并病理性Q波或预激，则提示室性心动过速或旁路前传所致心动过速。若WCT合并房室传导阻滞，由于室上性心动过速不能快速传导至心室，则更倾向诊断室性心动过速。

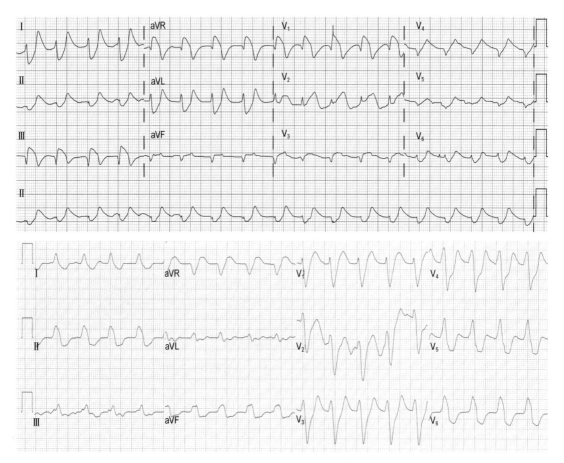

图17-1 高钾血症。高钾血症导致的类似于RBBB（上图）和LBBB（下图）图形的室性心动过速。因为高钾影响心房除极，导致P波不可见。注意Ⅰ导联和V₄导联中的"M"形图形，反映QRS波群变宽和T波峰值增加。初始QRS波群相对较快，末梢较模糊和延迟，这是因为希氏束-浦肯野系统比心室肌更能抵抗高钾的影响。上面的心电图还提示高钾血症可导致ST段抬高，形成类似于急性心肌梗死（"可透析的损伤电流"）或Brugada综合征（"Brugada表型"）的图形

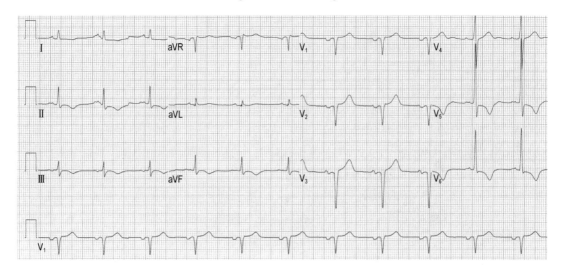

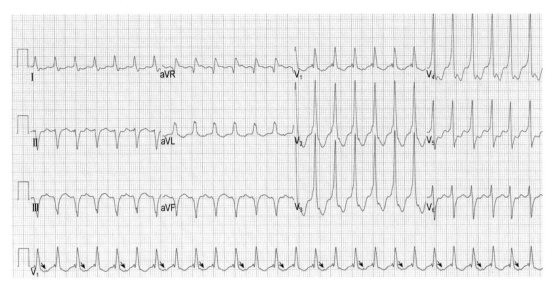

图17-2　陈旧性心肌梗死合并的室性心动过速。上图：窦性心律伴陈旧性前壁心肌梗死图形；下图：相对狭窄、三相波形（rsR'）/电轴呈左上的QRS波，提示室性心动过速源自左后分支附近，呈2∶1室房传导（箭头）和aVR初始q波＞40ms提示室性心动过速

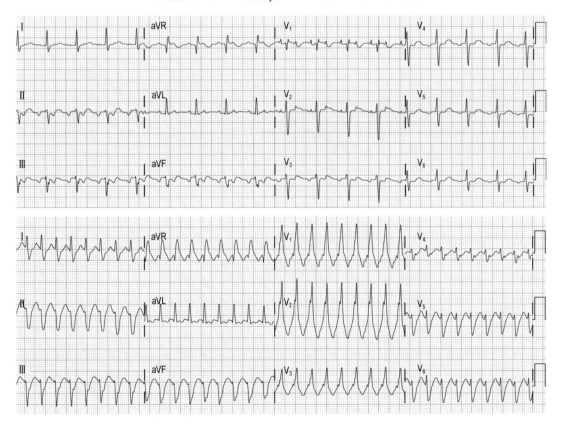

图17-3　心房扑动伴1∶1房室传导。1∶1传导阻滞时（下图）的心室率是2∶1传导时（上图）的2倍，导致RBBB差异性传导。aVR的初始部q波＜40ms

（二）室性心动过速或室上性心动过速伴差异性传导

利用心电图鉴别室性心动过速及室上性心动过速伴差异性传导需要分析：①QRS波形；②QRS波的类本位曲折及宽度；③额面QRS电轴；④房室关系；⑤移行区。

1. QRS波形 WCT分为RBBB型（V_1导联QRS波终向量为正向）及LBBB型（V_1导联QRS波终向量为负向）心动过速。束支本身的波形取决于心室肌最早激动的部位。因为差异性传导可导致特征性QRS波群改变，任何不典型的形态都倾向提示室性心动过速。

在LBBB波形，倾向诊断室性心动过速而非室上性心动过速伴差异性传导的心动过速特征：①V_1或V_2导联初始r波>30ms；②V_1或V_2导联的r波起始部至S波最低点>60ms；③V_1或V_2导联S波降支切迹；④V_6导联可见q波（金德沃-约瑟夫森准则）（图17-4）[4]。前三个准则反映了类本位曲折，差异性传导窄而快，但室性心动过速慢且宽（见下文）。LBBB改变了正常左向右间隔部的激动方向，使V_6导联上正常间隔向量q波丢失。因此，LBBB型心动过速，在V_6导联出现q波倾向诊断室性心动过速。

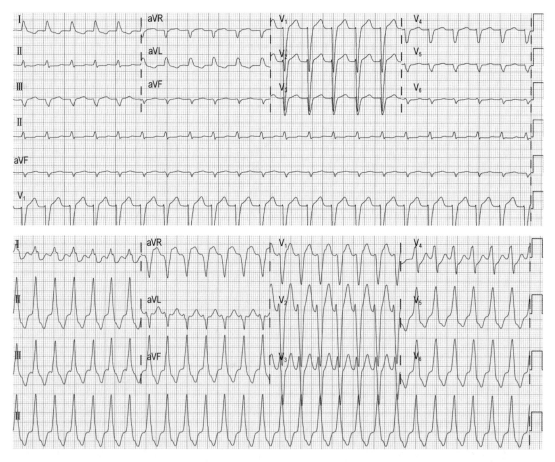

图17-4 LBBB型心动过速。上图：典型AVNRT伴LBBB。V_1导联的初始r波<30ms，aVR导联的Vi/Vt>1。下图：右心室流出道室性心动过速；V_1导联的初始r波>30ms，aVR导联的Vi/Vt<1。差异性传导时类本位曲折更窄更快

（1）典型的 LBBB 型心动过速：具有典型 LBBB 图形的 WCT 是独特的一类，包括：
①SVT 伴 LBBB；②通过房 - 束或结 - 束旁路（远端插入右束支）前传的心动过速；③典型
的（逆钟向）BBRT（出口在右束支）（见图 11-20、图 21-10）[5]。

RBBB 图形的心动过速，出现以下情况时更倾向诊断室性心动过速而非室上性心动过
速伴差异性传导：①V₁ 导联的 QRS 波群呈 R、Rr'（R ＞ r'）和 qR 形；②V₆ 导联 R/S ＜ 1
（韦伦斯准则）（图 17-5）[6]。相比之下，右束支差异性传导的 QRS 波形，在 V₁ 导联呈三相
的 rsR' 形（r 波反映室间隔左向右去极，而 R' 波反映右心室最终除极的情况），在 V₆ 导联
R/S ＞ 1。

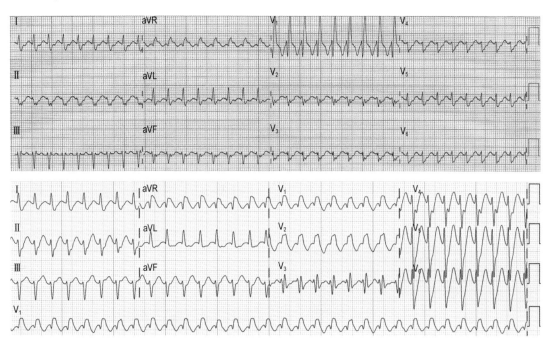

图 17-5　RBBB 型心动过速。上图：ORT 伴 RBBB，aVR 导联的 q 波＜ 40ms。下图：特发性左心室室性心
动过速，因为起源于 LPF 附近，特发性左心室室性心动过速与室上性心动过速伴 RBBB/LAFB 相似，但
其 aVR 导联 q 波＞ 40ms

（2）典型的 RBBB 型心动过速：具有典型 RBBB 波形的 WCT 包括：①SVT 伴 RBBB；
②特发性左心室（LV）室性心动过速 [因为其源于左后分支（LPF）]；③束支间折返性心
动过速（IFRT）[因为大折返涉及 LPF 和左前分支（LAF）]。

全胸导联 RS 波丢失是室性心动过速的一个特异形态（Brugada 准则）[7]。它包括主波
正向和负向一致（即所有胸导联 QRS 主波全部向上或全部向下）及胸前导联 qR 形（q 波
提示在室性心动过速之前可能存在心肌梗死）（图 17-6）。

（3）主波一致性：若 QRS 波主波一致负向，则提示心动过速来源于心尖部且强烈倾
向诊断室性心动过速。然而，由于心脏的向外向后旋转，室上性心动过速伴 LBBB 很少表
现出主波一致负向（图 17-7）[8-10]。若 QRS 波主波一致正向，则提示心动过速来源于心室
底部，可见于室性心动过速或经左侧旁路前传的预激性心动过速（多数典型的左侧旁路心
室插入点位于二尖瓣环的基底部）（图 18-7，图 17-8）。

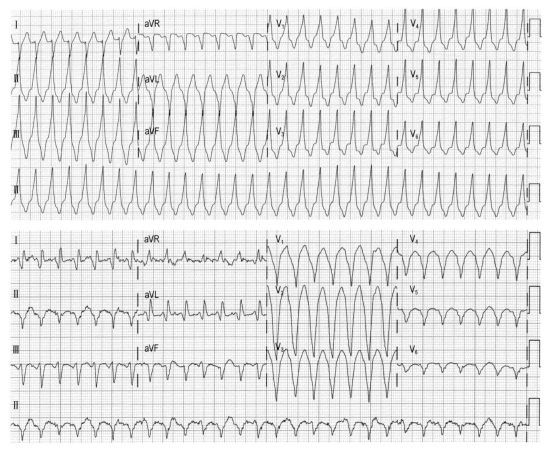

图17-6 主波一致性。上图：室性心动过速伴正向一致性，aVR导联Vi/Vt＜1。下图：室性心动过速伴负向一致性，心尖起源的室性心动过速导致aVR导联呈R波

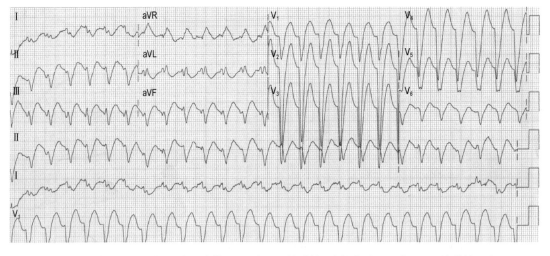

图17-7 负向一致性（室上性心动过速伴LBBB）。V_1导联的r波很小（30ms），aVR导联的q波＜40ms

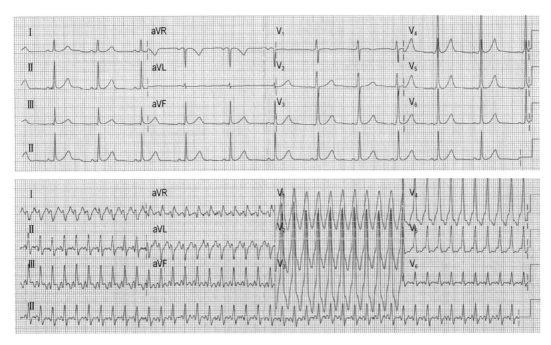

图 17-8 预激性心动过速。上图：正常窦性心律伴最少的预激（左侧游离壁旁路）。下图：逆向性心动过速。由于旁路插入点位于二尖瓣环基底部，胸前导联呈正向一致性

2. QRS波宽度和类本位曲折 起始向量的宽度[类本位曲折或RS间期（R波开始到S波最低点）]和QRS波本身的宽度均反映传导速度或电压转换率（dV/dT）。希氏束-浦肯野系统是心脏电传导最快的结构[11]。束支传导阻滞时，初始，快速的希氏束-浦肯野系统传导在束支传导阻滞保留，并产生比室性心动过速（纯心肌-心肌传导）更窄的类本位曲折和QRS波宽度。胸前任何导联RS间期＞100ms提示室性心动过速（Brugada准则）[6]。对于RBBB型及LBBB型心动过速，若QRS波分别＞140ms和＞160ms，也倾向诊断室性心动过速[12]。然而，抗心律失常药物（如经典的钠通道阻滞剂引起"药物扑动"伴1∶1房室传导）减慢希氏束-浦肯野纤维/心肌传导，可导致室上性心动过速伴束支传导阻滞时呈类似于室性心动过速的表现（假阳性室性心动过速）。

3. QRS电轴 由于左前及左后分支传导阻滞产生左上及右下的电轴偏移，分支传导阻滞不会导致极度的电轴右（右上）偏。因此，WCT伴电轴右上偏（西北）支持室性心动过速。LBBB伴左后分支传导阻滞很少见，因此LBBB型心动过速伴电轴右偏同样支持室性心动过速。相反，电轴正常的RBBB型室性心动过速少见，故RBBB型心动过速且正常心电轴时倾向诊断室上性心动过速。

4. 房室关系 房室分离和＜1∶1的房室下传（心房率＜心室率）都强烈提示室性心动过速。然而，有4种室上性心动过速也伴房室分离：①房室结内折返性心动过速（AVNRT）伴上端共同通路阻滞；②交界性心动过速伴交界区心房阻滞；③结束折返性心动过速伴结-房传导阻滞；④希氏束内折返伴希氏束-心房传导阻滞（图17-9）[13]。由于这4种室上性心动过速很少见，需要同时伴随差异性传导或预激前传才引起WCT，因

此WCT伴房室分离最有可能是室性心动过速。房室分离表现：①P波在QRS波群的前中后出现；②夺获；③融合波；④心动过速终止后早期恢复的窦性心律（短于窦性周长）（图17-10）[14]。夺获及融合波通常见于缓慢性室性心动过速，在此情况，舒张期窦性冲动容易穿过希氏束-浦肯野系统。然而，融合波（Dressler节律）并非室性心动过速的特征性表现，在室上性心动速伴差异性传导，当束支传导阻滞同侧发生PVC时，也可见融合波。类似房室分离，当房室关联<1（心房率<心室率）时则强烈支持诊断室性心动过速（图17-11）。房室关联>1（心房率>心室率）时支持诊断室上性心动过速。当房室率为1∶1时，可能为室上性心动过速时1∶1房室下传或室性心动过速时1∶1房室逆传。在1∶1传导时，若P波形态不是逆向及PP间期改变的变化先于并能预测RR间期改变的变化，则倾向诊断室上性心动过速[15]。相反，若RR间期改变先于并能预测PP间期改变，则鉴别诊断价值不大，在室上性心动过速[如顺向型折返性心动过速（ORT）]和室性心动过速均可以观察到这种现象。通过刺激迷走神经（应用腺苷或按压颈静脉窦）可诱导房室传导阻滞，从而揭示房性心动过速或终止室上性心动过速，尽管腺苷也能终止室性心动过速[环磷酸腺苷（cAMP）介导的右心室流出道（RVOT）室性心动过速][16, 17]。刺激迷走神经可诱导房室传导阻滞，WCT伴室房传导阻滞（房室分离的表现）支持诊断室性心动过速。

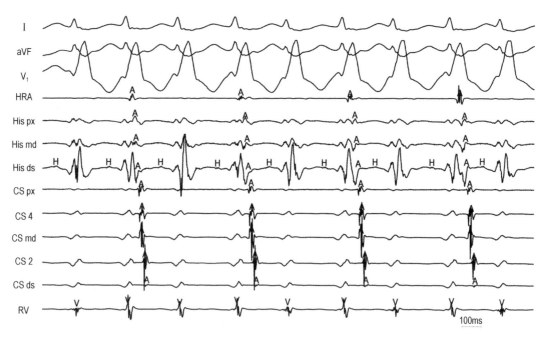

图17-9　室上性心动过速伴RBBB和房室分离[顺向型结束折返性心动过速（NFRT）]：希氏束电位出现在每个QRS波群之前并伴随正常的HV间期。希氏束不应期VPD延迟了希氏束提示存在结-束旁路（NFAP）（图11-11）

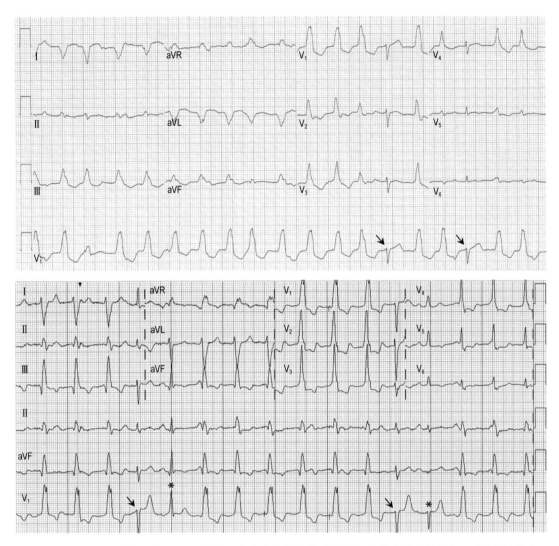

图17-10　夺获和融合波。慢RBBB室性心动过速允许夺获（箭头）和融合波（星号）。V₁导联的单向R波表示心室起源

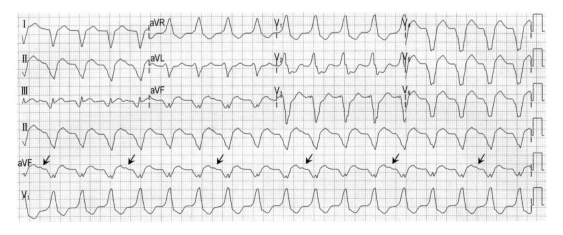

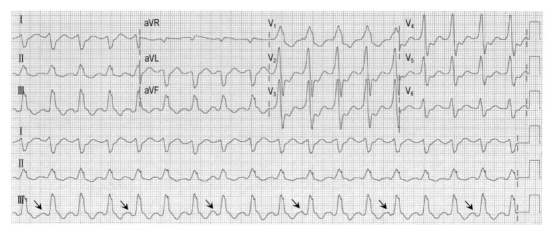

图17-11 室性心动过速伴3:1室房传导。V₁导联的单向R波[和西北额面轴（上图）]提示室性心动过速，箭头表示P波

5. 移行区 WCT起始时，若P波缺如或心动过速第一搏前出现一个缩短的PR间期则支持诊断室性心动过速。超出了束支不应期的长间期后（短-长序列）出现的心动过速也倾向诊断室性心动过速（相反，长-短序列对诊断帮助小，差异性传导或室性心动过速均可出现）[18]。可被房性早搏（APD）反复诱发的心动过速倾向诊断室上性心动过速。窄QRS波心动过速（NCT）因并发房室传导阻滞自行反复终止者可排除房性心动过速（AT），与此类似，WCT可因并发室房传导阻滞自行反复终止者可排除室性心动过速（图17-12）。NCT转为相同心率（对等心率）的WCT提示室上性心动过速伴差异性传导或旁路预激（不包括逆向型心动过速），但可能伴罕见的双重性心动过速，是室上性心动过速诱导相同心率（对等心率）的室性心动过速。

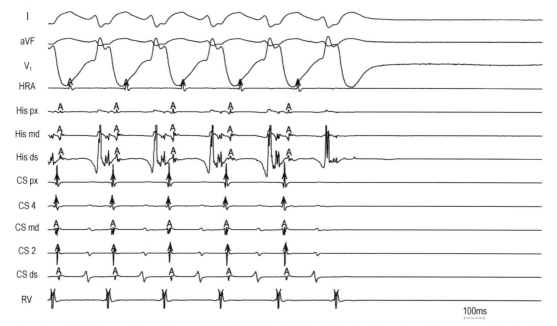

图17-12 预激性心动过速。每个QRS波群前希氏电位缺如，排除室上性心动过速伴RBBB。自发终止伴室房传导阻滞排除室性心动过速。这些结果提示预激性心动过速。在这个病例，逆向型心动过速是经左侧游离壁前传。注意沿二尖瓣环外侧（CS ds）的心室激动

6. 算法 尽管个体心电图特征的总和能鉴别室性心动过速和室上性心动过速伴差异性传导，但已经发展了特定的四步决策树算法（Brugada，Miller）以便于诊断[7, 19]。这些算法使用具有高度室性心动过速特异性的个体标准和分组标准以增加室性心动过速灵敏度。aVR导联是一个独特的腔内导联，因为它垂直面向左心室，因此在室上性心动过速期间，由于起始的希氏束-浦肯野系统快速激动，无论束支传导阻滞类型如何，都会产生一个起始窄的负向QRS波[qR（RBBB），QS（LBBB）]。与支持LBBB型心动过速的V_1导联Kindwall-Josephson标准类似，以下aVR导联特征更倾向诊断室性心动过速：①起始出现明显的R波（室性心动过速从心尖部或下壁区域面向aVR导联激动）；②起始的r波或q波宽度>40ms；③以负向QRS波为主的起始降支切迹；④心室激活速度比（Vi/Vt）≤1[QRS波起始40ms的垂直偏移度（Vi）小于最后40ms的垂直偏移度（Vt）]。最后3项特征反映了室性心动过速时起始缓慢的心肌传导（类本位曲折）。

（三）室性心动过速与预激性心动过速

室性心动过速和预激性心动过速患者的宽QRS波都是由心肌之间的传导形成的，因此从形态上两者很难鉴别。心电图出现以下特征提示室性心动过速：①V_4～V_6导联出现QRS主波负向；②V_2～V_6导联中一个以上导联出现QR波；③心室率>心房率[20]。V_4～V_6导联出现显著的负向QRS波提示心尖部来源的心动过速，这里通常不存在旁路。QR波形提示存在心肌瘢痕，通常也支持诊断室性心动过速。由于预激性心动过速房室比例≥1，出现心室率>心房率（房室分离或房室比例<1）则支持诊断室性心动过速。

二、电生理检查

利用电生理检查诊断WCT需要分析：①希氏束电图及相应的HV间期；②房室关系；③对起搏刺激的反应。

（一）希氏束电图/HV间期

QRS波前希氏电位缺如或希氏电位出现在QRS波起始部之后（负HV间期）可排除室上性心动过速伴差异性传导，并提示心动过速为室性心动过速或预激性心动过速（图17-13～图17-16）。前向缩短的HV间期（正向但短的HV间期）排除室上性心动过速伴差异性传导和逆向型心动过速，其可出现于室性心动过速（QRS波前快速的逆行激动希氏束）或旁路作为旁观者的预激性心动过速（如预激性AVNRT）（图17-17；见图18-3～18-4）。正常或延长的HV间期可见于室上性心动过速伴差异性传导及BBRT（图17-18，图17-19）。

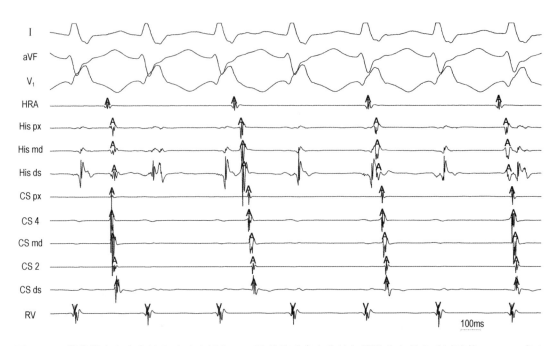

图 17-13 特发性左心室室性心动过速每个QRS波前希氏束电位缺如排除室上性心动过速伴RBBB。房室分离排除预激性心动过速

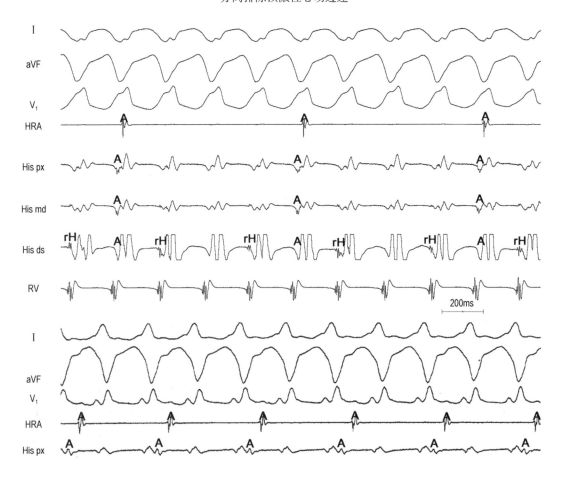

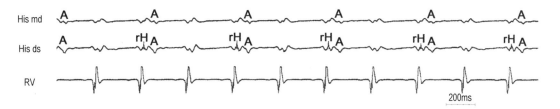

图 17-14　室性心动过速伴 2：1 VH 和 4：1（上图）/2：1（下图）VA 传导

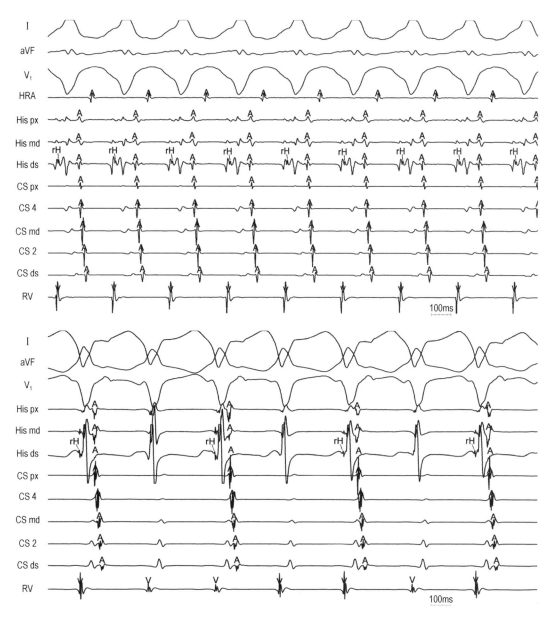

图 17-15　LBBB 型心动过速。每个 QRS 波前希氏束电位缺如排除室上性心动过速伴 LBBB。上图：经右侧游离壁旁路传导的逆向型心动过速；逆向希氏束电位出现在 QRS 波起始部后 56ms（短 VH 心动过速）。

下图：右心室流出道室性心动过速伴 2：1 VH/VA 传导

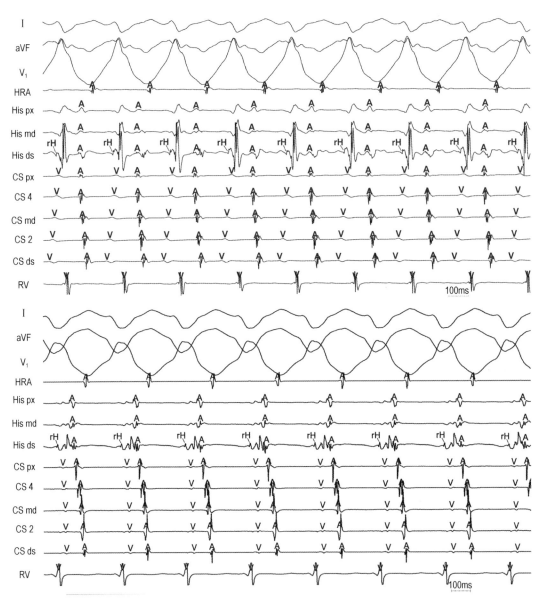

图17-16 RBBB型心动过速。每个QRS波前希氏束电位缺如排除室上性心动过速伴RBBB。上图：经左侧游离壁旁路传导的逆向型心动过速；逆向希氏束电位发生在QRS波起始部后52ms（短VH心动过速）；沿二尖瓣环外侧壁（CS ds）的心室激动提前。下图：室性心动过速伴1：1 VH/VA传导；沿二尖瓣环的心室激动延迟（晚于右心室，因为室性心动过速起源于左心室下壁靠心尖部）

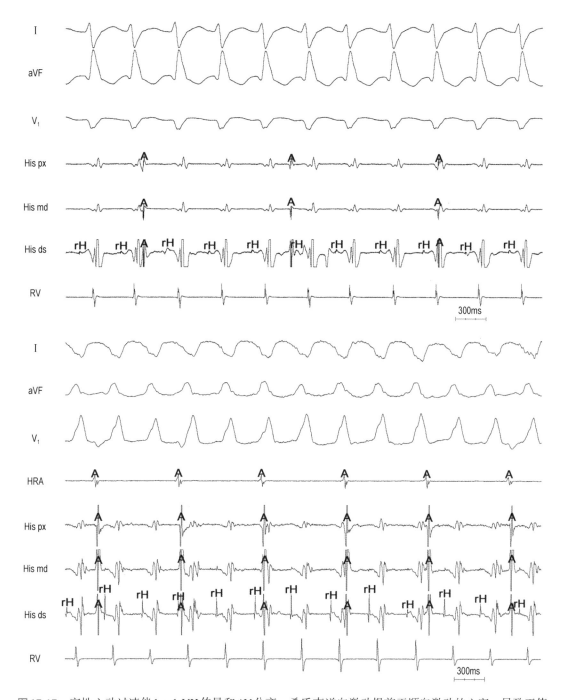

图 17-17 室性心动过速伴1∶1 VH传导和AV分离。希氏束逆向激动提前于顺向激动的心室，导致正值的短HV间期。正向缩短的HV间期和房室分离都提示室性心动过速

（二）房室关系

若心电图上的 P 波很难鉴别，则心内电图能更好地判断房室关系[分离、关联（＜、＝或＞1）]及心房激动的模式，尤其是在房室传导比例为 1∶1 时（如向心性、偏心性）。

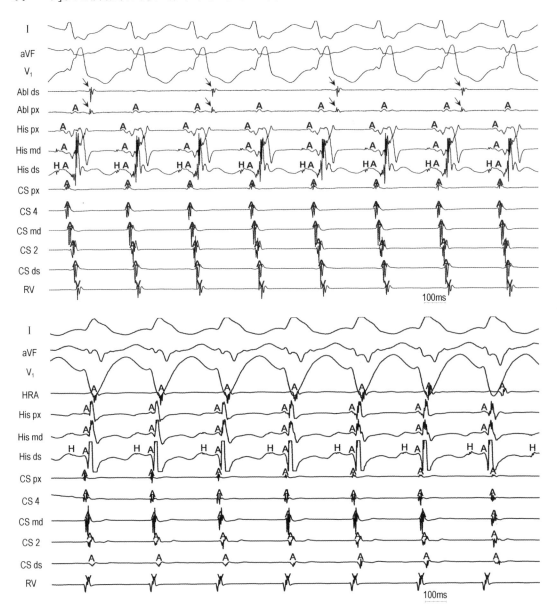

图 17-18 室上性心动过速伴 RBBB（上图）和 LBBB（下图）（典型 AVNRT）。希氏束电位出现在每个 QRS 波前伴正常的 HV 间期。心房激动呈向心性并与心室激动几乎同时出现。上图：消融导管位于 RA-SVC 交界处，注意 RA-SVC 呈 2∶1 传导阻滞（箭头）

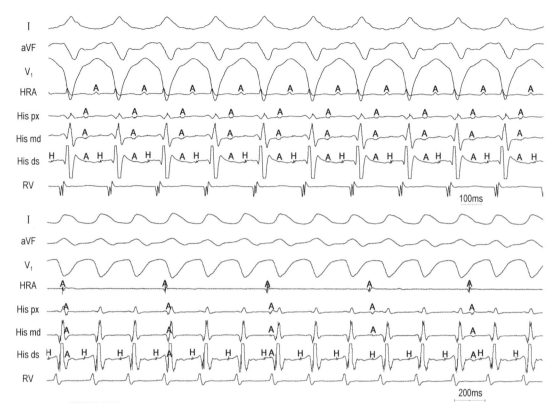

图 17-19　典型 LBBB 型心动过速。上图：逆向型折返性心动过速伴 LBBB，希氏束电位出现在每个 QRS 波前伴正常的 HV 间期。下图：BBRT，希氏束电位出现在每个 QRS 波前（HV=58ms），伴房室分离

（三）起搏方案

1. 正常窦性心律时刺激　短促地快速刺激心房可以：①突显极少的（如左侧游离壁旁路）或隐匿的（如房束或结束旁路）预激；②诱发差异性传导；③检查传导系统的完整性。差异性传导与心动过速的 QRS 波形一致倾向诊断室上性心动过速或希氏束-浦肯野系统相关室性心动过速（BBRT、IFRT）。房室传导不良以至于在心动过速频率时不能维持 1 ∶ 1 房室传导，支持诊断室性心动过速。反过来，在 WCT 伴 1 ∶ 1 房室关系时，室房逆传功能差或没有逆传的患者，支持诊断室上性心动过速（特别是房性心动过速）。

2. WCT 时刺激　心室起搏刺激有助于诊断 NCT，而 WCT 可通过心房起搏刺激确定诊断（相反规则）。在 WCT，心房起搏如能夺获希氏束-浦肯野系统使 QRS 波变窄（夺获或融合波）则支持诊断室性心动过速（图 17-20）。如心房起搏使心室率加速至起搏频率而不改变 QRS 波形，可在以下情况出现：①室上性心动过速伴差异性传导；②预激性心动过速；③希氏束-浦肯野系统相关室性心动过速（如 BBRT、IFRT）（见图 18-19）[21]。早联律间期的房性早搏如果终止 WCT 伴房室传导阻滞可排除室性心动过速（类似于早联律间期的室性早搏，如果终止 NCT 伴室房传导阻滞可排除房性心动过速）（图 17-21）。房室交界区不应期的房性早搏如果使心室激动提前或延迟，则提示存在旁路和预激性心动过速。房

室交界区不应期的房性早搏重整WCT（提前或延迟心室及紧随的心房）或终止WCT伴房室传导阻滞可排除预激性AVNRT/预激性局灶性房性心动过速或室性心动过速，实际诊断为逆向型折返性心动过速[22]。类似于希氏束不应期的室性早搏重整或终止NCT伴室房传导阻滞可排除AVNRT（除非存在一个旁观的结-束/结-室束旁路）或房性心动过速，诊断为ORT（见图18-14～图18-16）。

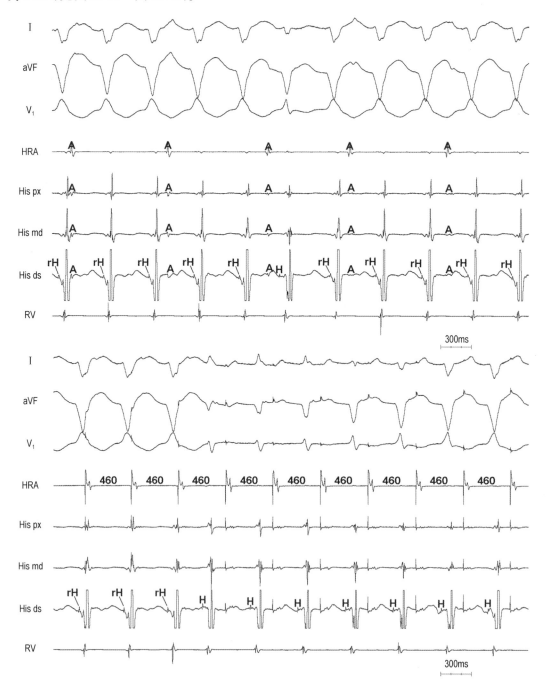

图 17-20　融合波。室性心动过速时，希氏束逆向激动，并存在房室分离。窦性激动（上图）和心房起搏
（下图）顺向夺获希氏束并与室性心动过速融合

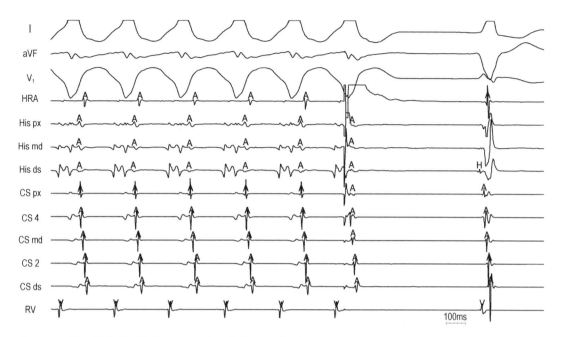

图 17-21　早发的房性早搏终止 WCT 伴房室传导阻滞。每个 QRS 波前希氏束电位缺如排除室上性心动过速伴 LBBB。早发的房性早搏终止 WCT 伴房室传导阻滞排除室性心动过速。以上结果提示预激性心动过速。在这个病例中，逆向型心动过速是通过右侧游离壁旁路前传

　　对于典型的 LBBB 型心动过速，右心室拖带可鉴别 AVNRT 伴 LBBB[起搏后间期（PPI）–心动过速周长（TCL）> 115ms] 和典型的 BBRT（PPI–TCL < 30ms）（见图 21-11）[23, 24]。

（叶兴东　译　薛玉梅　校）

参 考 文 献

1. Baerman JM, Morady F, DiCarlo LA Jr, de Buitleir M. Differentiation of ventricular tachycardia from supraventricular tachycardia with aberration: value of the clinical history. Ann Emerg Med 1987; 16: 40-43.

2. Guo H, Hecker S, Lévy S, Olshansky B. Ventricular tachycardia with QRS configuration similar to that in sinus rhythm and a myocardial origin: differential diagnosis with bundle branch reentry. Europace 2001; 3: 115-123.

3. Miller JM, Hsia HH, Rothman SA, Buxton AE. Ventricular tachycardia versus supraventricular tachycardia with aberration: electrocardiographic distinctions . In: Zipes DP, Jalife J, eds. Cardiac Electrophysiology: From Cell to Bedside. 3rd ed. Philadelphia, PA: WB Saunders, 2000: 696-705.

4. Kindwall KE, Brown J, Josephson ME. Electrocardiographic criteria for ventricular tachycardia in wide complex left bundle branch morphology tachycardias . Am J Cardiol 1988; 61: 1279-1283.

5. Fedgchin B, Pavri BB, Greenspon AJ, Ho RT. Unique self-perpetuating cycle of atrioventricular block and phase IV bundle branch block in a patient with bundle branch reentrant tachycardia. Heart Rhythm 2004; 1 (4): 493-496.

6. Wellens H, Bär F, Lie KI. The value of the electrocardiogram in the differential diagnosis of a tachycardia with a widened QRS complex. Am J Med 1978; 64: 27-33.

7. Antunes E, Brugada J, Steurer G, Andries E, Brugada P. The differential diagnosis of a regular tachycardia with

a wide QRS complex on the 12-lead ECG: ventricular tachycardia, supraventricular tachycardia with aberrant intraventricular conduction, and supraventricular tachycardia with anterograde conduction over an accessory pathway. Pacing Clin Electrophysiol 1994; 17: 1515-1524.

8. Volders P, Timmermans C, Rodriguez LM, van Pol P, Wellens H. Wide QRS complex tachycardia with negative precordial concordance: always a ventricular origin? J Cardiovasc Electrophysiol 2003; 14: 109-111.

9. Rhee K, Nam G. Negative precordial concordance: is it a supraventricular tachycardia or ventricular tachycardia? Heart Rhythm 2009; 6: 133-134.

10. Kappos KG, Andrikopoulos GK, Tzeis SE, Manolis AS. Wide-QRS-complex tachycardia with a negative concordance pattern in the precordial leads: are the ECG criteria always reliable? Pacing Clin Electrophysiol 2006; 29: 63-66.

11. Bayes de Luna A. Clinical Electrocardiography. A Textbook. Mount Kisco, NY: Futura, 1993: 3-37.

12. Akhtar M, Shenasa M, Jazayeri M, Caceres J, Tchou PJ. Wide QRS complex tachycardia: reappraisal of a common clinical problem. Ann Intern Med 1988; 109: 905-912.

13. Lau EW. Infraatrial supraventricular tachycardias: mechanisms, diagnosis, and management. Pacing Clin Electrophysiol 2008; 31: 490-498.

14. Dressler W, Roesler H. The occurrence in paroxysmal ventricular tachycardia of ventricular complexes transitional in shape to sinoauricular beats; a diagnostic aid. Am Heart J 1952; 44: 485-493.

15. Jongnarangsin K, Pumpreug S, Prasertwitayakij N, et al. Utility of tachycardia cycle length variability in discriminating atrial tachycardia from ventricular tachycardia. Heart Rhythm 2010; 7: 225-228.

16. Camm AJ, Garratt C. Adenosine and supraventricular tachycardia. New Engl J Med 1991; 325: 1621-1629.

17. Lerman BB, Belardinelli L, West GA, Berne RM, DiMarco JP. Adenosinesensitive ventricular tachycardia: evidence suggesting cyclic AMP-mediated triggered activity. Circulation 1986; 74: 270-280.

18. Gouaux JL, Ashman R. Auricular fibrillation with aberration simulating ventricular paroxysmal tachycardia. Am Heart J 1947; 34: 366-373.

19. Vereckei A, Duray G, Szénási G, Altemose GT, Miller JM. New algorithm using only lead aVR for differential diagnosis of wide QRS complex tachycardia. Heart Rhythm 2008; 5: 89-98.

20. Steurer G, Gürsoy S, Frey B, et al. The differential diagnosis on the electrocardiogram between ventricular tachycardia and preexcited tachycardia. Clin Cardiol 1994; 17: 306-308.

21. Merino JL, Peinado R, Fernández-Lozano I, Sobrino N, Sobrino J. Transient entrainment of bundle-branch reentry by atrial and ventricular stimulation: elucidation of the tachycardia mechanism through analysis of the surface ECG. Circulation 1999; 100: 1784-1790.

22. Sternick EB, Lokhandwala Y, Timmermans C, et al. Atrial premature beats during decrementally conducting antidromic tachycardia. Circ Arrhythm Electrophysiol 2013; 6: 357-363.

23. Michaud GF, Tada H, Chough S, et al. Differentiation of atypical atrioventricular node re-entrant from orthodromic reciprocating tachycardia using a septal accessory pathway by the response to ventricular pacing. J Am Coll Cardiol 2001; 38: 1163-1167.

24. Merino JL, Peinado R, Fernandez-Lozano I, et al. Bundle-branch reentry and the postpacing interval after entrainment by right ventricular apex stimulation: a new approach to elucidate the mechanism of wide-QRS-complex tachycardia with atrioventricular dissociation. Circulation 2001; 103: 1102-1108.

第 *18* 章
预激性心动过速

> **引言**
>
> 预激性心动过速是指与旁路（AP）前传相关的心动过速。AP可以作为心动过速发生机制的辅助角色而被动激动（旁观预激），或者是心动过速发生机制的组成部分[逆向型折返性心动过速（ART）]。
>
> **本章目的**
>
> 1. 探讨旁观的预激性心动过速的电生理特点。
>
> 2. 探讨ART的电生理特点及其与预激性心动过速、房室结内折返性心动过速（AVNRT）的鉴别方法。

一、旁观的预激性心动过速

（一）心房颤动

旁观的预激性心动过速最常见的是预激合并心房颤动。心房颤动经旁观旁路下传会产生不规则、宽QRS心动过速，由于激动分别经希氏束-浦肯野系统和经旁路下传而不同程度融合，心动过速的QRS形态多变（图18-1）。最短的预激RR间期可作为评价旁路不应期的指标，如RR间期＜250ms则表示旁路可以引起快的心室率，并且有蜕变为心室颤动的潜在可能[1]。

（二）心房扑动 / 房性心动过速

心房扑动/房性心动过速经旁观旁路1∶1下传，可产生规则的宽QRS心动过速，经旁路2∶1下传可以排除ART（图18-2）。

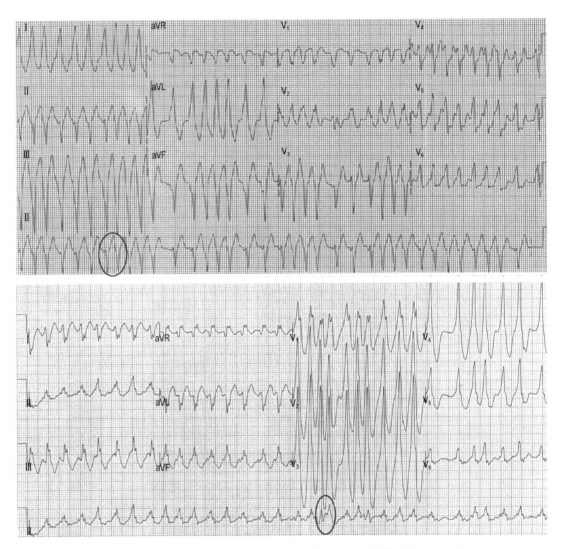

图18-1　预激合并心房颤动。上图：右后间隔旁路。最短的预激RR间期测量为230ms（圈出）。下图：左侧游离壁旁路。最短的预激RR间期测量为160ms（圈出）

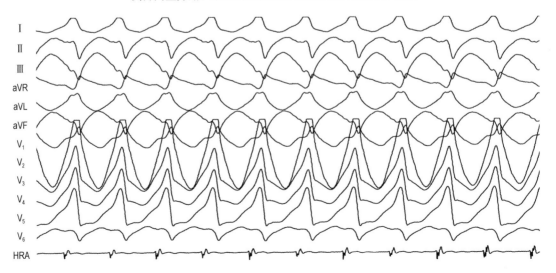

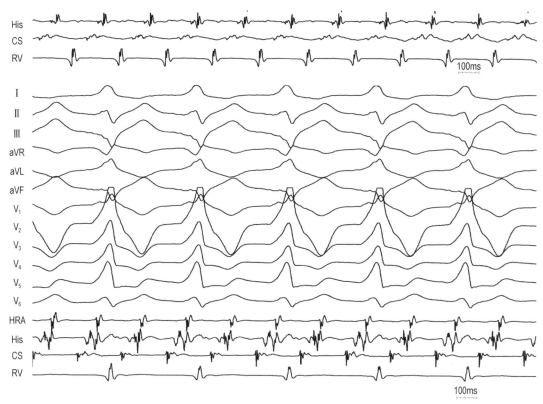

图18-2　预激合并心房扑动，经左后间隔旁路按1∶1（上图）和2∶1（下图）下传

（三）房室结内折返性心动过速

旁观旁路传导的房室结内折返性心动过速（AVNRT）可导致规则的宽QRS心动过速。预激QRS波群代表了经希氏束-浦肯野系统和经旁路传导的融合。在典型（慢-快型）AVNRT经快径路逆向传导激动心房，旁路前传与慢径路-希氏束-浦肯野系统竞争，因此QRS波群可能出现最大程度的预激，并拟似ART。在非典型（快-慢型）AVNRT经慢径路逆传激动心房，旁路前传与快径路-希氏束-浦肯野系统竞争，QRS波群可能显示较少的预激，据此可以排除ART。旁路传导的失去可以使QRS波正常化，但不影响心动过速[2]。

1. 电生理特征　预激伴AVNRT的电生理特征：①规则的宽QRS心动过速；②缩短的正或负的HV间期；③前向希氏束-右束支（His-RB）顺序激动；④向心性心房激动模式（图18-3）[3, 4]。QRS波群代表了经希氏束-浦肯野系统下传和经旁路下传波形的融合，但是也可以表现为完全的预激形式。心动过速中如果没有完全的预激，则可以排除ART。当希氏束电位比较明显时，HV间期则比较短或为负值，并且与预激的程度呈负相关。希氏束-浦肯野系统的前向激动，引起希氏束-右束支（His-RB）顺序激动。除了旁路插入右束支（如房-束/结-束旁路），此时逆向传导的右束支可以与前传的希氏束几乎同时激动。除逆向激动传导于左心房房室结插入外，心房激动模式是向心性的，且最早激动点在希氏束区（典型AVNRT）或者冠状窦口（非典型AVNRT）。

2. 移行区　诱发预激合并AVNRT（与诱发无预激的AVNRT相似）要求期前刺激落入心动过速的窗口，这个窗口为房室结快径路和慢径路的不应期差异。当这一个期前刺激在一条路径上不能传导（发生单向阻滞），仅在另一条路径上缓慢传导，从而有充足的延长使之前发生传导阻滞的径路恢复兴奋性，然后沿其逆向传导引起心动过速。心动过速发作初始周长的变化可显示不同程度的预激，依此可排除ART（图18-3，图18-4）。快径路或慢径路发生传导阻滞可以终止心动过速，而旁路阻滞则无效。由于旁路仅是旁观者，即使缺少预激，AVNRT依然可以持续（图18-5）。

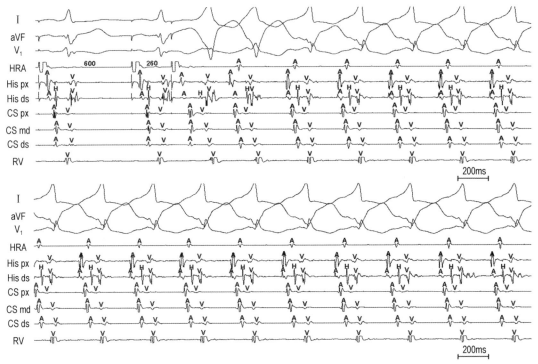

图18-3　预激合并AVNRT。程序性心房超速刺激可诱发非典型（快-慢型）AVNRT，旁观的旁路经左后间隔旁路传导（心室最早激动点在冠状窦近端）。希氏束电位领先于QRS波起始，同时HV间期短（HV=8ms）。缺乏最大预激排除ART

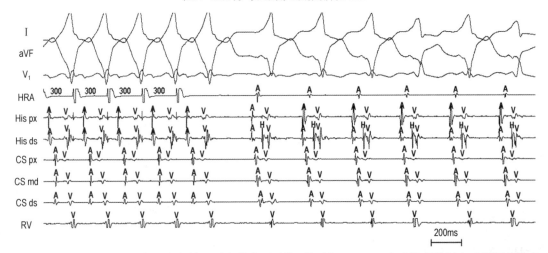

图18-4　预激AVNRT。短促心房起搏可诱发非典型（快-慢型）AVNRT，旁观的旁路经左后间隔旁路传导（心室最早激动点在冠状窦近端）。心房起搏时较大的预激和心动过速时的可变预激可排除ART。预激QRS波群代表了希氏束-浦肯野系统和旁路传导的融合

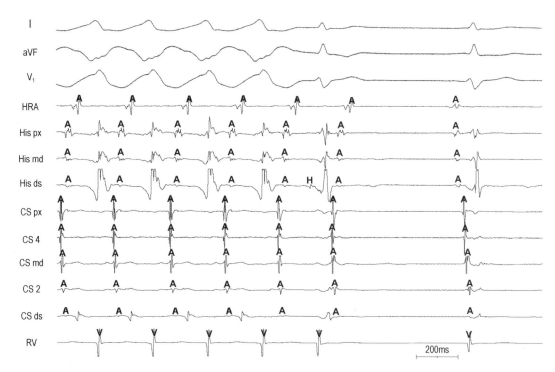

图18-5　预激合并AVNRT。尽管预激消失，但预激性心动过速仍可维持一搏，可排除ART。如心动过速以房室传导阻滞终止，可排除预激合并房性心动过速（AT）。预激消失表现为较短的VA间期（65ms）和最早的心房激动在CS 4。随后的交界性逸搏与窦性搏动同时发生

3. 起搏刺激　预激合并AVNRT和ART都是规则的宽QRS预激性心动过速，两者表现相似，可以通过心房起搏刺激鉴别（相反原则）。

（1）房室交界区不应期的心房早搏刺激（ARD）：在预激合并AVNRT中，当间隔心房不应时，在旁路的心房插入部位附近的一个APD会进一步经旁路激动心室，但不会重整或终止心动过速，不影响后续的心房激动[5]。房室交界区不应期的APD[等同于晚发的旁路心室插入部位附近的心室早搏刺激（VPD）]沿旁路预先激动心室，但并不影响AVNRT，因为AVNRT有较高的预激指数（＞100ms）[6]。而且，沿旁路预先激动心室可能展现更大程度的预激，表明心动过速时QRS波群并不是最大程度的预激，进一步排除ART。与此对比，在ART，房室结不应期的APD提前或延迟激动心室，重整心动过速（提前或延迟激动后续的心房），提示心房和心室是折返环的必要部分（激动总保持1∶1房室/室房的关系，见下文）。

（2）快速心房起搏（最大程度预激）：在窦性心律时，在旁路附近以最短且能维持1∶1传导的周期发放快速心房刺激，可使心动过速表现出一个最大的预激形态[2]。没有最大预激形态的预激性心动过速不支持诊断ART（图18-4）。

（3）快速心室起搏/拖带（ΔHA间期/PPI）：在AVNRT，HA间期反映经房室结的希氏束和心房的同时激动（伪间期），以心动过速周长（TCL）拖带/起搏右心室，则反映希氏束和心房的连续激动（真间期）。因此，$HA_{预激合并AVNRT} < HA_{右心室起搏}$[7]。相反，在ART和

右心室拖带（或以TCL起搏）时，HA间期反映经房室结的希氏束和心房的连续激动，因此HA$_{ART}$=HA$_{右心室起搏}$[7]。在预激合并AVNRT时从心室拖带，起搏后间期（PPI）较长，与非预激间期相似[8]。

二、逆向型折返性心动过速

（一）机制

与旁观性预激相比，在ART中旁路是心动过速发生的必要部分。在典型ART，顺向径路和逆向径路分别是旁路和希氏束-浦肯野-房室结轴，两条路径显示不应期都较短[9]。非典型ART的顺向性和逆向性通路是两条旁路（"旁路到旁路"心动过速），兼有或没有经过房室结的顺向或逆向融合[非典型ART的顺向径路和房室结融合可被认为是顺向型房室折返性心动过速（ORT），伴旁观的顺向旁路传导，这主要取决于是旁路还是房室结形成折返环前传支的主要部分][10, 11]。除了结-室或结-束旁路参与ART以外，ART要求心室、心房一起参与，因此必然使房室比例呈现1∶1。由于间隔部旁路和房室结-希氏束-浦肯野轴解剖的相近性，以及组织不应期的限制，典型ART很少有间隔部的旁路[距房室结＜4cm（距离延迟的概念）]，除非经旁路或房室结传导缓慢，足以克服上述限制（如逆向的慢径路传导）[10, 12]，因此，假如ART有间隔部的旁路（特别是后间隔）参与，就必须考虑是否有多旁路或其他的诊断[10]。

（二）电生理特征

ART的电生理特点：①规律的宽QRS波心动过速；②固定和最大程度的预激；③HV间期为负值；④右束支（RB）或者左束支-希氏束（LB-H）顺序激动（短的或者长VH间期心动过速）；⑤必然的1∶1房室传导关系（结-束旁路或结-室旁路除外）；⑥向心性心房激动模式（除非另外一条旁路逆传）（图18-6，图18-7）[9-11]。经旁路的前向传导无融合，因此QRS波群是固定和最大程度的预激。缺乏固定、最大程度的预激就可以排除ART。非常短的VH间期（＜30ms）应该考虑存在房-束旁路或结-束旁路。由于房-束旁路或结-束旁路插入右束支靠近希氏束，VH间期（伪间期）比房-室旁路（真间期；旁路远离希氏束）更短。由旁路同侧或对侧的束支作为折返环的逆向径路，导致短的或长的VH间期心动过速，同时束支电位早于希氏束电位。除非经左侧房室结插入，经房室结逆向传导会引起向心性心房激动模式，最早激动在希氏束区（快径路）或冠状窦口（慢径路）。

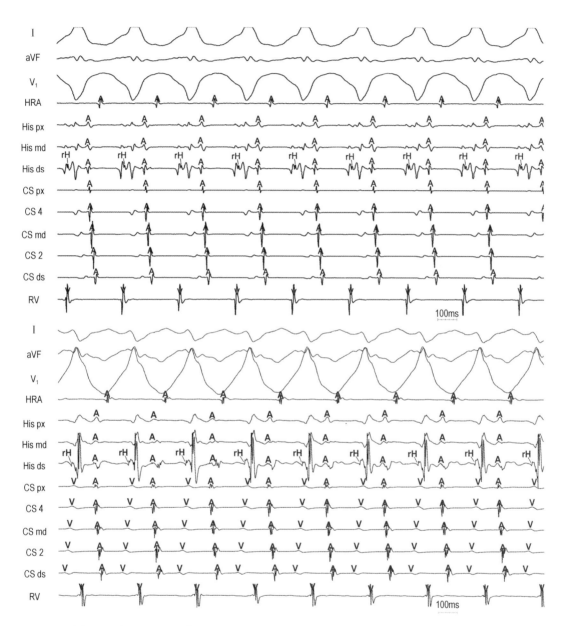

图 18-6 逆向型心动过速。顺行传导发生在右侧游离壁（上图）和左侧游离壁（下图）旁路，而在快径路上则有逆传。VH间期短（分别为56ms和52ms），这是右束支和左束支（与旁路同侧）的逆行传导所致

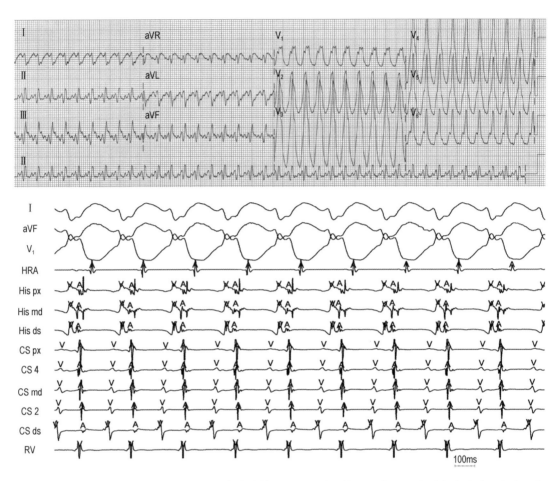

图18-7　逆向型心动过速。经左侧游离壁旁路前传，经慢径路逆传。预激QRS波群在胸导联呈主波正向
一致性。心室最早的激动点位于二尖瓣外侧（CS ds）

1. 房室关系　除结-束旁路/结-室旁路参与的ART外，ART需要心房和心室的共同
参与（必然的1∶1房室关系）[11]。没有1∶1房室传导关系可以排除经房-室旁路传导的
ART。逆行性房室结延迟和阻滞分别导致心动过速减慢和终止（图18-8，图18-9）。

2. 束支传导阻滞　与ORT类似，ART的环路采用可以维持折返的最短通路，旁路同
侧的束支是其折返通路的构成部分。旁路同侧的束支发生逆向传导阻滞，电传导就会通过
室间隔经对侧旁路逆传，从而使折返环增大[9, 11, 13-15]。同侧的束支传导阻滞（BBB）会使：
①VH间期延长（使短VH间期变成长VH间期心动过速）；②VA间期延长；③心动过速
的周期延长（反Coumel征）（图18-10；见图11-20）。VA间期和心动过速周期的延长是由
于VH间期的延长，前提是HA间期或者AV间期没有同样缩短。VH间期延长引起心动过
速周期延长说明心动过速依赖于希氏束-浦肯野系统的传导，这是ART在预激性心动过速
中独一无二的特点。

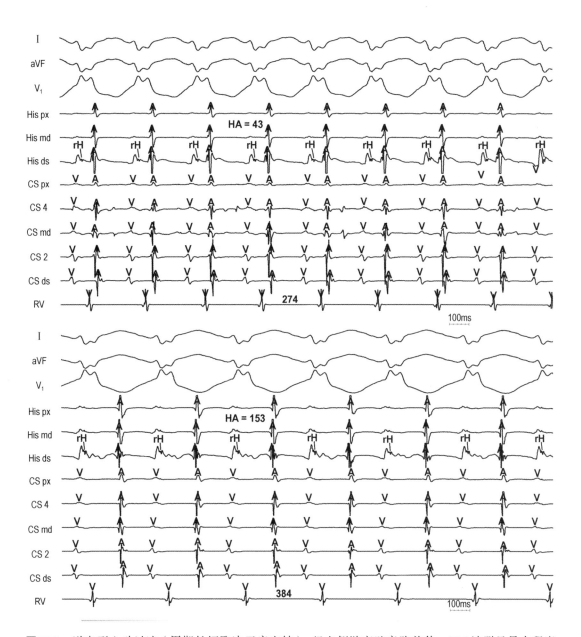

图 18-8　逆向型心动过速（周期长短取决于房室结）。经左侧游离壁旁路前传，QRS 波群呈最大程度预激 [最早的心室激动发生在二尖瓣环外侧（CS ds）]。VH 间期为 89ms。当快径路逆向传导较快时（HA=43ms 比 153ms），心动周期较短（274ms 比 384ms）

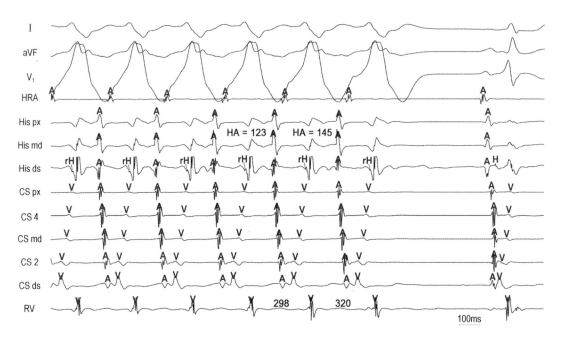

图18-9　ART终止于房室结。经左侧游离壁旁路前传，QRS波群呈最大程度预激（最早的心室激动位于CS ds）。VH间期短（69ms），表明逆传通过LB（旁路同侧）。快径路逆传文氏现象使心动过速周期延长并终止提示心动过速为房室结依赖性，同时可排外室性心动过速。随后的窦性心律显示预激

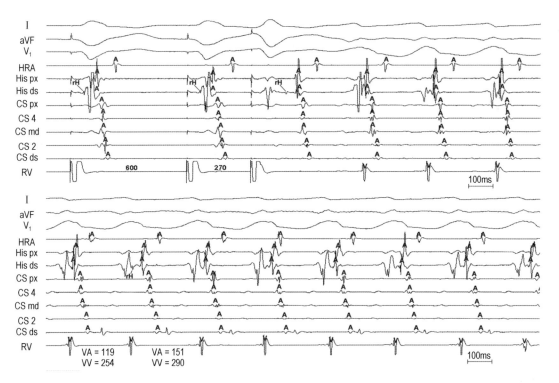

图18-10　诱发ART。上图：单个心室期前刺激，诱发"VH"跳跃，VA间期相应增加提示经快径路逆传。足够的室房延长（缓慢传导），使得激动能够沿左后外侧旁路前传并诱发ART；下图：短暂的左束支逆向传导阻滞（LBBB）导致VH间期和VA间期延长，从而使心动过速暂时减慢（反Coumel征）

（三）移行区

与心室刺激相反，心房刺激可以相对容易诱发 ART（图 18-11，图 18-12）[9]。心房起搏刺激要落入心动过速的窗口，而这个窗口由房室结和旁路前传不应期的差异决定。促发刺激在房室结 - 希氏束 - 浦肯野轴发生阻滞（单向阻滞），并仅仅经过旁路下传形成完全预激的 QRS 波。在旁路（慢传导）传导有足够的时间延长，使房室结 - 希氏束 - 浦肯野轴恢复

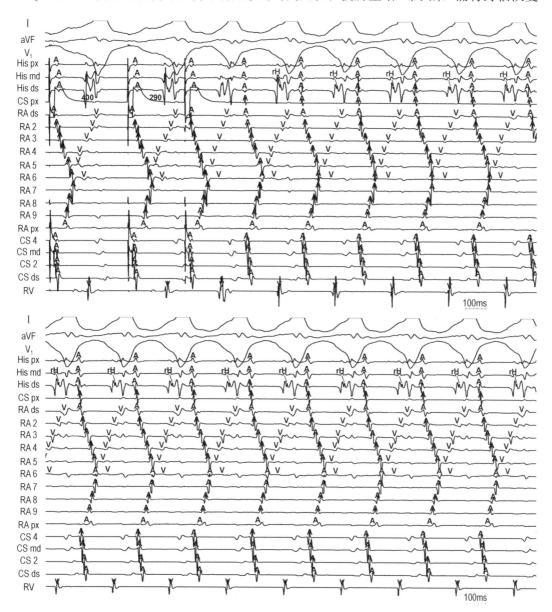

图 18-11 诱发 ART。单个心房期前刺激在房室结发生传导阻滞（单向阻滞）并通过右侧游离壁旁路前传 [最早的心室激动发生在三尖瓣环外侧（RA 5）]，而足够长的传导延迟诱发 ART。VH 间期短（56ms）是由于逆传经过右束支（旁路同侧）

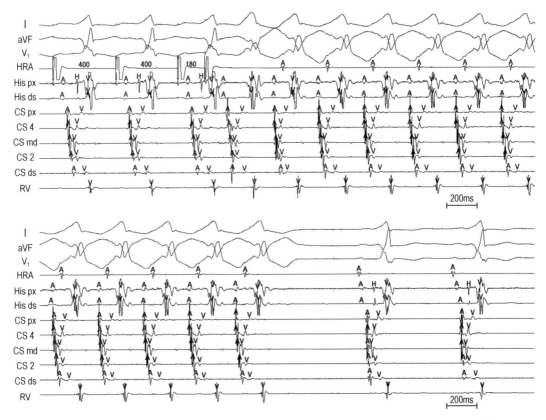

图 18-12　诱发 ART。上图：单个心房期前刺激在房室结发生传导阻滞（单向阻滞），并通过左后侧旁路前传（最早的心室激动发生在 CS md），而足够长的传导延迟诱发 ART；下图：随着快径路逆向传导阻滞（室房传导阻滞）而心动过速终止，可以排除室性心动过速。随后的窦性心律显示预激

兴奋并发生逆传，继而诱发心动过速。当旁路同侧的束支发生逆向传导阻滞，使跨间隔传导成为折返环，导致希氏束-房室结轴有更多时间恢复兴奋性，因而心动过速更易诱发。在心室刺激时，冲动在旁路发生逆向传导阻滞，并仅经希氏束-浦肯野-房室结轴逆向传导。在希氏束-浦肯野系统和（或）房室结传导有足够的时间延长（如 "VH" 跳跃），使旁路恢复兴奋性并发生顺向传导，进而诱发 ART（图 18-13）。ART 终止于房室结或旁路的阻滞（典型 ART）（图 18-9，图 18-12）。因此，如果旁路无传导而预激性心动过速持续，可排除 ART。

（四）起搏

1. 房室交界区不应期的心房过早除极　在 ART，一个旁路附近的房室交界区（AVJ）不应期的 APD：①可经旁路传导提前或延迟传导心室；②使随后的心房激动提前或延迟（重整心动过速）（必然的 1：1 房室传导关系）（图 18-14，图 18-15）。相反，预激合并 AVNRT，AVJ 不应期的 APD 经旁路传导提前或延迟传导心室，而不能影响随后的心房

和重整心动过速)[9, 11, 16, 17]。如果 AVJ 不应期的 APD 未下传至心室（房室房性心动过速阻滞）而终止预激性心动过速，为 ART 的特征，而可以排除预激合并 AVNRT、预激合并房性心动过速和室性心动过速（图 18-16）。早期配对的（非房室交界区不应期）APD 对区分预激性心动过速的帮助较小，但以房室传导阻滞终止可排除室性心动过速（图 18-17，图 18-18）。

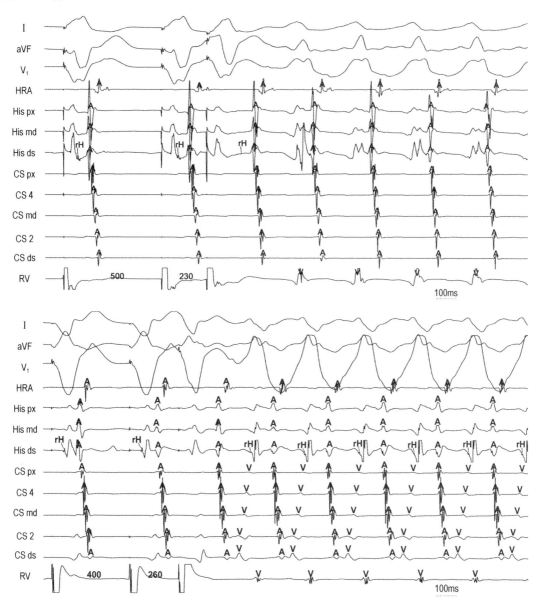

图 18-13　诱发 ART。上图：单个心室期前刺激，诱发 "VH" 跳跃，VA 间期等同的增加提示经快径路逆传。足够的室房传导延长（缓慢传导），使得激动能够沿左侧游离壁旁路前传并诱发 ART；下图：单个心室期前刺激也可以通过左侧游离壁旁路诱发 ART（最早的心室激动发生在 CS ds）。VH 间期短（69ms）是由于逆传经过左束支（旁路同侧）

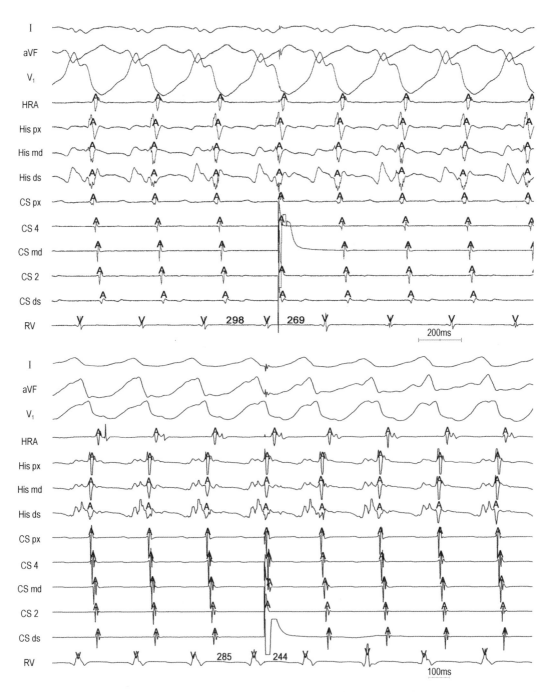

图18-14　AVJ不应期的APD重整ART。上图2例病例中，AVJ不应期 APD：①提前激动心室（证实旁路存在）；②重整心动过速（证实旁路参与心动过速）。提前激动心室等同于晚发的VPD（预激指数分别≤29ms和41ms，不足以影响预激合并AVNRT）

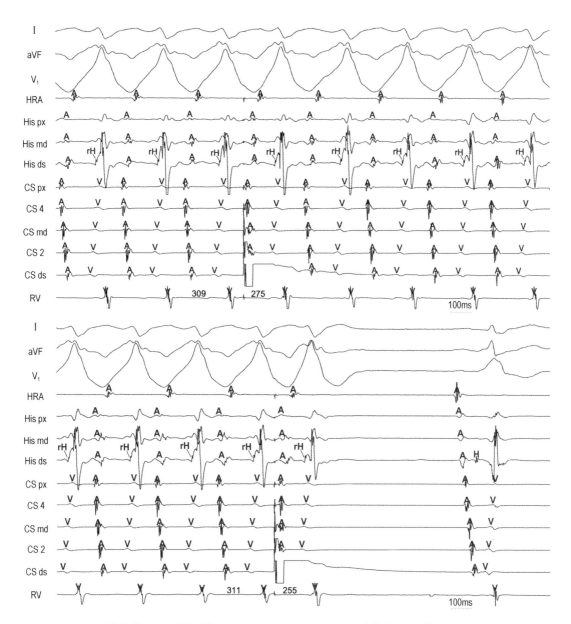

图 18-15 AVJ 不应期的 APD 重整及终止 ART。上图：一个 AVJ 不应期的 APD 使心室提前激动 34ms（证实左侧游离壁旁路存在），并且提前激动随后的心房（重整心动过速）（证实旁路参与心动过速）。提前激动心室等同于晚发的 VPD（预激指数 ≤ 34ms），不足以影响预激合并 AVNRT。下图：一个更早的 AVJ 不应期的 APD 使心室提前激动 56ms，但未能经房室结逆传心房，使心动过速终止

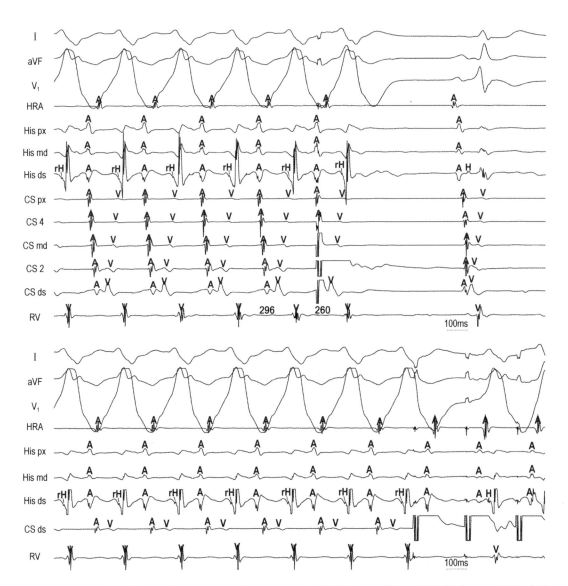

图18-16 AVJ不应期的APD终止ART。上图：一个AVJ不应期的APD使心室提前激动36ms（证实旁路存在），但未能经房室结逆传，但终止心动过速。下图：在二尖瓣环外侧（CS ds）超速起搏心房时，第一个刺激处于房室交界区不应期，发生房室传导阻滞而终止心动过速，排除预激合并AVNRT、预激合并房性心动过速及室性心动过速。随后起搏的心房激动下传呈心室预激

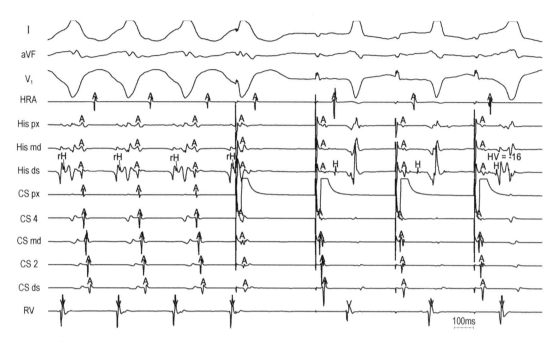

图 18-17　早发 APD 终止 ART。心房起搏时，第一个提前的刺激（非房室交界区不应期）发生房室传导阻滞而终止心动过速，排除室性心动过速。随后起搏的心房激动下传伴进展的心室预激

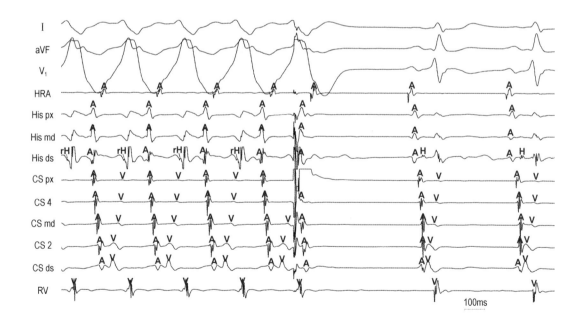

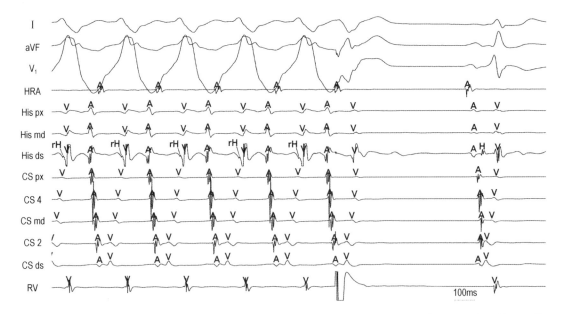

图 18-18 早发 APD 及 VPD 终止 ART。上图：一个早发 APD（非房室交界区不应期）发生房室传导阻滞，未下传至心室，终止心动过速，排除室性心动过速。下图：一个早发右心室来源 VDP 与左心室（左侧游离壁旁路）来源心动过速融合，影响希氏束/房室结逆传不应期，发生室房传导阻滞而终止心动过速

2. 快速心房起搏（最大预激） 在窦性心律时，在旁路附近以维持 1：1 传导的最短周期快速心房起搏，使 QRS 形态呈最大预激模式，与 ART 相匹配（**图 18-19**）[11]。

3. 快速心室起搏/拖带（ΔHA 间期/起搏后间期） 在真性 ART 和快速心室拖带（或以 TCL 起搏）过程中，HA 间期反映经房室结希氏束和心房的顺序激动。因此，HA$_{ART}$=HA$_{右心室起搏}$（**图 18-20**，**图 18-21**）[7]。在 ART 的心室拖带中，PPI 较短，与其对应的 ORT 类似（**图 18-21**）[8]。

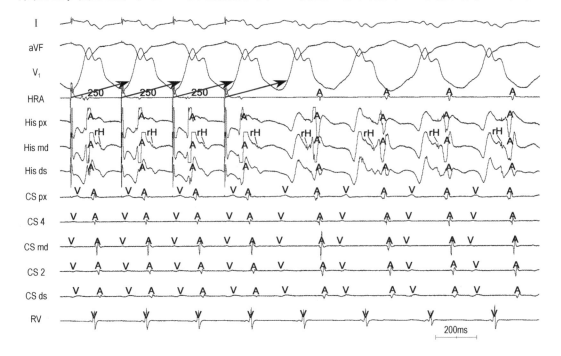

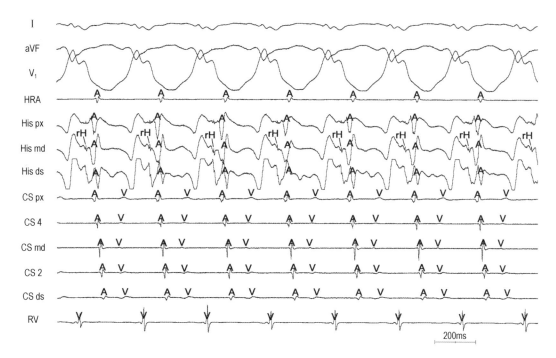

图18-19　最大程度预激。快速心房起搏诱发经左后侧旁路传导的ART。起搏和心动过速时的QRS波形态一致且为最大程度激动。心房起搏时，刺激波-δ（St-δ）间期逐渐延长伴相应的刺激波-希氏束（St-H）间期（固定的VH间期）延长，提示逆传激动希氏束（rH）。房室结前传阻滞（单向阻滞）、长St-δ和VH间期（122ms）（"缓慢传导"）[长VH间期是由于左束支逆传阻滞（LBBB）（旁路同侧），而通过右束支逆传所致]使ART更易于诱发

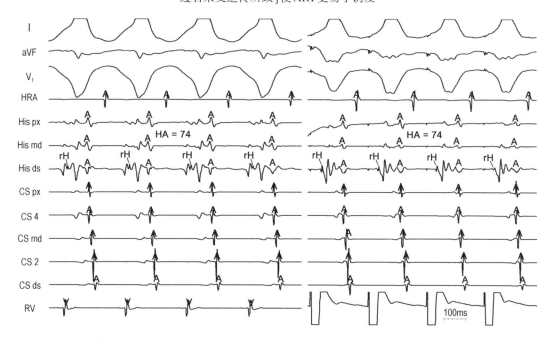

图18-20　ΔHA值（逆向型心动过速）。ART和TCL心室起搏的HA间期是相同的（ΔHA=0ms），因为在两者中均有经房室结希氏束和心房顺序激动

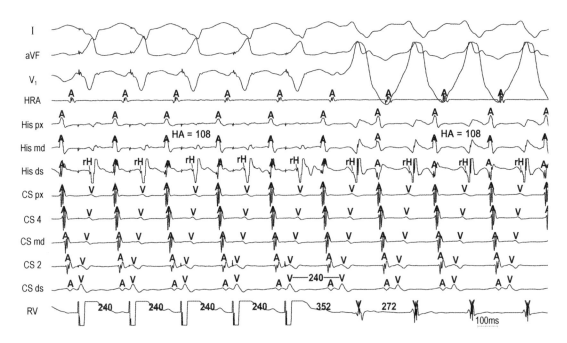

图18-21　心室起搏拖带ART。拖带形成固定的QRS波，由右心室起搏与经游离壁旁路左心室激动的激动融合，最后一次顺序夺获心室电图（CS ds～CS px）以起搏周长（240ms）返回（暂时性拖带第1条标准）。PPI–TCL是短的（80ms）；ΔHA=0ms。这些现象可以排除预激合并AVNRT

（赖珩莉　译）

参 考 文 献

1. Klein GJ, Bashore TM, Sellers TD, Pritchett EL, Smith WM, Gallagher JJ. Ventricular fibrillation in the Wolff-Parkinson-White syndrome. N Engl J Med 1979; 301: 1080-1085.

2. Glikson M, Belhassen B, Eldar M. Atypical AV nodal reentry with bystander accessory pathway: an unusual mechanism of preexcited tachycardia. Pacing Clin Electrophysiol 1999; 22: 390-392.

3. Bhatia A, Sra J, Akhtar M. Preexcitation syndromes. Curr Probl Cardiol 2016; 41: 99-137.

4. Ellenbogen KA, Ramirez NM, Packer DL, et al. Accessory nodoventricular (Mahaim) fibers: a clinical review. Pacing Clin Electrophysiol 1986; 9: 868-884.

5. Carmo A, Melo SL, Scanavacca MI, Sosa E. Wide complex tachycardia: an unusual presentation. Heart Rhythm 2012; 9: 996-997.

6. Miles W, Yee R, Klein G, Zipes D, Prystowsky E. The preexcitation index: an aid in determining the mechanism of supraventricular tachycardia and localizing accessory pathways. Circulation 1986; 74: 493-500.

7. Hurwitz JL, Miller JM, Josephson ME. The value of the HA interval in diagnosing preexcited tachycardias due to AV nodal reentry. J Am Coll Cardiol 1991; 17: 323A.

8. Michaud GF, Tada H, Chough S, et al. Differentiation of atypical atrioventricular node re-entrant tachycardia from orthodromic reciprocating tachycardia using a septal accessory pathway by the response to ventricular pacing. J Am Coll Cardiol 2001; 38: 1163-1167.

9. Packer DL, Gallagher JJ, Prystowsky EN. Physiological substrate for antidromic reciprocating tachycardia. Prerequisite characteristics of the accessory pathway and atrioventricular conduction system. Circulation 1992;

85: 574-588.

10. Bardy GH, Packer DL, German LD, Gallagher JJ. Preexcited reciprocating tachycardia in patient with Wolff-Parkinson-White syndrome: incidence and mechanism. Circulation 1984; 70: 377-391.

11. Atié J, Brugada P, Brugada J, et al. Clinical and electrophysiologic characteristics of patients with antidromic circus movement tachycardia in the Wolff-Parkinson-White syndrome. Am J Cardiol 1990; 66: 1082-1091.

12. Man DC, Sarter BH, Coyne RF, et al. Antidromic reciprocating tachycardia in patients with paraseptal accessory pathways: importance of critical delay in the reentry circuit. Pacing Clin Electrophysiol 1999; 22: 386-389.

13. Kuck KH, Brugada P, Wellens HJ. Observations on the antidromic type of circus movement tachycardia in the Wolff-Parkinson-White syndrome. J Am Coll Cardiol 1983; 2: 1003-1010.

14. Sternick EB, Scarpelli RB, Gerken LM, Wellens HJ. Wide QRS tachycardia with sudden rate acceleration: what is the mechanism? Heart Rhythm 2009; 6: 1670-1673.

15. Guttigoli A, Mittal S, Stein KM, Lerman BB. Wide-complex tachycardia with an abrupt change in cycle length: what is the mechanism? J Cardiovasc Electrophysiol 2003; 14: 781-783.

16. Sternick EB, Lokhandwala Y, Timmermans C, et al. Atrial premature beats during decrementally conducting antidromic tachycardia. Circ Arrhythm Electrophysiol 2013; 6: 357-363.

17. Gentlesk PJ, Sauer WH, Peele ME, Eckart RE. Spontaneous premature atrial depolarization proving the mechanism of a wide complex tachycardia. Pacing Clin Electrophysiol 2008; 31: 1625-1627.

第19章
特发性室性心动过速和心室颤动

引言

  特发性室性心动过速（VT）和心室颤动（VF）可出现于无心脏结构改变者。特发性室性心动过速好发于两个解剖部位：①流出道（最常见）；②乳头肌。其他部位（如瓣环）也有报道。特发性左心室室性心动过速（维拉帕米敏感性室性心动过速）是室性心动过速的一种特殊类型，起源或邻近左分支（多见于左前分支）。特发性心室颤动常由邻近浦肯野系统的短联律间期的室性早搏（＜300ms）触发，这一位点可作为消融的靶点。

本章目的

  1. 探讨流出道和乳头肌室性心动过速的机制、电生理特征和消融策略。

  2. 探讨特发性左心室心动过速的机制、电生理特征和消融策略。

  3. 探讨特发性心室颤动的机制和消融策略。

一、流出道心动过速

（一）机制

  运动诱发、肾上腺素介导的右心室流出道（RVOT）室性心动过速可作为流出道心动过速的范例。它可由心房和心室的刺激诱发，异丙肾上腺素可促发，腺苷和普萘洛尔可抑制，提示其为局灶机制，依赖于儿茶酚胺敏感的、cAMP介导的延迟去极化和触发活动[1, 2]。异丙肾上腺素（通过β受体激动剂和鸟嘌呤核苷酸激活蛋白）激活腺苷酸环化酶，促使三磷酸腺苷（ATP）转换成cAMP，导致后续的下游反应：L型钙通道的蛋白激酶A磷酸化，兰尼碱受体活化，以及肌浆网Ca^{2+}释放。细胞内Ca^{2+}超载（Ca^{2+}诱导的Ca^{2+}释放和Ca^{2+}活化），诱导延迟后除极和触发活动。室性心动过速可被腺苷和刺激迷走神经（通过A_1和M_2受体激动剂和鸟嘌呤核苷酸抑制蛋白）或β受体阻滞剂抑制——这些都能抑制腺苷酸环化酶和cAMP的形成或经L型钙通道阻滞剂。

（二）流出道解剖

1. 右心室流出道 在胚胎期心脏，心球和动脉干的分隔，分离出肺动脉漏斗部（动脉圆锥）、瓣膜及由主动脉前庭、瓣膜和主动脉延伸出的主干。因为主动脉 - 肺动脉间隔呈螺旋方向，RVOT 在前方向左侧围绕主动脉根部（图 19-1）[3, 4]。因此，新月形 RVOT 实际上位于左心室流出道（LVOT）左前方。流出道最前壁是 RVOT 游离壁，而最左侧是 RVOT前间隔和游离壁的交界区。RVOT 的后间隔位于主动脉瓣的右冠窦（RCC）的正前方，向左和向前连接前间隔。相对于主动脉瓣，肺动脉瓣居于前方、左侧并高出 5～10mm（头 -足位区分）。在肺动脉瓣下方，RVOT 前间隔处是室性心动过速（VT）最常见部位。VT 也可起源于肺动脉窦，因为心肌的肌袖向上延伸至瓣叶处。左肺动脉窦最低，而右窦和前窦相对位置较高。左心耳邻近肺动脉前壁，可能是左心房远场电位的来源。

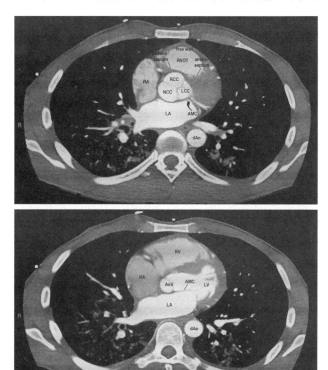

图 19-1 流出道解剖结构。RVOT 环绕主动脉根部。游离壁居前导致胸前导联 QRS 波移行晚（≥ V4导联）。RVOT 间隔部位于游离壁后方，此处的 VT 在胸前导联移行早（V3 导联）。应注意，RVOT 前间隔居于最左侧，此处的 VT 在 I 导联产生负向 QRS 波。逐渐向后移动，RCC 位于 RVOT 后间隔处，居于 LCC 和 AMC 后，此处的 VT 导致胸前导联更早移行（≤ V2 导联）。free wall. 游离壁；postero-septum. 后间隔；antero-septum. 前间隔

2. 左心室流出道 居于中央的主动脉瓣，位于肺动脉瓣的后方、右侧和下方，其顶部也包含致心律失常的心肌肌袖。主动脉瓣后侧或无冠窦（NCC）是最后的叶，毗邻右心房和左心房，并且是房性心动过速（AT）、旁路和罕见 VT 的潜在起源点。NCC/RCC 的结合处位于三尖瓣间隔叶 / 前叶交界处的对侧，是室间隔膜部所在，希氏束穿行其中，后者可在主动脉瓣下记录到电位。RCC 和左冠窦（LCC）位于 NCC 前方，是 VT 的潜在起源点。RCC 毗邻肺动脉瓣后下方的漏斗部后间隔区。右心耳紧邻 RCC 导致此处可记录到心房远

场电位。LCC位于RCC的后方、左侧并高于RCC，在肺动脉瓣的上方与肺动脉干毗邻，因此，冠状动脉左主干靠近肺动脉干后壁。VT也可起源于瓣膜下的主动脉前庭。主动脉-二尖瓣结合部（位于LCC/NCC接合处和二尖瓣前叶间）通常无心肌组织，但一旦出现，可能为旁路和VT的起源部位。左心室或"AV间隔"后上部位是右心房和左心室的毗邻处（因为三尖瓣相对于二尖瓣向心尖移位）。

LVOT的心外膜部分是左心室顶部，也是VT的潜在起源点。心大静脉（GCV）穿过心外膜到达心脏基底部LCC附近，横跨冠状动脉左回旋支（LCx），沿着冠状动脉左前降支（LAD）走行，形成前室间静脉（GCV、LCx和LAD交叉部位形成Brocq和Mouchet角[5]）。

（三）12导联心电图

1. RVOT VT RVOT异位激动呈现不同程度的心律失常（孤立PVC，成串的非持续性VT，或持续性VT），被认为是同一机制（cAMP介导的触发活动）[6]。RVOT VT电生理特征主要表现为以下几个方面：①QRS波群表现为左束支传导阻滞图形；②电轴指向下（图19-2，图19-3）。从电生理学角度确定RVOT VT起源位置的线索：①胸前导联QRS移行；②额面电轴（特别是I导联QRS向量）；③QRS波宽度；④下壁导联有/无切迹[7-12]。因为RVOT游离壁位于流出道最前部，RVOT游离壁VT表现：①左束支传导阻滞图形且V_1导联r波缺失（因为V_1导联是向前向右的向量）和胸前导联移行延迟（在V_4导联或之后移行）；②低振幅宽QRS波（因为右心室到左心室顺序激活）；③下壁导联切迹。RVOT间隔VT表现：①左束支传导阻滞图形，V_1导联可见小r波（因为右心室间隔在游离壁后方）和胸前导联移行较早（V_3导联）；②窄QRS波（因为RV/LV同时激活）；③高大平滑的QRS波群形态。RVOT VT的常见部位恰在肺动脉瓣下方的间隔前部，与游离壁交界处——流出道的最左侧。在此处，I导联（心电向量水平向左）QRS波负向。VT的起源点从前（左）向后（右）移动，沿着间隔部或游离壁，则QRS波群在I导联从正向波转变为负向波[7]。与主动脉窦尖端相同，肺动脉窦尖也是RVOT VT的主要起源部位[13, 14]。肺动脉窦内标测需要使用支撑长鞘，消融导管头端通过右心室逆行至肺动脉瓣向下形成倒"U"形。从右心耳观察肺动脉瓣三瓣叶结构，有助于VT定位（图3-19）。与RVOT瓣下部分相比，起源于肺动脉的VT，下壁导联R波振幅更大，aVL导联与aVR导联Q波比值增大，因为肺动脉起源的VT更靠近左上方[15-17]。

2. RVOT与LVOT VT 从前向后，流出道VT位点：①右心室游离壁；②右心室后间隔；③RCC；④LCC；⑤主动脉-二尖瓣结合部（位于LCC/NCC结合部和二尖瓣前叶之间的区域）。RCC直接毗邻RVOT的后间隔，因此从心电图上很难将这两个部位起源的PVC区分开（左束支传导阻滞，胸前导联移行位于V_3导联）[18-20]。通过胸前导联正常传导的QRS波校正心脏转位，V_2跃迁比（V_2导联$r/rs_{VT}/r/rs_{NSR}$是区分左侧或右侧流出道室性早搏来源的一种方法。V_2跃迁比超过0.6提示LVOT来源[18]。

3. LVOT VT 胸前导联移行提前（V_2导联）且电轴向下提示LVOT来源[21-35]。V_5导联或V_6导联有/无s波可区别VT来源于瓣上/瓣下位置[24, 32]。特定部位QRS形态包括：①RCC，LBBB图形合并V_2导联小而宽的r波；②RCC-LCC结合部位，LBBB图形，下降支存在切迹或qrS形；③LCC，V_1导联呈M型或W型，胸前导联移行早于V_2导联；④AMC，V_1导联呈qR形（图19-4，图19-5）[25]。然而，这些心电图特征基于起搏标测技术，本身存在局限性（LVOT的优势传导，远场夺获），无法复制真实的VT图形。RCC-LCC结合部VT，V_1导联呈qrS形提示起始的向后激动主动脉根部和LVOT（q波），继而向前激动室间隔和RVOT（r波），最后激活左心室（S波）[27,32]。AMC区域VT，V_1导联形态多变，从前AMC区域[rS（宽r波）或qR]到中AMC区域（显著R波），后者呈现除了V_2导联巨大S波外，各导联均为正向波（"反弹移行"）[35]。罕见地，VT起源于NCC[36]。心外膜VT的QRS波更宽且起始部位不明（假性δ波），最大偏差指数（任一胸前导联r波最高点至S波最低点/总QRS时限＞55%）或胸前导联R波中断模式（V_2导联R波低于V_1和V_3导联R波）[37,38]。

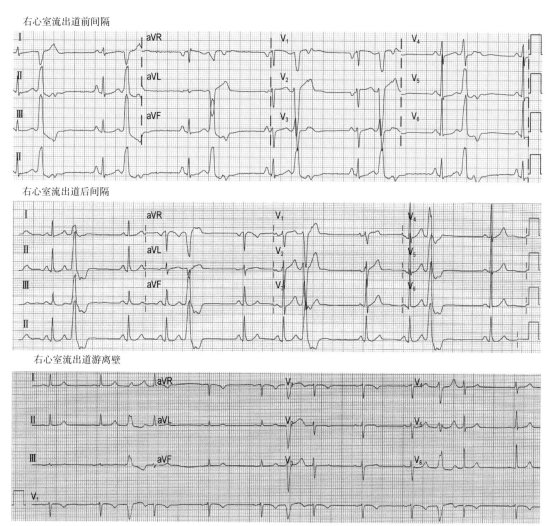

图19-2　RVOT PVC。所有心电图呈现LBBB图形。RVOT前间隔（AS）PVC表现为高大/光滑的窄QRS波群移行于V_3～V_4导联，且电轴指向右下（QRS波群在Ⅰ导联呈负向）。RVOT后间隔（PS）PVC表现为高大/光滑的窄QRS波群移行于V_2～V_3导联，且电轴指向左下（QRS波群在Ⅰ导联呈正向）。RVOT游离壁（FW）PVC表现为低/宽大的QRS波群，且下壁导联QRS波群出现顿挫，胸前导联V_5导联移行。V_1导联r波缺失

右心室流出道前间隔

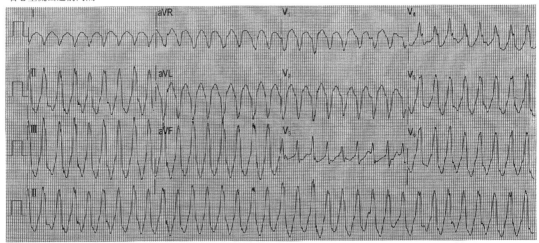

右心室流出道游离壁

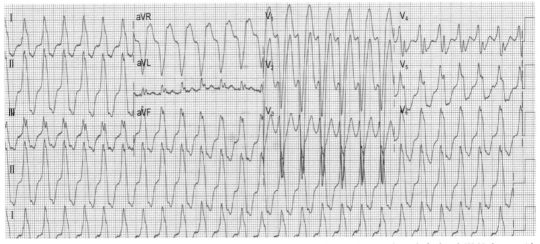

图 19-3 RVOT VT。所有心电图呈现 LBBB 图形。RVOT 前间隔（AS）PVC 表现为高大/光滑的窄 QRS 波群移行于 $V_3 \sim V_4$ 导联，且电轴指向右下（QRS 波群在 I 导联呈负向）。RVOT 游离壁（FW）VT 表现为宽大 QRS 波群，下壁导联切迹和 V_4 导联移行

（四）标测和消融

进行 RVOT 标测和消融时，应意识到 RVOT 壁薄，冠状动脉左主干邻近肺动脉瓣上方的肺动脉干后壁。因解剖学上 RVOT 后间隔紧邻 RCC，从这两个位点起源的 VT，心电图相似，很难区分来源于 RVOT 还是 LVOT。下述表现提示 LVOT 起源：①PVC 起始-右心室心尖处心电图（QRS-RVA）≥ 49ms；②沿着 RVOT 后间隔呈现弥散图形；③RVOT后间隔消融过程中仅出现短暂的 VT 终止[39]。LVOT 的小局限区域和主动脉窦使导管操控和扭转变得相对困难，且它们邻近敏感结构 [希氏束和冠状动脉开口（瓣膜顶端上方约1.5cm）]，局部消融存在潜在消融风险。希氏束导管所在的部位可指示希氏束和主动脉根部位置。消融前应明确冠状动脉开口位置 [主动脉根部或选择性冠状动脉造影或心腔内超声影像（ICE）]，并且应避免在冠状动脉 5mm 范围内进行射频消融。

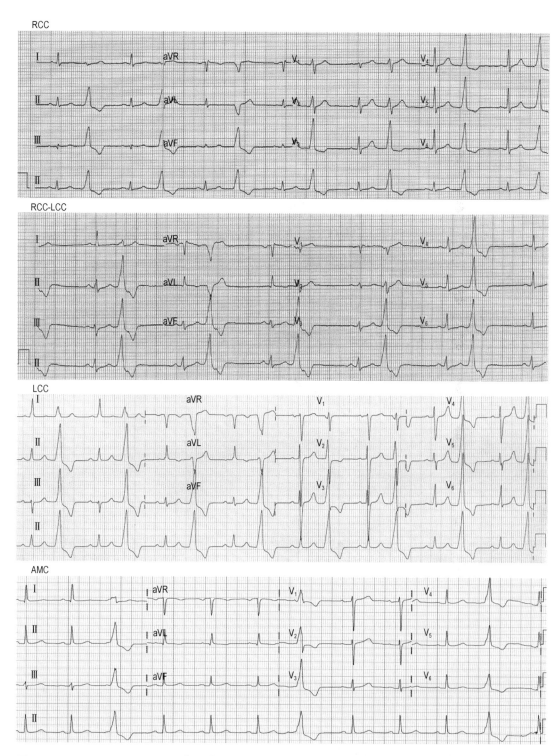

图19-4 LVOT PVC。RCC PVC表现为LBBB图形，但V₂导联呈宽r波。RCC-LCC PVC在V₁导联出现明显的QS波群，且下降支有切迹。LCC PVC呈W型。AMC PVC呈现RBBB图形，且胸前导联一致呈正向，除了"反弹"移行图形（V₂导联并非出现V₁导联或V₃导联S波）

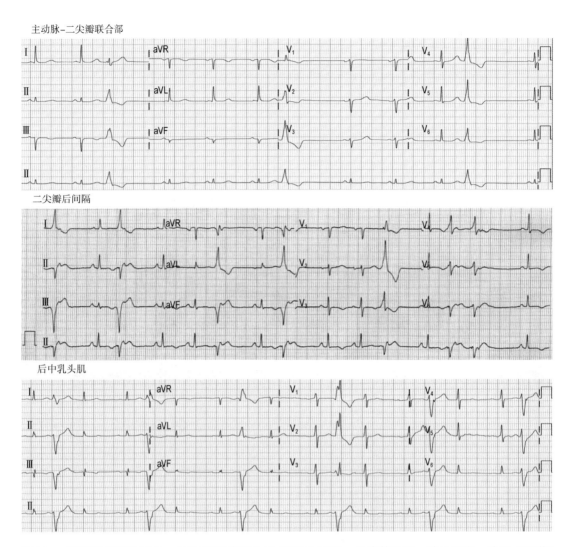

图 19-5　不同的 RBBB PVC。AMC PVC 表现为 V$_1$ 导联 qR 图形，且胸前导联一致呈正向，除了"反弹"移行图形（V$_2$ 导联出现小 S 波）。二尖瓣（MV）后间隔（PS）表现为 V$_1$ 导联 rSR′ 图形和左上电轴。后中乳头肌（PMP）PVC 插入其中，呈现非典型的 qR 图形和左上电轴

1. 激动标测　心动过速的局灶起源点可通过激动标测双极心室最早激动点（与体表心电图 QRS 波起始部相比最早心室激动部位）和（或）与 PVC 起始相比，单极呈现"QS"图形（RVOT：图 19-6～图 19-10; LVOT：图 19-11～图 19-21）。尽管局部电图的提早程度不能预测成功，但是成功部位的局部电图通常出现在 QRS 波发生前 30～50ms[11, 12]。瓣上 VT（动脉窦、肺动脉），心电图呈现两种表现：尖锐的钉样信号（近场），随后出现低频心室电位（远场）领先于 VT QRS 波极性，而在窦性心律（类似肺静脉肌袖电位）反转（远场/近场）（图 19-8、图 19-9、图 19-12 和图 19-13）[15, 16]。肺动脉标测时，可记录到远场心房电位（左心耳）。

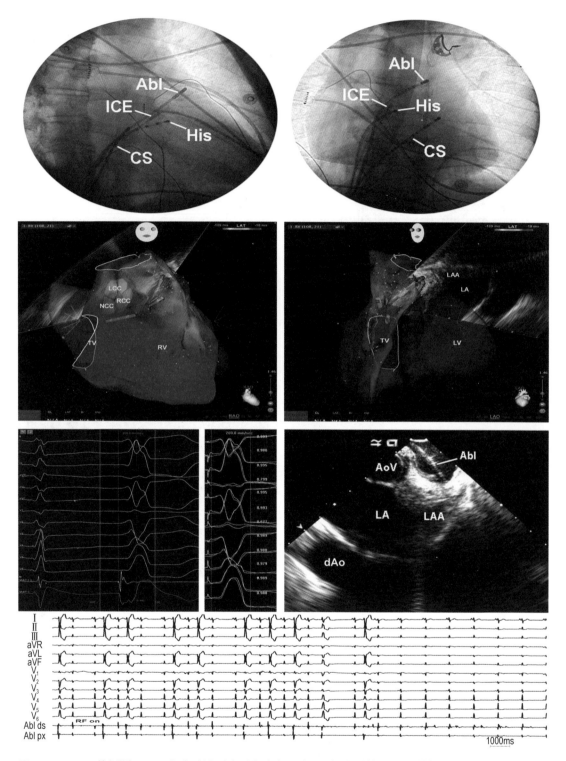

图 19-6　PVOT 前间隔 PVC。在成功消融点（红色标记），双极电图较 PVC 起始部提前 29ms，单极信号呈现"QS"，且起搏图形评分相似度为 95%。应用射频消融，PVC 在 5.2s 内消失

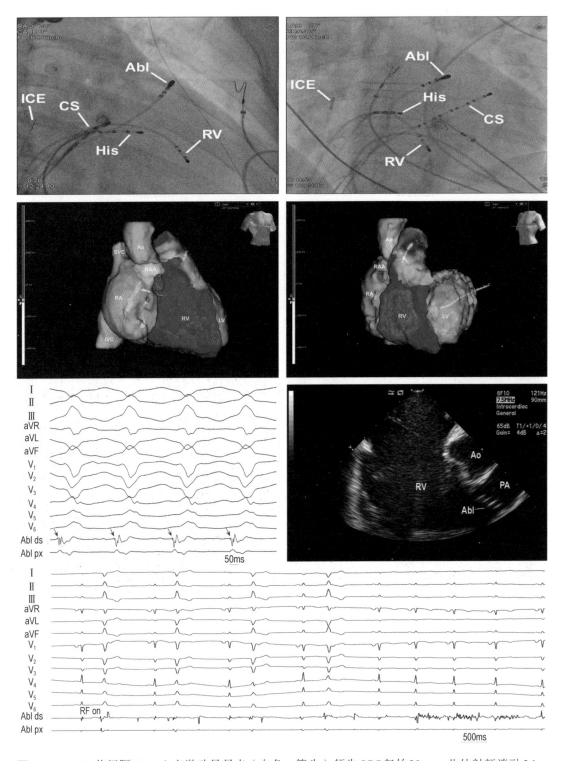

图 19-7　RVOT前间隔VT。心室激动最早点（白色，箭头）领先QRS起始30ms，此处射频消融5.1s，
PVC消失

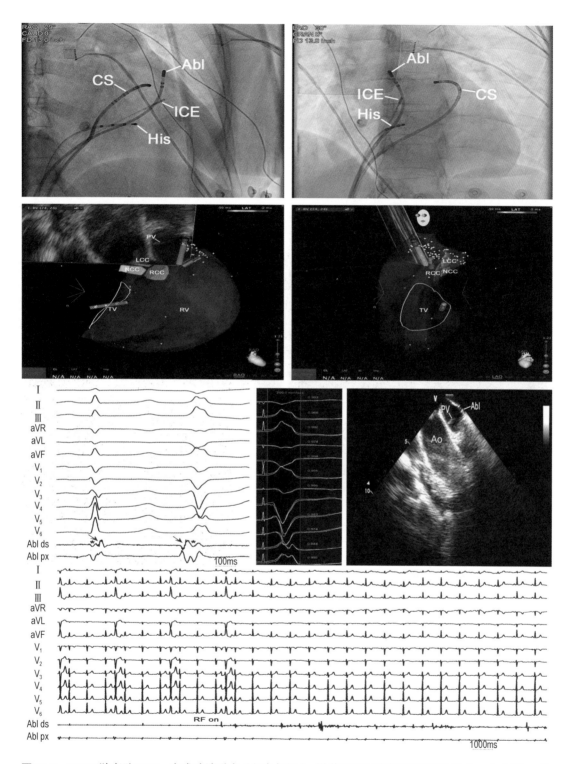

图 19-8　RVOT 游离壁 PVC。在成功消融点（红色标记），沿着 RVOT 游离壁 [肺动脉瓣（PV）水平]，腔内电图可见两个成分：近场（箭头）和远场（星号）电位。近场电位领先 PVC 起始 26ms，紧接着出现远场电位，与窦性心律时电位时限和极性相反。起搏图形相似度为 99%。射频消融使 PVC 很快消失

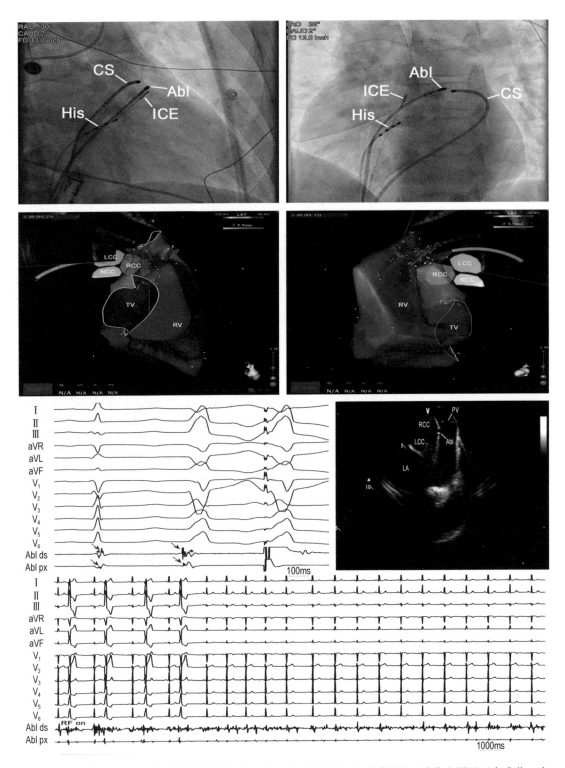

图 19-9　肺动脉 PVC。在肺动脉 [肺动脉瓣（PV）] 上成功消融点（红色标签），腔内电图呈两个成分：尖锐的"钉样"近场（箭头）和低频远场（信号）电位。近场电位领先 PVC 起始部 35ms，紧接着出现远场电位，与窦性心律时电位时限相反。起搏图形与 PVC 图形相似。应用射频消融使 PVC 消失

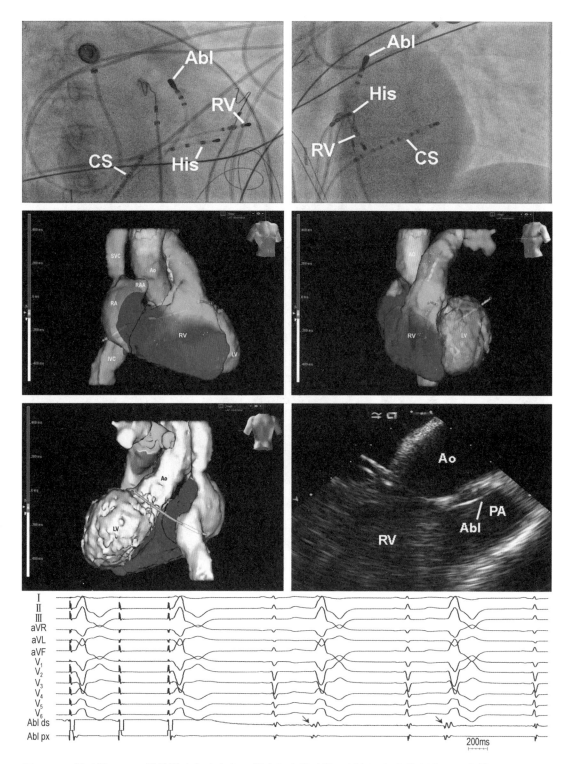

图 19-10　肺动脉 PVC。最早激动点（白色，箭头）在肺动脉，局部双极电位领先 PVC 起始 27ms，虽然夺获阈值高，但起搏标测图形相似度极高

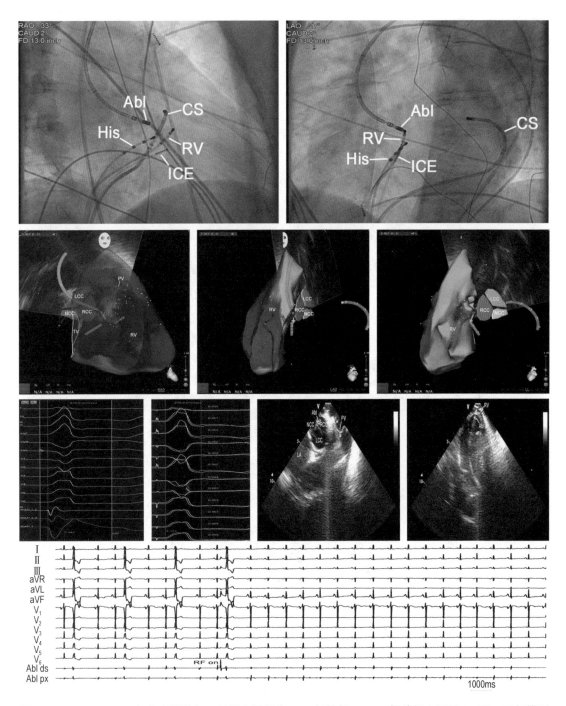

图 19-11 RCC PVC。在成功消融点，双极电图领先 PVC 起始仅 11ms，但单极电图呈 QS 型，且起搏图形相似度为 94%。应用射频消融使 PVC 消失。注意，右心室最早激动（红色）沿着 RVOT 后间隔，正对 RCC

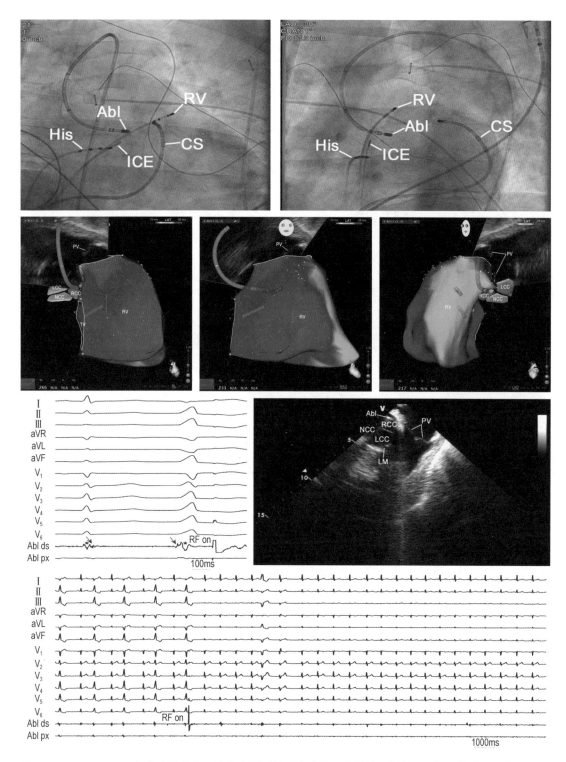

图 19-12 RCC PVC。在成功消融点，腔内电图可见两个成分：尖锐的"钉样"近场（箭头）和低频远场（星号）电位。近场电位领先PVC起始30ms，紧接着出现远场电位，与窦性心律时电位时限相反。应用射频消融使PVC立即消失

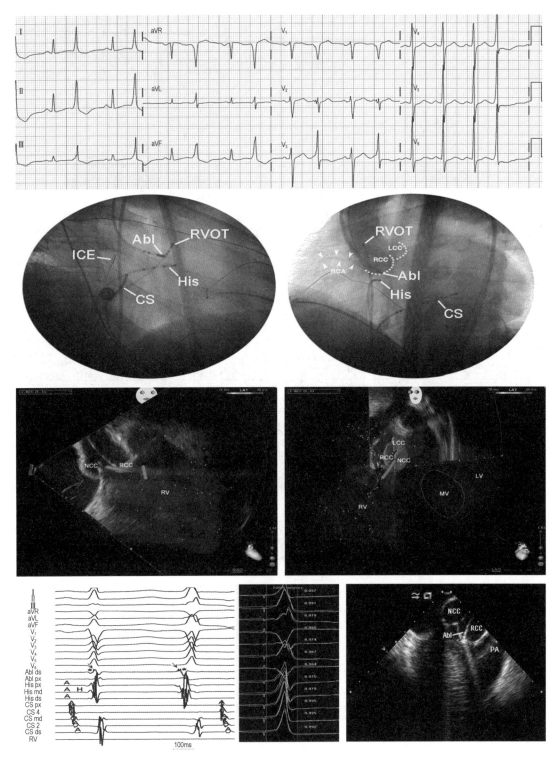

图 19-13 RCC PVC。PVC 呈窄的 LBBB 图形/电轴偏向左下，胸前 $V_2 \sim V_3$ 导联移行。在成功消融点（红色标记），腔内电图可见两种成分：尖锐的"钉样"近场（箭头）和低频远场（星号）电位。近场电位领先 PVC 起始 22ms，紧接着出现远场电位，与窦性心律时电位时限相反。起搏图形相似度为 99%[毗邻 RVOT 后间隔起搏，相似度为 95%，且胸前导联移行较晚：V_2 导联 R 波并不高，提示需向后方靠近（RCC）]。也应注意 RCC 成功消融点与右冠状动脉（RCA）的位置关系

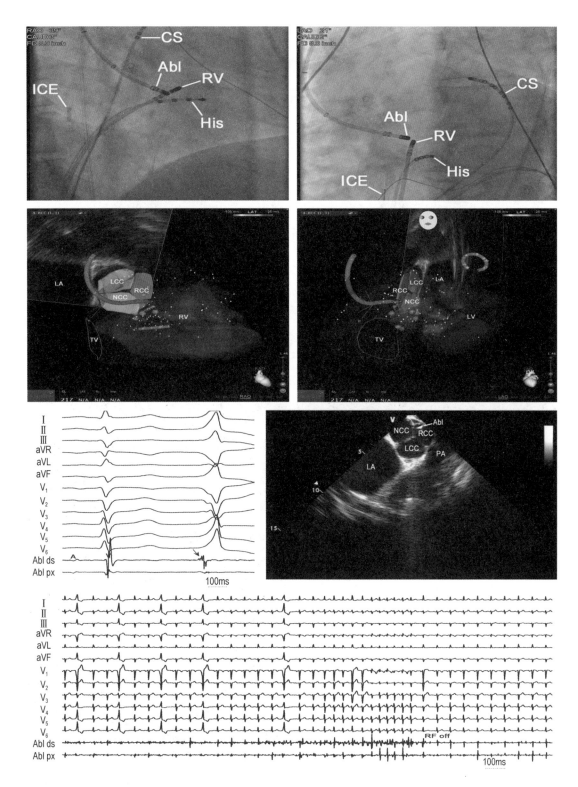

图 19-14　RCC-NCC PVC。在成功消融点，双极电图呈碎裂波，且领先PVC起始部15ms（箭头）。在窦性心律时，可记录到小的房性电位，并非希氏束电位。然而，射频消融24s，出现交界性心动过速，导致射频消融非持续性，PVC最终消失。黄色标记显示左侧希氏束电位

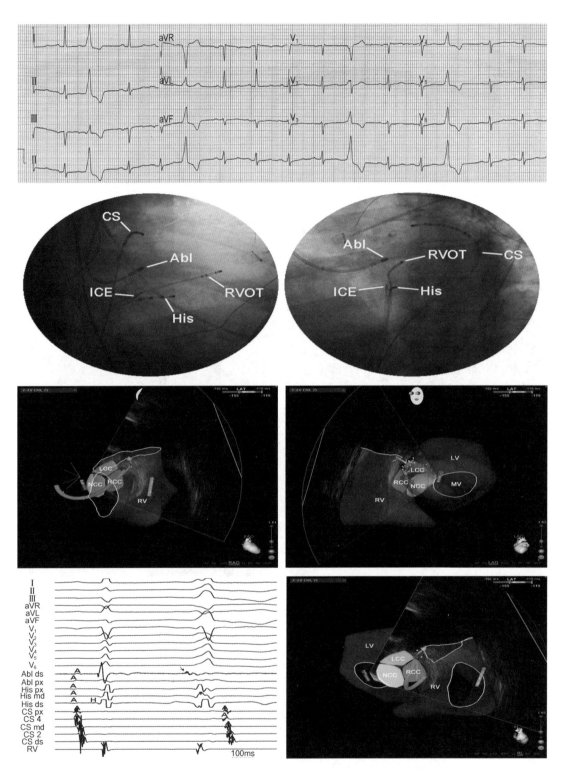

图19-15　RCC-LCC PVC。PVC在V₁导联呈QS图形，且下降支出现明显切迹。在RCC-LCC结合部（主动脉前庭）下方成功消融点，双极电位呈碎裂状，领先PVC起始处41ms（箭头）

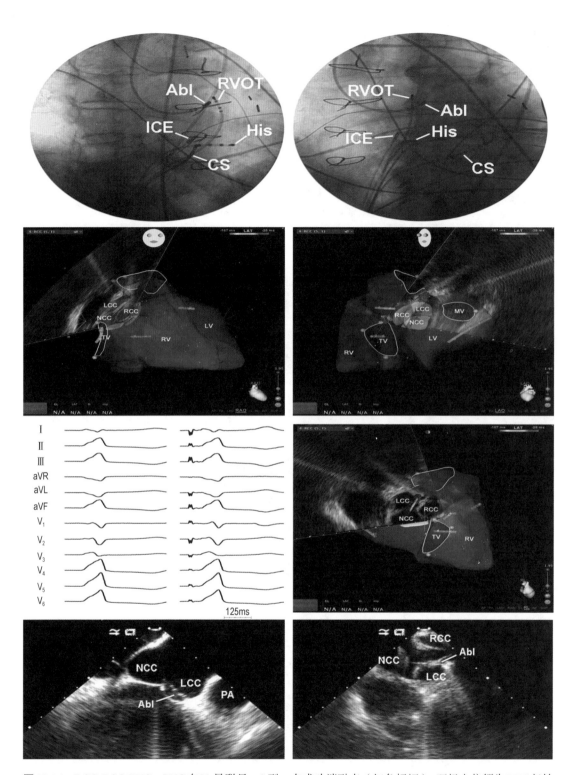

图 19-16　LCC-RCC PVC。PVC 在 V_1 导联呈 qrS 型。在成功消融点（红色标记），双极电位领先 PVC 起始部 30ms（未显示）。起搏图形与 PVC 图形相似，St-QRS 间期轻度延长

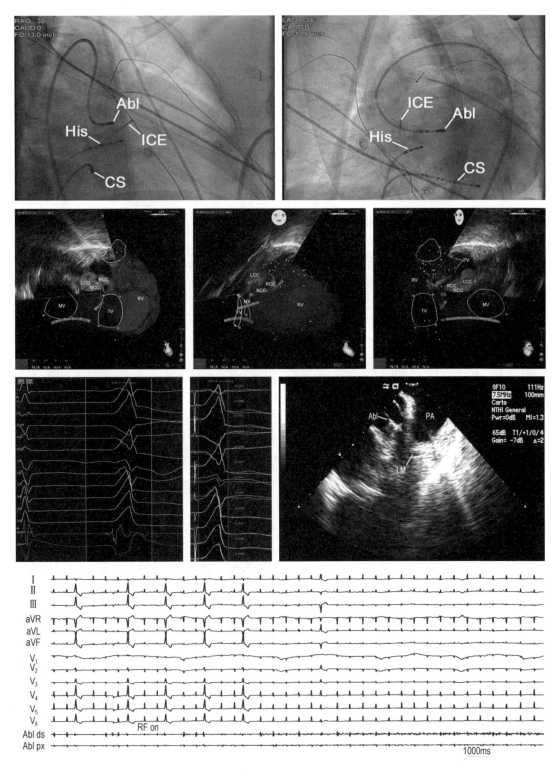

图 19-17　LCC PVC。在成功消融点（红色标记），双极电位领先 PVC 起始部 28ms，单极电图呈 QS 型，且起搏图形相似度为 99%。应用射频消融，6.4s 内 PVC 消失

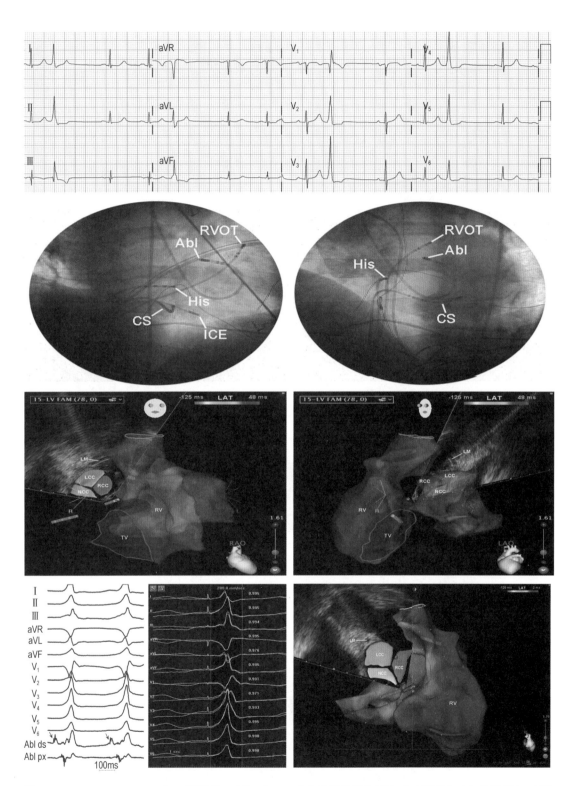

图 19-18　LCC PVC。PVC 在 V_1 导联呈 qR 型。在 LCC（主动脉前庭）下方成功消融点（红色标记），双极电图呈早搏电位（箭头），领先 PVC 起始部 52ms，且起搏图形相似度为 99%

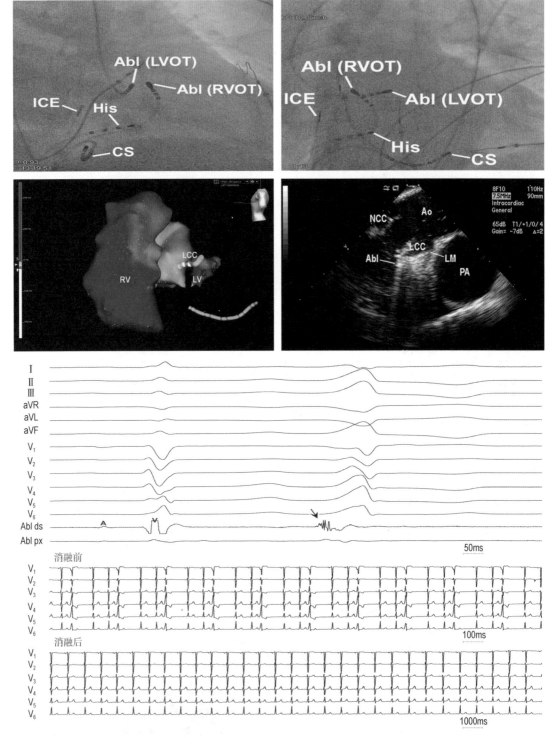

图 19-19 LCC PVC。在LCC（主动脉前庭）下方成功消融点（白色），双极电图呈高度碎裂波，领先
PVC起始部23ms（箭头）。应用射频消融使PVC永久消失

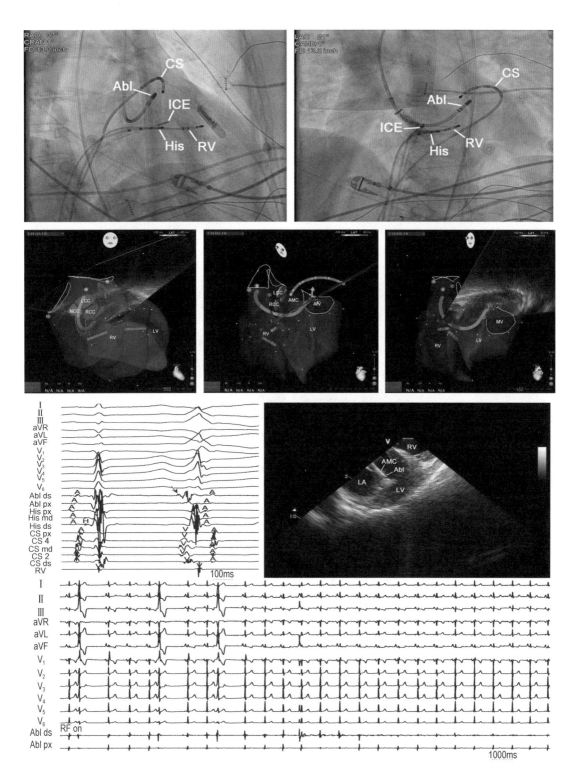

图 19-20 主动脉 - 二尖瓣结合部（AMC）PVC。在成功消融点，双极电图领先 PVC 起始部 35ms（箭头）。小的房性电位被记录。应用射频消融使 PVC 消失

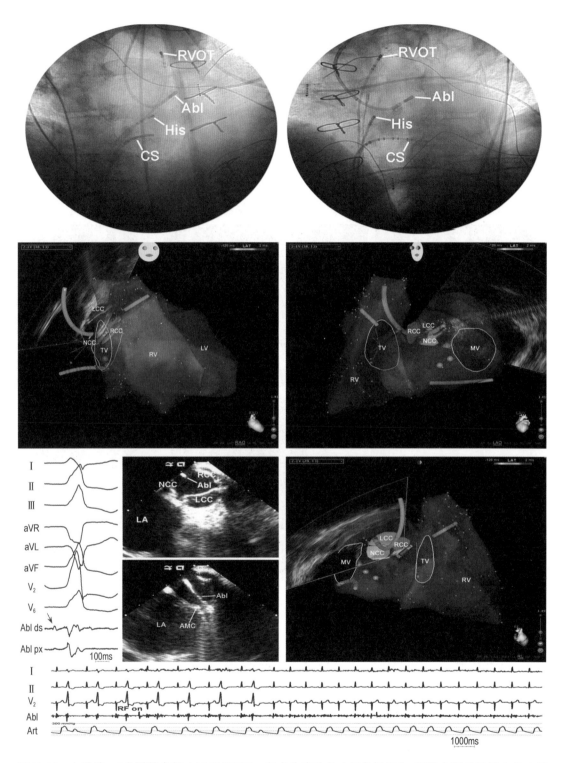

图 19-21　主动脉-二尖瓣结合部（AMC）PVC。在成功消融点（红色标记），双极电图呈早搏电位（较 PVC 起始部提前 80ms）（箭头）。应用射频消融使 PVC 在 6.7s 内消失

2. 起搏标测　提供了一种可供选择的标测方法，特别是当异位室性激动少或诱导困难时。起源点处起搏标测可产生与心动过速发作时 12 导联心电图高度类似的 QRS 波（RVOT：图 19-6、图 19-8 和图 19-10；LVOT：图 19-11、图 19-13 和图 19-16～图 19-18）。然而起搏标测，特别是瓣上部位，存在一些局限性：①因为它们毗邻，RCC 优先传导至 RVOT 后间隔，有时于 RVOT 处起搏，可形成与 RCC VT 高度匹配的 LBBB 图形；②因为毗邻传导分支，高输出能量 LVOT 起搏经这些分支传导，导致差的起搏图形（大的虚拟电极）；③RCC-LCC 结合部起搏，有时可伴随长 St-QRS 间期和 QRS 电交替；④肺动脉处较难进行起搏标测，因为此处无法夺获心室甚至夺获左心耳[15, 16, 27, 31]。

二、乳头肌室性心动过速

乳头肌是特发性 VT 的另一重要起源点（见图 19-5，图 19-22～图 19-24），包括左心室后中、前外侧乳头肌，以及右心室间隔前部的乳头肌——节制索复合体[40-45]。相较前外侧乳头肌，VT 更常见起源于左心室后中乳头肌，与左侧分支 VT 相比，QRS 波时限增宽（> 160ms），并且呈现多形性（由于乳头肌解剖结构复杂性，VT 存在多个出口）。因为乳头肌较厚，起源较深的乳头肌 VT 较难消融。左心室前外侧乳头肌 VT 向量呈现 RBBB/ 向下电轴，而后中乳头肌 VT 向量则呈现 RBBB/ 向上电轴[40-42, 44]。起源于前壁乳头肌节制索复合体的 VT，表现：①LBBB 图形；②胸前导联移行偏晚（> V₄ 导联）；③心电轴向左上（见下）[45]。

三、其他室性心动过速

VT 也可起源于心室其他结构，包括三尖瓣环和二尖瓣环（图 19-25，图 19-26）[46]。

四、特发性左心室心动过速

（一）机制

特发性左心室心动过速是维拉帕米敏感性心动过速，常起源于室间隔中部的后下部分[47-50]。心动过速可被拖带和被维拉帕米抑制，支持依赖于慢钙区域缓慢传导的折返机制。特发性左心室心动过速可以通过快速心房起搏诱发，支持折返环靠近左后分支（图 19-27）[47]。

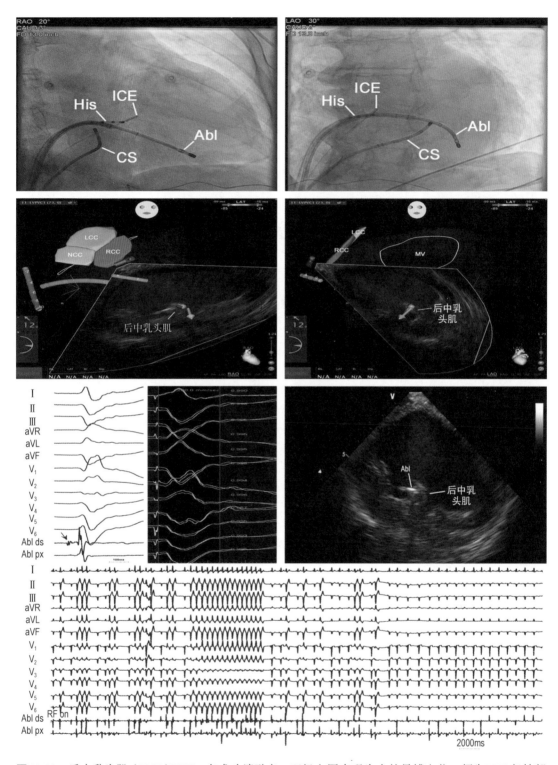

图 19-22　后中乳头肌（PMP）PVC。在成功消融点，双极电图表现为小的早搏电位，领先 PVC 起始部 48ms（箭头）。起搏图形相似度为99%。应用射频消融导致短阵 VT，之后终止

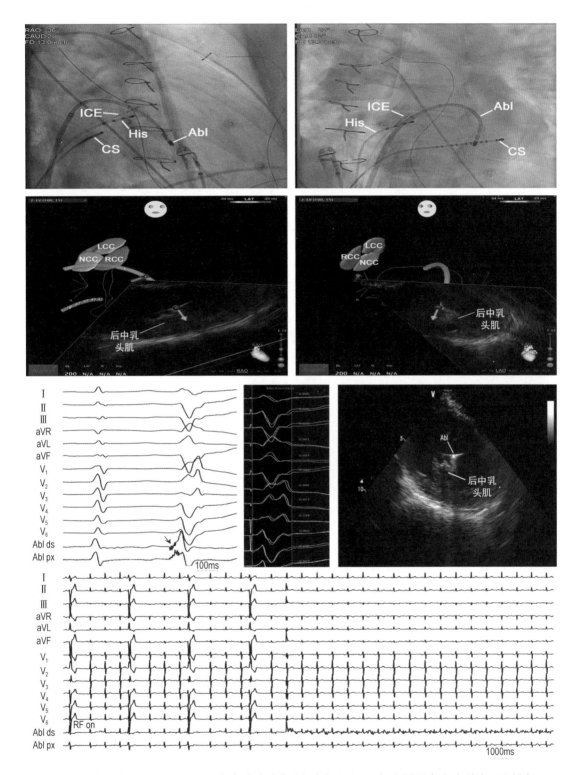

图19-23 后中乳头肌（PMP）PVC。在成功消融点（红色标记），双极电图呈高度碎裂波，且领先PVC起始部26ms。起搏图形相似度为93%。应用射频消融使PVC消失

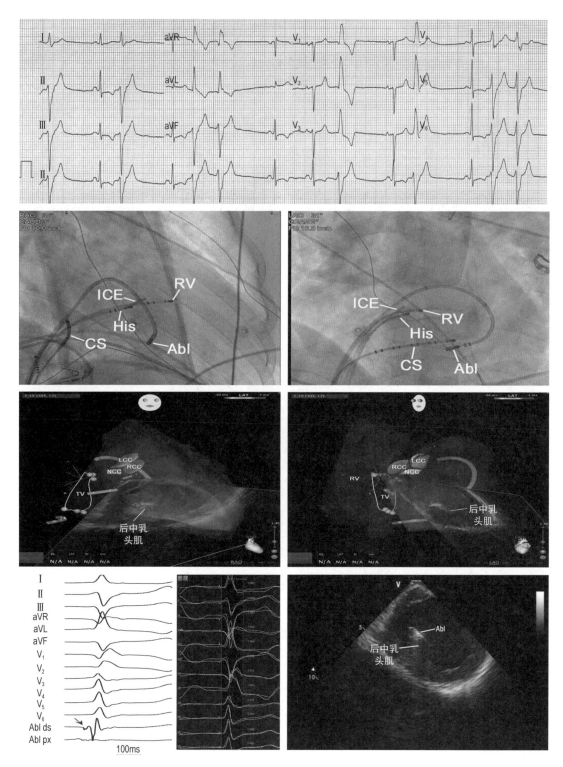

图 19-24　后中乳头肌（PMP）PVC。PVC 呈 RBBB 型（V₁ 导联呈 qR 型）/电轴偏向左上。在成功消融点，双极电图呈小的早搏电位，领先 PVC 起始部 24ms（箭头）。起搏图形相似度为 97%

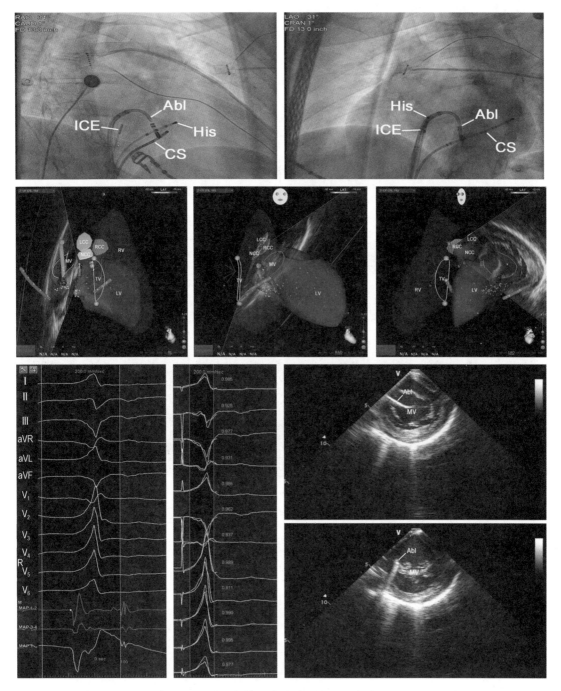

图 19-25　二尖瓣 PVC。沿着后室间隔二尖瓣处成功消融点（红色标记），双极电位领先 PVC 起始部 15ms，单极电图呈 QS 型，且起搏图形相似度为 96%

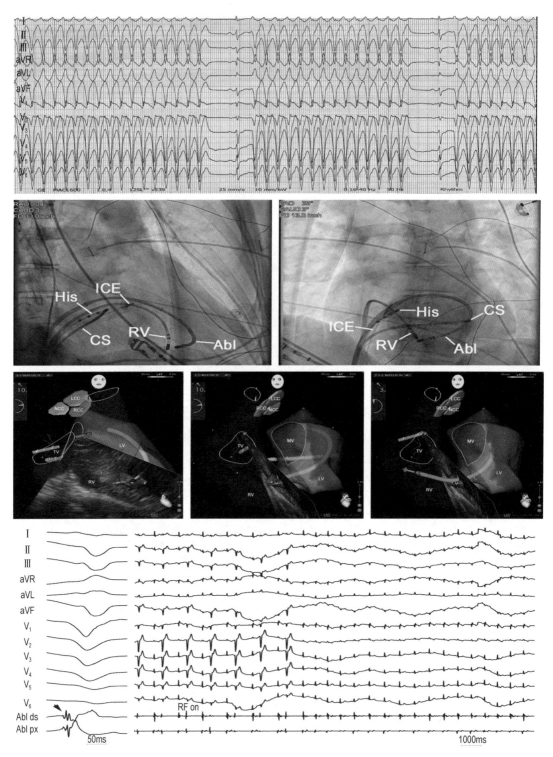

图 19-26　室间隔缺损（VSD）患者左心室心尖部 VT。连续长时间快速 VT 呈胸前导联一致的负向波，且电轴偏向左上。成功消融点（红色标记）位于左心室侧 VSD 嘴部，此处双极电图领先 VT 起始部 15ms（箭头）。应用射频消融使同一局部 PVC 在 4.9s 内消失。进一步推进消融导管，可跨过 VSD 进入右心室

（二）12 导联心电图

特发性左心室心动过速心电图特征：①RBBB（rSR′）图形；②左上向量（图19-27）[48]。起源于或邻近左后分支的心动过速产生的QRS波类似典型的RBBB/LAFB。起源于左前分支的特发性左心室心动过速呈现RBBB/LPFB图形，而间隔上部左心室心动过速则形成窄QRS波[51]。

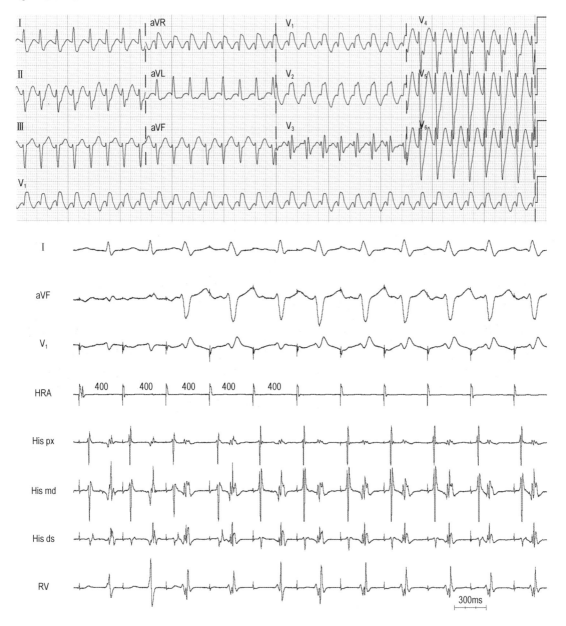

图19-27　特发性左心室心动过速（Belhassen VT）。VT呈RBBB型/电轴偏向左上，类似合并RBBB/LAFB的室上性心动过速（SVT）。因为起源点邻近左后分支，这是可通过快速心房起搏诱导的唯一的一种VT

（三）标测和消融

1. 激动标测　沿着左心室室间隔在消融点记录到浦肯野电位支持左后分支起源心动过速[51-56]。消融靶点的选择标准：①最早的浦肯野电位（与QRS波起始部比较），典型位置在左室间隔后下部，从心尖到心底部；②沿左心室间隔基底在浦肯野电位之前的舒张晚期电位；③沿着左心室室间隔下壁到左后分支记录到碎裂的前向浦肯野电位（图19-28）。舒张晚期电位可能代表着缓慢传导区的入口。

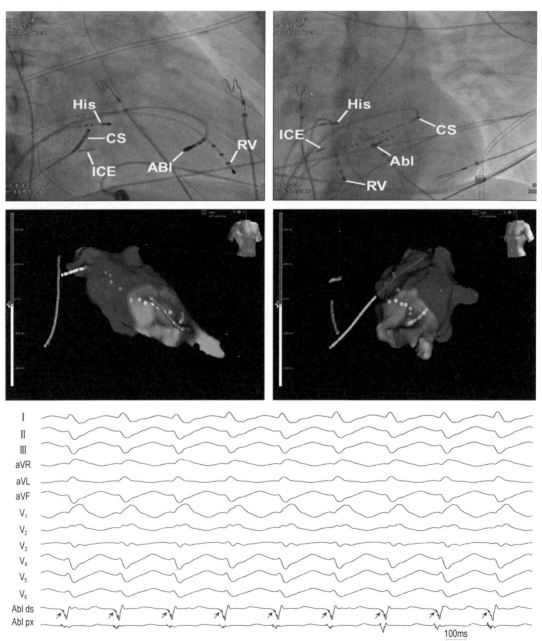

图19-28　特发性左心室心动过速。沿着间隔下壁靠近心尖部的成功消融点（白色），在心动过速发作时可记录到浦肯野电位（箭头）。黄色标记表示浦肯野电位

2. 起搏标测 起搏标测通过在窦性心律时标测到左心室间隔部的浦肯野电位，然而，浦肯野纤维网的局部夺获导致不同的起搏位点产生类似的起搏标测图[52]。

五、特发性心室颤动

特发性心室颤动是一个综合征，以短联律间期（＜300ms）的PVC触发落入心室易损期，存在或不存在早期复极，而导致反复发作为特征（图19-29，图19-30）[57-63]。优势触发点起源于浦肯野纤维、乳头肌（特别是右心室节制索）和RVOT。起源于右心室节制索的VT表现：①LBBB图形；②胸前导联移行偏晚（＞V_4导联）；③左上向量[45]。这些起源点可以通过确定相比PVC起始最早的局部电图进行标测和消融（图19-31～图19-33）。触发PVC时，浦肯野电位早于心室激动波表明起源点来源于浦肯野纤维。在窦性心律，浦肯野电位早于局部心室电位，＞15ms或＜15ms，分别表明近端或远端的浦肯野分支激动。落入易损期的短联律间期浦肯野局灶兴奋点和浦肯野纤维-心室肌折返碎裂波（心室颤动起始的公认机制）可通过消融浦肯野纤维网进行治疗。在PVC起始，如果最早的心室激动位点未出现浦肯野电位，则表明异位起搏点来源于心室肌[59-61]。射频消融浦肯野异位促发灶可以使心律失常短暂加剧[60]。

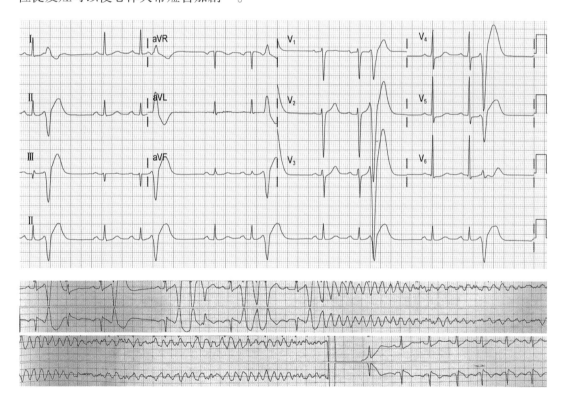

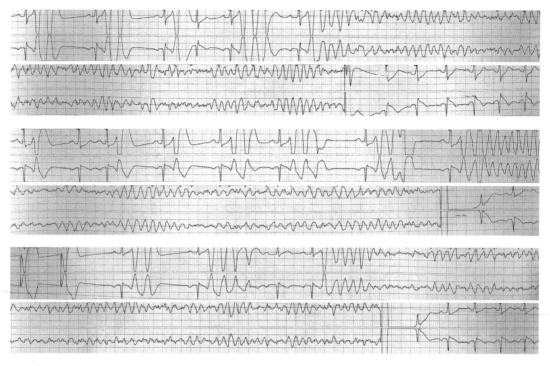

图 19-29　特发性心室颤动（节制索 PVC）。频发，短联律间期（260ms）PVC 呈 LBBB 型/电轴偏向左上，且胸前导联 $V_5 \sim V_6$ 移行。多个阵发性心室颤动由这些短联律间期的 PVC 触发，有赖于电除颤终止

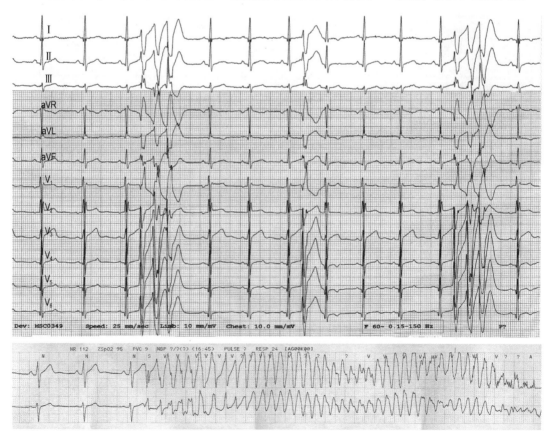

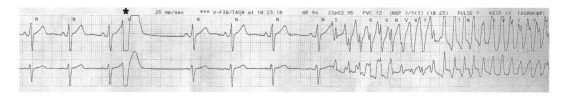

图 19-30　特发性心室颤动（左束支 PVC）。频发短联律间期（280ms）PVC 呈相对窄的 QRS 波群，且电轴表现为 RBBB/RS 型。多个阵发性心室颤动由这些短联律 PVC 触发。注意，短联律 LBBB 型/电轴偏向左上的 PVC（星号）也可出现

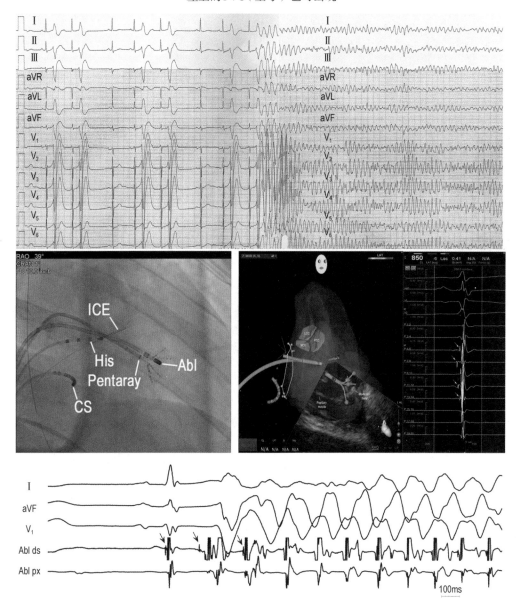

图 19-31　特发性心室颤动（非室性心动过速）（节制索 PVC）。频发，短联律（240ms）PVC，且 LBBB型/电轴偏向左上，V_6 导联移行触发心室颤动。沿着节制索-前组乳头肌复合体成功消融浦肯野电位（黄色标记，白色箭头）——其中一个在窦性心律时可见，较触发的 PVC 提前 103ms（黑色箭头）。消融导致RBBB，但所有的心室颤动事件消失

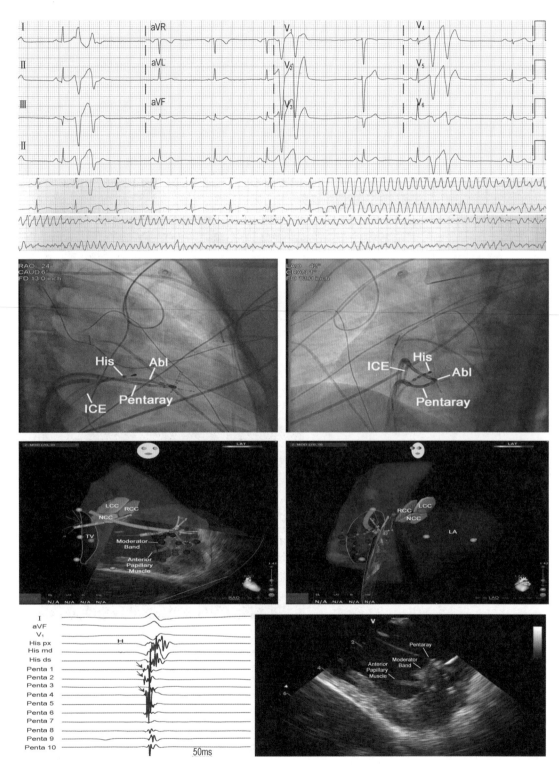

图19-32 特发性心室颤动（节制索PVC）。频发短联律间期（270ms）PVC，其呈LBBB型/电轴偏向左上，且胸前导联V₆移行，触发心室颤动。沿着节制索-前组乳头肌复合体标记浦肯野电位（黄色，黑色箭头），消融成功（红色标记）

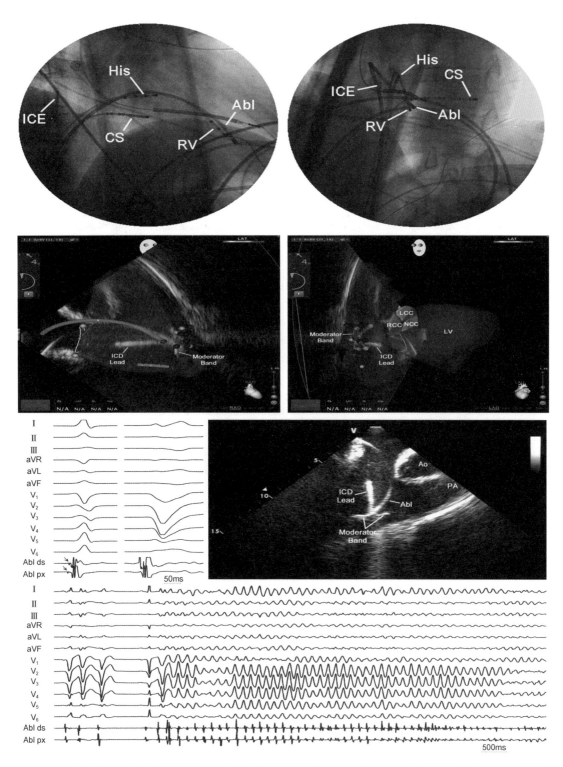

图 19-33　特发性心室颤动（节制索 PVC）。短联律间期触发 PVC，呈 LBBB 型/电轴偏向左上，且胸前导联 V_5 移行。沿着节制索-前组乳头肌复合体标记浦肯野电位（黄色标记），成功消融（红色标记）。在窦性心律时标记浦肯野电位（箭头），此处局部心室激动领先 PVC 起始部 28ms

（秦　瑾　曾和松　译）

参 考 文 献

1. Lerman BB, Belardinelli L, West GA, Berne RM, DiMarco JP. Adenosine-sensitive ventricular tachycardia: evidence suggesting cyclic AMP-mediated triggered activity. Circulation 1986; 74: 270-280.

2. Lerman BB. Mechanism of outflow tract tachycardia. Heart Rhythm 2007; 4: 973-976.

3. Gami AS, Noheria A, Lachman N, et al. Anatomical correlates relevant to ab-lation above the semilunar valves for the cardiac electrophysiologist: a study of 603 hearts. J Interv Card Electrophysiol 2011; 30: 5-15.

4. Yamada T, Litovsky SH, Kay GN. The left ventricular ostium: an anatomic concept relevant to idiopathic ventricular arrhythmias. Circ Arrhythm Electrophysiol 2008; 1: 396-404.

5. Enriquez A, Malavassi F, Saenz LC, et al. How to map and ablate left ventricular summit arrhythmias. Heart Rhythm 2017; 14: 141-148.

6. Kim RJ, Iwai S, Markowitz SM, Shah BK, Stein KM, Lerman BB. Clinical and electrophysiological spectrum of idiopathic ventricular outflow tract arrhythmias. J Am Coll Cardiol 2007; 49: 2035-2043.

7. Dixit S, Gerstenfeld EP, Callans DJ, Marchlinski FE. Electrocardiographic patterns of superior right ventricular outflow tract tachycardias: distinguishing septal and free wall sites of origin. J Cardiovasc Electrophysiol 2003; 14: 1-7.

8. Rodriquez LM, Smeets JLRM, Weide A, et al. 12 lead ECG for localizing origin of idiopathic ventricular tachycardia [abstract]. Circulation 1998; 88: 643.

9. Joshi S, Wilber DJ. Ablation of idiopathic right ventricular outflow tract tachycardia: current perspectives. J Cardiovasc Electrophysiol 2005; 16: S52-S58.

10. Stevenson WG, Nademanee K, Weiss JN, Wiener I. Treatment of catecholamine-sensitive right ventricular tachycardia by endocardial catheter abla-tion. J Am Coll Cardiol 1990; 16: 752-755.

11. Klein LS, Shih H, Hackett FK, Zipes DP, Miles WM. Radiofrequency catheter ablation of ventricular tachycardia in patients without structural heart disease. Circulation 1992; 85: 1666-1674.

12. Coggins DL, Lee RJ, Sweeney J, et al. Radiofrequency catheter ablation as a cure for idiopathic tachycardia of both left and right ventricular origin. J Am Coll Cardiol 1994; 23: 1333-1341.

13. Liao Z, Zhan X, Wu S, et al. Idiopathic ventricular arrhythmias originating from the pulmonary sinus cusp: prevalence, electrocardiographic/electrophysiological characteristics, and catheter ablation. J Am Coll Cardiol 2015; 66: 2633-2644.

14. Zhang J, Tang C, Zhang Y, Su X. Pulmonary sinus cusp mapping and ablation: a new concept and approach for idiopathic right ventricular outflow tract arrhythmias. Heart Rhythm 2018; 15: 38-45.

15. Sekiguchi Y, Aonuma K, Takahashi A, et al. Electrocardiographic and electrophysiologic characteristics of ventricular tachycardia originating within the pulmonary artery. J Am Coll Cardiol 2005; 45: 887-895.

16. Srivathsan KS, Bunch TJ, Asirvatham SJ, et al. Mechanism and utility of discrete great arterial potentials in the ablation of outflow tract ventricular arrhythmias. Circ Arrhythmia Electrophysiol 2008; 1: 30-38.

17. Timmermans C, Rodriguez L, Crijns H, Moorman A, Wellens H. Idiopathic left bundle-branch-shaped ventricular tachycardia may originate above the pulmonary valve. Circulation 2003; 108: 1960-1967.

18. Betensky BP, Park RE, Marchlinski FE, et al. The V(2) transition ratio: a new electrocardiographic criterion for distinguishing left from right ventricular outflow tract tachycardia origin. J Am Coll Cardiol 2011; 57: 2255-2262.

19. Tanner H, Hindricks G, Schirdewahn P, et al. Outflow tract tachycardia with R/S transition in lead V3: six different anatomic approaches for successful ablation. J Am Coll Cardiol 2005; 45: 418-423.

20. Bala R, Marchlinski FE. Electrocardiographic recognition and ablation of outflow tract ventricular tachycardia. Heart Rhythm 2007; 4: 366-370.

21. Suleiman M, Asirvatham SJ. Ablation above the semilunar valves: when, why, and how? Part I. Heart Rhythm 2008; 5: 1485-1492.

22. Suleiman M, Asirvatham SJ. Ablation above the semilunar valves: when, why, and how? Part II. Heart Rhythm 2008; 5: 1625-1630.

23. Tabatabaei N, Asirvatham SJ. Supravalvular arrhythmia: identifying and ablating the substrate. Circ Arrhythm Electrophysiol 2009; 2: 316-326.

24. Hachiya H, Aonuma K, Yamauchi Y, Igawa M, Nogami A, Iesaka Y. How to diagnose, locate and ablate coronary cusp ventricular tachycardia. J Cardiovasc Electrophysiol 2002; 13: 551-556.

25. Lin D, Ilkhanoff L, Gerstenfeld E, et al. Twelve-lead electrocardiographic characteristics of the aortic cusp region guided by intracardiac echocardiography and electroanatomic mapping. Heart Rhythm 2008; 5: 663-669.

26. Wang Y, Liang Z, Wu S, Han Z, Ren X. Idiopathic ventricular arrhythmias originating from the right coronary sinus: prevalence, electrocardiographic and electrophysiological characteristics, and catheter ablation. Heart Rhythm 2018; 15: 81-89.

27. Bala R, Garcia FC, Hutchinson MD, et al. Electrocardiographic and electrophysiologic features of ventricular arrhythmias originating from the right/left coronary cusp commissure. Heart Rhythm 2010; 7: 312-322.

28. Callans DJ, Menz V, Schwartzman D, Gottlieb CD, Marchlinski FE. Repetitive monomorphic tachycardia from the left ventricular outflow tract: electrocardiographic patterns consistent with a left ventricular site of origin. J Am Coll Cardiol 1997; 29: 1023-1027.

29. Kanagaratnam L, Tomassoni G, Schweikert R, et al. Ventricular tachycardias arising from the aortic sinus of Valsalva: an under-recognized variant of left outflow tract ventricular tachycardia. J Am Coll Cardiol 2001; 37: 1408-1414.

30. Ouyang F, Fotuhi P, Ho SY, et al. Repetitive monomorphic ventricular tachycardia originating from the aortic sinus cusp: electrocardiographic characterization for guiding catheter ablation. J Am Coll Cardiol 2002; 39: 500-508.

31. Yamada T, Murakami Y, Yoshida N, et al. Preferential conduction across the ventricular outflow septum in ventricular arrhythmias originating from the aortic sinus cusp. J Am Coll Cardiol 2007; 50: 884-891.

32. Yamada T, Yoshida N, Murakami Y, et al. Electrocardiographic characteristics of ventricular arrhythmias originating from the junction of the left and right coronary sinuses of Valsalva in the aorta: the activation pattern as a rationale for the electrocardiographic characteristics. Heart Rhythm 2008; 5: 184-192.

33. Yamada T, McElderry HT, Okada T, et al. Idiopathic left ventricular arrhythmias originating adjacent to the left aortic sinus of Valsalva: electrophysiological rationale for the surface electrocardiogram. J Cardiovasc Electrophysiol 2010; 21: 170-176.

34. Yamada T, McElderry T, Doppalapudi H, et al. Idiopathic ventricular arrhythmias originating from the aortic root prevalence, electrocardiographic and electrophysiologic characteristics, and results of radiofrequency catheter ablation. J Am Coll Cardiol 2008; 52: 139-147.

35. Chen J, Hoff PI, Rossvoll O, et al. Ventricular arrhythmias originating from the aortomitral continuity: an uncommon variant of left ventricular outflow tract tachycardia. Europace 2012; 14: 388-395.

36. Yamada T, Lau YR, Litovsky SH, et al. Prevalence and clinical, electrocardiographic, and electrophysiologic characteristics of ventricular arrhythmias originating from the noncoronary sinus of Valsalva. Heart Rhythm 2013; 10: 1605-1612.

37. Daniels DV, Lu YY, Morton JB, et al. Idiopathic epicardial left ventricular tachycardia originating remote from the sinus of Valsalva: electrophysiological characteristics, catheter ablation, and identification from the 12-lead electrocardiogram. Circulation 2006; 113: 1659-1666.

38. Berruezo A, Mont L, Nava S, Chueca E, Bartholomay E, Brugada J. Electrocardiographic recognition of the

epicardial origin of ventricular tachycardias. Circulation 2004; 109: 1842-1847.

39. Efimova E, Dinov B, Acou WJ, et al. Differentiating the origin of outflow tract ventricular tachycardia arrhythmia using a simple, novel approach. Heart Rhythm 2015; 12: 1534-1540.

40. Yamada T, Doppalapudi H, McElderry HT, et al. Idiopathic ventricular arrhythmias originating from the papillary muscles in the left ventricle: prevalence, electrocardiographic and electrophysiological characteristics, and results of the radiofrequency catheter ablation. J Cardiovasc Electrophysiol 2010; 21: 62-69.

41. Yamada T, Doppalapudi H, McElderry T, et al. Electrocardiographic and electrophysiological characteristics in idiopathic ventricular arrhythmias originating from the papillary muscles in the left ventricle: relevance for catheter ablation. Circ Arrhythm Electrophysiol 2010; 3: 324-331.

42. Doppalapudi H, Yamada T, McElderry T, Plumb VJ, Ebstein AE, Kay GN. Ventricular tachycardia originating from the posterior papillary muscle in the left ventricle: a distinct clinical syndrome. Circ Arrhythm Electrophysiol 2008; 1: 23-29.

43. Santoro F, Di Biase L, Hranitzky P, et al. Ventricular tachycardia originating from the septal papillary muscle of the right ventricle: electrocardiographic and electrophysiological characteristics. J Cardiovasc Electrophysiol 2015; 26: 145-150.

44. Enriquez A, Supple GE, Marchlinski FE, Garcia FC. How to map and ablate papillary muscle ventricular arrhythmias. Heart Rhythm 2017; 14: 1721-1728.

45. Sadek MM, Benhayon D, Sureddi R, et al. Idiopathic ventricular arrhythmias originating from the moderator band: electrocardiographic characteristics and treatment by catheter ablation. Heart Rhythm 2015; 12: 67-75.

46. Wasmer K, Köbe J, Dechering DG, et al. Ventricular arrhythmias from the mitral annulus: patient characteristics, electrophysiological findings, ablation, and prognosis. Heart Rhythm 2013; 10: 783-788.

47. Zipes, DP, Foster PR, Troup PJ, Pedersen DH. Atrial induction of ventricular tachycardia: reentry versus triggered automaticity. Am J Cardiol 1979; 44: 1-8.

48. Belhassen B, Rotmensch HH, Laniado S. Response of recurrent sustained ventricular tachycardia to verapamil. Br Heart J 1981; 46: 679-682.

49. Okumura K, Matsuyama K, Miyagi H, Tsuchiya T, Yasue H. Entrainment of idiopathic ventricular tachycardia of left ventricular origin with evidence for reentry with an area of slow conduction and effect of verapamil. Am J Cardiol 1988; 62: 727-732.

50. Okumura K, Yamabe H, Tsuchiya T, Tabuchi T, Iwasa A, Yasue H. Characteristics of slow conduction zone demonstrated during entrainment of idiopathic ventricular tachycardia of left ventricular origin. Am J Cardiol 1996; 77: 379-383.

51. Talib AK, Nogami A, Nishiuchi S, et al. Verapamil-sensitive upper septal idiopathic left ventricular tachycardia: prevalence, mechanism, and electrophysiological characteristics. JACC Clin Electrophysiol 2015; 1: 369-380.

52. Nakagawa H, Beckman K, McClelland JH, et al. Radiofrequency catheter ablation of idiopathic left ventricular tachycardia guided by a Purkinje potential. Circulation 1993; 88: 2607-2617.

53. Wen M, Yeh S, Wang C, Lin F, Chen I, Wu D. Radiofrequency ablation therapy in idiopathic left ventricular tachycardia with no obvious structural heart disease. Circulation 1994; 89: 1690-1696.

54. Tsuchiya T, Okumura K, Honda T, et al. Significance of late diastolic potential preceding Purkinje potential in verapamil-sensitive idiopathic left ventricular tachycardia. Circulation 1999; 99: 2408-2413.

55. Zhan H, Liang Y, Xue Y, et al. A new electrophysiologic observation in patients with idiopathic left ventricular tachycardia. Heart Rhythm 2016; 13: 1460-1467.

56. Zhan XZ, Liang YH, Xue YM, et al. A new electrophysiologic observation in patients with idiopathic left ventricular tachycardia. Heart Rhythm 2016; 13: 1460-1467.

57. Leenhardt A, Glaser E, Burguera M, Nürnberg M, Maison-Blanche P, Coumel P. Short-coupled variant of torsade de pointes. A new electrocardiographic entity in the spectrum of idiopathic ventricular tachyarrhythmias. Circulation 1994; 898: 206-215.

58. Haïssaguerre M, Shah DC, Jaïs P, et al. Role of Purkinje conducting system in triggering of idiopathic ventricular fibrillation. Lancet 2002; 359: 677-678.

59. Noda T, Shimizu W, Taguchi A, et al. Malignant entity of idiopathic ventricular fibrillation and polymorphic ventricular tachycardia initiated by premature extrasystoles originating from the right ventricular outflow tract. J Am Coll Cardiol 2005; 46: 1288-1294.

60. Haissaguerre M, Shoda M, Jaïs P, et al. Mapping and ablation of idiopathic ventricular fibrillation. Circulation 2002; 106: 962-967.

61. Nogami A, Sugiyasu A, Kubota S, Kato K. Mapping and ablation of idiopathic ventricular fibrillation from the Purkinje system. Heart Rhythm 2005; 2: 646-649.

62. Santoro F, Di Biase L, Hranitzky P, et al. Ventricular fibrillation triggered by PVCs from papillary muscles: clinical features and ablation. J Cardiovasc Electrophysiol 2014; 35: 1158-1164.

63. Ho RT, Frisch DR, Greenspon AJ. Idiopathic ventricular fibrillation ablation facilitated by PENTARAY mapping of the moderator band. JACC Clin Electrophysiol 2017; 3: 313-314.

第20章
瘢痕相关性室性心动过速的消融

引言

　　除了植入型心律转复除颤器（ICD），导管消融在瘢痕相关性室性心动过速的治疗中也发挥了重要作用。

本章目标

　　1. 描述瘢痕相关性室性心动过速的折返环模型。

　　2. 通过12导联心电图定位室性心动过速的出口。

　　3. 讨论标测技术和消融的靶点判定标准。

一、室性心动过速折返环

　　瘢痕相关性室性心动过速（VT）的主要机制是大折返。因疾病（如心肌梗死）或手术（如法洛四联症修复术）产生的心室瘢痕组织中包含岛状的存活心肌束，存活心肌散布于无电兴奋能力的瘢痕（EUS）组织中，形成有助于折返性激动的峡部或缓慢传导区[1-4]。由解剖和（或）功能障碍区保护的缓慢传导的关键峡部构成VT折返环路的一部分，是消融的主要靶点[1]。

室性心动过速折返环的模型

　　VT折返环的二维模型是一个以关键峡部为中心的传导激动图，可以指导消融（图20-1）[2,4]。关键峡部的近端是可激动的位点，称为入口。远端位于折返环和其余心室的连接区，称为出口；由主导内环或外环连接关键峡部的两端形成折返环，其中之一为"8"字形折返（图20-2）。内外环的区别在于，外环通过围绕瘢痕的外周连接入口和出口，而内环位于瘢痕区域内，通过保护通路连接关键峡部入口和出口，因此处于"电隔离"状态。在VT发作时，峡部的顺向性激动从入口到出口，其后除极波阵面离开环路激动心室。因此，VT形态反映出口的位置，邻近的旁观位点是盲道或环路内的巷道，在心动过速时被动激动，不是折返环所必需的。远处的旁观位点是折返环外的非关键位点，峡部是折返环的关键部分，因此是消融的靶点。每个环路位点在拖带标测中以特定的标准判定。

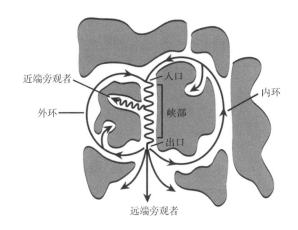

图20-1　"8"字形（双环）折返。受保护的峡部是慢传导的区域，是折返环关键部位，峡部近端和远端的位点分别是入口和出口。出口是激动波离开折返环开始激动心室的位点，因此决定VT的形态；旁观位点被动激动，不是心动过速必需的部分

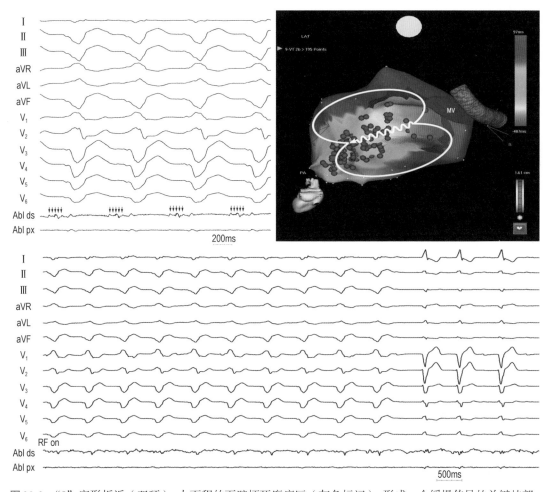

图20-2　"8"字形折返（双环）。大面积的下壁梗死瘢痕区（灰色标记），形成一个缓慢传导的关键峡部，产生"8"字形折返。在二尖瓣环外侧和间隔侧出现早（红色）接晚（紫色）。在射频能量终止VT的峡部区（"之"字线），记录到长程、碎裂的舒张中期电位（箭头所示），代表着缓慢的非同步激动

与简单的二维模型不同，真实的 VT 折返环是复杂的三维结构，可能涉及心内膜、心肌中层和心外膜。某些疾病（如心肌梗死）的环路偏向于心内膜，而另一些疾病（如非缺血性心肌病、致心律失常性右心室心肌病、结节病）则偏向于心肌中层和心外膜[5]。对于心肌梗死相关性 VT，大折返环可横跨数厘米，峡部长度平均约为 3cm。出口部位多位于梗死区边缘（电压为 0.5～1.5mV），而中央峡部区和入口位于密集瘢痕内（＜0.5mV）[6, 7]。

二、12 导联心电图定位

12 导联心电图可以判断 VT 出口的大致位置[8]。由于 VT 起源于梗死灶的边缘区域，Q 波可以在心动过速时保留并反映梗死位置和 VT 出口，V_1 导联 QRS 波的终末电势决定 VT 的束支阻滞形态。LBBB 型 VT（V_1 导联终末电势负向）提示左心室间隔 VT 或右心室 VT，RBBB 型 VT（V_1 导联终末电势正向）提示左心室 VT。VT 伴电轴向上提示来自心室的下壁，而电轴向下提示来自心室前壁或流出道起源。下壁心肌梗死相关 VT 多见于梗死区边缘与二尖瓣环之间的左心室基底部（二尖瓣下壁 VT），慢传导区平行于二尖瓣环，表现为 LBBB/LS 电轴（间隔出口）和 RBBB/RS 电轴（侧壁出口）两种特征性形态[9]。胸导联正向一致性（全胸导联 QRS 波以正向波为主）提示靠近二尖瓣基底部，胸导联负向一致性（全胸导联 QRS 波以负向波为主）提示心尖部的 VT（图 20-3，图 20-4）。

三、标测和消融

心室标测可以在 VT（拖带标测）或窦性/起搏心律（基于基质的消融）下进行。由于瘢痕介导的 VT 机制是大折返，因此可以在整个 VT 周期中记录到离散的腔内电位。消融靶点是关键峡部区：近端（入口）、中部（中心）和远端（出口），在 VT 时，这些部位分别产生舒张早期、中期和晚期的低振幅/碎裂电位。虽然代表峡部中心区的舒张中期电位对确定靶点很重要，但其并非关键峡部的特异标志，也可以在邻近的旁观部位记录到。因此，应该结合拖带标测和激动标测，以确定电位记录部位在折返环中的价值。

（一）拖带标测

拖带标测是有价值的起搏操作，可以确定心动过速环路的不同功能部位，并能与旁观位点鉴别（图 20-5）[10-13]。在 VT 发作时，以较 VT 略短（10～20ms）的周长起搏，必须确认刺激波是否真正夺获心室，并使心室率加速至起搏心率（图 20-6），起搏刺激穿透折返环并拖带心动过速，导致正向或逆向的波阵面。第一个刺激的逆向波阵面与心动过速波碰撞，而对应的正向波则加速折返，每个刺激的正向波阵面（n）加速心动过速并和下一个波阵面（n＋1）的逆向波碰撞（持续重整）。当起搏终止时，最后一个正向波阵面没有与之相碰撞的逆向波阵面，而沿折返环完成一次完整的激动，并且心动过速继续维持。

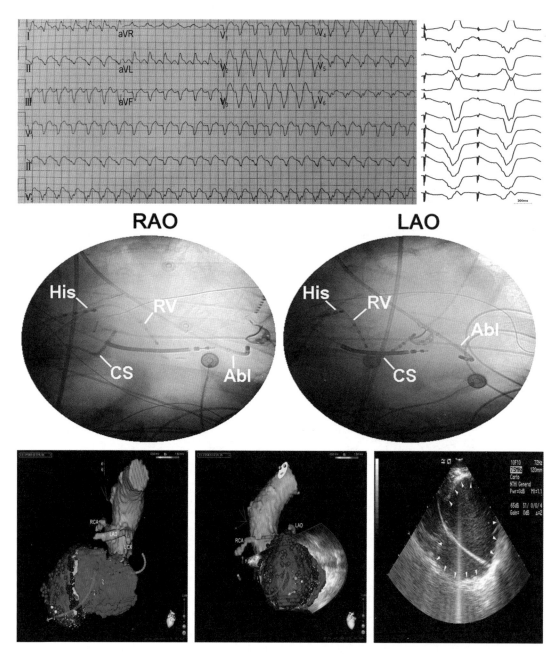

图 20-3 左心室心尖部 VT（胸前导联负向一致性）。电解剖标测左心室电压图显示巨大的球形心尖室壁瘤（箭头），在室壁瘤内起搏标测产生长 St-QRS 间期，起搏 12 导联心电图与 VT 相符。在这些区域进行消融（红点），并沿室壁瘤边界消融。灰色点区域提示为瘢痕

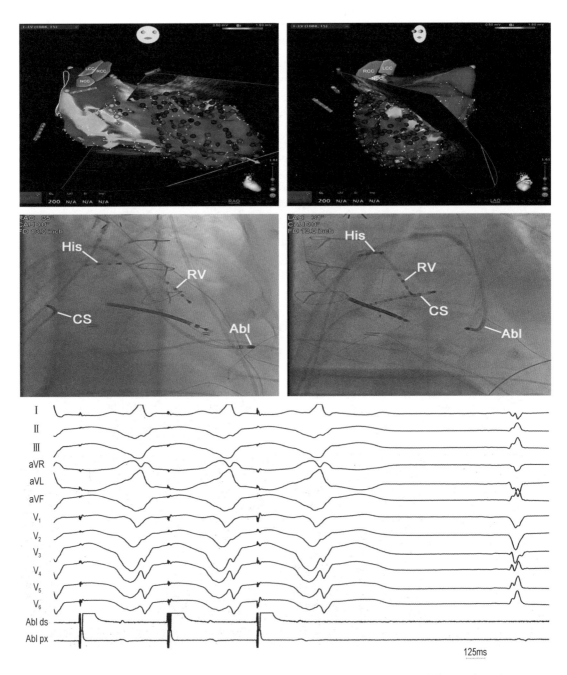

图 20-4　心尖部 VT（心前区导联负向一致性）。电解剖标测左心室电压图显示心尖部室壁瘤。从左心室心尖起搏产生长 St-QRS 间期，并伴有胸前导联负向一致性，但窦性心律时缺乏可见的电位。于该处消融损伤（红点）并覆盖室壁瘤。灰色点提示瘢痕，黑色点为晚电位（LP）

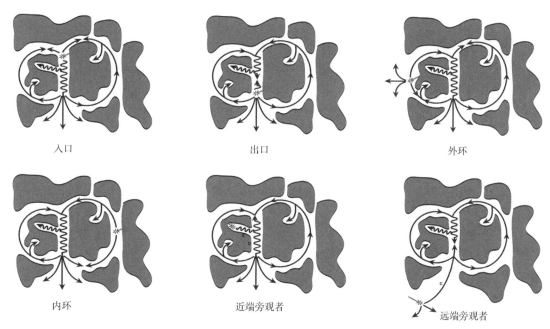

入口　　　　　　　　　出口　　　　　　　　　外环

内环　　　　　　　　近端旁观者　　　　　　远端旁观者

图 20-5　示意图显示了 6 个不同的拖带位点。入口部位刺激表现为隐匿性融合、长 St-QRS 间期 =egm-QRS 间期和 PPI=TCL。出口部位刺激产生隐匿性融合、短 St-QRS 间期 =egm-QRS 间期和 PPI =TCL。外环刺激引起显性融合，但 PPI=TCL。内环刺激表现为隐匿性融合、超长 St-QRS 间期 =egm-QRS 间期和 PPI=TCL。邻近的旁观位点刺激产生隐匿性融合、长 St-QRS ≠ egm-QRS 和 PPI ≠ TCL[假设往返旁观部位的传导时间相等，ST-QRS 间期（ $a+b$ ）＞ egm-QRS 间期（ $b–a$ ）和 PPI=TCL $+2a$ 。字母 a 表示旁观者路径的传导时间，b 表示旁观者与峡部的交界处至出口处的传导时间]。远离的旁观部位刺激为显性融合且 PPI ≠ TCL（如果往返到达折返环的传导时间相等，则 PPI = VTCL $+2c$ 。字母 c 表示起搏部位和折返环之间的传导时间 ）

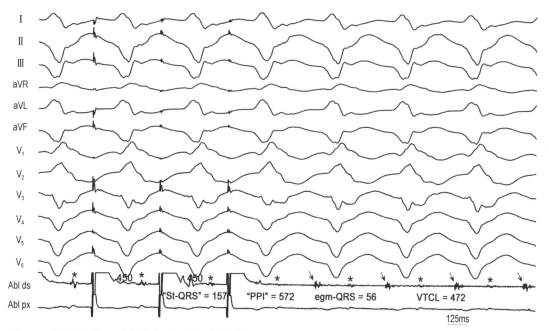

图 20-6　假性拖带（无夺获）。初看心室似乎为隐匿性融合，St-QRS 间期（ 33% TCL ）–egm-QRS 间期 =101ms，PPI–TCL=100ms，提示近端旁观者。然而，仔细观察发现起搏刺激未能夺获心室（延长的 St-QRS 间期）。星号表示远场电位。箭头表示推定的近场电位

1. 拖带标准 确定标测位点与折返环关系的3个标准：①比较起搏QRS波形态与心动过速QRS波形态；②刺激波（St）- QRS间期与腔内电图（egm）-QRS间期关系；③起搏后间期（PPI）与心动过速周长间关系。St-QRS–egm-QRS和PPI–TCL的作用彼此相互补充。

（1）隐匿性融合与显性融合：在峡部（入口、中部和出口）、内环和近端旁观位点拖带，从折返环的出口开始激动心室，因此起搏QRS波与心动过速QRS波形态一致（隐匿性融合拖带）（图20-7～图20-16）。正向波阵面和逆向波阵面在折返环内起搏位点的"上游"发生碰撞，12导联心电图难以发现这种局部融合（因此称为"隐匿性拖带"）。从外环和远处的旁观位点拖带产生与心动过速不同的起搏QRS波（拖带并显性融合）（图20-17～图20-20）。

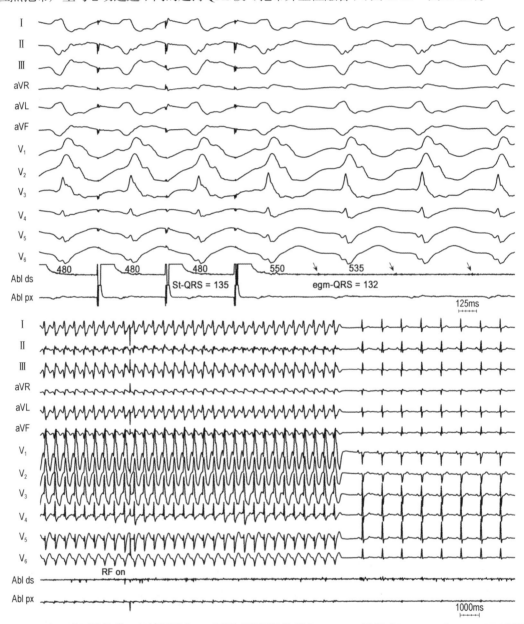

图20-7 出口隐匿性拖带。起搏图形和VT相同（隐匿性拖带）。St-QRS间期（25% TCL）–egm-QRS间期
=3ms。PPI–TCL=15ms。射频放电在11.1s内终止心动过速

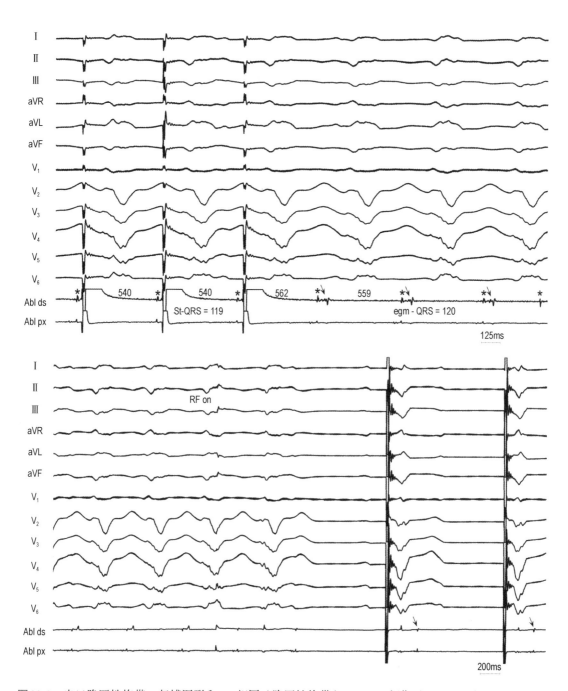

图 20-8 出口隐匿性拖带。起搏图形和 VT 相同（隐匿性拖带）。St-QRS 间期（21% TCL）–egm-QRS 间期 =1ms。PPI–TCL=3ms。射频消融治疗在 0.8s 内终止心动过速。消融导管记录到分裂电位——起搏刺激不能夺获第 1 个成分（星号），因此不能用于 PPI 测量。第 2 个成分（箭头）是近场电位，也可视为心室起搏节律时的晚电位

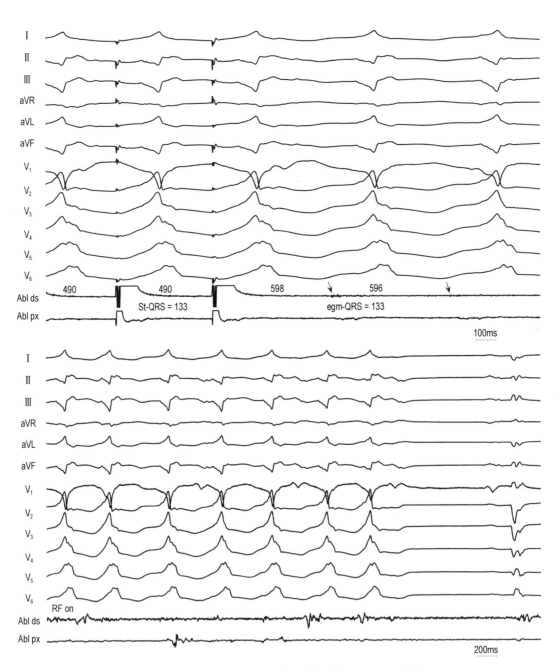

图 20-9　出口隐匿性拖带。起搏图形和 VT 相同（隐匿性拖带）。St-QRS 间期（22% TCL）–egm-QRS 间期 =0ms。PPI–TCL=2ms。射频放电终止心动过速

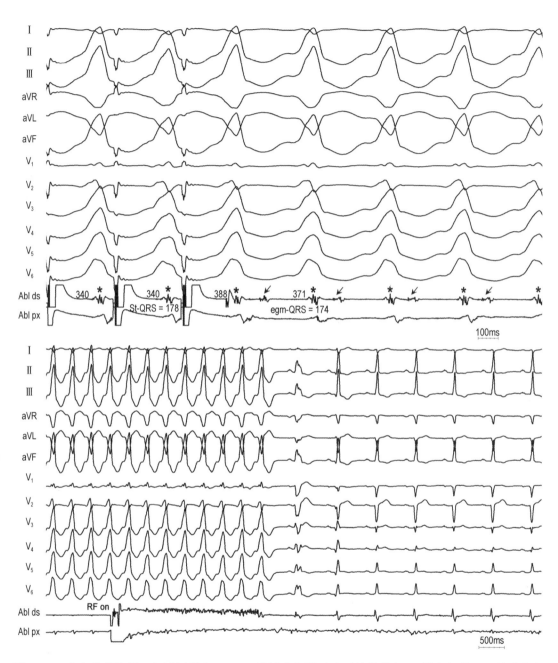

图 20-10 中央峡部拖带。起搏图形和 VT QRS 波形态相同（隐匿性拖带），心搏之间的 QRS 波形态有轻微变化 [经多个出口位点（MES）刺激的表现（见下文）]。St-QRS 间期（48% TCL）–egm-QRS 间期 =4ms，PPI–TCL=17ms。射频消融 3.1s 内终止心动过速。星号表示起搏不能夺获的远场心室电位。箭头表示近场电位

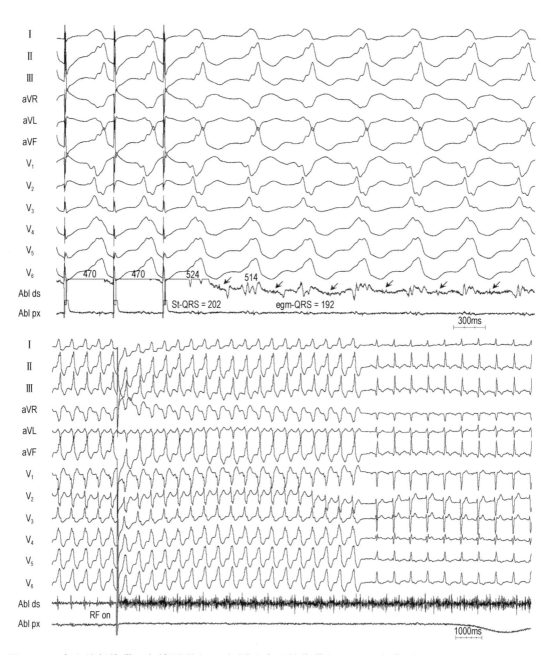

图20-11　中央峡部拖带。起搏图形和VT相同（隐匿性拖带）。St-QRS间期（39% TCL）–egm-QRS间期=10ms，PPI–TCL=10ms。射频消融9.2s终止心动过速

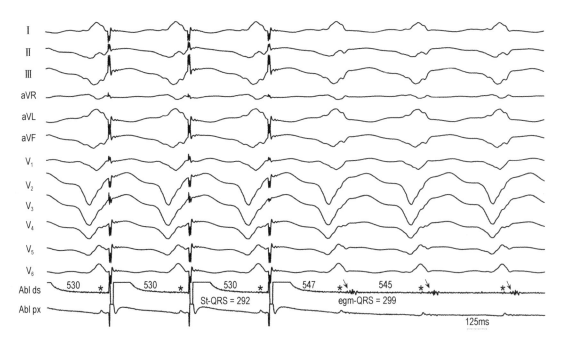

图 20-12　折返环入口拖带。起搏图形和 VT 形态相同（隐匿性拖带）。St-QRS 间期（54% TCL）-egm-QRS 间期 =7ms，PPI-TCL=2ms。星号表示起搏不能夺获的远场心室电位。箭头表示目标近场心室电位

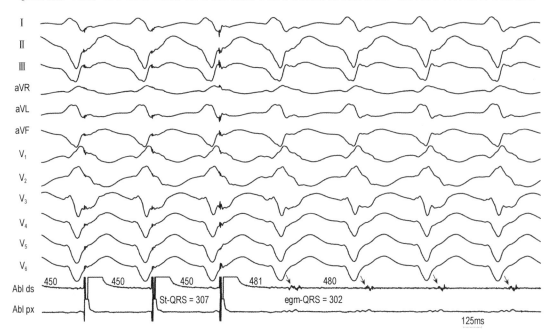

图 20-13　折返环入口处拖带。起搏形态和 VT 相同（隐匿性拖带）。St-QRS 间期（64% TCL）-egm-QRS 间期 =5ms，PPI-TCL=1ms

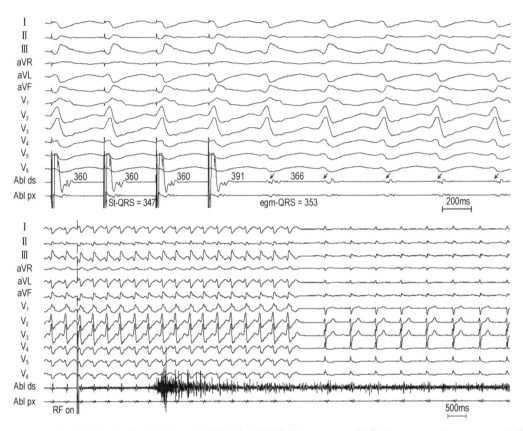

图 20-14 内环拖带。起搏图形和VT相同（隐匿性拖带）。St-QRS间期（95% TCL）–egm-QRS间期
=6ms，PPI–TCL = 25ms。射频消融5.9s内终止心动过速

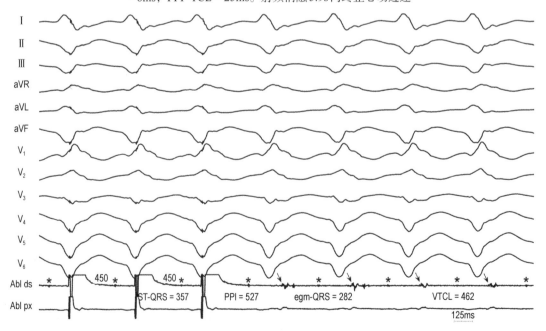

图 20-15 近端旁观部位拖带。起搏图形和VT相同（隐匿性拖带）。St-QRS间期（77% TCL）–egm-QRS
间期=75ms，PPI–TCL=65ms。星号表示起搏刺激不能夺获的远场电位。箭头表示关注的近场相关电位，
VTCL为室速周长

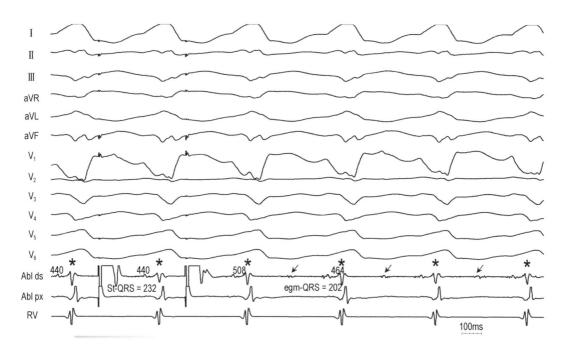

图 20-16 近端旁观部位拖带。起搏图形和 VT 相同（隐匿性拖带）。St-QRS 间期（50% TCL）–egm-QRS 间期=30ms，PPI–TCL=44ms。星号表示起搏刺激不能夺获的远场电位。箭头表示关注的近场相关电位

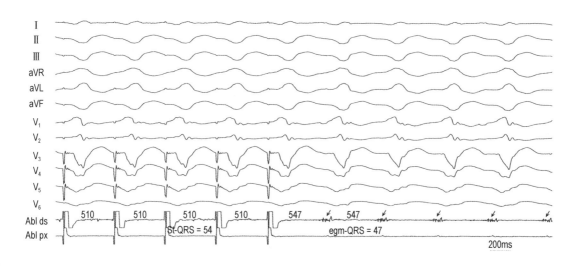

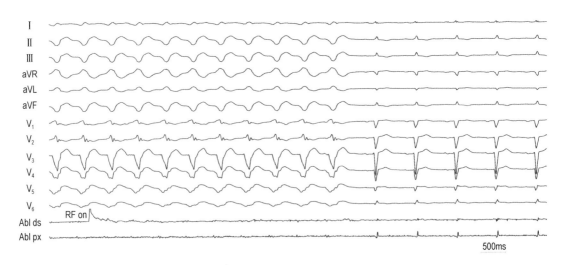

图 20-17　出口（出口区）附近的外环拖带。起搏图形和 VT 略有不同（V_1 导联明显）（显性融合）。St-QRS 间期 -egm-QRS 间期 =7ms，PPI-TCL=0ms。射频消融 5.2s 内终止心动过速

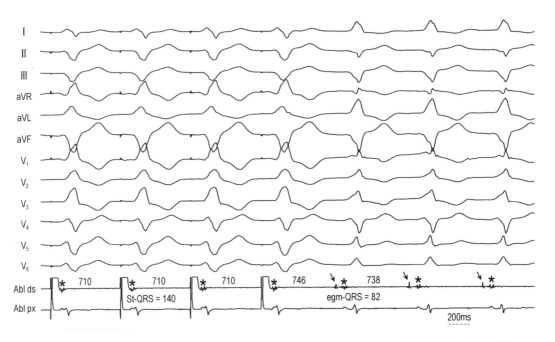

图 20-18　外环拖带。起搏图形和 VT 不同（显性融合）。PPI-TCL= 8ms。星号表示起搏不能夺获的远场电位。箭头表示关注的近场相关电位

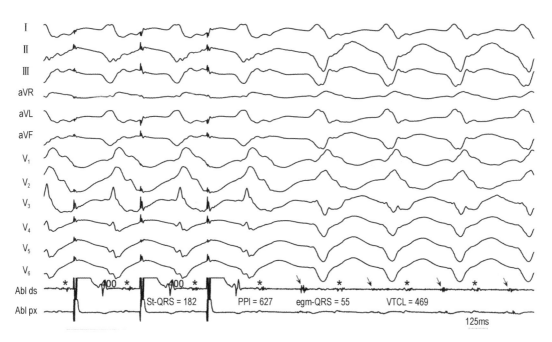

图 20-19　远端的旁观部位拖带。起搏图形和 VT 不同（显性融合）。PPI–TCL =158ms。由于在瘢痕内起搏，St-QRS 间期较长（182ms）。星号表示起搏刺激不能夺获的远场电位。箭头表示关注的近场相关电位

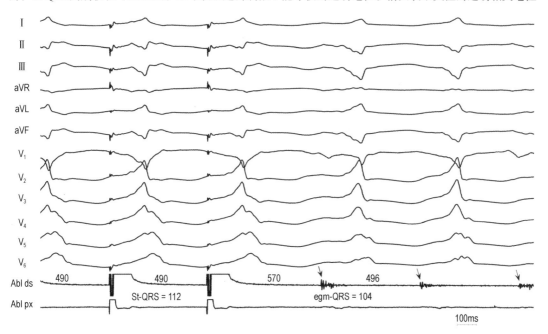

图 20-20　远端的旁观部位拖带。起搏图形和 VT 相似，但不完全相同（显性融合）。PPI–TCL=74ms

（2）St-QRS间期和egm-QRS间期：St-QRS间期是从起搏刺激波至QRS波起始传导时间。在入口、峡部中间和出口位点刺激分别产生长（51%～70% VT周长）、中等（31%～50% VT周长）和短（≤30% VT周长）的St-QRS间期（图20-7～图20-13）。由于内环位于瘢痕内关键峡部的近端，在此处刺激产生非常长的St-QRS间期（＞70% VT周长）（图20-14）。在外环和远端旁观位点刺激，由于直接刺激折返环外的心肌，St-QRS间期短（图20-17～图20-20），而在远处的瘢痕内刺激时会有例外。相比之下，近端旁观位点的St-QRS间期较长，该间期等于旁观径路的传导时间再加上其与峡部结合处到出口位点的传导时间（图20-15，图20-16）。

egm-QRS间期代表从标测位点到QRS波起始部的激动时间，该间期在内环很长，而在标测导管向入口、峡部中间和出口移动时逐渐缩短，在峡部的电图通常碎裂、低幅，并且出现于舒张期，产生早期（入口）、中期（峡部中间）、晚期（收缩期前）（出口）的舒张期电位[14]。由于舒张期电位并非峡部特有，也可在旁观位点记录到，因此，关键峡部和旁观位点可通过 egm-QRS间期与St-QRS间期的关系鉴别。在峡部（从入口到出口）和主导内环，由于它们是折返环的构成部分，St-QRS间期与egm-QRS间期相匹配（≤20ms），而旁观位点（近端和远端）不参与折返环，因此两者不匹配（＞20ms）。近端旁观位点的St-QRS间期是从旁观径路的传出时间加上从其与峡部结合处到出口的传导时间，而egm-QRS间期是两者的差值，因此St-QRS间期与egm-QRS间期不匹配。远端旁观位点的St-QRS间期通常为0（除非位于折返环外的瘢痕内），也与egm-QRS间期不匹配，后者是从出口到远端旁观位点的传导时间。外环位点的St-QRS间期和egm-QRS间期长短取决于其离出口位点的相对距离，通常两者也不匹配，除非邻近折返环出口（"出口区"）。

（3）起搏后间期（PPI）–心动过速周长：PPI是从标测导管记录到的最后一个刺激波至第一个自发的近场电位；该点近场电位在起搏夺获时，由于直接局部夺获刺激位点而消失，借此可与远场电位相鉴别[13]。相比之下，远场电位在拖带时仍然可见，并且与起搏刺激信号分离，对相邻的双极（如 Abl px）上的顺向夺获电图分析可以得到更多的信息。由于沿折返环的传导时间与心动过速周长（TCL）相等，在折返环上任一点（峡部、主导内环和外环）拖带时PPI–TCL≤30ms，从旁观位点（近端、远端）拖带则PPI–TCL＞30ms。近端旁观位点的PPI，包括旁观径路的传出时间及环绕折返环、返回该旁观径路的时间，假如传入和传出旁观径路的时间相等，则PPI=TCL＋2×旁观通路传导时间。远端旁观位点的PPI，包括从起搏位点到折返环、环绕折返环、返回起搏位点的时间，假设往返折返环的时间相等，则PPI=TCL＋2×起搏位点至折返环传导时间。在下列情况下，PPI可能意外缩短：①高起搏输出夺获远离起搏部位组织（大型虚拟电极）；②拖带短暂加速VT；③对"短环路"这一实际折返环路进行起搏（如围绕较小的非主导内环的瞬时传导）；④以顺向传导（不是直接）夺获近场电位（折返环外部的远场心室夺获，穿透并正向拖带折返环内的近场电位，在这种情况下PPI等于起搏周长）[15]。

由于起搏诱发的人为伪影影响，标测导管上第1个回复的近场电位不能测量时，补充测量 $n＋1$ 差值是测量PPI–TCL的另外一样方法[16]。在拖带心动过速的最后一个刺激波和刺激后第2个波参考时间的间期（$n＋1$ 心搏）（如St-QRS$_{n+1}$ 或St-RV$_{n+1}$），减去该电图上在刺激位点后任一心搏的可比较间期（如 egm_{n+2}–QRS_{n+3} 或 egm_{n+2}–RV_{n+3}）。$n+1$ 差值与 PPI–TCL 相关。

2. 拖带部位　通过拖带标测和成功消融确定，VT 折返环中不同位置的特征可见表 20-1。当以关键峡部（入口到出口）为靶点时，射频消融终止 VT 成功率最高，但如果峡部太宽，在峡部的单点消融可能不会终止 VT。

表 20-1　大折返室性心动过速不同拖带位点的电生理特征

位点	融合类型	St-QRS 间期 –egm-QRS 间期	PPI–VTCL	消融成功率
出口	隐匿性	≤20ms（St-QRS 间期 ≤30% TCL）	≤30ms	37%
中部	隐匿性	≤20ms（St-QRS 间期为 31%～50% TCL）	≤30ms	23%
入口	隐匿性	≤20ms（St-QRS 间期为 51%～70% TCL）	≤30ms	25%
内环	隐匿性	≤20ms（St-QRS 间期 >70% TCL）	≤30ms	9%
外环	显性	>20ms（邻近出口处除外）	≤30ms	10%
近端旁观位点	隐匿性	>20ms	>30ms	11%
远端旁观位点	显性	>20ms	>30ms	3%

（二）基质消融策略

对于具体的 VT，通过评估起搏反应，拖带标测可以确定 VT 的确切峡部，但当 VT 不能诱发、诱发非临床 VT，以及 VT 发作时血流动力学不稳定等情况下，拖带标测则不适用。虽然静脉应用升压药或机械循环辅助设备（如 Impella、TandemHeart）可以提供血流动力学支持，从而允许进行拖带标测，但相比之下，基质标测和消融是一种不需要诱发 VT 的替代和补充消融策略。虽然基质标测识别真正的 VT 峡部不太精准，但基于窦性心律（或右心室起搏）下腔内电图特征及对直接刺激（起搏）的反应，基质消融策略可以推测折返环和共同传导通路并将之作为消融靶点[17]。

1. 窦性心律下心室电图　心肌瘢痕中在纤维化坏死的心肌中散布存活的束状心肌细胞，导致不均匀的各向异性传导，表现为缓慢、延迟和不同步（"之"字形）激动[18]。瘢痕区特征性心内电图表现为低电压、长时程和晚激动。其他特征包括碎裂或分裂 [连续或多组分（多个电位成分，之间由等电位线隔开）] 电位。靶电位特征：①低电压；②晚电位（LP）；③局部异常心室电活动（LAVA）。在窦性心律和心室起搏时，区分远场电位 [较低的 dV/dT，起搏不能夺获（起搏刺激钉前后所见）] 和真正的近场电位 [较高 dV/dT，起搏夺获局部心肌（被起搏刺激信号遮蔽）] 是很重要的。

（1）电压标测：应用三维电解剖标测系统，窦性心律下的电压图可以显示瘢痕。心内膜双极电压设置标准为正常心肌（1.5mV）、瘢痕边缘区（0.5～1.5mV）和致密瘢痕（0.5mV）[19]。然而，0.5mV 的界值并不能区分可兴奋组织和不可兴奋组织（EUS）。较低的设置（0.1mV）可用于显示完整瘢痕[20]。基于心肌瘢痕标测结果可以进行解剖消融：①放射状线性消融（由起搏引导），从致密的瘢痕辐射到健康的心肌或固有解剖屏障区消融；②环瘢痕边缘区域消融；③心内膜/心外膜完全覆盖瘢痕（均质化消融）或峡部（由拖带标测或起搏确定），短的（4～5cm）消融线横跨峡部并平行于瘢痕移行区（**图20-3，图20-21～图20-23**）[19-23]，以及环绕峡部消融直至出口阻滞（核心隔离）。下壁心肌梗死后产生的二尖瓣环下的VT可以通过在梗死区和二尖瓣环之间的峡部进行线性解剖消融治疗[9]。切口VT（如法洛四联症修补术）围绕手术切口折返，沿切口显示双电位，代表沿切口双侧激动。法洛四联症手术后的4个解剖峡部：①右心室流出道（RVOT）游离壁补片/瘢痕-三尖瓣环（最常见）；②RVOT游离壁补片/瘢痕-肺动脉瓣环；③室间隔缺损（VSD）补片-三尖瓣环；④VSD补片-肺动脉瓣环[24]。虽然消融可以仅针对关键峡部，但手术切口相关VT也可以通过消融线将瘢痕连接到固定的解剖屏障（如右心室切口瘢痕到肺动脉瓣环）治疗（**图20-24**）[24-26]。

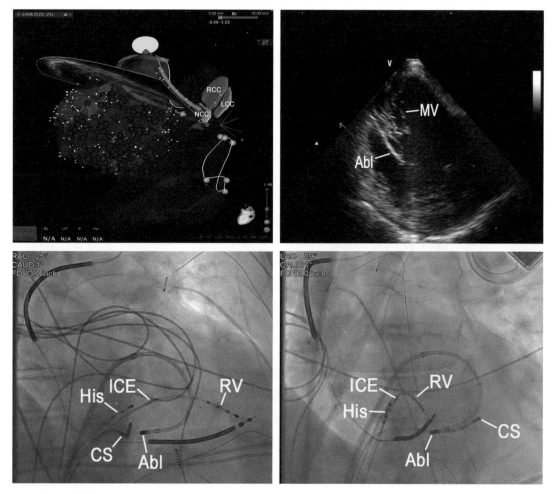

图20-21 心内膜均质化。消融导管位于二尖瓣隔瓣下方，对左心室下后壁大面积梗死区进行均质化强化消融（红点）

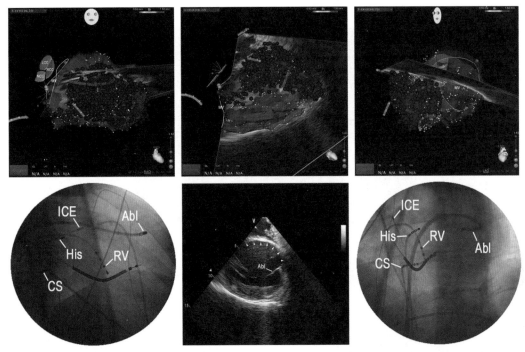

图 20-22　心内膜均质化。强化消融（红点）从而均质化巨大的左心室前间隔室壁瘤（箭头），导管位于室壁瘤的前部边界。同时从室壁瘤的间隔下部到二尖瓣环进行线性消融

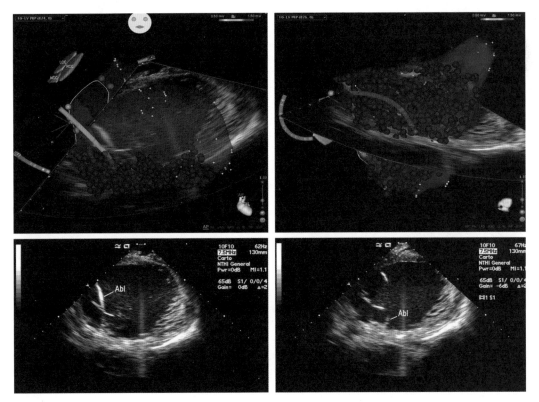

图 20-23　心内膜均质化。于左心室下壁进行强化消融（红点），从而使左心室下壁瘢痕均质化。消融导管位于瘢痕上 [心内超声（ICE）显示片状回声区域]

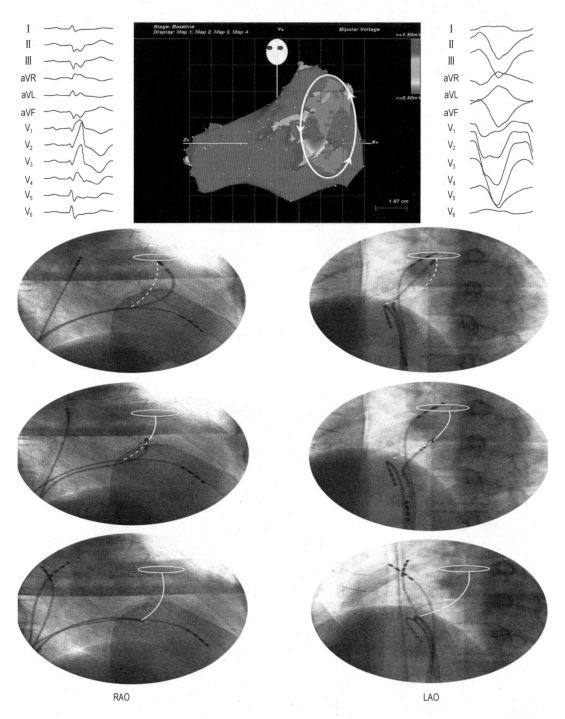

图20-24 法洛四联症修复术后室性心动过速消融。QRS波形在窦性心律时表现为右束支传导阻滞（RBBB）型，室性心动过速时表现为左束支传导阻滞（LBBB）型。右心室电解剖双极电压图显示心动过速围绕心室切口（灰色瘢痕）折返。消融线是指从肺动脉瓣环至心室切口和从心室切口至三尖瓣环的"阻滞线"

通过电压标测，可以上下调整电压阈值，以识别可能的传导通道（致密瘢痕内"较高"电压区之间的通道），特别是局部也有异常电位（如LP）（图20-25）[27, 28]。基于心脏MRI钆延迟强化的致密瘢痕部位和程度可对电解剖标测提供额外信息，指导消融[29-31]。

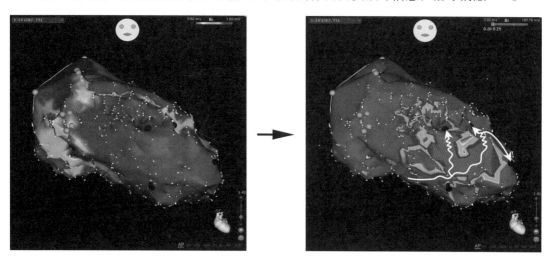

图20-25　电压图显示传导径路。左图：电解剖左心室双极电压图采用标准电压设置（＜0.5mV：致密瘢痕；0.5～1.5mV：边缘区；＞1.5mV：正常心肌），左心室前间隔显示一大片致密瘢痕。右图：调整电压设置（0.2mV/0.25mV），入口和盲端存在的晚电位（黑点）有助于识别瘢痕内的传导通道

（2）晚电位（LP）：另一个消融靶点是LP（LP消融），它反映了由于缓慢传导而延迟激动的病变部位，一般位于致密瘢痕（电压＜0.5mV）内[20, 32-34]。因为缓慢传导是折返的先决条件，消融LP可能会阻断关键峡部。然而，LP并不能区分峡部和近端旁观部位[32]。LP通常为低幅、高频、离散或碎裂电位，其定义为延迟出现（在QRS波群之后或在较高的局部心室电位40～50ms之后），不同的LP定义因LP延迟程度上有所不同（图20-26～图20-28）。孤立

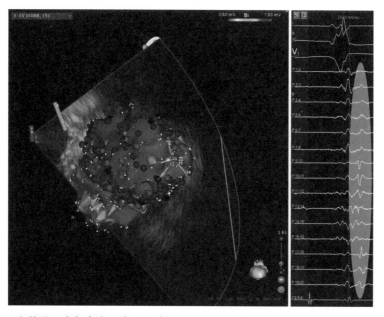

图20-26　左心室前壁心尖部存在巨大室壁瘤，PentaRay导管在该处记录到晚电位（右图环形圈内）

性延迟成分是LP的其中一种,在窦性心律时看不到,在右心室起搏时显现[20]。一种消融策略是完全消除瘢痕内的LP(图20-29)[33, 34]。一个更具选择性的方法是瘢痕内去传导通路消融(基于LP相对于局部心室电图的提前程度来清除传导通道异常电位)(图20-30)[35, 36]。瘢痕去通道消融最初的靶点是传导通道入口(最早的LP),然后是传导通道的内部(稍晚的LP)。消融传导通道入口部位(不一定是关键峡部入口部位)可能会阻断传导通道及其他相互连接的通道,从而避免进一步消融这些通道。除了电压标测,也可以创建颜色编码的三维电解剖激动图以显示瘢痕内的LP及延迟程度,或等时延迟激动图中激动到最晚激动部位(减速区)的慢传导区域[34, 36, 37]。

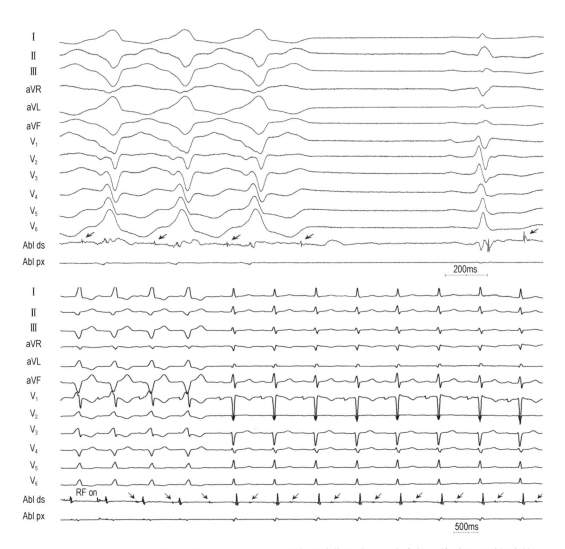

图20-27 晚电位。2例患者都在室性心动过速时记录到舒张中期电位,而在窦性心律时记录到很晚的LP(箭头)。室性心动过速自发终止(上图)和射频终止室性心动过速(下图)

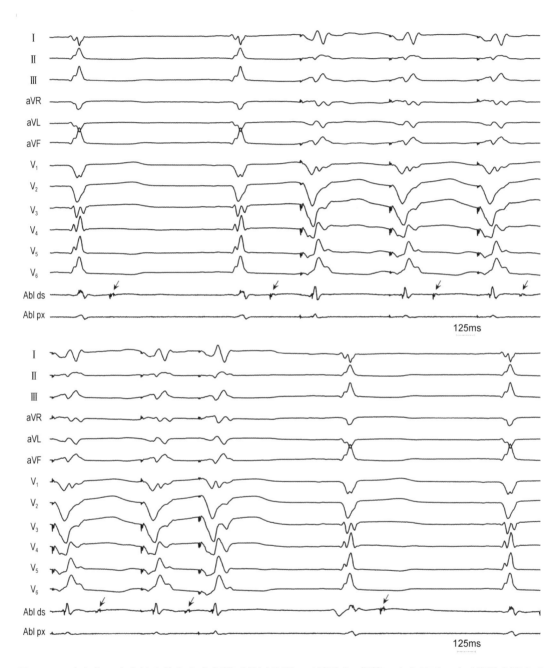

图 20-28　晚电位。在窦性心律和心室起搏时均记录到 LP（箭头），但第一个和最后一个（期前刺激）心
室起搏波之后未记录到（过短的起搏偶联间期使激动进入径路的不应期，导致传入阻滞）

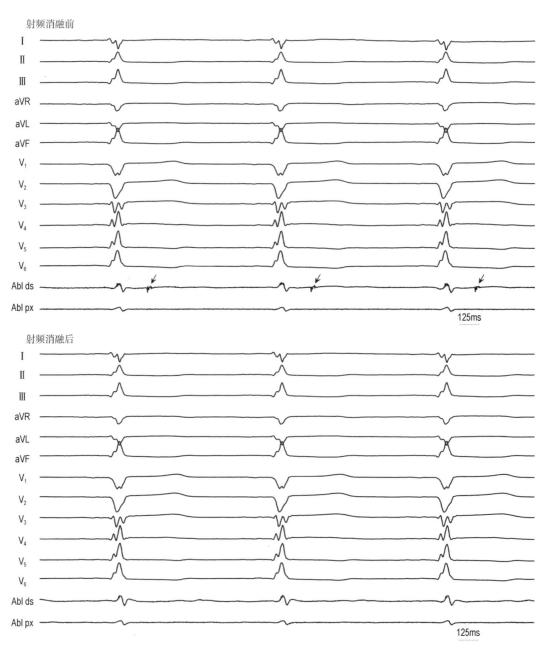

图 20-29 消除晚电位。在射频消融前可以记录到分离的LP（箭头），射频消融后消失。注意远场心室电位没有变化（除了高频成分消失）

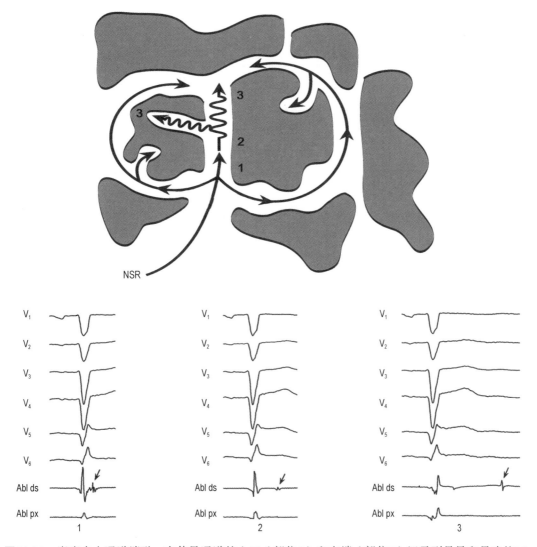

图 20-30　瘢痕内去通道消融。在传导通道的入口（部位 1）和末端（部位 3）记录到最早和最晚的 LP。以最早的 LP（入口）为靶点消融可能消除室性心动过速的传导径路

（3）局部异常心室激动：LP 消融的局限性之一是部位依赖性。窦性心律时，左心室间隔部的激动先于游离壁。室间隔瘢痕的延迟激动可能发生在心室激动过程中，在 QRS 波群后不会产生 LP。此外，同时激动瘢痕两侧心肌会导致心电图的重叠。右心室起搏可以通过改变激动顺序和暴露阻滞线显露 LP，而 LAVA 则是不同的腔内电图靶点[38, 39]。LAVA 是尖锐的高频电位，有别于远场心室电位，在窦性心律时位于远场心室电位之前、中间或之后，或在 VT 时位于远场心室电位之前（图 20-31）。通过心室起搏（如期前刺激）可以将 LAVA 从远场心室电图中分离出来。起搏引起的 LAVA 与远场心室电位之间的延迟激动表明产生 LAVA 的肌束与周围心肌之间的耦合性很差。

2. 起搏标测　起搏标测为窦性心律（或右心室起搏）时分析腔内电图提供了额外信息，以进一步指导基于基质的消融策略[40]。起搏标测的特征性靶点：①完美起搏标测；②长 St-QRS 间期（≥40ms）；③多个出口部位（MES）；④起搏标测诱发（PMI）VT[41-46]。

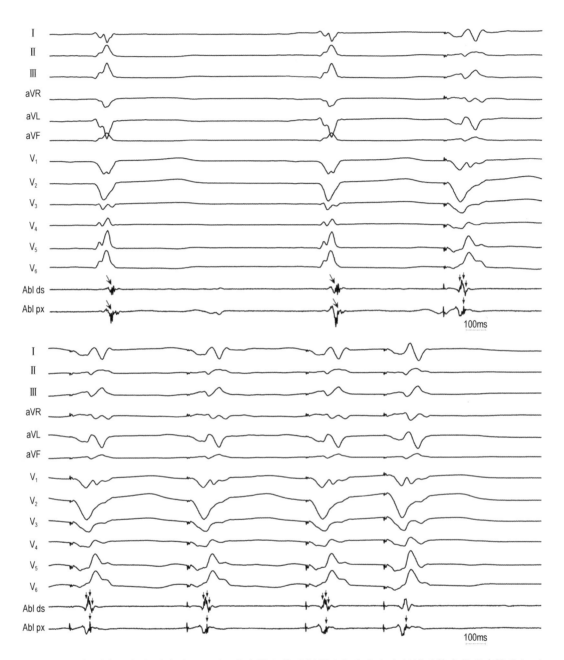

图 20-31 局部异常心室电活动（LAVA）。在窦性心律（斜箭头）和右心室起搏（较小的垂直箭头）时，在梗死边缘区可以记录到清晰的高频电位；这与重叠的低频远场心室电位不同；在心室期前刺激后消失（ABL ds）（LAVA 生成肌束与其余心肌之间偶联性差）。注意，这些 LAVA 电位在窦性心律时发生在 QRS 波群内，因此不是 LP

（1）起搏QRS波：由于VT形态反映了峡部的出口部位，直接刺激峡部可以产生与心动过速（完美的12导联起搏心电图）相同的QRS形态（**图20-3，图20-32**）[41, 42]。短ST-QRS间期和完美的起搏电图（12导联心电图完全一致）提示出口部位起搏，而长St-QRS

间期和完美起搏电图提示从峡部的慢传导保护区（如中央峡部、邻近旁观者）刺激。与LP相似，起搏不能区分峡部和邻近的旁观者部位。由于窦性心律时从一点呈放射状心室激动不能模拟VT时的激动波峰和功能阻滞线，因此刺激出口部位可能会出现不完美的起搏（程函关系）。此外，峡部入口部位刺激更容易产生不完美起搏，因为逆行夺获折返回路中更多近端部分的组织[7]。在缺乏用于起搏标测的VT 12导联心电图模板时，可以用除颤器储存的心电图代替[47]。

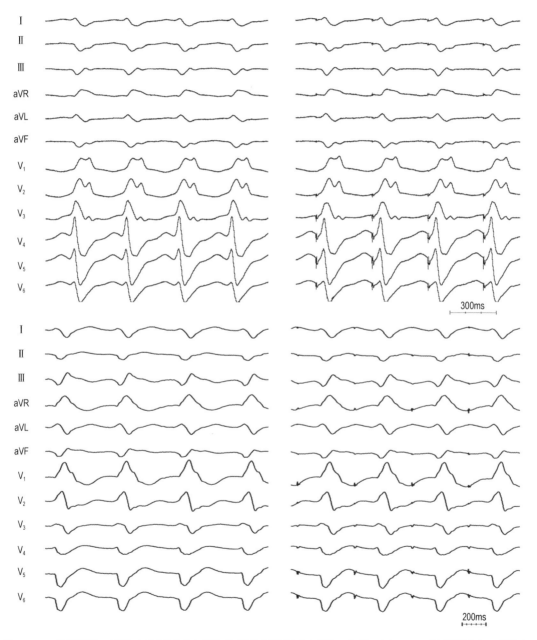

图20-32　起搏标测。室性心动过速（左图）和完美起搏图（右图）。上图：短St-QRS间期提示出口部位起搏。下图：较长的St-QRS间期提示来自折返环路受保护的慢传导区域的刺激（如中央峡部、相邻旁观者）

（2）长 St-QRS 间期（≥40ms）：起搏标测时长 St-QRS 间期（≥40ms）提示刺激部位是瘢痕内缓慢传导的组织，这是折返和潜在峡部或 VT 共同通路的先决条件。尽管不是完美起搏拖带，但 St-QRS 间期较长的部位在 VT 消融中仍有帮助[43, 44]。在瘢痕内，LP 和长 St-QRS 间期之间存在一定程度的相关性，但不是绝对的（这可能反映了传导通路内和外部双向传导的差异）（图 20-33）[48]。创建三维彩色编码的电解剖标测图，可以显示瘢痕内刺激潜伏期的程度，优于电压图[40]。

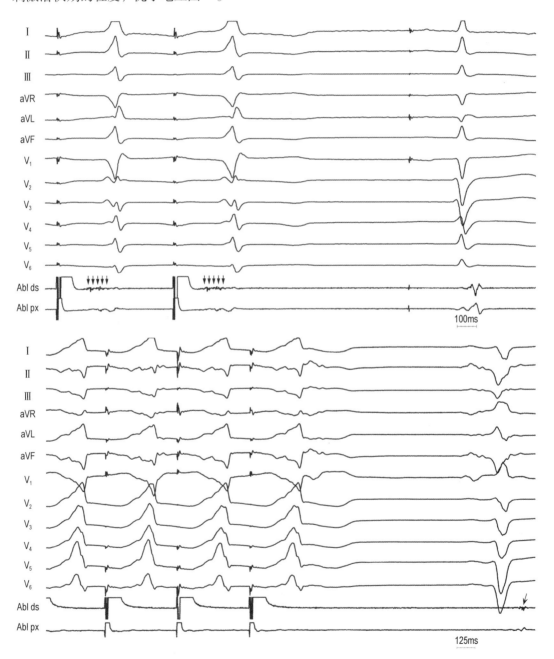

图 20-33　较长的 St-QRS 间期。上图：起搏导致非常长的 St-QRS 间期（219ms），在此间期记录到连续的、低幅度的碎裂电位（垂直箭头）。下图：窦性心律时在记录到 LP（斜箭头）的部位起搏，引起较长的 St-QRS 间期（107ms）

（3）多出口：单点刺激产生多个St-QRS间期和起搏的QRS形态，表明刺激部位是有多个出口的共同传导通道（共享共同通路），是消融的目标部位（图20-34）[45, 46]。

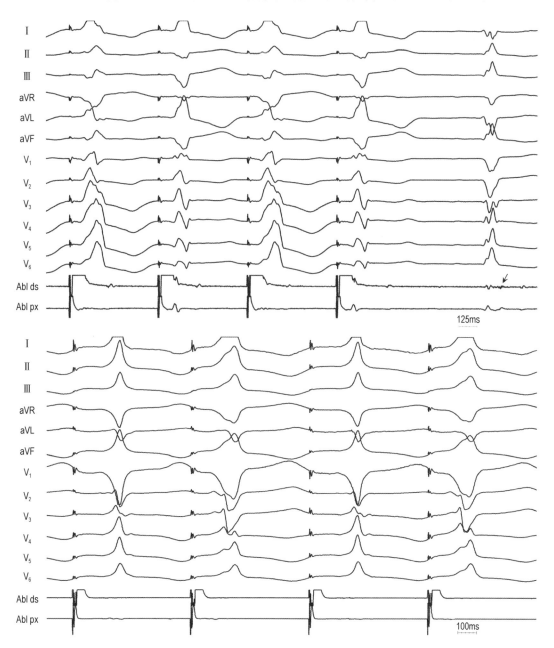

图20-34　多出口部位（MES）。在本图2例病例中，起搏均引起交替的刺激潜伏期（St-QRS间期）和QRS形态。上图记录到LP（箭头所示）

（4）起搏标测诱发：起搏标测另一种有效的反应是在慢传导区通过起搏（起搏周长400～600ms）诱发VT（图20-35）[45]。尤其是起搏标测诱发临床VT时，如果具有完美起搏形态，可以预测该处为即刻成功的消融靶点。

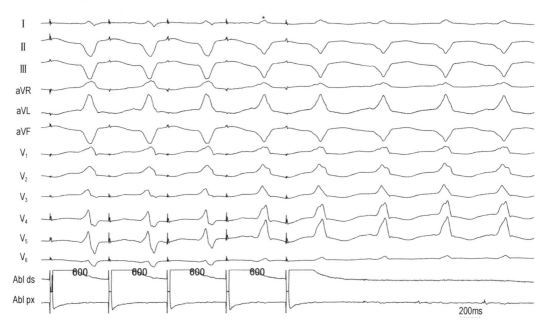

图 20-35　起搏标测诱发（PMI）室性心动过速。起搏产生较长的 St-QRS 间期（305ms），之后诱发形态相似的室性心动过速（星号）。注意起搏通道上没有电活动

四、消 融 终 点

最常用的消融终点是 VT 不诱发。然而，对于基质消融，消融终点取决于所采用的策略，包括：①完全消除 LP；②完全消除 LAVA 电位（消除 LAVA 电位或使之与远场心室电位分离）；③使瘢痕区整体 [或包含 VT 折返环的瘢痕区（核心区电隔离）] 电刺激失夺获 [即使高输出起搏（10mA，2ms），也失夺获]（在高输出起搏时，真实起搏夺获范围大于双极极间区域，因此起搏失夺获提示 EUS 范围大于起搏电极正下方的组织）[49]。

不常见电生理现象如下。

（1）非整体夺获（nonglobal capture）：未夺获心室，但终止心动过速的起搏刺激（有或没有局部夺获的非整体夺获）是折返环关键区的特性，应该作为消融的靶点 [50-52]。这种不能引起传导的刺激使局部心肌去极化或延长关键峡部心肌的不应期，使激动落入局部的不应期，并终止。其机制包括阈下刺激瘢痕内耦合不良的存活心肌细胞，降低其兴奋性、各向异性及复极化后不应期 [51]。另一种消融靶点是导管操作引起的机械损伤终止 VT 但未诱发室性早搏的部位 [53]。

（2）瘢痕内通道传入 / 传出阻滞：瘢痕通道的入口阻滞，表现为窦性心律时的 LP 以 2：1 传导或文氏传导，或表现 VT 时的舒张期电位以 2：1 传导。瘢痕通道内的出口阻滞表现为刺激呈 2：1 或文氏传导（图 20-36）。

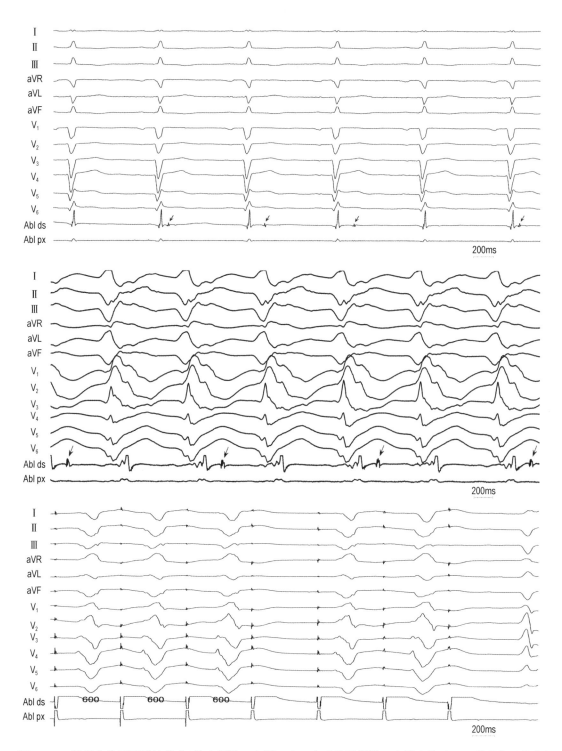

图 20-36　瘢痕内传导通道的传入 / 传出阻滞。上图：入口文氏传导阻滞；窦性心律时，LP 潜伏期（箭头）逐渐增加，直至阻滞。中图：2∶1 传导阻滞；室性心动过速时，舒张期电位（箭头）交替出现。下图：文氏传出阻滞；起搏导致刺激潜伏期延长（St-QRS 间期延长）和文氏传导阻滞前 QRS 增宽（"未夺获"）

（丁立刚　姚　焰　译）

参 考 文 献

1. Morady F, Frank R, Kou WH, et al. Identification and catheter ablation of a zone of slow conduction in the reentrant circuit of ventricular tachycardia in humans. J Am Coll Cardiol 1988; 11: 775-782.

2. Stevenson WG, Khan H, Sager P, et al. Identification of reentry circuit sites during catheter mapping and radiofrequency ablation of ventricular tachycardia late after myocardial infarction. Circulation 1993; 88(4, pt 1): 1647-1670.

3. Morady F, Harvey M, Kalbfleisch SJ, El-Atassi R, Calkins H, Langberg JJ. Radiofrequency catheter ablation of ventricular tachycardia in patients with coronary artery disease. Circulation 1993; 87: 363-372.

4. Stevenson WG, Friedman PL, Sager PT, et al. Exploring postinfarction reentrant ventricular tachycardia with entrainment mapping. J Am Coll Cardiol 1997; 29: 1180-1189.

5. Sacher F, Roberts-Thomson K, Maury P, et al. Epicardial ventricular tachycardia ablation a multicenter safety study. J Am Coll Cardiol 2010; 55: 2366-2372.

6. Hsia HH, Lin D, Sauer WH, Callans DJ, Marchlinski FE. Anatomic characterization of endocardial substrate for hemodynamically stable reentrant ventricular tachycardia: identification of endocardial conducting channels. Heart Rhythm 2006; 3: 503-512.

7. de Chillou C, Groben L, Magnin-Poull I, et al. Localizing the critical isthmus of postinfarct ventricular tachycardia: the value of pace-mapping during sinus rhythm. Heart Rhythm 2014; 11: 175-181.

8. Miller JM, Marchlinski FE, Buxton AE, Josephson ME. Relationship between the 12-lead electrocardiogram during ventricular tachycardia and endocardial site of origin in patients with coronary artery disease. Circulation 1988; 77: 759-766.

9. Wilber DJ, Kopp DE, Glascock DN, Kinder CA, Kall JG. Catheter ablation of the mitral isthmus for ventricular tachycardia associated with inferior infarction. Circulation 1995; 92: 3481-3489.

10. Ellison KE, Friedman PL, Ganz LI, Stevenson WG. Entrainment mapping and radiofrequency catheter ablation of ventricular tachycardia in right ventricular dysplasia. J Am Coll Cardiol 1998; 32: 724-728.

11. Kocovic DZ, Harada T, Friedman PL, Stevenson WG. Characteristics of electrograms recorded at reentry circuit sites and bystanders during ventricular tachycardia after myocardial infarction. J Am Coll Cardiol 1999; 34: 381-388.

12. Delacretaz E, Stevenson WG. Catheter ablation of ventricular tachycardia in patients with coronary heart disease: part I: mapping. Pacing Clin Electrophysiol 2001; 24: 1261-1277.

13. Zeppenfeld K, Stevenson WG. Ablation of ventricular tachycardia in patients with structural heart disease. Pacing Clin Electrophysiol 2008; 31: 358-374.

14. Fitzgerald DM, Friday KJ, Wah JA, Lazzara R, Jackman WM. Electrogram patterns predicting successful catheter ablation of ventricular tachycardia. Circulation 1988; 77: 806-814.

15. Beaser AD, Chua KC, Upadhyay GA, Tung R. Entrainment of ventricular tachycardia: is the pacing site in or out? Heart Rhythm 2016; 13: 2399-2400.

16. Soejima K, Stevenson WG, Maisel WH, et al. The N + 1 difference: a new measure for entrainment mapping. J Am Coll Cardiol 2001; 37: 1386-1394.

17. Santangeli P, Marchlinski FE. Substrate mapping for unstable ventricular tachycardia. Heart Rhythm 2016; 13: 569-583.

18. de Bakker JM, van Capelle FJ, Janse MJ, et al. Slow conduction in the infarcted human heart. 'Zigzag' course of activation. Circulation 1993; 88: 915-926.

19. Marchlinski FE, Callans DJ, Gottlieb CD, Zado E. Linear ablation lesions for control of unmappable ventricular tachycardia in patients with ischemic and nonischemic cardiomyopathy. Circulation 2000; 101:

1288-1296.

20. Arenal A, Glez-Torrecilla E, Ortiz M, et al. Ablation of electrograms with an isolated, delayed component as treatment of unmappable monomorphic ventricular tachycardias in patients with structural heart disease. J Am Coll Cardiol 2003; 41: 81-92.

21. Soejima K, Suzuki M, Maisel WH, et al. Catheter ablation in patients with multiple and unstable ventricular tachycardias after myocardial infarction: short ablation lines guided by reentry circuit isthmuses and sinus rhythm mapping. Circulation 2001; 104: 664-669.

22. Tzou WS, Frankel DS, Hegeman T, et al. Core isolation of critical arrhythmia elements for treatment of multiple scar-based ventricular tachycardias. Circ Arrhythm Electrophysiol 2015; 8: 353-361.

23. Di Biase L, Santangeli P, Burkhardt DJ, et al. Endo-epicardial homogenization of the scar versus limited substrate ablation for the treatment of electrical storms in patients with ischemic cardiomyopathy. J Am Coll Cardiol 2012; 60: 132-141.

24. Zeppenfeld K, Schalij MJ, Bartelings MM, et al. Catheter ablation of ventricular tachycardia after repair of congenital heart disease: electroanatomic identification of the critical right ventricular isthmus. Circulation 2007; 116: 2241-2252.

25. Khairy P, Stevenson WG. Catheter ablation in tetralogy of Fallot. Heart Rhythm 2009; 6: 1069-1074.

26. Harrison DA, Harris L, Siu SC, et al. Sustained ventricular tachycardia in adult patients late after repair of tetralogy of Fallot. J Am Coll Cardiol 1997; 30: 1368-1373.

27. Arenal A, del Castillo S, Gonzalez-Torrecilla E, et al. Tachycardia-related channel in the scar tissue in patients with sustained monomorphic ventricular tachycardias: influence of the voltage scar definition. Circulation 2004; 110: 2568-2574.

28. Mountantonakis SE, Park RE, Frankel DS, et al. Relationship between voltage map "channels" and the location of critical isthmus sites in patients with post-infarction cardiomyopathy and ventricular tachycardia. J Am Coll Cardiol 2013; 61: 2088-2095.

29. Dickfeld T, Tian J, Ahmad G, et al. MRI-guided ventricular tachycardia ablation: integration of late gadolinium-enhanced 3D scar in patients with implantable cardioverter-defibrillators. Circ Arrhythm Electrophysiol 2011; 4: 172-184.

30. Perez-David E, Arenal A, Rubio-Guivernau JL, et al. Noninvasive identification of ventricular tachycardia-related conducting channels using contrast-enhanced magnetic resonance imaging in patients with chronic myocardial infarction: comparison of signal intensity scar mapping and endocardial voltage mapping. J Am Coll Cardiol 2011; 57: 184-194.

31. Sasaki T, Miller CF, Hansford R, et al. Myocardial structural associations with local electrograms: a study of postinfarct ventricular tachycardia pathophysiology and magnetic resonance-based noninvasive mapping. Circ Arrhythm Electrophysiol 2012; 5: 1081-1090.

32. Harada T, Stevenson WG, Kocovic DZ, Friedman PL. Catheter ablation of ventricular tachycardia after myocardial infarction: relation of endocardial sinus rhythm late potentials to the reentry circuit. J Am Coll Cardiol 1997; 30: 1015-1023.

33. Nogami A, Sugiyasu A, Tada H, et al. Changes in the isolated delayed component as an endpoint of catheter ablation in arrhythmogenic right ventricular cardiomyopathy: predictor for long-term success. J Cardiovasc Electrophysiol 2008; 19: 681-688.

34. Vergara P, Trevisi N, Ricco A, et al. Late potentials abolition as an additional technique for reduction of arrhythmia recurrence in scar related ventricular tachycardia ablation. J Cardiovasc Electrophysiol 2012; 23: 621-627.

35. Berruezo A, Fernández-Armenta J, Andreu D, et al. Scar dechanneling: new method for scar-related left

ventricular tachycardia substrate ablation. Circ Arrhythm Electrophysiol 2015; 8: 326-336.

36. Tung R, Mathuria NS, Nagel R, et al. Impact of local ablation on interconnected channels within ventricular scar: mechanistic implications for substrate modification. Circ Arrhythm Electrophysiol 2013; 6: 1131-1138.

37. Irie T, Yu R, Bradfield JS, et al. Relationship between sinus rhythm late activation zones and critical sites for scar-related ventricular tachycardia: systematic analysis of isochronal late activation mapping. Circ Arrhythm Electrophysiol 2015; 8: 390-399.

38. Jaïs P, Maury P, Khairy P, et al. Elimination of local abnormal ventricular activities: a new end point for substrate modification in patients with scarrelated ventricular tachycardia. Circulation 2012; 125: 2184-2196.

39. Sacher F, Lim HS, Derval N, et al. Substrate mapping and ablation for ventricular tachycardia: the LAVA approach. J Cardiovasc Electrophysiol 2015; 26: 464-471.

40. Baldinger SH, Nagashima K, Kumar S, et al. Electrogram analysis and pacing are complimentary for recognition of abnormal conduction and far-field potentials during substrate mapping of infarct-related ventricular tachycardia. Circ Arrhythm Electrophysiol 2015; 8: 874-881.

41. Josephson ME, Waxman HL, Cain ME, Gardner MJ, Buxton AE. Ventricular activation during ventricular endocardial pacing. II. Role of pace-mapping to localize origin of ventricular tachycardia. Am J Cardiol 1982; 50: 11-22.

42. Brunckhorst CB, Delacretaz E, Soejima K, Maisel WH, Friedman PL, Stevenson WG. Identification of the ventricular tachycardia isthmus after infarction by pace mapping. Circulation 2004; 110: 652-659.

43. Stevenson WG, Sager PT, Natterson PD, Saxon LA, Middlekauff HR, Wiener Relation of pace mapping QRS configuration and conduction delay to ventricular tachycardia reentry circuits in human infarct scars. J Am Coll Cardiol 1995; 26: 481-488.

44. Brunckhorst CB, Stevenson WG, Soejima K, et al. Relationship of slow conduction detected by pace-mapping to ventricular tachycardia re-entry circuit sites after infarction. J Am Coll Cardiol 2003; 41: 802-809.

45. Tung R, Mathuria N, Michowitz Y, et al. Functional pace-mapping responses for identification of targets for catheter ablation of scar-mediated ventricular tachycardia. Circ Arrhythm Electrophysiol 2012; 5: 264-272.

46. Tung R, Shivkumar K. Unusual response to entrainment of ventricular tachycardia: in or out? Heart Rhythm 2014; 11: 725-727.

47. Yoshida K, Liu T, Scott C, et al. The value of defibrillator electrograms for recognition of clinical ventricular tachycardias and for pace mapping of post-infarction ventricular tachycardia. J Am Coll Cardiol 2010; 56: 969-979.

48. Bogun F, Good E, Reich S, et al. Isolated potentials during sinus rhythm and pace-mapping within scars as guides for ablation of post-infarction ventricular tachycardia. J Am Coll Cardiol 2006; 47: 2013-2019.

49. Soejima K, Stevenson WG, Maisel WH, Sapp JL, Epstein LM. Electrically unexcitable scar mapping based on pacing threshold for identification of the reentry circuit isthmus: feasibility for guiding ventricular tachycardia ablation. Circulation 2002; 106: 1678-1683.

50. Garan H, Ruskin JN. Reproducible termination of ventricular tachycardia by a single extrastimulus within the reentry circuit during the ventricular effective refractory period. Am Heart J 1988; 116: 546-550.

51. Bogun F, Krishnan SC, Marine JE, et al. Catheter ablation guided by termination of postinfarction ventricular tachycardia by pacing with nonglobal capture. Heart Rhythm 2004; 1: 422-426.

52. Altemose GT, Miller JM. Termination of ventricular tachycardia by a nonpropagated extrastimulus. J Cardiovasc Electrophysiol 2000; 11: 125.

53. Bogun F, Good E, Han J, et al. Mechanical interruption of postinfarction ventricular tachycardia as a guide for catheter ablation. Heart Rhythm 2005; 2: 687-691.

引言

　　束支折返性心动过速（BBRT）是大折返性室性心动过速，左右束支都是其折返环的组成部分[1]。典型BBRT见于有严重希氏束-浦肯野系统疾病的患者，临床表现为3个方面：①HV间期延长；②左束支传导阻滞（或者室内传导延迟）；③扩张型心肌病。它也可以见于只有希氏束-浦肯野系统疾病（固定的或功能性的）而没有心肌病（如营养不良性肌强直、主动脉瓣置换术后）的患者[2-5]。75%的BBRT患者表现为晕厥或心搏骤停[6]。

本章目的

　　1. 描述BBRT的折返环及其电生理特点。

　　2. 讨论左右束支的标测及消融。

　　3. 讨论束间折返性心动过速（IFRT）的折返环和电生理特点。

一、环　　路

　　对于典型BBRT，右束支为其前传径路，左束支为其逆传径路，折返按逆时针方向进行（**图21-1**）。心室的激动开始于右束支的末端，所以QRS波群表现为左束支传导阻滞（LBBB）图形（**图21-2**）。右束支激动之后，除极波经室间隔下部逆向激动左束支，接着通过室间隔上部再次使右束支除极。持续的BBRT要求通过每一个束支的传导时间要超过对侧束支的不应期。对于非典型BBRT，折返环与典型BBRT相反，束支的激动按顺时针方向传导。

二、电生理特点

　　典型BBRT的电生理特点包括：①QRS波群呈LBBB图形；②希氏束电位位于QRS波群之前；③$HV_{BBRT} \geqslant HV_{NSR}$（正常窦性心律）；④按照希氏束—右束支—左束支（H—RB—LB）的

顺序激动（图21-3～图21-6）[6]。心室的激动开始于右束支，所以QRS波群表现为典型的LBBB图形。希氏束电位在QRS波群之前。HV间期是伪间期（同时逆向激活希氏束和顺向激活RB-V），由于希氏束-浦肯野系统传导的各向异性，典型BBRT时的HV间期大于或等于正常窦性心律时的HV间期[7]。上位的折返点和希氏束非常接近导致了HH间期波动，这种波动发生于心动周期的波动之前，所以可以依此来预测心动过速周期（TCL）的长短[8, 9]。然而，希氏束本身并非真的是回路的组成部分，很少能从BBRT中分离出来[10]。与BBRT相反，在间隔部室性心动过速（septal VT）逆向激动希氏束的HV间期小于正常窦性节律时的HV间期，$HV_{VT} < HV_{NSR}$。束支逆时针方向激动表现为H—RB—LB的激动顺序，非典型BBRT的QRS波群表现为右束支传导阻滞（RBBB）图形，并且按照希氏束—左束支—有束支（H—LB—RB）的顺序激动。

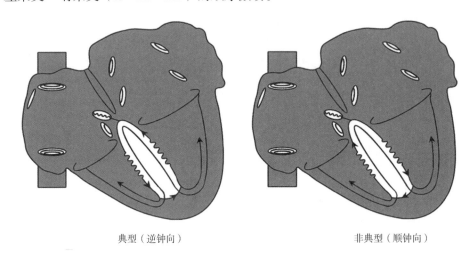

典型（逆钟向）　　　　　　　　　　非典型（顺钟向）

图21-1　典型（左图）和非典型（右图）BBRT折返径路示意图

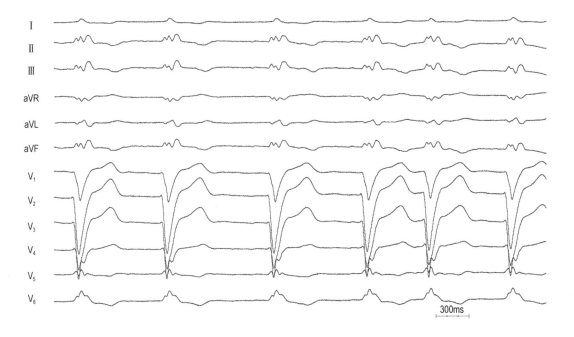

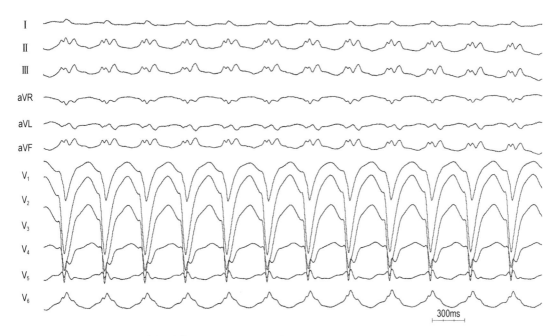

图 21-2 心房颤动伴 LBBB（上图）和典型 BBRT（下图），两组 QRS 波群相同

窦性心律时，由于顺行的希氏束-左束支传导延迟而并非没有下传，QRS 波群通常表现为典型的 LBBB 图形。一个罕见的发现是，在传导 LBBB QRS 复合波后，由于左束支和希氏束的晚期逆行激动，出现第 2 个希氏束电位，这可以模拟双重前传希氏束反应（图 1-40）[3, 11]。

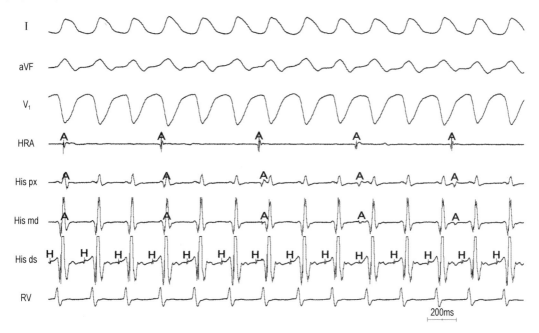

图 21-3 典型 BBRT。希氏束电位位于典型 LBBB 的 QRS 波群之前（HV=58ms）。可见房室分离

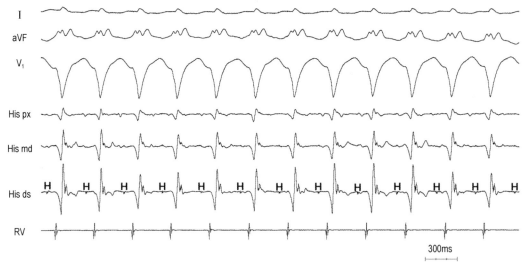

图 21-4　典型 BBRT。希氏束电位在典型 LBBB 的 QRS 波群之前（HV=81ms）

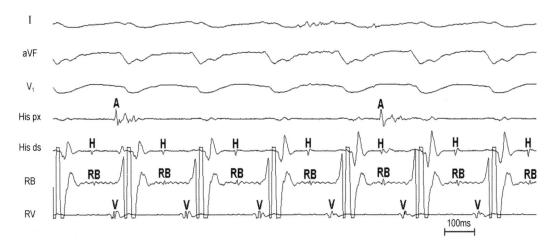

图 21-5　典型 BBRT。H-RB 激动序列在 QRS 波群之前（HV=82ms）。可见房室分离

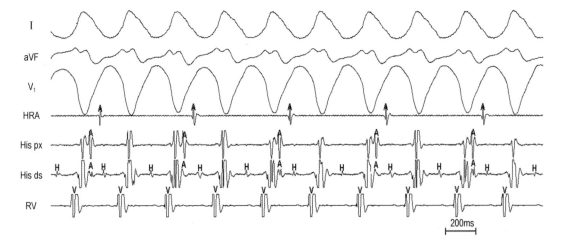

图 21-6　典型 BBRT。希氏束电位位于 LBBB 的 QRS 波群之前（HV=75ms）。经房室结按 2∶1 传导

三、诱 发 带

（一）诱发

用右心室的期前刺激诱发典型BBRT，要求脉冲落入心动过速的诱发窗口（即右束支和左束支的逆传不应期的差异）。一个关键适时的冲动必须：①在右束支不能传导（单向阻滞）；②通过间隔逆向激动左束支及希氏束，导致VH跳跃（缓慢传导）（图21-7，图21-8）[12]。

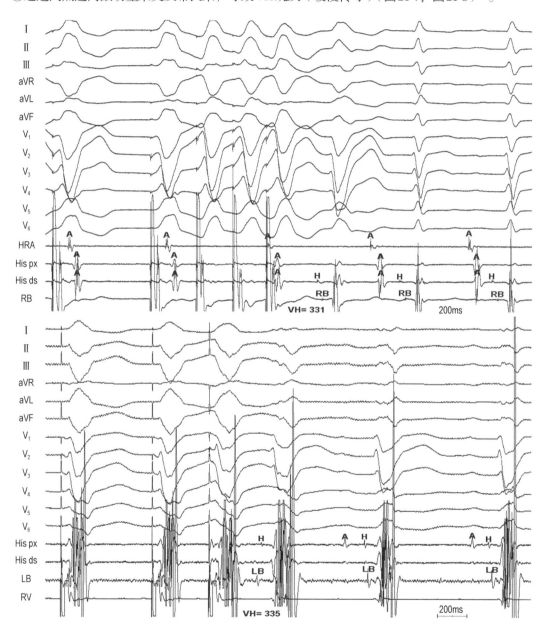

图21-7　典型BBR波形中希氏束、右束支、左束支的激动模式。单个BBR波群是由心室额外刺激诱发。上图：VH跳跃（331ms）之后，右束支电位跟随在希氏束点位之后；下图：VH跳跃（335ms）之前，左束支电位在希氏束电位之前

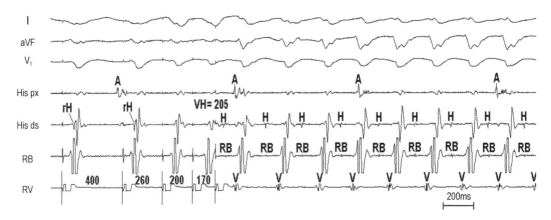

图 21-8 诱发典型 BBRT。在发放驱动序列（400ms）期间，逆向希氏束电位（rH）在局部心室激动之前，反映经右束支的逆向传导；第 2 个期前刺激夺获心室，适逢右束支不应期，穿过间隔部，逆向激动左束支和希氏束（VH 跳跃=205ms）；左束支的传导有足够时间的延迟，从而使右束支恢复兴奋性，顺向传导，并触发心动过速；希氏束和右束支顺序激动，可见房室分离

  充足的 VH 延迟使右束支恢复兴奋性，并前向传导，进而触发心动过速。VH 跳跃的长度与随后的 HV 间期呈负相关（VH/HV 相互作用）。在正常个体中使用程控的室性期前刺激诱发单个束支折返是很普遍的现象，而只有在患有希氏束-浦肯野系统疾病的患者才能诱发持续性 BBRT。普鲁卡因胺可以使希氏束-浦肯野系统的传导减慢，使 BBRT 更易诱发，或使用短-长-短刺激序列（间歇方案）也较容易诱发 BBRT，因为它通过增加束支不应期之间的差异使心动过速的易发窗口变宽（图 21-9）[13, 14]。同步的右心室或左心室刺激通过阻止间隔部的传导和 VH 跳跃可以终止 BBRT。在希氏束-浦肯野系统中，起搏诱导的功能性阻滞也可以从心房诱发 BBRT（如随着 3 期 LBBB 发展而突然 HV 延长）[4]。

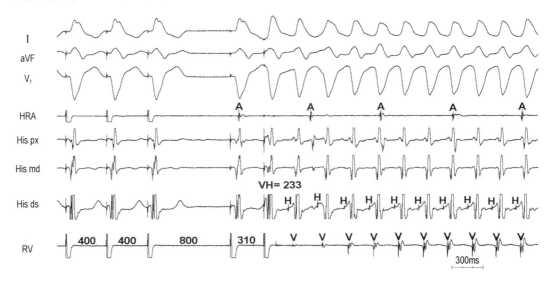

图 21-9 诱发典型 BBRT（停顿方案）。停顿（800ms）会增加束支不应期的离散度，因此，额外刺激（310ms）会引起 VH 跳跃（233ms）并诱发心动过速。希氏束电位先于 QRS 波群（HV=58ms），HH 间期振荡先于 VV 间期并预测 VV 间期。可见房室分离

（二）终止

右束支或左束支传导阻滞可以终止 BBRT。典型 BBRT 的自行终止如果发生于希氏束激动之前，则说明左束支发生传导阻滞；如果自行终止发生于希氏束激动之后，说明右束支发生传导阻滞（图 21-10）。

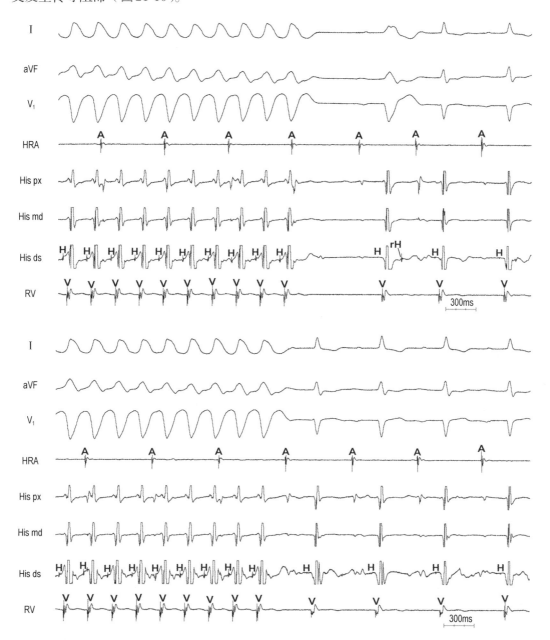

图 21-10　终止典型 BBRT。左束支逆行阻滞导致突然终止。上图：第 1 个传导的窦性激动延迟使左束支间歇，从而诱发 4 期 LBBB。4 期 LBBB 后是逆行希氏束电位（rH），但 BBRT 未重新启动，因为间歇延长了 RB 不应期，从而阻止了随后的 RB 顺行传导。下图：在心动过速终止时，第 1 个早期传导的窦性激动阻止了 4 期 LBBB

四、起搏刺激

（一）心房拖带

如果房室结可以适应快速心房起搏的频率（可能需要应用阿托品/异丙肾上腺素），希氏束-浦肯野系统内的折返允许BBRT从心房拖带。心房起搏可以加速希氏束和心室至起搏频率而产生与心动过速相同的QRS波群（QRS波群顺向隐匿融合），心肌室性心动过速（VT）则没有这个特征[15]。

（二）心室拖带

希氏束-浦肯野系统内的折返允许从右束支末端附近的右心室心尖部拖带BBRT，伴显性融合[如果顺行波（n）和逆行波（n+1）之间的碰撞点在希氏束-浦肯野系统内，可能存在隐匿拖带)（图21-11)[15]。由于右心室心尖部导管靠近BBRT的折返环，起搏后间期（PPI）与心动过速的周长相近（PPI-TCL＜30ms)[16]。相反，在AVNRT合并LBBB和房室分离时，类似BBRT，心室拖带呈隐性融合并且PPI-TCL＞115ms[17]。

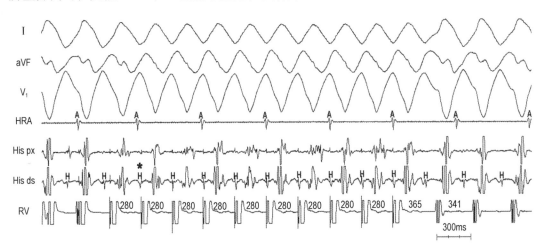

图21-11　从右心室心尖部拖带典型的BBRT。希氏束被正向激活并加速至起搏周长。需注意希氏束被融合的心室起搏融合波提前（星号）（提示大折返）。PPI仅超过TCL 24ms

五、束支折返性心动过速的标测和消融

束支是BBRT环路的组成部分，也是消融的靶点。虽然在技术上消融右束支比左束支更容易，但出现LBBB（由于左束支前传故障）时，有诱发房室传导阻滞的风险。

（一）右束支消融

消融导管穿过三尖瓣进入右心室，沿希氏束稍远的前中隔放置，顺时针方向扭矩。靶点标准：①没有或者有很小（远场）的心房电图；②右束支电位；③大的心室电位（图 21-12 ～图 21-13）[18-22]。由于潜在的右束支疾病使 RB-V 间期延长（＞35ms），缺乏心房电位可鉴别希氏束和右束支电位。若已经存在 LBBB，右束支消融会使 HV 间期显著延长，同时伴有向 RBBB 转变的风险，提示 LBBB 只是前传延缓，并不是未传导。

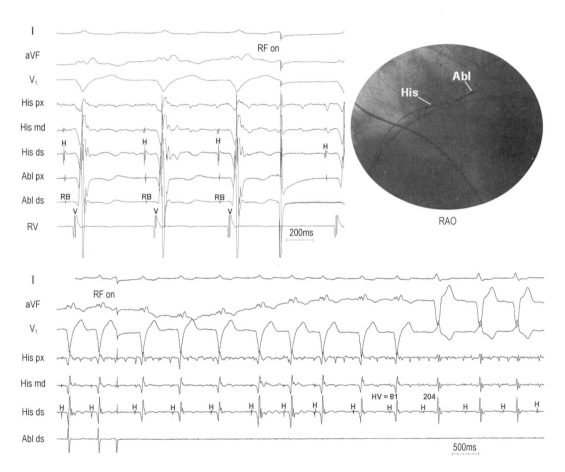

图 21-12　右束支消融。消融导管位于希氏束远端的右束支近端，记录右束支电位和大的心室电图（RB-V=66ms）。射频消融治疗使 QRS 形态由 LBBB 型变为 RBBB 型，并伴有 123ms 的 HV 间期延长

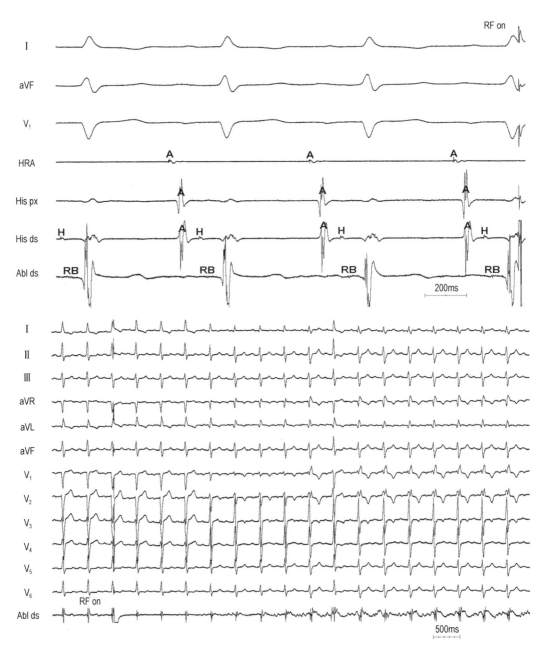

图21-13 右束支消融。消融导管位于希氏束远端的右束支近端，记录到一个小的右束支电位和大的心室电图。射频消融导致左侧室内传导延迟（IVCD）短暂变窄（两束同时等量延迟），随后表现为完全性RBBB

（二）左束支消融

通过主动脉入路，消融导管穿过主动脉瓣至左心室，定位于间隔部。右侧的希氏束导管作为希氏束区的一个可视参考。靶点标准：①没有或者有小（远场）的心房电位；②左束支电位；③大的心室电位（图21-14）。对已经存在LBBB的左束支消融会使QRS波群进一步增宽，因为原来的延迟传导在左束支上已经不能传导。

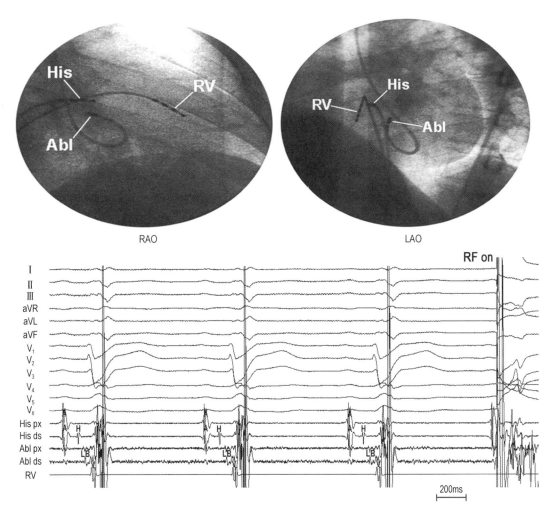

图 21-14　左束支消融。消融导管逆行穿过主动脉瓣，沿室间隔放置在右侧希氏束导管的下方，记录到一个小的远场心房电位、一个左束支电位和一个大的心室电图。左束支跟在希氏束激活之后

六、束间折返性心动过速

束间折返性心动过速（IFRT）是一种罕见而独特的希氏束-浦肯野折返形式，它利用左侧分支作为折返回路的关键分支。在其常见形式中，左前支（LAF）和左后支（LPF）分别发生前传和逆传，这导致：①RBBB-RAD QRS 波群的出现；②QRS 波群之前产生希氏束电位；③$HV_{IFRT} < HV_{NSR}$（图 21-15）[23]。因为希氏束电位在 QRS 波群之前，所以 HH 波动先于 VV 波动并可预测 VV 波动。HV 间期是伪间期，它反映了在折返波抵达上端 LPF-LAF 处的折返点后，同时在左束支干-希氏束轴逆传和 LAF-LV 的前传。与 BBRT 相比，IFRT 患者基线更常表现为 RBBB，且更容易从心房诱发[23]。一项特殊观察发现许多 IFRT 病例发生在 BBRT 的右束支导管消融后，这表明右束支传导对 IFRT 起保护作用。在右束支传导情况下，跨间隔传导和左束支逆行激动与前向的 LAF 传导相碰撞，从而阻止了来自

心房的 IFRT 发展。对于 RBBB，右束支传导消失和逆行隐匿进入左前支允许来自心房的传导激动顺行阻滞在左后支（单向阻滞），于左前支（传导延迟）缓慢传导，逆行折返进入左后支，并激发了 IFRT。射频消融左前支或左后支可以成功治疗 IFRT。

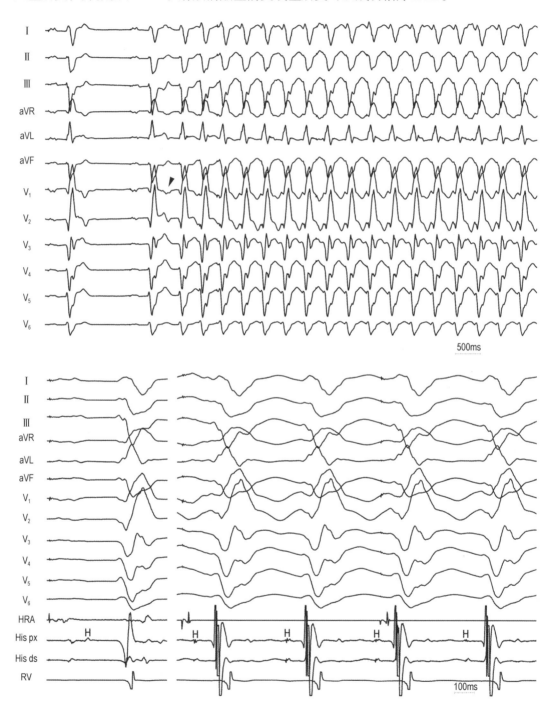

图 21-15　IFRT。上图：单房性早搏（APD）（箭头）诱发 IFRT。下图：希氏束电位在每个 QRS 波群之前（$HV_{IFRT} < HV_{NSR}$）。可见房室分离（心房起搏节律）。值得注意的是，RBBB/RS 轴 QRS 波群在窦性心律和 IFRT 期间是相同的

与瘢痕相关性室性心动过速不同，绝缘传导束是希氏束-浦肯野心动过速（BBRT，IFRT）的重要回路成分。因此，拖带标测需要确定在起搏过程中是否夺获分束（"回路内"的分支电位）、相邻的心室心肌（"回路外"），或者两者兼有。与单纯和希氏束旁拖带类似，单纯分支（选择性）拖带前向传导束会产生"峡部"（ST-QRS潜伏期，隐匿性QRS融合，PPI=TCL）。然而，从靠近入口处的逆向传导束的逆行夺获可能会产生明显的融合。束旁（非选择性）拖带将产生一个"外"环位点[显性QRS融合（由于周围心肌夺获），PPI=TCL]。单纯心肌夺获的拖带会产生一个"远程旁观者"部位（显性融合，PPI＞TCL），束支电位将被顺向（而不是直接）夺获。

（周 宁 王 琳 译）

参考文献

1. Akhtar M, Gilbert C, Wolf FG, Schmidt DH. Reentry within the His-Purkinje system: elucidation of reentrant circuit using right bundle branch and His bundle recordings. Circulation 1978; 58: 295-304.

2. Narasimhan C, Jazayeri MR, Sra J, et al. Ventricular tachycardia in valvular heart disease: facilitation of sustained bundle-branch reentry by valve surgery. Circulation 1997; 96: 4307-4314.

3. Fedgchin B, Pavri BB, Greenspon AJ, Ho RT. Unique self-perpetuating cycle of atrioventricular block and phase IV bundle branch block in a patient with bundle branch reentrant tachycardia. Heart Rhythm 2004; 1: 493-496.

4. Li YG, Grönefeld G, Israel C, Bogun F, Hohnloser SH. Bundle branch reentrant tachycardia in patients with apparent normal His-Purkinje conduction: the role of functional conduction impairment. J Cardiovasc Electrophysiol 2002; 13: 1233-1239.

5. Kusa S, Taniguchi H, Hachiya H, et al. Bundle branch reentrant ventricular tachycardia with wide and narrow QRS morphology. Circ Arrhythm Electrophysiol 2013; 6: e87-e91.

6. Blanck Z, Sra J, Dhala A, Deshpande S, Jazayeri M, Akhtar M. Bundle branch reentry: mechanisms, diagnosis, and treatment. In: Zipes DP, Jalife J, eds. Cardiac Electrophysiology: From Cell to Bedside. 3rd ed. Philadelphia, PA: W.B. Saunders, 2000: 656-661.

7. Fisher JD. Bundle branch reentry tachycardia: why is the HV interval often longer than in sinus rhythm? The critical role of anisotropic conduction. J Interv Card Electrophysiol 2001; 5: 173-176.

8. Caceres J, Tchou P, Jazayeri M, McKinnie J, Avitall B, Akhtar M. New criterion for diagnosis of sustained bundle branch reentry tachycardia [abstract]. J Am Coll Cardiol 1989; 13: 21A.

9. Caceres J, Jazayeri M, McKinnie J, et al. Sustained bundle branch reentry as a mechanism of clinical tachycardia. Circulation 1989; 79: 256-270.

10. Nageh MF, Schwartz J, Mokabberi R, Dabiesingh D, Kalamkarian N. Bundle branch reentry ventricular tachycardia with His dissociation—the His bundle: bystander or participant? HeartRhythm Case Rep 2018; 4: 378-381.

11. Sarkozy A, Boussy T, Chierchia GB, Geelen P, Brugada P. An unusual form of bundle branch reentrant tachycardia. J Cardiovasc Electrophysiol 2006; 17: 902-906.

12. Akhtar M, Damato AN, Batsford WP, Ruskin JN, Ogunkelu B, Vargas G. Demonstration of re-entry within the His-Purkinje system in man. Circulation 1974; 50: 1150-1162.

13. Reddy CP, Damato AN, Akhtar M, Dhatt MS, Gomes JC, Calon AH. Effect of procainamide on reentry within the His-Purkinje system. Am J Cardiol 1977; 40: 957-964.

14. Denker S, Lehmann MH, Mahmud R, Gilbert C, Akhtar M. Facilitation of macroreentry within the His-Purkinje system with abrupt changes in cycle length. Circulation 1984; 69: 26-32.

15. Merino JL, Peinado R, Fernández-Lozano I, Sobrino N, Sobrino J. Transient entrainment of bundle-branch reentry by atrial and ventricular stimulation: elucidation of the tachycardia mechanism through analysis of the surface ECG. Circulation 1999; 100: 1784-1790.

16. Merino JL, Peinado R, Fernandez-Lozano I, et al. Bundle-branch reentry and the postpacing interval after entrainment by right ventricular apex stimulation: a new approach to elucidate the mechanism of wide-QRS-complex tachycardia with atrioventricular dissociation. Circulation 2001; 103: 1102-1108.

17. Michaud GF, Tada H, Chough S, et al. Differentiation of atypical atrioventricular node re-entrant from orthodromic reciprocating tachycardia using a septal accessory pathway by the response to ventricular pacing. J Am Coll Cardiol 2001; 38: 1163-1167.

18. Tchou P, Jazayeri M, Denker S, Dongas J, Caceres J, Akhtar M. Transcatheter electrical ablation of right bundle branch. A method of treating macroreentrant ventricular tachycardia attributed to bundle branch reentry. Circulation 1988; 78: 246-257.

19. Touboul P, Kirkorian G, Atallah G, et al. Bundle branch reentrant tachycardia treated by electrical ablation of the right bundle branch. J Am Coll Cardiol 1986; 7: 1404-1409.

20. Cohen TJ, Chien WW, Lurie KG, et al. Radiofrequency catheter ablation for treatment of bundle branch reentrant ventricular tachycardia: results and long-term follow-up. J Am Coll Cardiol 1991; 18: 1767-1773.

21. Balasundaram R, Rao HB, Kalavakolanu S, Narasimhan C. Catheter ablation of bundle branch reentrant ventricular tachycardia. Heart Rhythm 2008; 5: S68-S72.

22. Schmidt B, Tang M, Chun KR. Left bundle branch-Purkinje system in patients with bundle branch reentrant tachycardia: lessons from catheter ablation and electroanatomic mapping. Heart Rhythm 2008; 6: 51-58.

23. Blanck Z, Sra J, Akhtar M. Incessant interfascicular reentrant ventricular tachycardia as a result of catheter ablation of the right bundle branch: case report and review of the literature. J Cardiovasc Electrophysiol 2009; 20: 1279-1283.

引言

　　电生理学有许多特殊的心律失常和传导模式。其中之一是过早冲动的意外传导，表现为束支传导阻滞（BBB）期间QRS波群意外变窄或房室传导阻滞期间房室传导瞬间恢复。通常，紧密偶联的过早冲动落入组织的相对不应期（RRP）或有效不应期（ERP）（动作电位的第3期），因此会分别出现传导延迟或无法传导[3期阻滞，近端组织的功能不应期（FRP）小于远端组织的RRP / ERP]。因此，更早电冲动的传导是矛盾的。过早电冲动导致BBB时，QRS波群意外变窄的机制：①超常传导（图22-1，图22-2）；②裂隙现象（图22-3，图22-4）；③4期BBB的消除（图22-5，图22-6；另请参见图1-40）；④双侧束支延迟（图22-7）；⑤与BBB同侧的PVC（后一种机制不是本身希氏束-浦肯野传导发生改变的结果，而是通过PVC过早激动了同侧心室，从而取消了源于BBB的晚期无对抗电势）。

本章目的

　　1. 讨论超常传导、裂隙现象和4期阻滞。

　　2. 讨论隐匿性传导的概念。

　　3. 讨论成组搏动的机制：文氏现象、传出阻滞和纵向分离。

一、超 常 传 导

　　超常期是复极末期的一小段窗口期，在此期间，冲动可以到达组织时有能力传导和兴奋，否则则不应[1, 2]。因为出现于复极期，它与其他复极期现象相似，表现为周期长度依赖性（恢复）[3, 4]。因此，它更像是一个动态的，而不是静态的时间窗，随着周期长度（类似于QT间期和QT离散度）延长而向右扩展。它的时间点对应于T波末期或T波结束之后不久（整体心室心肌复极的心电图标志），但所讨论的组织复极才决定了真正的超常期。超常传导已经在以下组织中讨论过：具有超长不应期的"全或无"（快反应）的组织[希氏束-浦肯野系统、心室心肌、旁路（AP），而不是房室结]，它最常见的表现是过早电冲动之后的BBB或房室传导阻滞的瞬时解除（希氏束-浦肯野传导的超常期）（图22-1、图22-2和图22-8）[5-9]。虽然在房室传导阻滞期间出现超常现象会导致传导"好于预期"，但有时会出现"快于预期"的传导，后者的发生伴有PR间期反常缩短（见图1-35）。AP超常现象的自发事件很少见，需要房室传导阻滞和旁路传导不良同时存在（图22-9；另请参见图9-20）[3, 4, 10-12]。心室亦可出现超常现象，但仅发生于心室复极末期的关键时期（心室兴奋性的超常期），阈下起搏刺激夺获心室时（图22-10）[13]。超常形式可能是在复极结束时跨膜动作电位电压瞬时升高所致[2]。但是，超常传导的细胞学基础尚不明确，替代机制也可以解释过早冲动发生意外传导的现象[14, 15]。

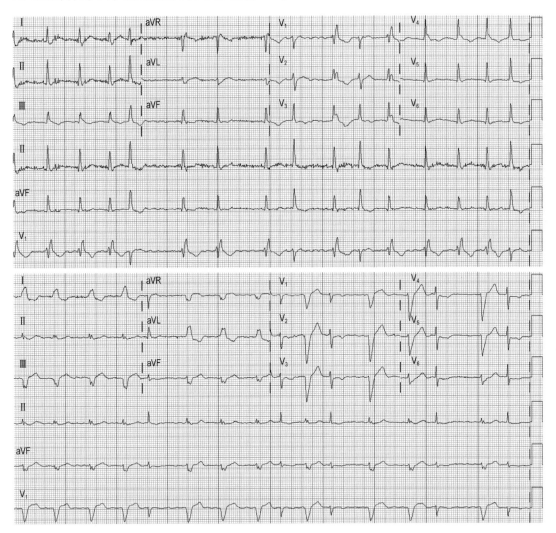

图22-1　右（上图）和左（下图）束支的超常传导。在这两种情况下，基础心律都是心房颤动。QRS波形仅在复极结束后的较短时间窗内（电冲动进入左束支、右束支超常期时）恢复正常。T波后出现超常现象是由隐匿性跨间隔逆向电冲动从"无阻滞"束传导至"阻滞"束而产生的——晚期隐匿性逆传至"阻滞"束使其超常期向右偏移

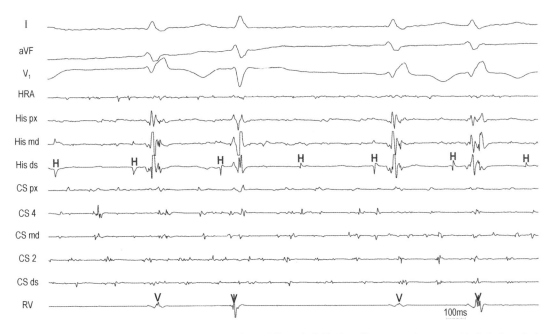

图 22-2　右束支的超常传导。基础心律为心房颤动伴右束支传导阻滞（RBBB）。RBBB 消失发生于右束支超常期内复极末期的关键时间点。HV 间期无延长表明 QRS 波形正常化不是左束支等时延迟（双侧束支等时延迟）所致

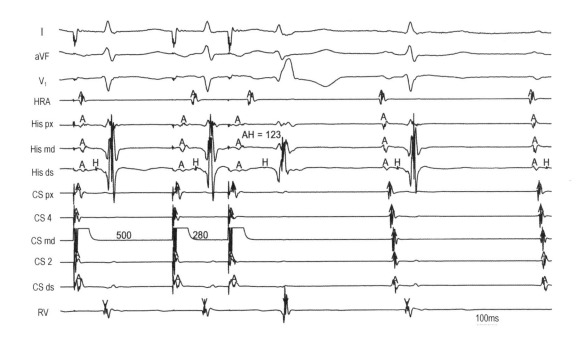

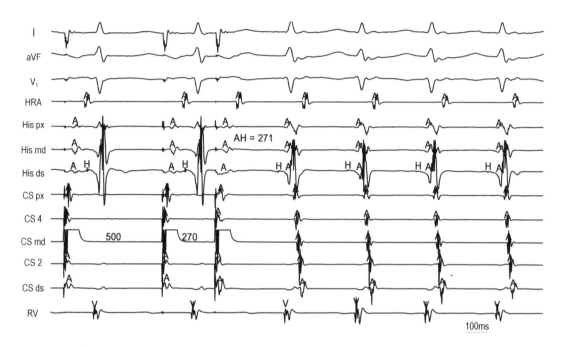

图 22-3　右束支的裂隙现象。以 280ms 的偶联间期进行心房外刺激，电冲动经 FP（AH = 123ms）传导，遇到右束支不应期而导致右束支传导阻滞（RBBB）。在 270ms（FP ERP）偶联间期时，电冲动经 SP（AH = 273ms）传导，从而使右束支完全恢复，QRS 波形正常化，并启动典型 AVNRT

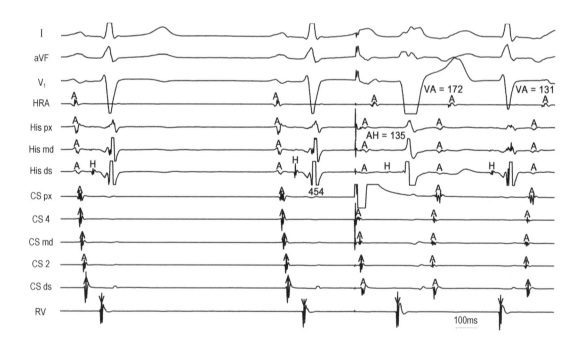

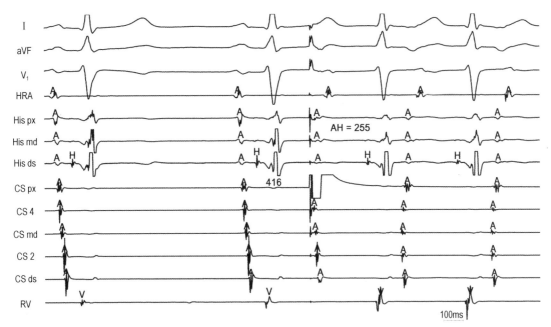

图 22-4 左束支的裂隙现象。单个心房外刺激（偶联间期 = 454ms）经 FP（AH = 135ms）传导，遇到左束支的不应期引起左束支传导阻滞（LBBB）。LBBB 通过左后外侧旁路诱发顺向型折返性心动过速（ORT）。注意，VA 间期因 LBBB 消失而缩短了 41ms。较短的偶联额外刺激（偶联间期 = 416ms）遇到 FP 不应期，并经 SP（AH = 255ms）传导，从而使左束支传导完全恢复并使 QRS 波形正常化。SP 传导诱发 ORT

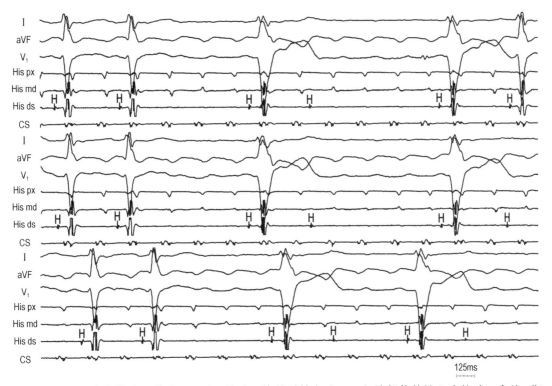

图 22-5 4 期左束支传导阻滞（LBBB）。基础心律是逆钟向（CCW）峡部依赖性心房扑动，合并 4 期 LBBB 和希氏束下房室传导阻滞。LBBB 仅在较长的 His-His 间期后出现，而在较短的 His-His 间期后出现矛盾性 QRS 波形正常化。希氏束-浦肯野系统暴露于长短刺激序列也会引起双侧束支出现 3 期阻滞，从而导致希氏束下房室传导阻滞

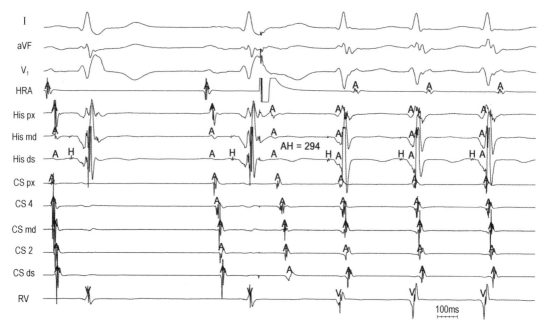

图 22-6　4 期右束支传导阻滞（RBBB）。在窦性心律期间给予一个心房额外刺激遇到 FP 不应期，电冲动经 SP（AH = 294ms）传导，并诱发典型 AVNRT。窦性心律时 4 期 RBBB 在 AVNRT 期间反常性消失

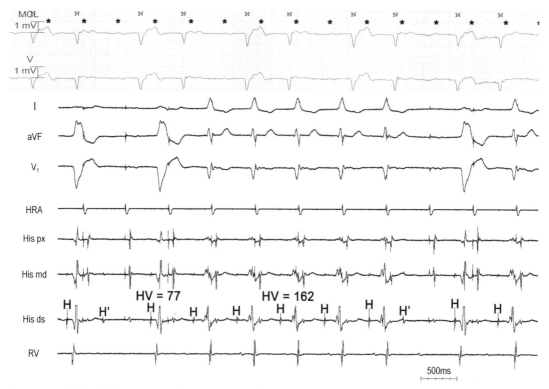

图 22-7　双侧束支传导延迟。遥测心电图显示为窦性心律合并 3∶2 文氏房室传导阻滞（星号）。反常之处，第 1 个 QRS 波群显示为左束支传导阻滞（LBBB），而第 2 个 QRS 波群变窄。在 HRA 起搏期间，希氏束电图显示 QRS 波群变窄之前出现 HV 间期延长 85ms，这在 LBBB 的基础下，提示右束支出现了等时延迟。两个希氏束早搏（H′）导致伪房室传导阻滞

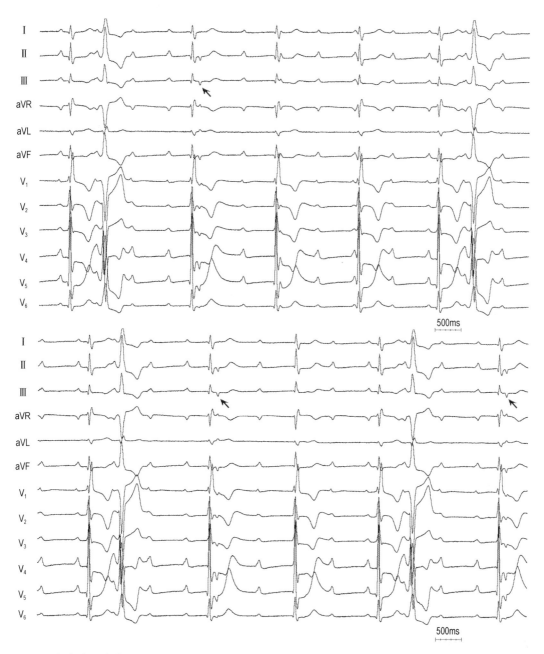

图22-8 右束支超常传导。基础心律为窦性心律，合并完全性房室传导阻滞和左心室逸搏心律。一个临时时间点的P波落入右束支的超常期（逸搏波群的T波下坡段）传导并表现为左束支传导阻滞（LBBB）波形。注意，逆向P波（箭头）仅发生于心房舒张中期的逸搏波群之后

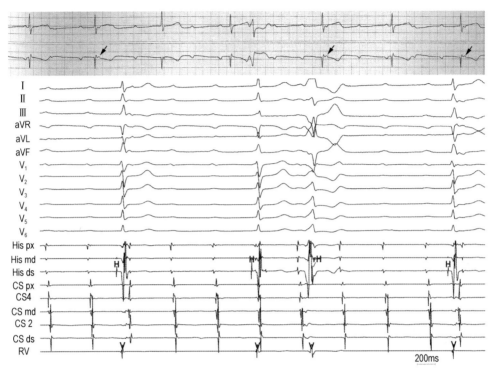

图22-9　旁路的超常传导。基础心律为窦性心律，合并完全性房室传导阻滞和交界性逸搏心律。只有进入旁路超常传导期（逸搏波群T波的末端）临界时间点的P波才能传导预激。发生于心房舒张中期的交界性逸搏波群在旁路逆传（箭头）。在旁路逆传和顺传时，心房和心室相应激活的最早部位在二尖瓣左后瓣环（CS md）

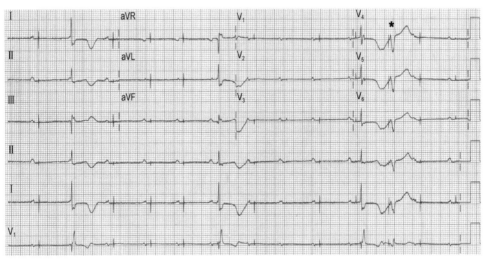

图22-10　心室兴奋的超常传导期。基础心律为窦性心律，合并完全性房室传导阻滞和缓慢的左心室逸搏心律。心房可感知的心室起搏刺激被给予，但除一个单个刺激（星号）落入心室兴奋性的超常期（延长的QT间期/逸搏波群T波的末端）外，其他全部都不能夺获

二、裂隙现象

在早搏中，裂隙现象是指某一组织在中间偶联间期出现短暂的传导性丧失，而较之更长和更短的偶联间期则可恢复传导（如传导"裂隙"）[16, 17]。当一个早搏电冲动到达一个已

处于绝对不应期的位点时，该早搏无法继续传导（3 期阻滞）。但是，如果一个更早的早搏刺激传导至该部位附近时，此处心肌组织可能正处于相对不应期，故可出现传导延迟。如果近端的传导延迟时间足够长，之前阻滞位点有足够的时间恢复兴奋性并向远端电传导（"近端延迟引起远端传导"）。无论是顺向性（6 种类型）还是逆向性（2 种类型）传导系统都描述过有裂隙现象，尤其是存在房室结双径路时 [慢径路（SP）提供了邻近希氏束 -浦肯野系统的电传导延迟] （见图 22-3、图 22-4；图 22-11 ～图 22-13）[18-21]。

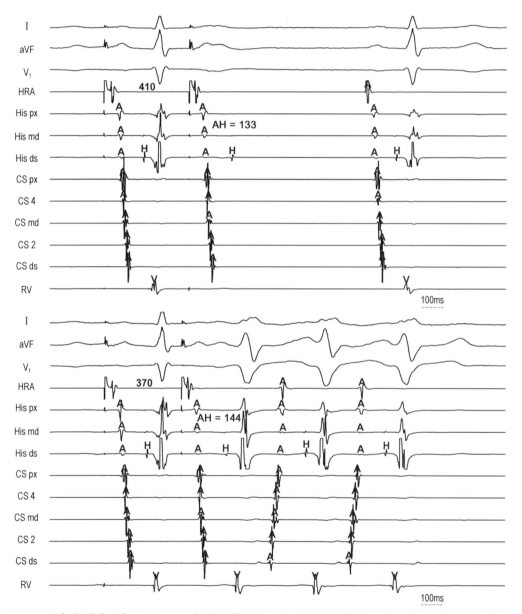

图 22-11　右束支裂隙现象。以 410ms 偶联间期进行心房额外刺激期间，传导发生于房室结/希氏束（AH = 133ms），但遇到束支的生理性不应期（由于程序性刺激固有的长 - 短刺激序列）。在 370ms 时，通过房室结的传导延迟（AH = 144ms）使右束支不应期恢复，从而导致左束支传导阻滞（LBBB）QRS 波形，并经左侧游离壁旁路诱导两个顺向折返性搏动发作

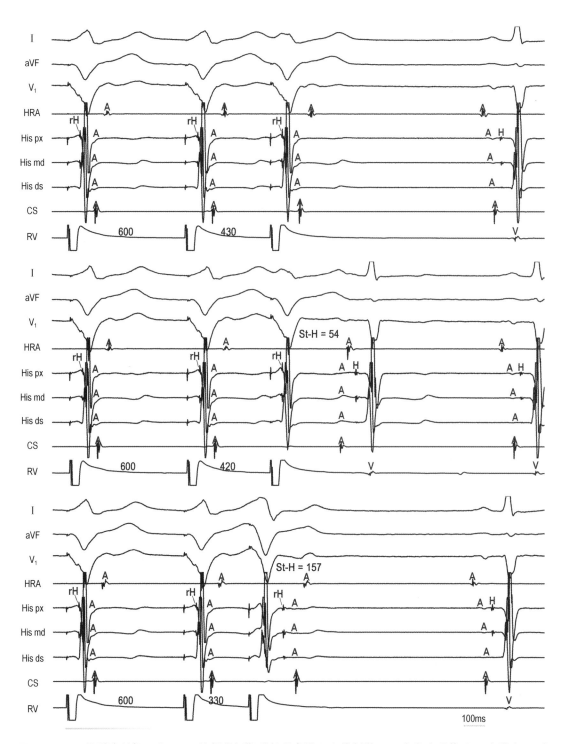

图22-12 FP的裂隙现象。以430ms的偶联间期进行程序性心室外刺激，FP内发生逆传（HA间期短，希氏束区的心房激动最早）。在420ms（FP的ERP）时，SP内发生逆传（HA间期长，冠状窦口出现最早的心房激动）。在320ms时，右束支的逆向阻滞会引起VH跳跃（St-H间期增加103ms），从而恢复FP传导

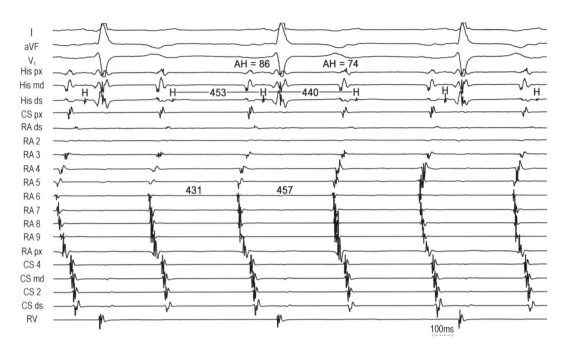

图 22-13　希氏束-浦肯野系统的裂隙现象。基础心律是右心房房性心动过速，合并周长交替及希氏束下 2∶1 房室传导阻滞。反常的是，较长的 AA 间期之后为希氏束下传导阻滞，因为它们之后是较短的 AH 间期（74ms）和 HH 间期（440ms），这会遇上希氏束-浦肯野系统不应期。相比之下，较短的 AA 周期会遇到房室结不应期，从而产生较长的 AH（86ms）和 HH（453ms），从而使希氏束-浦肯野系统传导恢复

三、4 期 阻 滞

　　希氏束-浦肯野系统动作电位的第 3 期是复极的末期，在此期间组织可被部分激动或完全不能激动。电冲动侵入处于此期的组织会出现传导延迟或阻滞（3 期，加速依赖性，或依赖心动过速的阻滞）。希氏束-浦肯野系统动作电位的 4 期是完全复极后的电舒张期，在此期组织是完全可激动的，并且可以进行电传导。然而，异常希氏束-浦肯野系统组织由于内向钠电流的作用，其跨膜电位可自发舒张去极。舒张期越长，激活的钠通道越多，可引发激动及随后电传导的钠通道越少（钠通道储备减少）。与 3 期阻滞相比，4 期阻滞（减速依赖性或心动过缓依赖的阻滞）发生于较长的舒张期之后。4 期束支传导阻滞引起的束支传导阻滞发生于慢心率时，而快心率时出现阻滞消失（随着早搏而出现 QRS 波群变窄）（见图 22-5、图 22-6；图 22-14 和图 22-15）[22-24]。4 期房室传导阻滞是由心率短暂减慢触发的阵发性房室传导阻滞的一种机制，尤其是在早搏引起的间歇之后（见图 1-22～图 1-26）[25, 26]。4 期旁路传导阻滞，在长舒张期之后可引起反常的预激功能消失（见图 9-17、图 9-18）[27-29]。

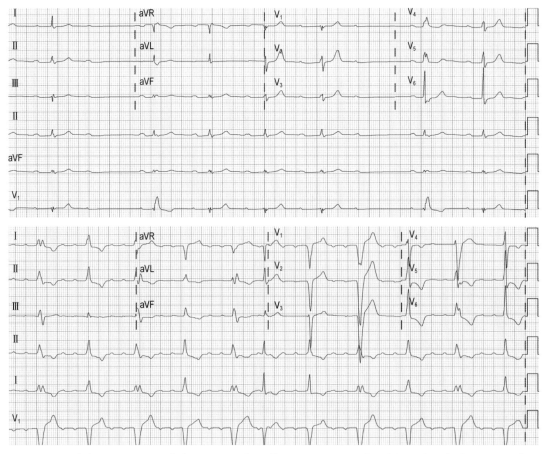

图 22-14　右束支（上图）和左束支（下图）4 期阻滞。上图：基础心律是窦性心律，合并 5：4 文氏传导阻滞。右束支传导阻滞（RBBB）出现于每个停顿之后，其原因为右束支的 4 期阻滞。下图：基础心律为右心房房性心动过速/心房扑动，合并房室传导波动和不同程度的左束支差异性传导。注意，左束支传导阻滞（LBBB）的程度与其之前的 RR 间期长度直接相关（更多的左束支纤维在较长的周期内暴露于 4 期阻滞）

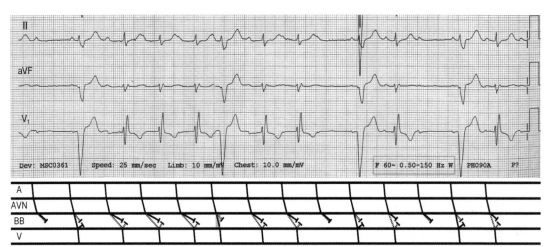

图 22-15　左束支的 4 期阻滞。基础心律为窦性心律，合并 BBB 和房室传导阻滞交替出现。左束支传导阻滞（LBBB）伴随于最长和最短的 RR 间期，这分别归因于左束支的 4 期阻滞和右束支的超常传导。在梯形图中，实线表示右束支（RB）传导，虚线表示左束支（LB）传导。阴影窗口表示 RB 超常传导

四、双侧等时延迟

束支传导阻滞的形态类型是由左束支、右束支之间的电传导差异（一个束支相对于另一束支的传导延迟或失效）引起的。如果束支是由传导延迟引起的，而早搏出现于其对侧束支的相对不应期时，相同（或几乎相同）的延迟将导致双侧束支同时（或几乎同时）激动心室并导致QRS波群变窄（随着早搏出现QRS波变窄）（图22-7）。在束支传导阻滞期间，HV间期反映了较快或"无阻滞"束支的传导时间。因此，双侧等时延迟的标志是HV（和PR）间期延长。

五、隐匿性传导概念

隐匿性传导解释了许多电生理现象，尤其是逆向隐匿性传导引起的房室传导异常[30, 31]。隐匿性传导本身是看不见的，在心电图上没有直观的表现（因此，称为"隐匿"），而它的存在是由其对心电图后续事件的影响推测出来的。隐匿性传导的最常见表现之一：一个室性早搏逆行穿透房室结-希氏束-浦肯野轴，导致异位激动后PR间期延长，异位激动后房室传导阻滞（以及随后的代偿间歇）和异位后BBB（图22-16）。在正常的希氏束-浦肯野系统组织中，隐匿性传导的其他表现：①通过一个室性早搏可揭露窦性心律下房室结双径路电生理现象[逆向隐匿性传导至慢径路（SP）和快径路（FP）]（见图7-1）；②在房室结折返性心动过速（AVNRT）期间，通过心室起搏（逆向隐匿性传导到远端房室结-希氏束）诱导和终止结下共同终末通路（LCFP）阻滞（见图7-16~图7-19和图7-24）；③通过室性早搏解除室上性心动过速（SVT）期间的功能性束支传导阻滞（逆向隐匿性传导进入浦肯野纤维系统，打破"跨间隔联系"）（见图5-3、图7-23和图10-6）。在这些情况下，过早的逆向隐匿性传导至非传导性结构时可引起去极化左移[并因此导致复极（"不应期脱离"）]，从而使在之前出现阻滞的相同时间点的脉冲出现传导现象。随后这个电冲动的传导会改变不应期的时间和模式，从而打断永久性阻滞机制（长短序列，跨间隔联系），进而促进后续电冲动的传导。在病理性希氏束-浦肯野系统组织中，隐匿性传导的表现：①由一个室性早搏引发4期房室传导阻滞（见图1-25和图1-26）；②快速心室起搏/反复性室性早搏引起短暂性完全性房室传导阻滞（疲劳现象）（图22-17；另请参见图1-36）。由于逆向隐匿性传导进入旁路，一个室性早搏之后的预激现象突然消失（图22-18）。在每个正常QRS波群之后，从希氏束-浦肯野系统传导至旁路的反复逆向隐匿性传导，使旁路持续处于不应状态并维持预激消失。

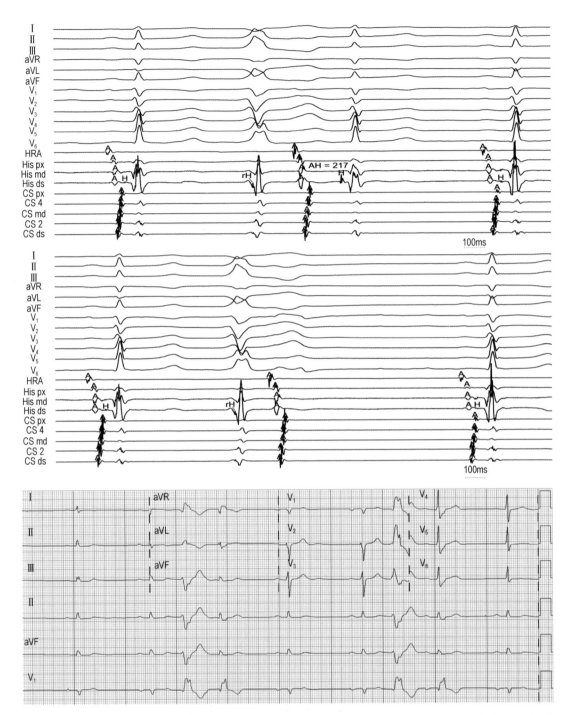

图 22-16　隐匿性传导至房室结-希氏束-浦肯野系统。右心室（RV）室性早搏逆向插入右束支（RB）-希氏束（rH），并于房室结中隐匿性传导。随后更长或更短的偶联窦性搏动遇到相对（上图）和绝对（中图）房室结不应期，分别导致异位激动后 PR 间期延长和房室传导阻滞。左心室室性早搏逆向插入希氏束-浦肯野系统。插入右束支（RB）较左束支（LB）晚可导致右束支处于不应期，随后出现窦性搏动，进而导致异位激动后右束支传导阻滞（RBBB）

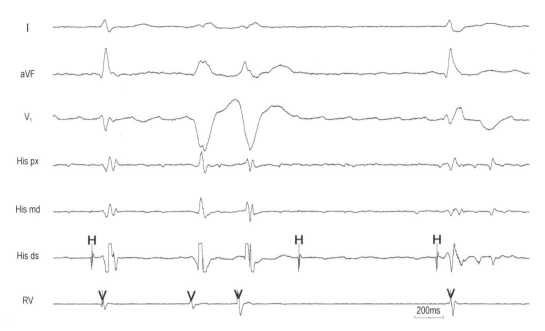

图 22-17　隐匿性传导至希氏束-浦肯野系统。基础心律为心房颤动。一个室性二联搏动隐匿性逆向传导至希氏束-浦肯野系统中，使其处于不应期，并造成一次希氏束下传导阻滞。注意，随后的 QRS 波群显示右束支传导阻滞（RBBB）是因为右束支持续不应

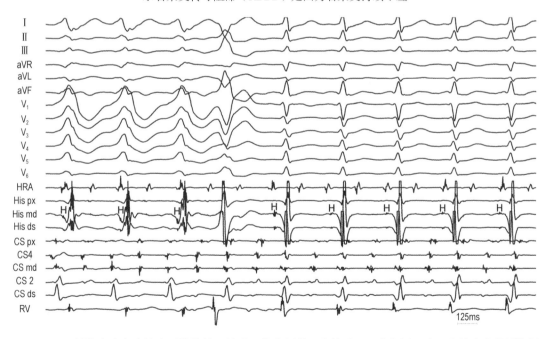

图 22-18　左侧游离壁旁路的隐匿性传导。基础心律为预激心房扑动。一个起源于右心室的自发性早期偶联室性早搏，逆向隐匿性传导于旁路，使其处于不应期，从而导致预激突然消失。从希氏束-浦肯野系统到旁路的反复逆向隐匿性传导维持预激持续消失

六、成 组 搏 动

成组搏动现象有多种不同的机制，具体如下：①文氏现象周期性；②传出阻滞；③纵向分离。

（一）文氏现象周期性

文氏（莫氏Ⅰ型）传导的特征在于传导延迟，随后是传导阻滞[32]。此特点是递减性传导组织的标志，其经典结构为房室结。文氏周期可以是典型的或非典型的，后者在较高的传导比（如5∶4）时更为常见。在典型房室结文氏传导期间，PR间期逐渐延长，但PR间期延长的增量逐渐缩小，从而导致RR间期连续缩短（图22-19）[32]。因此，PR间期延长的最大增量发生于每个文氏传导循环的第2个P波之后。每个停顿的长度等于2×（基础循环长度）-PR间期延长的总增量。在非典型文氏现象时，每个周期内PR间期延长增量可以增大、缩小或保持不变，从而使RR间期延长、缩短或保持不变。但是，除了房室结以外，病理性"全或无"组织，包括希氏束-浦肯野系统和心肌，也可表现出文氏现象（图22-20；另请参见图1-13、图1-15和图1-16）。

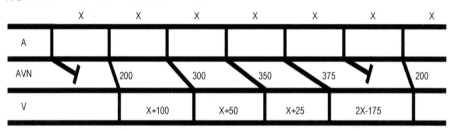

图22-19　典型房室结（AVN）文氏周期电图。PR间期延长，PR间期延长的增量缩小，从而导致RR间期逐渐缩短。每个停顿的长度＝2×窦性周期长度-PR间期延长的总增量

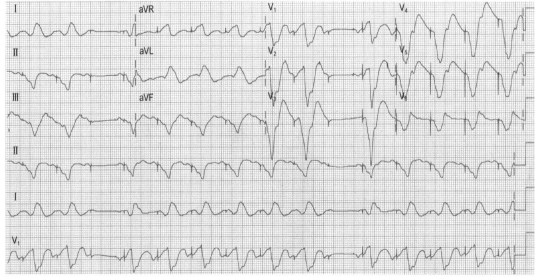

图22-20　心室肌的文氏现象。基础心律为房室顺序起搏，伴完全性房室传导阻滞和周期性心室失夺获。起搏的心室波形逐渐变宽，直至脱落[心肌文氏现象合并真正失夺获或局部夺获和心室传导失败（整体传导阻滞）]

（二）传出阻滞

传出阻滞是指当周围组织未处于不应期时，电冲动无法传播至自动放电局灶之外[33]。放电局灶周围的电传导和阻滞可以表现为2∶1传导/莫氏Ⅰ型（文氏）或莫氏Ⅱ型。莫氏Ⅰ和Ⅱ型传导阻滞引起的停顿小于（莫氏Ⅰ型）或等于（莫氏Ⅱ型）放电局灶兴奋基础周期长度的2倍。传出阻滞可发生于窦房（SA）结、房室交界处，亦可发生于室性心动过速和起搏心律时（图22-21；另见图1-2）。一种有趣的自动放电焦点显示传出阻滞是并行收缩。并行收缩焦点具有传入阻滞（不被窦性心律重整）和传出阻滞。因此，并行收缩的心电图表现如下：①可变的偶联间期（传入阻滞）；②融合复合波；③异位并行收缩间期。其中异位并行收缩间期是基础并行收缩间期的倍数（传出阻滞）（图22-22）[34]。然而，不完整的入口阻滞可使并行收缩焦点重整（调整的并行收缩），从而固定的偶联间期和成组搏动。

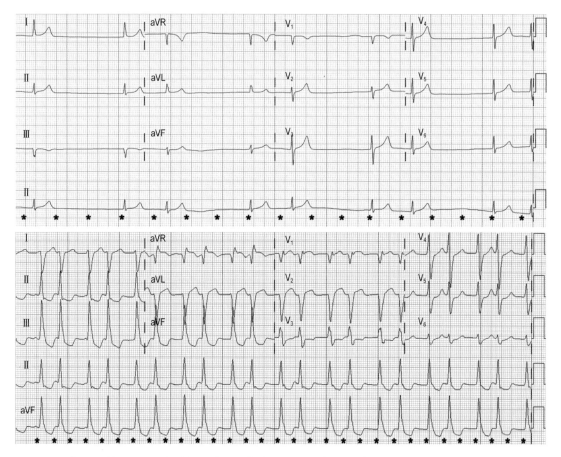

图22-21　传出阻滞。上图：交界性心动过速合并4∶2文氏传导阻滞。下图：室性心动过速合并3∶2文氏传导阻滞。星号表示放电局灶

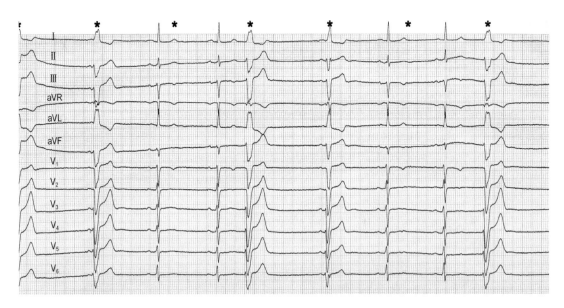

图22-22 并行收缩。基础心律为窦性心律伴频繁的单源性室性异位起搏。异位搏动表现为左束支传导阻滞（LBBB）形态，移行超过V_6导联，左上轴提示起源于调节束。它们显示出可变的联律间期（传入阻滞）、融合及异位搏动间期，后者是基础并行收缩间期（传出阻滞）的2倍。星号表示放电局灶

（三）纵向分离

具有纵向分离的结构有两个功能和（或）解剖学并行路径——一个具有较慢传导/较短不应期，而另一个具有较快传导/较长不应期。每条路径上的交替传导会导致长-短周期和分组搏动。具有纵向分离特点的经典结构是房室结（见图7-45、图10-30和图10-31）[35]。罕见情形，在顺向型和逆向型折返性心动过速时，旁路可以表现出纵向分离，从而引起成组搏动[36]。纵向分离还可出现于希氏束（固定纤维延伸出右束支或左束支）和三尖瓣环峡部[37, 38]。

成组搏动的其他机制：①逸搏夺获二联律；②超常传导。逸搏复合波之后出现偶发适时的窦性夺获或折返性回波，进而引起二联律搏动（图22-23）。在房室传导阻滞的情况下，孤立或反复的超常房室传导现象会引起成组搏动（见图1-34、图1-35和图9-20）[39, 40]。

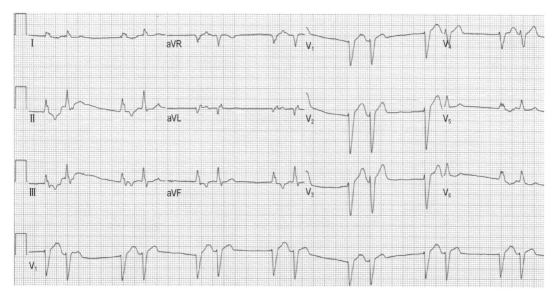

图 22-23　逸搏 - 夺获二联律。交界性逸搏波群之后为非典型房室结回波，引起成组搏动合并潜在的左束支传导阻滞（LBBB）

（邱　接　曾和松　译）

参 考 文 献

1. Adrian ED, Lucas K. On the summation of propagated disturbances in nerve and muscle. J Physiol 1912; 44: 68-124.

2. Massumi RA, Amsterdam EA, Mason DT. Phenomenon of supernormality in the human heart. Circulation 1972; 46: 264-275.

3. Lum JJ, Ho RT. Dynamic effects of exercise and different escape rhythms on the supernormal period of an accessory pathway. J Cardiovasc Electrophysiol 2007; 18: 672-675.

4. Przybylski J, Chiale A, Sánchez RA, et al. Supernormal conduction in the accessory pathway of patients with overt or concealed ventricular pre-excitation. J Am Coll Cardiol 1987; 9: 1269-1278.

5. Ho RT, Stopper M, Koka A. Alternating bundle branch block. Pacing Clin Electrophysiol 2012; 35: 223-226.

6. Ho RT. An uncommon manifestation of atrio-ventricular block: what is the mechanism? Pacing Clin Electrophysiol 2014; 37: 900-903.

7. Ho RT, Rhim ES, Pavri BB, Greenspon AJ. An unusual pattern of atrioventricular block. J Cardiovasc Electrophysiol 2007; 18: 1000-1002.

8. Lewis T, Master AM. Supernormal recovery phase, illustrated by two clinical cases of heart block. Heart 1924; 11: 371.

9. Kline EM, Conn JW, Rosenbaum FF. Variations in A-V and V-A conduction dependent upon the time relations of auricular and ventricular systole: the supernormal phase. Am Heart J 1939; 17: 524-535.

10. McHenry PL, Knoebel SB, Fisch C. The Wolff-Parkinson-White (WPW) syndrome with supernormal conduction through the anomalous bypass. Circulation 1966; 34: 734-739.

11. Calabrò MP, Saporito F, Carerj S, Oreto G. "Early" capture beats in advanced A-V block: by which mechanism? J Cardiovasc Electrophysiol 2005; 16: 1108-1109.

12. Chang M, Miles WM, Prystowsky EN. Supernormal conduction in accessory atrioventricular connections. Am J Cardiol 1987; 59: 852-856.

13. Soloff LA, Fewell JW. The supernormal phase of ventricular excitation in man. Its bearing on the genesis of ventricular premature systoles, and a note on atrioventricular conduction. Am Heart J 1960; 59: 869-874.

14. Gallagher JJ, Damato AN, Varghese PJ, Caracta AR, Josephson ME, Lau SH. Alternative mechanisms of apparent supernormal atrioventricular conduction. Am J Cardiol 1973; 31: 362-371.

15. Moe GK, Childers RW, Merideth J. An appraisal of "supernormal" A-V conduction . Circulation 1968; 38: 5-28.

16. Wit AL, Damato AN, Weiss MB, Steiner C. Phenomenon of the gap in atrioventricular conduction in the human heart. Circ Res 1970; 27: 679-689.

17. Wu D, Denes P, Dhingra R, Rosen KM. Nature of the gap phenomenon in man. Circ Res 1974; 34: 682-692.

18. Brodine WN, Lyons C, Han J. Dual atrioventricular nodal pathways associated with a gap phenomenon in atrioventricular nodal conduction. J Am Coll Cardiol 1983; 2: 582-584.

19. Mirvis DM, Bandura JP. Atrioventricular nodal gap conduction as a manifestation of dual nodal pathways. Am J Cardiol 1978; 41: 1115-1118.

20. Bonow RO, Josephson ME. Spontaneous gap phenomenon in atrioventricular conduction produced by His bundle extrasystoles. J Electrocardiol 1977; 10: 283-286.

21. Akhtar M, Damato AN, Caracta AR, Batsford WP, Lau SH. The gap phenomena during retrograde conduction in man. Circulation 1974; 49: 811-817.

22. Massumi R. Bradycardia-dependent bundle-branch block. A critique and proposed criteria. Circulation 1968; 38: 1066-1073.

23. Fisch C, Miles W. Deceleration-dependent left bundle branch block: a spectrum of bundle branch conduction delay. Circulation 1982; 65: 1029-1032.

24. Schamroth L, Lewis CM. Normalisation of a bundle branch block pattern in early beats. The "supernormal" phase of intraventricular conduction, intraventricular block due to phase 4 diastolic depolarisation. J Electrocardiol 1971; 4: 199-203.

25. Mallya R, Pavri BB, Greenspon AJ, Ho RT. Recurrent paroxysmal atrioventricular block triggered paradoxically by a pacemaker. Heart Rhythm 2005; 2: 185-187.

26. El-Sherif N, Jalife J. Paroxysmal atrioventricular block: are phase 3 and phase 4 block mechanisms or misnomers? Heart Rhythm 2009; 6: 1514-1521.

27. Przybylski J, Chiale PA, Quinteiro RA, Elizari MV, Rosenbaum MB. The occurrence of phase-4 block in the anomalous bundle of patients with Wolff-Parkinson-White syndrome. Eur J Cardiol 1975; 3: 267-280.

28. Lerman BB, Josephson ME. Automaticity of the Kent bundle: confirmation by phase 3 and phase 4 block. J Am Coll Cardiol 1985; 5: 996-998.

29. Fujiki A, Tani M, Mizumaki K, Yoshida S, Sasayama S. Rate-dependent accessory pathway conduction due to phase 3 and phase 4 block. Antegrade and retrograde conduction properties. J Electrocardiol 1992; 25: 25-31.

30. Langendorf R. Concealed A-V conduction: the effect of blocked impulses on the formation and conduction of subsequent impulses. Am Heart J 1948; 35: 542-552.

31. Langendorf R, Pick A. Artificial pacing of the human heart: its contribution to the understanding of the arrhythmias. Am J Cardiol 1971; 28: 516-525.

32. Friedman HS, Gomes JA, Haft JI. An analysis of Wenckebach periodicity. J Electrocardiol 1975; 8: 307-315.

33. Fisch C, Greenspan K, Anderson GJ. Exit block. Am J Cardiol 1971; 28: 402-405.

34. Moe GK, Jalife J, Mueller WJ, Moe B. A mathematical model of parasystole and its application to clinical arrhythmias. Circulation 1977; 56: 968-979.

35. Moe GK, Preston JB, Burlington H. Physiologic evidence for a dual A-V transmission system. Circ Res 1956; 4: 357-375.

36. Atié J, Brugada P, Brugada J, et al. Longitudinal dissociation of atrioventricular accessory pathways. J Am Coll Cardiol 1991; 17: 161-166.

37. Narula OS. Longitudinal dissociation in the His bundle. Bundle branch block due to asynchronous conduction within the His bundle in man. Circulation 1977; 56: 996-1006.

38. Shen MJ, Knight BP, Kim SS. Fusion during entrainment at the cavotricuspid isthmus: what is the mechanism? Heart Rhythm 2018; 15: 787-789.

39. Satullo G, Donato A, Busà G, Grassi R. 4: 2 Atrioventricular block: what is the mechanism? J Cardiovasc Electrophysiol 2003; 14: 1252-1253.

40. Trohman RG, Pinski SL. Supernormality with cycle length-dependent intra-His alternans: a new cause of group beating. Pacing Clin Electrophysiol 1997; 20: 2496-2499.